冠状动脉慢性闭塞病变介入治疗2017

主 编 葛均波
副主编 傅国胜 葛 雷

编 者（以姓氏笔画为序）

马礼坤	马依彤	马剑英	马根山	王翔飞	公永太	叶红华
田乃亮	朱军慧	刘 斌	刘同库	刘学波	刘映峰	刘炳辰
汝磊生	孙冬冬	李 妍	李 晟	李 悦	李 巍	李志根
李林锋	李晨光	杨 勇	杨文艺	杨胜利	杨毅宁	来 晏
吴轶喆	吴黎莉	邱原刚	张 奇	张 斌	张文斌	张杰芳
陆 浩	陈竹君	陈纪言	陈良龙	陈佳慧	陈昭阳	罗永百
金重赢	金恩泽	周 浩	周国伟	周斌全	郑 浩	郑高暑
单培仁	赵玉英	赵炎波	胡 涛	施翔翔	洪 浪	钱菊英
徐泽升	高 渊	郭 宁	黄 东	黄 鹥	黄文晖	黄伟剑
黄浙勇	葛 雷	葛均波	傅国胜	傅慎文	储 光	温尚煜
满万荣	慕朝伟	薛竟宜				

人民卫生出版社

图书在版编目（CIP）数据

冠状动脉慢性闭塞病变介入治疗.2017/葛均波主编.—北京：人民卫生出版社，2018

ISBN 978-7-117-25910-1

Ⅰ.①冠… Ⅱ.①葛… Ⅲ.①冠状血管-动脉疾病-导管治疗 Ⅳ.①R543.305

中国版本图书馆CIP数据核字（2018）第023220号

| 人卫智网 | www.ipmph.com | 医学教育、学术、考试、健康，购书智慧智能综合服务平台 |
| 人卫官网 | www.pmph.com | 人卫官方资讯发布平台 |

冠状动脉慢性闭塞病变介入治疗2017

主　　编：葛均波
出版发行：人民卫生出版社（中继线 010-59780011）
地　　址：北京市朝阳区潘家园南里 19 号
邮　　编：100021
E - mail：pmph @ pmph.com
购书热线：010-59787592　010-59787584　010-65264830
印　　刷：北京盛通印刷股份有限公司
经　　销：新华书店
开　　本：787×1092　1/16　印张：33
字　　数：824 千字
版　　次：2018 年 3 月第 1 版　2018 年 3 月第 1 版第 1 次印刷
标准书号：ISBN 978-7-117-25910-1/R·25911
定　　价：218.00 元

打击盗版举报电话：010-59787491　E-mail: WQ @ pmph.com
（凡属印装质量问题请与本社市场营销中心联系退换）

前　言

慢性完全闭塞病变（chronic total occlusions，CTO）因存在诸多不确定因素，成功率低，并发症发生率高于常规介入治疗，是冠心病介入治疗中最后一道未完全攻破的堡垒。《冠状动脉慢性闭塞病变介入治疗2013——进展与病例分享》正式出版已经四年有余，伴随着中国冠状动脉慢性完全闭塞病变介入治疗俱乐部（Chronic Total Occlusion Club，China，CTOCC）精英式论坛的发展轨迹，在我国慢性闭塞病变介入治疗高速发展时刻，把握着CTO介入治疗的最新动态和方向。

慢性闭塞病变经皮血运重建的积极意义已毋庸置疑。临床实践中应该重点关注：进一步规范慢性完全闭塞病变介入治疗，熟练应用手术相关新器械，选择采用好相关技术与辅助影像技术，充分理解围手术期处理等理论和实践的最新进展，从而提高手术成功率，降低手术并发症。CTOCC自2005年8月在上海组建以来，引领内地（大陆）和港澳台地区心血管介入领域的知名专家，通过手术回顾、病例报告和经验交流等丰富的学术形式，结合CTO介入特需的教学点，为我国CTO介入普及与提升发挥极为关键的作用。

《冠状动脉慢性闭塞病变介入治疗2013——进展与病例分享》（以下简称"2013版"）是继CTOCC 2009年出版《冠状动脉慢性完全闭塞病变介入治疗》一书之后，另一部全面介绍慢性闭塞病变经皮介入治疗的专著，在阐述理论知识的同时，更加侧重实战经验、手术策略、新器械选择与运用、技术与技巧相结合。鉴于近年来CTO介入治疗，在策略、规范、理念、临床研究及相关介入领域都取得了长足的发展，《冠状动脉慢性闭塞病变介入治疗2017》在秉承2013版的教学理念基础上，重点介绍近几年本领域的最新进展，包括对CTO病理学的最新认识，与规范、培训与推广密切相关CTO介入流程的解读，CTO介入治疗最新临床试验及评价，CTO新器械研发与临床评价等。对于进阶者进一步规范技术、提高水平有很大帮助。

本书是国内众多专家学者共同辛勤付出所取得的成果，在此谨向他们表示衷心的感谢。另外，鉴于编者能力和经验有限，加之对CTO介入治疗认识的偏颇，虽几易其稿，肯定存在诸多疏漏和不足之处，恳请广大读者不吝指正。

葛均波

2017年12月26日 于上海

目 录

网络增值服务

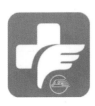

人卫临床助手

中国临床决策辅助系统

Chinese Clinical Decision Assistant System

扫描二维码，
免费下载

第1章 冠状动脉慢性闭塞性病变介入治疗概述

第一节 慢性完全闭塞病变的定义及流行病学特点

一、慢性闭塞病变的定义

冠状动脉慢性闭塞（chronic total occlusion，CTO）病变指原冠状动脉完全闭塞，经冠状造影证实前向TIMI血流为0级（即真性闭塞），同时其闭塞时间大于或等于3个月的病变。

其实，临床上大部分经造影证实前向血流为0级的患者，要判定为慢性闭塞最难考证的是血管闭塞的确切时间。对于这一类患者，可以根据患者的临床表现（如心肌梗死的发生时间、心绞痛类型的改变同时伴有闭塞血管支配心肌部位的心电图变化）和冠脉造影或者冠脉血管CT检查来做出初步判断。也鉴于此，EuroCTO俱乐部将是否为慢性闭塞病变分为3个级别：①肯定为慢性闭塞病变（闭塞时间肯定≥3个月）：主要通过既往冠脉造影或冠脉血管CT来判定。在进行介入治疗之前，既往冠脉造影或冠脉血管CT已明确靶血管前向血流TIMI 0级，此次介入治疗时间距上次影像学资料确诊时间≥3个月；②可能为慢性闭塞病变（闭塞时间可能≥3个月）：主要根据心肌梗死的时间来判定。在介入治疗之前3个月，靶血管支配心肌区域出现急性心肌梗死，心电图检查存在相对应导联的异常Q波；③闭塞时间不确定（闭塞时间或许≥3个月）：靶血管前向TIMI血流0级，其解剖学特征提示闭塞时间可能较长（如出现侧支血管，冠脉造影时病变内无对比剂滞留等），同时其心肌缺血症状在3个月内无变化。通常认为，如果在本次介入治疗3个月之前靶血管支配区域发生过急性心肌梗死，既往（>3个月）冠状动脉造影提示靶血管已经完全闭塞，或者闭塞时间可能较长者（如出现桥侧支血管）则视为CTO病变。

另外，尚有一类血管病变解剖学上为99%狭窄，而非完全闭塞性血管，但是造影时表现为无造影剂通过病变，而被判定为完全闭塞病变，这样的形态学特征多因为病变远端存在特别良好的侧支血管，为闭塞远端血管提供前向血流。这类病变应该被定义为功能性闭塞（TIMI 1级），其实如果为非常高质量的冠脉造影，经仔细阅读，会显示少量（点滴样）造影剂穿过病变，远端血流延迟而且不被充盈。

在冠脉造影中可以发现，大部分CTO病变患者侧支循环已充分建立，但是即使已经建立良好的侧支循环，对供血区域也仅能提供相当于90%~95%冠脉狭窄病变所能够提供的前向血流量，虽然能够满足静息状态下局部区域所需要的心肌供血，并一定程度上维持心肌存活，但是临床患者仍然可以表现为稳定型心绞痛。相关研究显示，在临床实践中，仅11%~15%的患者缺少临床症状，但是也有9%~18%患者表现为不稳定型心绞痛，大部分是因为提供侧支循环的血管发生了不稳定病变。

二、慢性闭塞病变的流行病学

无症状患者在临床上缺乏必要的冠脉造影或冠脉CTA检查来明确冠脉血流情况，使得

CTO病变的实际发生率很难统计。曾有相关文献报道CTO病变约占全部诊断性冠脉造影数的1/3,但接受经皮冠状动脉介入治疗者仅8%～15%。研究显示,在既往无冠状动脉旁路移植术(coronary artery bypass grafting, CABG)病史,经非急诊冠脉造影证实存在至少一支冠脉病变狭窄大于50%的患者中,CTO病变占比18.4%,在这部分病例中,40%的患者存在陈旧性心肌梗死病史,但心电图明确存在与闭塞血管支配区域相一致的异常Q波表现的病例仅占26%。

第二节　慢性完全闭塞病变的病理学及影像学评估

深刻理解慢性完全闭塞(CTO)病变的发生发展过程,充分获取病变形态学信息将有助于术者制订科学的介入治疗策略,提高手术成功率。慢性完全闭塞病变形成的组织病理学过程和机制目前仍然不是非常清楚。一般认为慢性完全闭塞病变通常由于动脉粥样硬化斑块破裂,局部形成血栓,阻断局部血流,由于血液瘀滞,随着时间推移,血栓不断向近端发展直至边支开口因血流阻滞血栓进一步发展,同时,血栓逐渐机化、纤维化并伴有钙质沉积,最后在破裂斑块两端形成富含胶原组织核心的致密纤维帽,构成完全闭塞病变的病理基础。

组织病理学研究在一定程度上揭示了慢性闭塞病变的组织学特征及其形成的可能机制。由于主要通过尸检及动物实验获得信息,对个体介入治疗中指导意义受到限制。借助现代心血管影像学检查手段,可在血管造影的基础上为评估CTO病变提供更为丰富的信息,对CTO的病理过程、病变特征、组织学认识具有重要价值,对指导CTO病变介入治疗具有重要意义。但是,对于慢性闭塞性病变需要通过导丝,甚至需要经过球囊成形或旋磨,方能送入IVUS或OCT这样的影像学工具对病变进行进一步评估,只能在一定程度上反映闭塞状态的下组织病理学特征。而能够做到在体评估的影像学工具CTA和MR,相对腔内影像学分辨率有待提高。

一、CTO病变的病理学发现

CTO病变主要组织病理学的表现为纤维组织,粥样硬化斑块,不同程度的钙质沉积、炎症细胞浸润和血管组织。

对于闭塞时间较短的CTO病变,内膜斑块主要为纤维斑块并伴有钙化,管腔内主要为机化的血栓,并存在微通道(平均直径为200μm);而对于时间较长的CTO病变,内膜斑块质地更硬,钙化组织更多,微通道较少。在闭塞部位上,闭塞形成后由于血流的影响,其近端形成质地较硬的纤维帽,其质硬程度要高于闭塞病变内组织及远端纤维帽。其实,有不少CTO的形成是由于动脉粥样硬化进展逐渐导致血管完全闭塞,因为不少CTO患者追问病史并没有急性心肌梗死或胸痛持续时间超过30min者,这样的患者通常是在严重狭窄基础上,逐渐建立了较为充分的侧支循环,达到完全闭塞时不致产生急性缺血发作。

闭塞病变中通常还伴有大量炎症细胞浸润,包括巨噬细胞、泡沫细胞和淋巴细胞等。炎症细胞最常见于血管内膜。随着其纤维化程度的增加,该血管常常出现负性重构。当发生斑块内出血和炎症时,也可出现正性重构。负性重构在闭塞超过3个月的病变中更为明显。

此外, CTO病变中可能存在疏松组织。Katsuragrawa等观察了10例CTO病变病理标本,发现有4例存在并未完全闭塞的疏松组织,且从闭塞病变近端连续至远端,多出现在造影上显示为锥形残端和闭塞长度较短的病变中。Srivatsa等在对CTO病变病例进行电镜检查时亦发现有78%的病例存在疏松组织,且与闭塞时间无关,即使在闭塞时间较长的病变处也可以存在。

CTO病变组织及周围往往存在新生血管,包括滋养血管,其形成主要有以下3种形式:第一种为滋养血管形成,该类血管位于血管外膜和中膜外层,为细小的微血管网状结构。在部分患者中,这些位于血管外膜的滋养血管可以形成较大的管腔,也就是冠脉造影中所见的"桥侧支血管"。第二种为位于斑块内的血管新生,主要与慢性炎症有关。第三种为微血管通道的形成,微血管通道的走行方向与闭塞血管平行,而滋养血管多呈放射状位于血管周围。

二、CCTA对CTO病变的评估

目前,多排螺旋CT(MDCT)的硬件、软件已较以往有了较大的提高,时间、空间分辨率较以往更高,将其用于冠脉成像的CCTA作为一种可靠的非侵入式检查方法已广泛应用于冠脉病变的定性、定量评估。对于CTO病变,也可通过CCTA获取丰富的信息,指导CTO介入治疗。

CTO病变在CCTA上表现为病变处无造影剂充盈,闭塞部位的衰减信号异于周围的非血管组织。鉴于MDCT有限的空间分辨率,尚无法直接判断病变是完全闭塞还是次全闭塞,需要结合闭塞长度(≥15mm),腔内衰减征象(TAG)≥0.9,更多边支,钝性闭塞,横截面钙化≥50%及侧支循环形成等指标综合判断。

CCTA可以对闭塞病变钙化程度、闭塞段长度、闭塞病变数量、残端形态、血管扭曲程度、闭塞远段血管萎缩情况等作较为准确的评估,而这些因素被认为是CTO介入是否成功开通的预测因素。CCTA可清晰显示血管走行,有助于判断CTO病变的开口位置,为确定导引钢丝穿刺部位提供参考,从而提高正向开通CTO病变的成功率。同时,CCTA可以显示CTO病变的侧支循环,为逆向介入治疗提供指导。当然,受限于其分辨率,与冠脉造影相比,其侧支循环的检出率比例不到50%,因此,仍有待MDCT分辨率的进一步提高。

目前已有研究尝试将CCTA与冠脉造影的影像进行实时整合,以弥补冠脉造影无法显示闭塞段血管走行的不足。相关软件可将CCTA提取的冠脉树图像按照冠脉造影的投照角度,缩放等进行匹配,从而实时指导CTO病变的介入治疗,提高手术的成功率和安全性。该技术目前仍有诸多局限,仍处于研究阶段。

当然,目前CCTA对CTO病变的评估仍有一定局限性。如对受检者心率有一定要求,空间分辨率仍有待进一步提高,同时,增加了受检者的放射性辐射剂量和对比剂的用量。因此,应当对受检人群进行适当筛选。

三、IVUS在CTO病变评估中的应用

目前国内的血管内影像学检查主要包括IVUS和光学相干断层显像(OCT),前者对CTO病变评估中的价值更大,应用更为广泛。IVUS可定性、定量地评估CTO病变,帮助理解CTO发生的病理生理过程;IVUS亦可判断闭塞开口位置,明确真假腔及导丝位置,实时指导导丝穿刺,血管开通后可优化支架植入等,提高CTO开通成功率,改善预后。基于IVUS需要通过导丝,而且绝大部分情况下需要对闭塞段进行适当预扩张,方能送入IVUS导管,因此只能是从一个侧面帮助我们认识CTO的组织病理学。

虚拟组织学IVUS(VH-IVUS)研究发现,大部分CTO病变含纤维粥样斑块,其坏死核心及致密钙化较多,且其中60.5%为薄帽纤维粥样斑块;小部分CTO病变不含纤维粥样斑块,其

纤维和纤维脂肪成分更多。上述发现提示，CTO形成可能有两种机制：主要机制为急性冠脉综合征与血栓形成，次要机制为粥样硬化进展。这为理解CTO的病理生理机制提供了有益补充。

当然，IVUS对于无残端的CTO病变闭塞起始部位、鉴别血管真假腔、指导导丝进入真腔、指导逆向导丝通过、引导反向CART技术、血管开通后协助支架植入等都有重要价值，本书都有专门章节做详细阐述。

综上所述，目前的病理学研究已对CTO病变的组织学特点有了较全面的阐述，其病变发生发展的机制也在不断明晰之中。对于CTO病变，应当在冠脉造影的基础上，合理使用CCTA、IVUS等影像学工具，获取更为丰富的信息，指导CTO介入治疗，提高手术成功率，改善患者预后。

第三节 CTO介入治疗适应证及策略选择

介入治疗已发展近30年，CTO病变的介入治疗目前被认为是介入领域最后的堡垒。CTO在不同等级的医院、不同术者之间，手术成功率相差很大，从40%~50%到80%~90%。随着器械的发展，CTO介入治疗例数迅速增加，CTO领域相关基础研究和大规模临床试验也不断涌现，欧美以及我国心脏病学术团体对CTO病变的认识也逐渐改变。在2013版，我们对这一命题做了深入回顾与讨论。期待已久的Decision CTO研究3年结果和Euro CTO研究1年结果，分别于2017年3月ACC会议和2017年5月Euro PCR会议上公布，引起了业界的深入讨论。

一、Decision CTO研究和Euro CTO研究概述

上述两项研究虽然结果不同，但对当今CTO临床实践却有着非常重要的指导意义。仔细分析，两项研究在入选时间、样本量、主要终点、主要终点到窗随访率、支架类型、CTO难度、CTO成功率、逆向技术比例、PCI组支架个数和长度以及心功能的评估等方面均存在差异。

在入选时间方面，Decision CTO纳入时间为2010年3月至2016年10月，总时间为6年7个月，Euro CTO纳入时间为2012年3月至2015年5月，总时间为3年2个月，由于近年CTO PCI技术的迅速发展，CTO开通率不断提高，并发症减少，入选时间过长可能会导致研究结果受到技术变迁的影响，Euro CTO入选时间上似乎更合理，更能够体现现代CTO介入治疗现状。

在样本量方面，两个研究均有不足，Decision CTO计划纳入1284人，实际纳入834人（PCI：OMT 417：398,19人退出），Euro CTO计划纳入1200人，实际纳入396人（PCI：OMT 259：137）；其次，在两个研究中，都有部分患者存在PCI失败或者OMT转换到PCI组的情况，而研究最终的分析是按照意向性分析（ITT）进行，因此，研究的实际结果可能会存在偏倚。事实上，如果将整个Decision CTO研究按照符合方案分析（PP）或实际治疗分析（AP）进行重新统计，那么OMT组还是比PCI组有多出的事件风险。因此，Decision CTO研究者的最终结论也保守地总结为针对初始意向为PCI或者OMT的CTO患者，OMT在复合终点事件上不劣于PCI。

而在主要终点方面，Decision CTO仅考查3年复合终点（全因死亡、心梗、卒中、血运重建），而Euro CTO除了考查复合终点，还考查了患者的生活质量。笔者认为任何临床治疗的目的都应当包括缓解症状和改善预后两个方面，所以Euro CTO研究似乎更优。主要终点到窗随访率Euro CTO高于Decision CTO，两者分别为100%和92.3%。支架类型选择方面，

Decision CTO采用Cypher和Taxus第一代DES,Euro CTO采用新一代DES,支架类型不同也是两项研究得出不同结论的原因之一。Decision CTO的CTO难度J-CTO 2.1,CTO成功率91.1%,逆向技术比例24.6%,PCI组支架个数2.4个±1.3个,支架长度71.2mm±40.5mm,没有对心脏功能进行评估;Euro CTO的CTO难度J-CTO 1.8,CTO成功率86.3%,逆向技术比例35.8%,PCI组支架个数2.0个±1.3个,支架长度65.9mm±28.9mm,同时对左心功能进行了评估,评价更加详尽。

二、对当前CTO介入治疗适应证的影响

虽然Decision CTO和Euro CTO研究均没有能够得出,CTO患者没有能够从PCI术获得硬终点的改善,但是,正如Decision CTO研究者最后得出结论,OMT治疗在有效性终点上不劣于PCI,但并不能曲解为开通CTO无效。Euro CTO研究中OMT组需要再血管化的比例显著高于PCI组,提示单纯药物治疗并不能解决血管闭塞导致的心肌缺血。另外,Euro CTO研究结论也提示,有心肌缺血症状的CTO,直径2.5mm以上(平均3.0mm),有经验的术者开通病变可以显著改善患者的生活质量。

因此,结合临床实际和相关指南,当前的慢性完全闭塞病变介入治疗指征包括:①有心肌缺血症状的CTO,药物最佳优化治疗后仍存在心绞痛控制不佳的CTO;②非创伤性检查证实病变血管所支配区域存在大面积的心肌缺血;③冠脉造影显示闭塞形态适宜介入治疗;④发生于大血管(特别是直径2.5mm以上)、血管近段及重要功能血管(如LCX、LAD、RCA等)。而部分CTO病变并不需要进行介入方式开通:①无明确开通意义的CTO,包括小血管或远段血管CTO,对心肌影响范围小,仅引起轻度甚至不引起心肌缺血;②技术上不可行,如很小的血管远段闭塞病变;③血管条件不合适,临床合并危险因素过多,手术风险较大的患者。

三、CTO血运重建策略

对于CTO病变治疗适应证的把握同时,应综合患者的临床信息以及病变的解剖和影像特征,选择恰当的血运重建策略,提高闭塞血管开通成功率,规避手术相关并发症。基于手术成功率总结出来的日本慢性闭塞病变评分系统,能够在很大程度上反映CTO手术的难易程度,预测手术的成功率,但是对CTO手术策略的选择并没有直接指导意义。各国各学会(包括中国冠心病慢性闭塞病变俱乐部)依据各自的经验与数据,建立了相应的介入治疗流程图,旨在推广成熟的 CTO PCI治疗技术及器械、培养年轻CTO 术者、规范手术策略,从而提高CTO 手术成功率。如何恰当地把握CTO病变介入治疗的适应证,制订个体化的治疗策略,针对适合介入治疗的病例进行高质量的血运重建,也应该成为每一位从事冠脉介入的医生所应努力解决的问题和前进的方向。但是,肯定不能机械地照搬,应该结合患者具体临床、解剖、器械准备,包括术者经验。相信随着术者手术经验的积累,CTO病变的禁忌证范围也会不断缩小。

第四节 慢性闭塞病变介入治疗的意义

CTO病变介入治疗的获益至今仍存在一些争议。一方面,很多回顾性研究显示,CTO病变成功介入治疗后,可显著减轻患者的心绞痛症状,提高生活质量,改善心功能,减少冠脉搭桥手术,促进完全血运重建。另一方面,CTO治疗在硬终点,如降低病死率方面在很长一段

时间内一直缺乏前瞻性研究证据,而CTO介入治疗本身的复杂性则可能增加手术风险,较低的成功率更为手术获益带来了不确定性。随着CTO介入治疗水平的提高,CTO病变的开通成功率逐年上升,近年来,以DECISION-CTO、EURO-CTO为代表的RCT结果的公布也为CTO介入治疗意义带来了新的证据。

一、较为明确的CTO治疗获益

(一)减少心绞痛症状,提高生活质量

对于CTO病变,常见的一个误区是认为若CTO病变远端已有良好侧支循环,则受血区域的心肌已无缺血,这种观点忽视了侧支血供往往显著弱于原位血管,从而导致心肌缺血。生理研究提示,即使对于具有良好侧支的CTO病变,在CTO开通前后其侧支内的压力仍有显著变化;而对于提供侧支的供血血管而言,若同时存在病变,则CTO开通后供血血管的FFR亦可显著上升,提示多数CTO病变其远段血管床供血区域存在缺血。临床研究亦证实了该点,Olivari报道,与成功进行PCI的CTO患者相比,PCI失败的CTO患者其心绞痛的比例明显高于前者(88.7%比75.0%,$P=0.008$),运动平板试验阴性的比例更低(73.0%比46.7%,$P < 0.0001$)。2010年Joyal对CTO病变PCI治疗的meta分析结果显示,共6项研究报道了PCI术后再发心绞痛,CTO病变再通后复发心绞痛的比例可下降55%(OR 0.45,95% CI 0.30~0.67)。前瞻性研究PRISON Ⅱ研究表明,CTO病变行PCI治疗金属裸支架(BMS)或药物洗脱支架(DES)6个月随访时,CCS心绞痛≥3级患者从术前占比62%下降至术后25%,BMS和DES之间无差异;GISSOC-Ⅱ GISE研究中2年随访发现,DES治疗CTO病变的患者心绞痛比例较BMS更低(15.1%比32.1%,$P=0.01$)。由此可见,CTO病变PCI治疗可改善患者心绞痛症状,增加其活动耐量,且DES较BMS更有优势。以生活质量为主要终点的FACTOR研究亦显示出成功进行CTO开通的患者具有更高的生活质量。

(二)改善心功能

已有研究显示,CTO病变开通5~6个月后可改善左室壁运动,提高左室射血分数(LVEF),降低左室舒张末容积。总体而言,CTO病变开通后心脏超声显示的LVEF提升幅度并不大,只在5%左右,但在既往CTO血管开通前无心肌梗死或已存在左室功能受损的患者则受益更为明显。CTO病变再通后左心室功能改善与梗死透壁程度(transmural extent of infarction, TEI)相关,Baks研究发现:TEI < 25%的CTO患者中,成功进行CTO开通后局部室壁增厚(segmental wall thickening, SWT)明显增加;TEI > 75%的患者中,SWT不增加。Kirschbaum等报道了在TEI < 25%的CTO患者中,CTO开通术后5个月和3年随访时SWT明显增加。因此,无论超声的LVEF还是MRI的SWT作为评价方法,均可见CTO病变PCI后左心室功能得到改善,其改善的程度与幅度受靶血管区域存活心肌及梗死透壁程度影响。

(三)减少冠脉搭桥及促进完全血运重建

早期CTO病变的存在是进行冠状动脉搭桥术(coronary artery bypass graft, CABG)手术的独立预测因素。与成功进行PCI的CTO患者相比较,尝试PCI治疗失败的患者在未来1~5年期间需要接受CABG的风险升高2~6倍。同时成功的PCI也可成为其他血管潜在的侧支血液供应来源,增强对未来冠脉事件的耐受力。Hoye等对1992—2002年874例CTO患者行PCI进行了回顾性研究,CTO病变开通成功率为65.1%,PCI成功组CABG需要率明显低于PCI失败组(12.5%比38.5%,$P < 0.001$)。Jones等报道CTO患者行PCI成功者相较于失败者,

靶血管重建率明显降低（11.5%比22.1%，$P < 0.0001$），且再次CABG的比例更低（3.1%比22.1%，$P < 0.0001$）。由此可见，成功进行PCI的CTO患者，可以减少CABG手术的需要。

另一方面，CTO患者接受CABG手术通常是为了获得完全血运重建（complete revascularization，CR）。近期一项纳入了35项研究共计近9000例患者的meta分析显示，完全血运重建不论使用PCI还是CABG，均可显著降低患者远期病死率及再发心梗率。SYNTAX研究显示，CTO病变是PCI组部分血运重建（incomplete revascularization，IR）的独立预测因子，且剩余SYNTAX积分（residual SYNTAX score，rSS）与远期预后相关，rSS > 8分者在PCI亚组中5年全因病死率达到35.3%，而CTO病变介入失败在rSS > 8分的患者中占到50.7%，提示CTO病变是IR的独立预测因素，且可能影响远期预后。在多支血管病变患者中，CABG更多地作为首选治疗方式，以完成CR。然而对于CTO病变，远端血管往往因缺血而致血管萎缩或负性重构，或因存在弥漫病变，使外科术者难以进行搭桥操作。在PRAGUE-4研究中，前降支CTO搭桥术后1年的再通率在100%，但右冠或回旋支仅有23%。在SYNTAX研究中，543例具有至少一个CTO病变的患者中266例被分配至CABG组，但最终32%的CTO病变血管未接受桥血管再灌注。可见，CTO病变虽然是进行CABG的独立预测因素，但同时CABG对CTO血管的血运重建比率较低，PCI可能在这方面具有优势。当前对于一些经验丰富的中心，CTO行PCI开通的成功率已接近常规PCI。

二、存在争议的CTO治疗获益

（一）降低病死率

以往对于CTO开通是否可降低包括死亡在内的硬终点，一直无前瞻性随机对照研究证实，数据多为观察性或回顾性研究的结果。已有至少4项荟萃分析的结果提示CTO病变开通与降低病死率相关，同时可能降低MACE事件、心肌梗死发生率（表1-1）。英国一项对超过14 000例CTO进行PCI的患者的数据库回顾性分析显示，成功进行CTO介入治疗可提高患者的生存率（HR 0.72，95% CI 0.62~0.83，$P < 0.001$），且进行完全血运重建的患者获益最大。另一方面，一些回顾性研究也提示，与单纯药物治疗相比，CTO介入治疗并未提高患者的远期生存率。Drozd等报道459例CTO病变患者PCI后平均随访30个月的结果，与PCI失败者相比，其长期生存率并无明显改善（97.5% vs 97.3%，P=NS）。前瞻性随机对照研究对于CTO病变开通的获益有望提供答案。

表1-1　CTO病变开通与降低病死率的荟萃分析结果

	研究数	病死率	MACE	心梗	心绞痛
Joyal等	13	OR 0.56 95% CI 0.43~0.72	OR 0.81 95% CI 0.55~1.21	OR 0.74 95% CI 0.44~1.25	OR 0.45 95% CI 0.30~0.67
Khan等	23	RR 0.54 95% CI 0.45~0.65	RR 0.70 95% CI 0.57~1.08	RR 0.79 95% CI 0.57~1.08	NR
Pancholy等	13	OR 0.39 95% CI 0.31~0.49	NR	NR	NR
Li等	16	OR 0.50 95% CI 0.38~0.65	OR 0.69 95% CI 0.49~0.97	OR 0.58 95% CI 0.39~0.86	OR 0.48 95% CI 0.34~0.67

EXPLORE研究是第一个有关CTO介入治疗的前瞻性研究,旨在明确STEMI患者在接受直接PCI后1周内对非梗死相关血管(Non-IRA)的CTO病变行血运重建是否会增加随访4个月时左室射血分数(LVEF)并降低舒张末容积(LVEDV),并拟临床随访5年。目前公布的4个月随访结果显示,共纳入302例患者,其中仅急诊处理IRA组154例,1周内择期处理Non-IRA CTO组148例,随访4个月后MRI评估LVEF及左室舒张末容积LVEDV结果显示两组间并无显著差异,但亚组分析显示对于前降支CTO来说,二次处理CTO组4个月后LVEF及LVEDV均显著高于对照组。2017年美国心脏病学院(ACC)年会公布的DECISION-CTO是全球第一项关于开通CTO病变获益的随机对照试验。该试验是一项多中心、开放标签、随机对照试验,为非劣效性设计,旨在对比优化药物治疗(OMT)与OMT联合PCI开通CTO病变对患者临床结局的影响。主要复合终点为3年主要不良心血管事件(MACE),包括全因死亡、心肌梗死、卒中和再次血运重建。研究共纳入了834名CTO患者,结果显示,在主要终点上OMT不劣于OMT联合PCI治疗CTO病变[意向性数据集分析(intention-to-treat analysis, ITT)]。该研究引起了业内广泛讨论,原因在于研究的入组时间跨度较大,设计由原先的优效性研究改为了非劣效性,研究提前结束造成了样本量未达原先设计,患者入组后有较多的比例实际接受了对照组的治疗方案(OMT组72名患者接受了PCI治疗,PCI组29名患者接受了OMT治疗)。遵循研究方案分析(per-protocol, PP)和接受干预措施分析(as treated analysis, AT)则显示OMT组3年MACE事件发生率绝对值高于OMT联合PCI组,未达到非劣效性检验标准,不能说明OMT治疗不劣于OMT联合PCI。同年EUOR-PCI会议上公布的EURO-CTO研究是第二个有关OMT与PCI对照的CTO研究。该研究纳入了407例>2.5mm心外膜冠脉存在CTO病变、有心绞痛症状且CTO病变冠脉所支配区域存在缺血或心肌存活证据的冠心病患者,按2:1随机比较了联合PCI和OMT与单纯OMT在改善患者健康状况(12个月)及全因死亡和非致命性心梗复合终点(3年)上的非劣效性。12个月终点显示,任何不良事件在PCI组发生率为5.2%(n=13),而OMT组为6.7%(n=9),两组无统计学差异(P=0.52)。PCI组在生活质量、心绞痛发作、体力活动方面显著优于OMT组。

(二)提高心肌电稳定性

目前认为CTO血管区心肌细胞处于缺血缺氧状态,其电活动不稳定,影响到心肌的除极和复极,使心脏冲动的发放和传导出现异常,PCI开通CTO病变将增加其血供,改善心肌细胞的代谢,使其电活动趋于稳定,减少心律失常的发生。临床上这方面的证据仍十分有限。一项缺血性心肌病患者植入ICD一级预防的观察研究显示,CTO病变与ICD放电事件相关(HR 3.5, 95% CI 1.5~8.3, P=0.003)。另一项在冠心病患者中的ICD植入二级预防研究显示CTO病变与ICD放电显著相关,与LVEF共同成为ICD放电的独立预测因子。提示CTO病变开通可能可以增加心肌电活动稳定性,降低室性心律失常事件发生率。

综上所述,慢性闭塞病变行冠状动脉介入治疗后将减轻患者心绞痛症状、增加患者活动能力、改善患者心功能、减少搭桥手术、提高完全血运重建的比率,在此基础上可能可以提高生存率和稳定心肌细胞电活动。在死亡等硬终点上,已有临床证据提示CTO介入治疗倾向于可改善硬终点的发生,但仍存在一些争议,有待进一步RCT研究来证实。

(葛均波)

参 考 文 献

［1］ Stone GW, Kandzari DE, Mehran R, et al.Percutaneous recanalization of chronically occluded coronary arteries: a consensus document.Part Ⅰ.Circulation,2005,112：2364-2372.

［2］ Stone GW, Reifart NJ, Moussa I, et al.Percutaneous recanalization of chronically occluded coronary arteries: A consensus document.Part Ⅱ.Circulation,2005,112：2530-2537.

［3］ Fefer P, Knudtson M L, Cheema A N, et al.Current perspectives on coronary chronic total occlusions the canadian multicenter chronic total occlusions registry.Journal of the American College of Cardiology,2012,59（11）：991-997.

［4］ G.Sianos, G.S.Werner, A.R.Galassi et al.EuroCTO Club.Recanalisation of Chronic Total coronary Occlusions: 2012 consensus document from the EuroCTO club EuroIntervention,8（2012）：139-145.

［5］ Levine G N, Bates E R, Blankenship J C, et al.2011 ACCF/AHA/SCAI guideline for percutaneous coronary intervention: executive summary: a report of the American College of Cardiology Foundation/American Heart Association Task Force on Practice Guidelines and the Society for Cardiovascular Angiography and Interventions.Journal of the American College of Cardiology,2011,58（24）：2550-2583.

［6］ Wijns W, Kolh P, Danchin N, et al.Guidelines on myocardial revascularization The Task Force on Myocardial Revascularization of the European Society of Cardiology（ESC）and the European Association for Cardio-Thoracic Surgery（EACTS）.European heart journal,2010,31（20）：2501-2555.

［7］ Suero J A, Marso S P, Jones P G, et al.Procedural outcomes and long-term survival among patients undergoing percutaneous coronary intervention of a chronic total occlusion in native coronary arteries: a 20-year experience.Journal of the American College of Cardiology,2001,38（2）：409-414.

［8］ Olivari Z, Rubartelli P, Piscione F, et al.Immediate results and one-year clinical outcome after percutaneous coronary interventions in chronic total occlusions: data from a multicenter, prospective, observational study（TOAST-GISE）.J Am Coll Cardiol,2003,41（10）：1672-1678.

［9］ Hoye A, van Domburg RT, Sonnenschein K, et al.Percutaneous coronary intervention for chronic total occlusions: the Thoraxcenter experience 1992-2002.Eur Heart J,2005,26（24）：2630-2636.

［10］ Aziz S, Stables R H, Grayson A D, et al.Percutaneous coronary intervention for chronic total occlusions: improved survival for patients with successful revascularization compared to a failed procedure.Catheterization and Cardiovascular Interventions,2007,70（1）：15-20.

［11］ Prasad A, Rihal C S, Lennon R J, et al.Trends in outcomes after percutaneous coronary intervention for chronic total occlusions a 25-year experience from the mayo clinic.Journal of the American College of Cardiology,2007,49（15）：1611-1618.

［12］ Prasad A, Rihal C S, Lennon R J, et al.Trends in outcomes after percutaneous coronary intervention for chronic total occlusions a 25-year experience from the mayo clinic.Journal of the American College of Cardiology,2007,49（15）：1611-1618.

［13］ Valenti R, Migliorini A, Signorini U, et al.Impact of complete revascularization with percutaneous coronary intervention on survival in patients with at least one chronic total occlusion.European heart journal,2008,29（19）：2336-2342.

［14］ Galassi A R, Tomasello S D, Reifart N, et al.In-hospital outcomes of percutaneous coronary intervention in patients with chronic total occlusion: insights from the ERCTO（European Registry of Chronic Total Occlusion）registry.EuroIntervention,2011,7（4）：472-479.

［15］ Morino Y, Kimura T, Hayashi Y, et al.In-hospital outcomes of contemporary percutaneous coronary intervention in patients with chronic total occlusionInsights from the J-CTO registry（Multicenter CTO Registry in Japan）.JACC: Cardiovascular Interventions,2010,3（2）：143-151.

［16］ Rathore S, Matsuo H, Terashima M, et al.Procedural and in-hospital outcomes after percutaneous coronary intervention for chronic total occlusions of coronary arteries 2002 to 2008 impact of novel guidewire techniques.JACC: Cardiovascular Interventions,2009,2(6): 489-497.

[17] Werner G S, Hochadel M, Zeymer U, et al.Contemporary success and complication rates of percutaneous coronary intervention for chronic total coronary occlusions: results from the ALKK quality control registry of 2006.EuroIntervention,2010,6(3): 361-366.

[18] Galassi A R, Tomasello S D, Costanzo L, et al.Long-term clinical and angiographic results of sirolimus-eluting stent in complex coronary chronic total occlusion revascularization: the SECTOR registry.Journal of Interventional Cardiology,2011,24(5): 426-436.

[19] Jones D A, Weerackody R, Rathod K, et al.Successful recanalization of chronic total occlusions is associated with improved long-term survival.JACC: Cardiovascular Interventions,2012,5(4): 380-388.

[20] Lee S W, Lee J Y, Park D W, et al.Long-term clinical outcomes of successful versus unsuccessful revascularization with drug-eluting stents for true chronic total occlusion.Catheterization and Cardiovascular Interventions,2011,78(3): 346-353.

[21] Mehran R, Claessen B E, Godino C, et al.Long-term outcome of percutaneous coronary intervention for chronic total occlusions.JACC: Cardiovascular Interventions,2011,4(9): 952-961.

[22] Zimarino M, Ausiello A, Contegiacomo G, et al.Rapid decline of collateral circulation increases susceptibility to myocardial ischemia the trade-off of successful percutaneous recanalization of chronic total occlusions. Journal of the American College of Cardiology,2006,48(1): 59-65.

[23] Grayson A D, Moore R K, Jackson M, et al.Multivariate prediction of major adverse cardiac events after 9914 percutaneous coronary interventions in the north west of England.Heart,2006,92(5): 658-663.

[24] Dzavik V, Carere R G, Mancini G B, et al.Predictors of improvement in left ventricular function after percutaneous revascularization of occluded coronary arteries: a report from the Total Occlusion Study of Canada(TOSCA).American heart journal,2001,142(2): 301-308.

[25] Werner G S, Surber R, Kuethe F, et al.Collaterals and the recovery of left ventricular function after recanalization of a chronic total coronary occlusion.American heart journal,2005,149(1): 129-137.

[26] Baks T, van Geuns R J, Duncker D J, et al.Prediction of left ventricular function after drug-eluting stent implantation for chronic total coronary occlusions.Journal of the American College of Cardiology,2006, 47(4): 721-725.

[27] Kirschbaum S W, Baks T, van den Ent M, et al.Evaluation of left ventricular function three years after percutaneous recanalization of chronic total coronary occlusions.The American journal of cardiology,2008, 101(2): 179-185.

[28] Suttorp M J, Laarman G J, Rahel B M, et al.Primary stenting of totally occluded native coronary arteries Ⅱ(PRISON Ⅱ)a randomized comparison of bare metal stent implantation with sirolimus-eluting stent implantation for the treatment of total coronary occlusions.Circulation,2006,114(9): 921-928.

[29] Jolic?ur E M, Sketch M J, Wojdyla D M, et al.Percutaneous coronary interventions and cardiovascular outcomes for patients with chronic total occlusions.Catheterization and Cardiovascular Interventions,2012,79 (4): 603-612.

[30] Joyal D, Afilalo J, Rinfret S.Effectiveness of recanalization of chronic total occlusions: a systematic review and meta-analysis.American heart journal,2010,160(1): 179-187.

[31] Colmenarez H J, Escaned J, Fernández C, et al.Efficacy and safety of drug-eluting stents in chronic total coronary occlusion recanalization a systematic review and meta-analysis.Journal of the American College of Cardiology,2010,55(17): 1854-1866.

[32] Grantham J A, Marso S P, Spertus J, et al.Chronic total occlusion angioplasty in the United States.JACC: Cardiovascular Interventions,2009,2(6): 479-486.

[33] Sumitsuji S, Inoue K, Ochiai M, et al.Fundamental wire technique and current standard strategy of percutaneous intervention for chronic total occlusion with histopathological insights.JACC: Cardiovascular Interventions,2011,4(9): 941-951.

［34］ Karmpaliotis D, Michael T T, Brilakis E S, et al.Retrograde coronary chronic total occlusion revascularization procedural and in-hospital outcomes from a multicenter registry in the United States.JACC: Cardiovascular Interventions, 2012, 5(12): 1273-1279.

［35］ Sumitsuji S, Inoue K, Ochiai M, et al.Fundamental wire technique and current standard strategy of percutaneous intervention for chronic total occlusion with histopathological insights.JACC Cardiovasc Interv, 2011, 4(9): 941-951.

［36］ Katsuragawa M, Fujiwara H, Miyamae M, et al.Histologic studies in percutaneous transluminal coronary angioplasty for chronic total occlusion: comparison of tapering and abrupt types of occlusion and short and long occluded segments.J Am Coll Cardiol, 1993, 21 : 604-611.

［37］ Srivatsa SS, Edwards WD, Boos CM, et al.Histologic correlates of angiographic chronic total coronary artery occlusions: influence of occlusion duration on neovascular channel patterns and intimal plaque composition.J Am Coll Cardiol, 1997, 29(5): 955-963.

［38］ Choi JH, Kim EK, Kim SM, et al.Noninvasive discrimination of coronary chronic total occlusion and subtotal occlusion by coronary computed tomography angiography.JACC Cardiovasc Interv, 2015, 8(9): 1143-1153.

［39］ P.Opolski M, Achenbach S.CT angiography for revascularization of CTO: crossing the borders of diagnosis and treatment.JACC Cardiovasc Imaging, 2015, 8 : 846-858.

［40］ Guo J, Maehara A, Mintz GS, et al.A virtual histology intravascular ultrasound analysis of coronary chronic total occlusions.Catheterization and cardiovascular interventions, 2013, 81 : 464-470.

［41］ Dai J, Katoh O, Kyo E, et al.Approach for chronic total occlusion with intravascular ultrasound-guided reverse controlled antegrade and retrograde tracking technique: single center experience.J Interv Cardiol, 2013, 26(5): 434-443.

［42］ Werner GS, Surber R, Ferrari M, et al.The functional reserve of collaterals supplying long-term chronic total coronary occlusions in patients without prior myocardial infarction.Eur Heart J, 2006, 27(20): 2406-2412.

［43］ Sachdeva R, Agrawal M, Flynn SE, et al.Reversal of ischemia of donor artery myocardium after recanalization of a chronic total occlusion.Catheter Cardiovasc Interv, 2013, 82(4): E453-458.

［44］ Suttorp MJ, Laarman GJ, Rahel BM, et al.Primary stenting of totally occluded native coronary arteries Ⅱ (PRISON Ⅱ): a randomized comparison of bare metal stent implantation with sirolimus-eluting stent implantation for the treatment of total coronary occlusions.Circulation, 2006, 114(9): 921-928.

［45］ Valenti R, Migliorini A, Signorini U, et al.Impact of complete revascularization with percutaneous coronary intervention on survival in patients with at least one chronic total occlusion.Eur Heart J, 2008, 29(19): 2336-2342.

［46］ Dzavik V, Carere RG, Mancini GB, et al.Predictors of improvement in left ventricular function after percutaneous revascularization of occluded coronary arteries: a report from the Total Occlusion Study of Canada (TOSCA).Am Heart J, 2001, 142(2): 301-308.

［47］ Baks T, van Geuns RJ, Duncker DJ, et al.Prediction of left ventricular function after drug-eluting stent implantation for chronic total coronary occlusions.J Am Coll Cardiol, 2006, 47(4): 721-725.

［48］ Kirschbaum SW, Rossi A, Boersma E, et al.Combining magnetic resonance viability variables better predicts improvement of myocardial function prior to percutaneous coronary intervention.Int J Cardiol, 2012, 159(3): 192-197.

［49］ Farooq V, Serruys PW, Bourantas CV, et al.Quantification of incomplete revascularization and its association with five-year mortality in the synergy between percutaneous coronary intervention with taxus and cardiac surgery (SYNTAX)trial validation of the residual SYNTAX score.Circulation, 2013, 128(2): 141-151.

［50］ Malkin CJ, George V, Ghobrial MS, et al.Residual SYNTAX score after PCI for triple vessel coronary artery disease: quantifying the adverse effect of incomplete revascularisation.EuroIntervention, 2013, 8(11): 1286-1295.

［51］ Widimsky P, Straka Z, Stros P, et al.One-year coronary bypass graft patency: a randomized comparison between off-pump and on-pump surgery angiographic results of the PRAGUE-4 trial.Circulation,2004,110 (22): 3418-3423.

[52] Huqi A, Morrone D, Guarini G, et al.Long-term follow-up of elective chronic total coronary occlusion angioplasty: analysis from the U.K.Central Cardiac Audit Database.J Am Coll Cardiol,2014,64(24): 2707-2708.

[53] Lee SW, Lee JY, Park DW, et al.Long-term clinical outcomes of successful versus unsuccessful revascularization with drug-eluting stents for true chronic total occlusion.Catheter Cardiovasc Interv,2011, 78(3): 346-353.

[54] Joyal D, Afilalo J, Rinfret S.Effectiveness of recanalization of chronic total occlusions: a systematic review and meta-analysis.Am Heart J,2010,160(1): 179-187.

[55] Khan MF, Wendel CS, Thai HM, et al.Effects of percutaneous revascularization of chronic total occlusions on clinical outcomes: a meta-analysis comparing successful versus failed percutaneous intervention for chronic total occlusion.Catheter Cardiovasc Interv,2013,82(1): 95-107.

[56] Pancholy SB, Boruah P, Ahmed I, et al.Meta-analysis of effect on mortality of percutaneous recanalization of coronary chronic total occlusions using a stent-based strategy.Am J Cardiol,2013,111(4): 521-525.

[57] Li R, Yang S, Tang L, et al.Meta-analysis of the effect of percutaneous coronary intervention on chronic total coronary occlusions.J Cardiothorac Surg,2014,9 : 41.

[58] van der Schaaf RJ, Claessen BE, Hoebers LP, et al.Rationale and design of EXPLORE: a randomized, prospective, multicenter trial investigating the impact of recanalization of a chronic total occlusion on left ventricular function in patients after primary percutaneous coronary intervention for acute ST-elevation myocardial infarction.Trials,2010,11 : 89.

[59] Nombela-Franco L, Mitroi CD, Fernández-Lozano I, et al.Ventricular arrhythmias among implantable cardioverter-defibrillator recipients for primary prevention: impact of chronic total coronary occlusion (VACTO Primary Study).Circ Arrhythm Electrophysiol,2012,5(1): 147-154.

第2章 CTO介入项目的筹备与计划

近年来,伴随着技术的发展、器械的改进以及人们CTO血运重建潜在获益认识的加强,CTO PCI越来越受到重视。本章将讨论成功CTO PCI所需要的导管室、人员及器械等条件以及CTO PCI术前准备的关键步骤。在考虑实施CTO PCI之前,需要充分评估个人、团队的能力与实施中心的综合条件,包括手术经验、基础设备及后勤支持等。

一、术者选择

心血管介入医生的介入技术可以朝很多个方向发展,CTO PCI是其中一个方向。无论朝哪个方向发展,都取决于自身的需求和机遇以及从实际操作训练中积累的经验。PCI术者的技术和介入器械的可得性是开展CTO PCI的主要限制因素。操作者需要具备处理复杂多支病变血管的能力,最好已有处理复杂程度已达外科搭桥指征的复杂病变的能力与经验。

术者在进行冠脉CTO训练前需要积累的处理复杂病变的经验至少应包括以下几项:双支架技术处理分叉病变、无保护左主干PCI、弥漫性病变PCI及冠脉旋磨技术,还需要充分掌握冠脉穿孔和其他手术并发症的应对策略及具体方法。掌握这些操作技术需要有上千台甚至更多的独立PCI的经验。在积累经验的同时,术者应该培养出随机应变的能力和创造性地解决问题的能力,才能从容应对CTO PCI中可能出现的各种复杂情况。CTO往往意味着患者动脉粥样硬化性程度更为严重,因此,CTO患者伴发多支血管病变、周围血管病变、脑血管疾病、心功能不全和肾功能不全等合并症的机会更高。所以,CTO PCI术者不但应该达到相关的介入技术要求,还应该具备准确评估及有效处理上述合并症的能力,才能让CTO PCI的获益最大化。

在实施CTO PCI前进行科内讨论有助于手术风险的评估以及手术策略的制订。除了部分介入量很大的中心,大部分中心都受制于手术量而难以培养出两名以上的CTO专家,因此需要对PCI团队进行合理的分工,如根据病变分为左主干、分叉、钙化、CTO等相关方向。不同术者选择不同发展方向,这样有利于实现个人以及团队的突破。绝大多数的介入专家在接受PCI培训期间只是蜻蜓点水般地接触CTO PCI的概念与技术,因此,就其本身而论,掌握先进的包含逆向技术在内的杂交技术通常需要在开始单独实施PCI数年甚至10年以上才能实现。这就要求大部分介入心脏医生在开始学习CTO技术时,都应该暂时抛开原本的专家身份,全身心地投入到技能学习中并保证有足够的时间独自思考个人的手术经验及得失。

二、团队合作

如前所述,大部分中心受制于手术量可能只能培养一名CTO专家。但尽管如此,也因为如此,我们应该更加强调团队合作的作用。在术前与包括导管室护士在内的成员进行充分讨论,不但能够提高学习的热情,更关键的是可以提高介入策略的合理性、风险评估的准确性及手术过程中配合的默契程度。而在手术过程中,一旦发生病情变化,训练有素的一助和护士能够协助主刀迅速采取应对措施。因此,对于准备开展CTO PCI的中心而言,主刀的经验和能力固然重要,但团队的综合能力与合作同样是手术成功不可或缺的因素。

三、培训

组织良好、内容实用的CTO培训课程是培养CTO PCI能力的最有效平台,课程的内容应该包括真实的病例分析、相关技术演示并提供导师监督下的独立动手机会。在动手实施CTO PCI前,对CTO病变的充分评估及在此基础上所作出的正确决策是手术成功的前提。CTO病变特点多样,手术进程不同阶段可能遇到的困难及应对的策略也各有不同,因此需要术者对各种可能性进行预判并组合应用不同的技术处理不同的问题。通过教材、专业网站(比如CTO fundamentals)、模拟器或者现场教学都是传授手术策略与技术的有效手段。不管何种教学手段,都要求导师积极参与,从课程的设置、进度的安排到学员的评估考核。导师的深度参与不但可以提高教学效率,促进培训课程的成功开展,还可以让导师有机会倾听学员的反馈意见,进而改进完善培训课程的模式与内容。

在带领学员制订手术策略后,手术过程中导师的主要任务是手术技巧的传授以及手术风险的预判与识别。手术并发症的出现可能导致手术无法继续进行,因此导师对并发症风险的预判和预防极为重要。在带教期间,导师可以通过典型病例帮助学员提高对术中并发症的认识。而在培训课程结束后,学员们独立完成的前20~25例CTO PCI也常常由于各种疏漏而具有极高的教学意义。导师可以充分利用这部分病例的不足进行总结,进而加快、加深学员对手术技巧和并发症的认识。虽然CTO PCI中的并发症都有各自的应对手段,但还是必须强调预防才是最好的手段,尤其对于心功能不全、肾功能不全以及使用心外膜侧支血管的患者,一旦发生并发症,往往对患者全身情况造成严重打击。

四、基础设施及导管室手术量要求

导管室充足的器械配备和足够的手术量是保证CTO PCI能够顺利完成的必要条件。一般来说,心导管室每年大约需要进行2000台血管造影术以及在此基础上的非CTO PCI术,才能保证导管室团队能够积累足够的经验实施CTO PCI。至于术者而言,欧洲CTO协会白皮书建议术者每年完成最少50例CTO PCI,强调这是保持手术技能的必要条件。如果导管室手术量不足以提供这些内在的基本条件,将使手术的教授变得非常困难。为了保证足够的CTO手术量,不同中心之间患者的转介也相当重要。有中心的数据显示,接近18%首次造影的患者被诊断为慢性闭塞病变。但是,仅有一部分患者被转介到有条件开展CTO PCI的中心或团队,这在CTO PCI中心或团队刚开始运作的时候显得更加突出。因此,为了尽可能多地纳入CTO患者,提高CTO PCI中心的手术量,增加CTO PCI团队的经验,加强与非CTO PCI中心和团队的沟通,提高CTO患者的转诊率尤为关键。

五、心导管室

一方面,CTO术对X射线装置有着严格的要求,尤其侧支血管和微通道的充分暴露需要足够高的分辨率和清晰度。另一方面,由于CTO PCI耗时较长,X射线装置的散热性及稳定性是成功实施CTO PCI的必要条件。这就要求准备开展CTO PCI的中心在项目启动之前就需要对导管室进行合理的设计和建设。除了心导管室的硬件要求,心导管室的数量也会影响CTO PCI项目的开展,而这一点容易被人忽视。我们并不推荐在仅有一间导管室的中心开展CTO PCI,这并不是仅仅针对CTO病变本身,而是针对全局考虑而提出的建议。试想一下,如果仅有一间导管室,在实施CTO PCI的过程中若碰到急性心肌梗死患者需要行急诊PCI的情况则会相当被动,由于CTO PCI而造成急性心肌梗死患者再灌注的延迟,这样的得失是否值得,是PCI团队和导管室需要认真思考的问题。即使对于具有两间或以上导管室的中心,也需要对导管室进行合理安排,才能保证导管室运作的效率和CTO PCI的安全性。复杂的CTO PCI持续的时间比传统的PCI术长得多,特别是需要使用特殊器械及杂交技术时更是如此。在学习阶段,一台CTO PCI持续3~4h是非常常见的,甚至在技术成熟阶段,通常2~3台CTO手术就已经完全占满导管室一天的手术时间。虽然许多导管室通常会将CTO PCI和普通病变PCI混合在一起安排,我们还是推荐在有条件的中心,为CTO PCI安排专门的手术时间表,特别是在CTO PCI项目起始阶段更是如此。这样安排有助于手术进度的准确估计,进而有助于导管室手术量的合理安排,有助于集中安排有CTO PCI经验的心脏介入医生、导管室护士和放射科技师一起密切配合完成复杂的CTO手术。而且,连续实施CTO PCI能够通过集中加强的团队对CTO相关技术的学习与认知,有助于缩短团队的学习曲线。

六、心外科手术方案

在实施CTO PCI前,最好能够和心外科团队讨论血运重建的策略。但是,现在能成功实施CTO PCI的医疗单位数目正在增长,因此这并非强制性的要求,尤其对于相对简单的单支血管闭塞病变,有经验的中心往往可以在保证血运重建成功率的同时把并发症风险控制在很低的水平。即便如此,对于没有外科条件的中心,我们还是建议对CTO病例进行认真筛选,尽量避免对冠脉穿孔及心脏压塞等并发症风险较高的患者实施PCI。除了对并发症的考虑,PCI过程中患者是否能够耐受侧支循环阻断(逆向技术)所致的缺血也是术前确定血运重建方式的重要考虑因素。如果必须经逆向途径实施PCI而估计患者又难以耐受侧支循环阻断,那就需要考虑外科血运重建。由于CTO PCI成功率和安全性都不如一般病变,我们建议在对CTO进行血运重建前进行内外科综合讨论评估,同时从介入及外科的角度对患者进行全面评估,这样就可以为患者制订一个最合理最全面的治疗策略。

七、非医护人员

由于CTO PCI的复杂性,术中需要使用许多特殊且昂贵的器械,必然会增加手术的费用支出。同时,一台CTO PCI所需的时间也明显长于普通PCI,也必然会对导管室的运转产生一定影响。因此,在介入导管室开展CTO项目前争取科室乃至医院管理层的支持是必不可少的。只有获得从上至下的支持,CTO项目才可能顺利启动及贯彻实施。CTO PCI的复杂性决定了它对手术团队有着更高的要求。因此,对于非医护人员,同样需要通过明确岗位与积极引导,让CTO项目相关的非医护人员清楚地认识到他们也是CTO团队的一员。其中起重要作用的就是导管室登记员。由于CTO PCI的特殊性,登记员需要确保导管室有充足的器械配备,尤其需要配备充足多样的指引导管和微导管以及CTO专用导丝,才能满足不同血管解剖与不同介入策略的需要。除此以外,由于需要根据手术进程不断更换导丝,导管室登记员还需要确保导管室常用导丝的数量是一般病变的3倍,以便在术者需要时及时提供,以免延误手术进程。除此以外,登记员还要对新器械有全面的了解,才能有效参与和合理配合CTO项目。

CTO项目组成员确定以后,需要在团队内部传授培训CTO PCI的各方面知识,包括:常用术语、常用设备还有潜在的并发症。可以动员组员通过培训课程或CTO PCI会议等各种方式学习CTO PCI的相关知识,动员项目组全体成员为第一例CTO PCI做好全面的准备工作,尤其需要做好急性事件的处理预案。为了及时发现CTO项目中存在的问题,项目负责人需要在项目启动后定期进行总结,鼓励组员指出PCI过程中的问题或隐患,以避免类似的问题再次发生。

(陈纪言)

第3章 前向技术：平行导丝技术与分支技术

虽然慢性闭塞性病变（chronic total occlusion, CTO）的介入治疗已经不再强调前向（antegrade approach）抑或逆向（retrograde approach）技术，更多的是前向与逆向联合，或者称交互进行，但是，前向技术仍然是开通CTO的最初选择，而且对于逆向技术而言，必要的前向准备也是非常必需的。其中，平行导丝技术是前向技术最重要的组成部分，也是提高CTO开通成功率的重要手段之一。

一、平行导丝技术基本概念

由于CTO病变闭塞段血管斑块解剖特点复杂，近端纤维帽往往比较坚硬，斑块内纤维斑块、脂质斑块、钙化组织、机化血栓等并存，加上缺乏直接的影像支持，即使很小心的操作导丝也不免进入血管假腔。比如，初始选择软导丝，将无法穿透近端纤维帽，如果选择硬导丝以穿透近端纤维帽，特别当起始成交角需塑形导丝成连续折弯，导丝穿透近端纤维帽后，常常随即偏离血管真腔。如果此时导入微导管，重新塑形原导丝或更换其他不同特性的导丝，导丝也往往倾向于更容易进入之前导丝造成的假腔，此时，如果反复操作导丝，往往造成假腔进一步扩大。另外，在假腔中反复操作，试图调整至真腔或接近真腔，很容易能造成壁内血肿，不但更不容易发现真腔，加之壁内血肿压迫邻近的真腔，使远端血管床显示不清，加之为验证导丝尖端位置往往反复推注对比剂，也将造成假腔的进一步扩大，导致手术的失败。

平行导丝技术指的是当第一根导丝经过一定的操作仍然不能进入真腔，而且能够明确导丝的偏离部位、方向等，此时保留第一根导丝于原来位置，作为路标，插入第二根导丝，操作导丝从其他方向进入血管真腔的一种导丝技术（图3-1-1）。

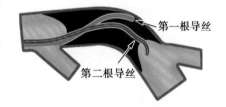

图3-1-1 平行导丝技术示意图

为何平行导丝技术有效呢？首先，第一根导丝已经起到屏障作用，堵住了进假腔的入口，所以第二根导丝就有机会进入真腔；其次，第一根导丝起路标的作用，可以引导第二根导丝前进，有了路标操作起来就有目标、有方向，比较容易进入真腔；再次，第一根导丝本身的刚性可以延长和拉伸扭曲的血管，并且改变血管的几何形状，方便第二根导丝操控；另外，一般选择第二根导丝的特性有别于初始导丝，从不同的原理或角度寻找真腔，是一种新的尝试。当然，最重要的是，两者可以相互参照，或许是第二根导丝，也可能是第一根导丝进入真腔。

二、导丝的选择与操作

第二根导丝的选择视术中第一根的导丝的表现而定。使用平行导丝技术最主要的适应证是第一根导丝能够沿闭塞血管前行，只是反复进入内膜下，无法调整至真腔，所以，第二根导丝的选择依据为穿透能力（基本等同于硬度）升级不是主要要点，更重要的是调控能力的选择和头端塑形的改变。

1. 比如说第一根导丝选择的是Gaia second，那第二根导丝选择同一款导丝也是可行的，如果要升级到Gaia third、Conquest Pro等，往往是第一根导丝能够指向想去的部位，但是导丝的穿透力不够。

2. 如果是第一根导丝不能完成指向调整，那么第二根导丝可以选择同一款导丝，但是可以适当加大头端第一弯的塑形。如果第一根导丝行走正确，只是不能突破远端纤维帽，则应当选择头端锥形的导丝，如Conquest Pro系列、Conquest系列或Progress系列导丝（图3-2-1）。

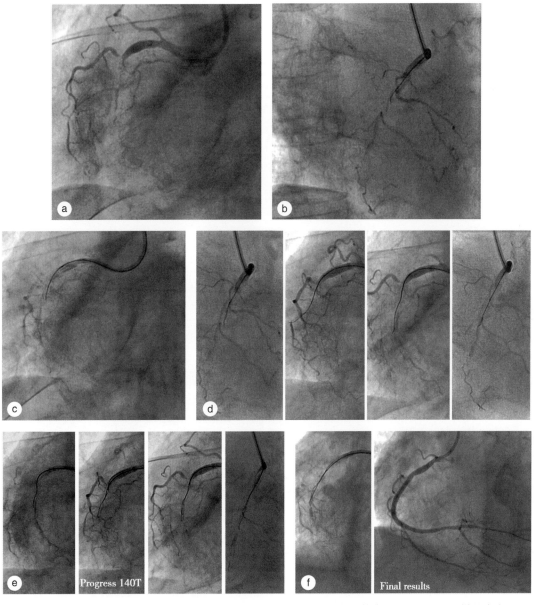

图3-2-1 RCA近端CTO病变，其特征是没有明确断端，两侧均有分支血管存在（a）。对于这样的病变可以考虑一开始就使用穿刺导丝，凭借对血管走行的判断，在微导管的支撑下选择Conquest pro导丝，虽然能确认在血管壁上行走（b，c），但始终走在内膜下，曾一度进入分支，但不能确认（d）。因为明确是内膜下选择，因此第二根钢丝还是选择穿刺钢丝Progress 140T。该导丝的特点在于头端2mm没有亲水涂层，因而寻找"新路"能力强于Conquest pro。通过相互参照，最后Progress导丝进入远端血管真腔（e），取得预期效果（f）

3. 如果闭塞段血管严重弯曲,则宜选择头端圆形、血管跟踪性能好、可控性强的导丝,如Miracle系列导丝、Ub3等。一般不主张第二根导丝选用Polymer Jacket硬导丝,因为此类导丝的触觉反馈和操控性比较差,极容易沿原导丝路径进入血管内膜下,造成假腔扩大(图3-2-2),除非是孤注一掷。

4. 但是作者体会,当局部血管已经存在明显夹层,又没有条件改成逆向途径,特别是推断真假腔间已经构成交通时,Polymer Jacket导丝有时候会"误入"真腔。

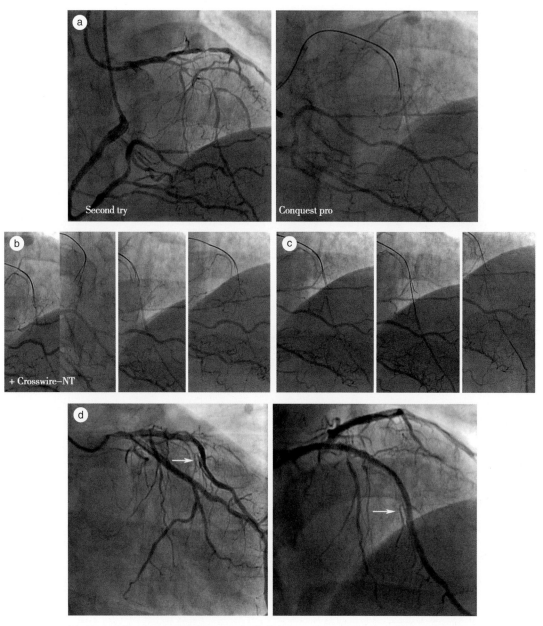

图3-2-2 平行导丝时第二根导丝多不主张选择亲水导丝。该患者系LAD中段闭塞性病变,本次是第二次尝试(a),Conquest pro导丝未能寻得真腔(b),导入Crosswire NT后不断往前寻找,于LAD中远段进入真腔(c),支架术后显示一间隔支血管系逆向回流显影,提示很长一段是走在内膜下的(d)。

平行导丝技术是处理CTO病变中非常重要的技术，必须加以掌握。第二根导丝的前进应吸取第一根导丝的教训，首先应沿着第一根导丝的路径前进，当第二根导丝的尖端到达第一根导丝和真腔分叉的地方，努力操作第二根导丝进入想去的真腔，可选择第一根导丝假腔进入点与对侧血管壁之间的中轴。

为了防止两根导丝的缠绕，两根导丝之一一般要配合使用微导管，如果有Finecross微导管，那么可以在一个6F指引导管内同时使用两根微导管。否则就得换7F或更大的指引导管。如果第一根和第二根导丝均进入假腔，也可以运用第三根导丝进行平行导丝技术。但是操控第三根导丝要比操控第二根导丝要困难得多，因为有可能造成导丝之间的相互缠绕，所以必须至少使用两根微导管。

三、See-saw技术

从本质上来说，See-saw技术也属于平行导丝技术。与平行导丝技术相比，See-saw技术不同之处在于同时使用了两根微导管或OTW球囊。这样的话两根导丝间可以相互参照，可以从两根微导管更换导丝塑形，更换新的导丝。即使第二根导丝也进入了假腔，把第一根导丝从微导管或OTW球囊中撤出送入另外一根相等或更硬的导丝，调整方向再前进，如此反复，互为参考，直至进入真腔（图3-3-1）。See-saw技术由于同时使用两个微导管，与平行导丝技术相比，具有更加强的寻找真腔的能力，有更加强的从假腔中重新找回真腔的能力。当然，由于这样的操作更有可能导致血管假腔扩大，一方面可能需要进入更远的血管腔才能进入真腔，导致假腔段血管分支闭塞。另外，巨大的假腔或壁内血肿，增加了寻找真腔的难度，减少再进入真腔的机会，从而导致手术失败，不应常规使用。在我国，由于比较多的中心选择桡动脉途径和选择6F指引导管，两根微导管在6F指引导管内操作非常困难，加上耗材的考虑，比较少使用，临床经验不多。

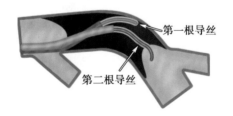

图3-3-1 跷跷板技术示意图

四、IVUS指导下平行导丝技术

对于比较复杂的CTO平行导丝技术，有时需要IVUS指导。关键技术点：

1. 发现导丝偏离点，指导第二根导丝穿刺入口。

2. 指导导丝穿刺方向，特别当IVUS显示第二根导丝初次穿刺位于真腔对侧时，可以尝试在影像学导丝的对侧穿刺，避免导丝穿刺的盲目性。

3. 确认导丝进入真腔。置IVUS于第一根导丝偏离的略远端CTO体部，第二根导丝从近端寻找新的入口，以IVUS确认导丝是否进入真腔，或者指导导丝穿刺寻找真腔。

4. 确认导丝进入CTO远端后，采用IVUS评估导丝行走，如果存在非常长段位于假腔，特别是局部存在重要分支时，应该重新操控导丝至真腔。

5. 指导支架选择，包括着落点，大小，评估支架贴壁等。

五、双腔微导管平行导丝技术

不少专家在这种状态下喜欢使用双腔微导管，一是第二根导丝确保近端与第一根导丝行走在同一个腔隙，而且第二根导丝有更强能力的指向性，也方便随时调整第二根导丝的塑形，特别对于长段CTO，近端已经做了相对多的操作，已经形成比较大和多的夹层时，可以确保前期所取得的成果，节约时间，而且可以有针对性地进行处理远段CTO而做的CTO塑形。

但是，笔者个人认为，在选择平行导丝初始，不宜采用双腔微导管。因为为了发挥双腔微导管的优势，势必需要将微导管推送至术者认为正确的部位，由于双腔微导管外径明显大于普通微导管，推送力明显弱于普通微导管，必须对近端血管做扩张处理，这样可能会导致近端假腔或夹层、壁内血肿的扩大。

六、平行导丝技术中的边支技术

前向技术时经常出现导丝成功穿过CTO近端的纤维帽进入CTO沿途的边支，但没有完全通过闭塞段。一般来说，这时可以做出这样的判断，即在分支发出之前的闭塞段导丝在真腔内。但是也有另外一种可能，就是近端导丝可能也是在假腔，但是从分支的边缘进入分支远端真腔（图3-6-1）。可以先使用1.5mm的球囊扩张边支开口。通过扩张已经开通一段CTO病变，这时再操作导丝进入远端真腔就相对容易。然而该技术有可能导致较大的血管夹层，从而使导引钢丝进入闭塞病变远端更为困难。因此必须注意，在没有完全确认导丝确实是在边支真腔内时，不要尝试使用这种技术；边支的血管直径不宜过大，不要使用过大的球囊扩张；在使用边支技术时使用双导丝技术，把另一根导丝留在边支内。如果导丝反复进入边支，可用一直径较小的球囊低压充盈封堵该血管，然后使用另一根导丝尝试进入闭塞病变（图3-6-2）。

目前认为，分支技术的标准做法有4种：第一种是把分支导丝仅仅作为一个标记，或者长CTO病变的一个"站点"，在此基础上进一步操作导丝前行；第二种方法是一旦确认导丝在分支真腔，但远端仍然有长段CTO，可以对近段闭塞病变进行扩张，方便送进另外一导

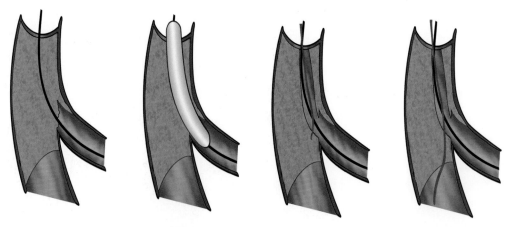

图3-6-1 边支/分支技术示意图

丝,并为第二根导丝提供操作空间(见图3-6-2a)(图3-6-3);第三种方案是用几乎无创的Corsair扩张管(图3-6-4)或Tornus螺纹扩张导管通过病变,改良近段闭塞病变,如果没有现成工具,也可以用1.25mm球囊低压扩张病变(图3-6-5),如果已经有前向血流,即可操作另一导丝进入主支血管;第四种方案是在此基础上送入双腔微导管,导入另一根导丝,操作进入主支血管,后一种情况如果没有双腔微导管会非常困难,有可能导致手术失败(图3-6-6、图3-6-7)。

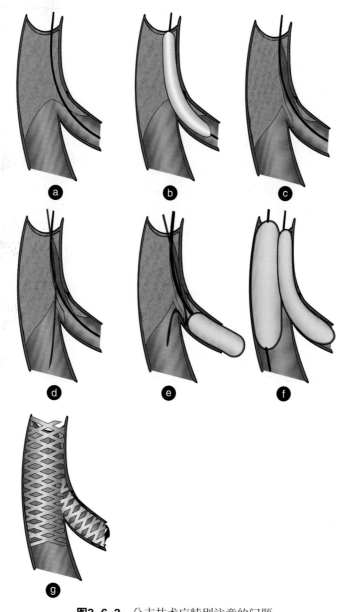

图3-6-2 分支技术应特别注意的问题

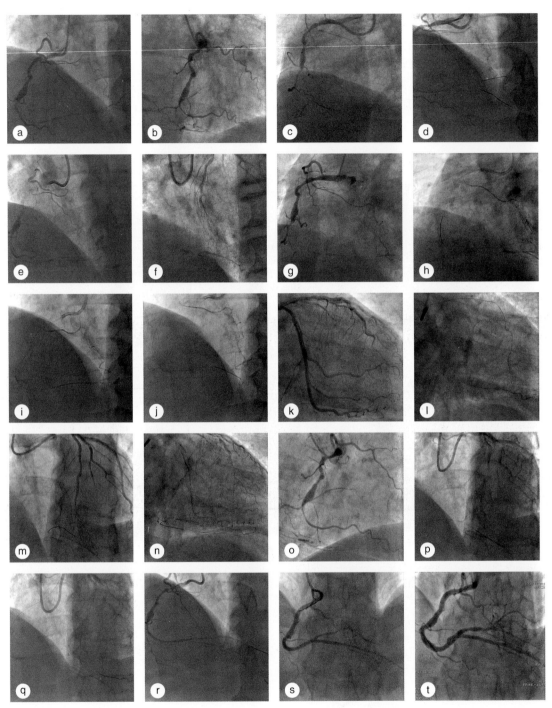

图3-6-3 RCA长CTO（a、b）。第一次尝试前向技术，Crosswire NT能进入闭塞段（c），但进入假腔，平行导丝技术也未能发现真腔（d、e、f）。第二次尝试血管病变基本同前（g），发现有一Kugles动脉环为RCA远端提供侧支，将一根微导管操作至该血管超选择性造影（h、i），但反复操作无法确认是否进入真腔（j）。改尝试逆向技术也未成功（k、l、m、n）。第三次尝试时病变如前（o），还是采用前向技术，单导管双侧造影，尝试多根导丝，最后Crosswire NT导丝进入一分支（左室后支）真腔（p），予2.0mm扩张后，主支血管未能显影。将球囊封堵可能分叉的近端，对侧造影显示PDA可能的发出位置与方向（q），选择另外一NT导丝发现PDA（r），植入支架取得满意结果（s）。1年后复查造影结果理想（t）

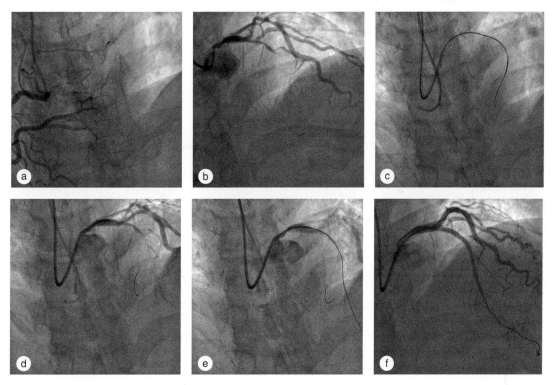

图3-6-4 LAD近端CTO,有锥形末端(a、b),在Corsair的支撑下Fielder XT导丝未能进入病变,该用NT导丝,反复进入闭塞远端的间隔支,顺势操作Corsair通过间隔支(c),回撤造影发现LAD显影(d),顺利将另一软导丝操作至LAD远端(e),获得理想结果(f)

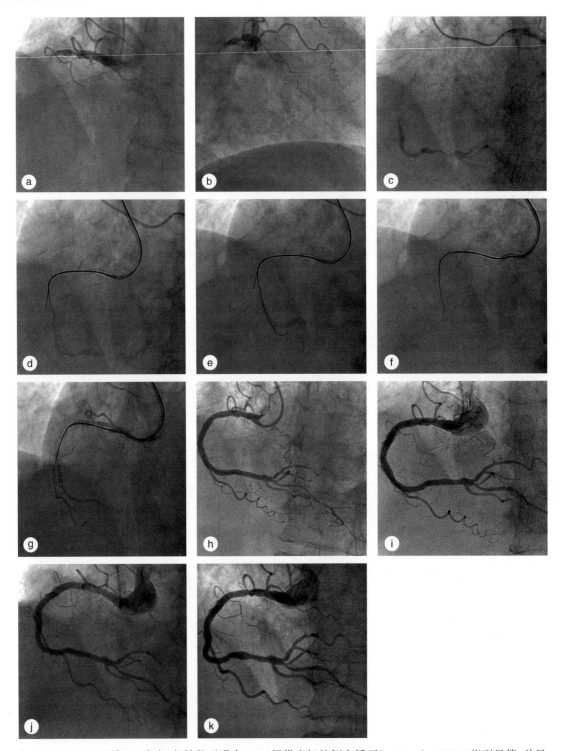

图3-6-5 RCA近端CTO病变，起始段不明确，LCA提供尚好的侧支循环（a、b、c）。AL0.75指引导管，单导丝失败后改用双导丝技术，成功操作一导丝进入一右冠中段的缘支（d），通过多个体位调整，均不能进入主支血管（e）。随决定用一1.25mm球囊扩张近段闭塞病变（f），造影则意外发现主支血管已有较好的前向血流（g），随即顺利完成血运重建（h）。随访1年（i）、3年（j）和5年（k）造影结果非常理想

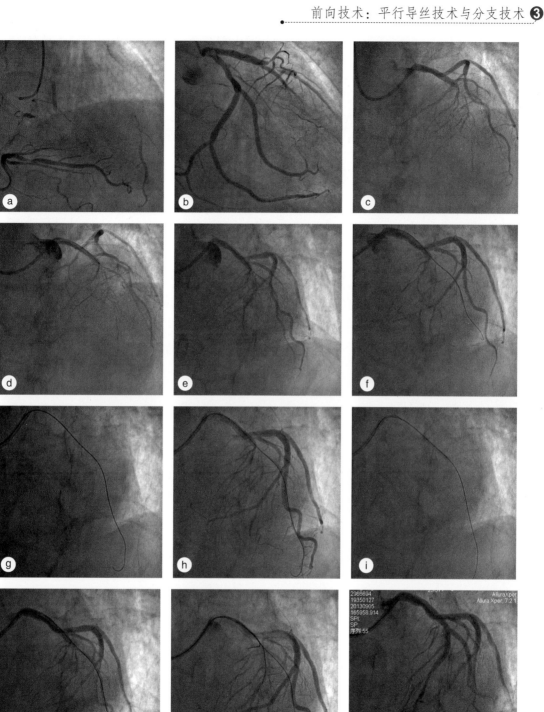

图3-6-6 LAD慢性闭塞性病变，虽然没有明确闭塞端，且有大分支存在，但闭塞段相对比较短（a、b、c）。在微导管支撑下直接选择穿刺导丝，近端纤维帽异常坚硬，但还是成功突破，能比较顺利进入对角支（d）。微导管通过后有非常少量的前向血流（f），显示LAD成角90°，而且导丝似乎从内膜下进入对角支血管（d、e）。因没有Crusade，裸导丝未能操作导丝进入LAD。为增加导丝操作空间，随一1.5mm（g）和2.0mm（i）球囊扩张闭塞段，前向血流反而恶化（h）。期间曾试图用球囊封堵分支血管，均未能操作导丝进入LAD，而且局部血管内膜变得异常复杂或支离破碎（j）。曾尝试多根导丝，均不能通过，几乎放弃时决定再尝试一根Fielder XT，塑一个双折弯，结果成功操作导丝进入LAD（k），最后取得满意结果（l）

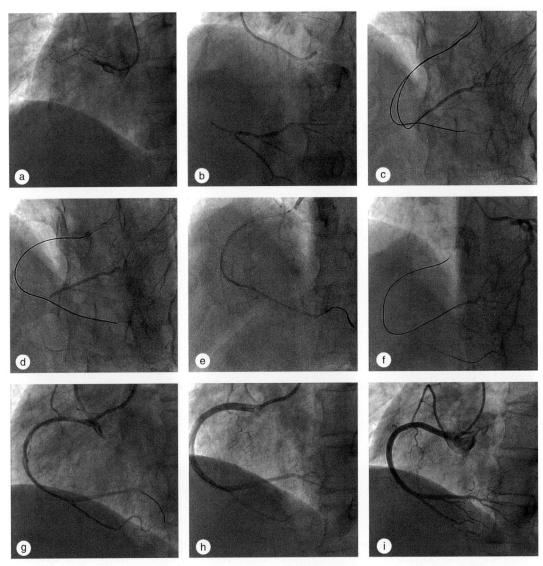

图3-6-7 RCA长闭塞病变,似乎是在发出一个细小的分支后完全闭塞(a、b)。采用平行导丝技术,似乎发现了血管的行走(c)。其中一个导丝操作至后降支,但始终不能将它操作至左室后支,也不能将另外一根导丝进入该分支(d)。随即决定对该分支近端血管用1.5mm球囊低压扩张,显示不错的前向血流,但左室后支没有显影(e)。在对侧造影的指导下Miracle 3导丝穿越斑块进入该血管(f)。考虑可能有内膜片阻挡,故用2个2mm球囊对吻成形(g),支架Cross-over PDA,结果满意(h)。1年后复查造影结果理想(i)

七、平行导丝技术中的器械选择

1. 指引导管的选择　　处理CTO病变时指引导管的选择与常规PCI基本要素相同,包括同轴性、支撑力和内腔等。但是,处理CTO病变时对指引导管的支撑力与稳定性更加强调。因为绝大部分CTO病变都比较坚硬,常常伴有严重钙化、迂曲、成角,而且在血管开通前无法预测闭塞血管解剖特征,器械的通过主要依赖来自指引导管的强力支撑。对于一些角度比较刁钻的病变,指引导管的稳定性非常重要,因为这时需要非常细小缓慢地调整导丝,如果指引导管不稳定,往往无法实现(图3-7-1)。对于一些比较复杂的CTO病变,对指引导管的内腔的要求也是必须的,因为术中可能会使用一些比较特殊的器械,包括IVUS指导寻找闭塞病变开口(图3-7-2)、指导从假腔穿刺到真腔血管(图3-7-3)等,也可能需要使用双微导管、双腔微导管(图3-7-4)等,反向CART技术时有时需要IVUS指导。另外,更大的内腔具有更强的支撑力,对提高CTO成功率

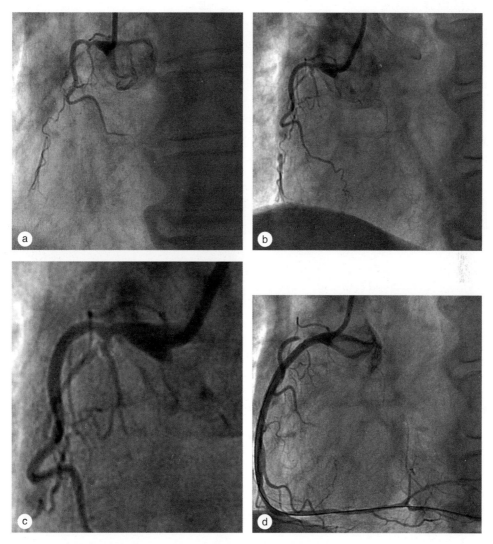

图3-7-1　右冠状动脉近端闭塞性病变,虽然闭塞段非常短,闭塞近端血管连续3个90°折弯(c),对于这样的病变,首先需要一根非常稳定的指引导管,辅助可控性非常强的导丝,该患者第一次尝试时选用AL指引导管,跳动非常显著,根本无法控制导丝,PCI失败。第二次手术时术者选择了一Kimny桡动脉指引导管,非常稳定地坐在右窦,细心操作Fielder XT导丝,非常顺利通过病变,获得理想的结果

有很大帮助。目前国内多采用桡动脉途径，所以更大腔的指引导管的使用受到一定的限制（图3-7-5）。但对部分男性体型高大的患者，7F指引导管的使用应该是没有问题的。

一般左冠状动脉系统多选择长头指引导管，回旋支血管可以考虑使用AL指引导管，右冠状动脉多主张选择AL指引导管，对于一些比较特殊解剖的冠状动脉，可以根据经验做特殊选择（图3-7-6）。

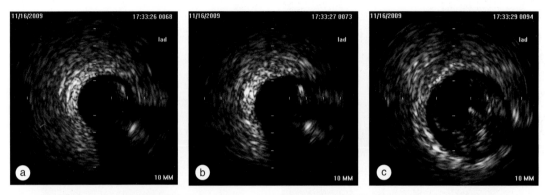

图3-7-2 对于齐头、没有明确断端的CTO病变，IVUS指导下寻找CTO病变开口，并指导导丝穿刺有非常重要的意义。6F GC，Volcano超声导管指导下（a），明确闭塞起始部位（b），采用Conquest pro钢丝穿刺斑块（c）

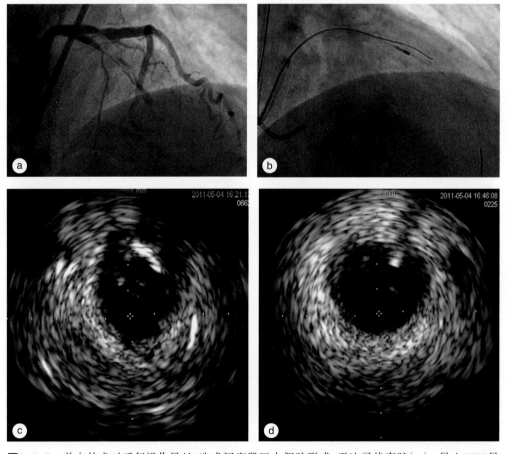

图3-7-3 前向技术时反复操作导丝，造成闭塞段巨大假腔形成，无法寻找真腔（a）。导入IVUS导管确认导丝在假腔（b、c），在IVUS指导下导丝成功穿刺进入真腔血管（d）

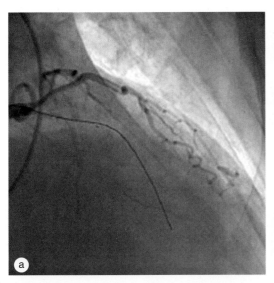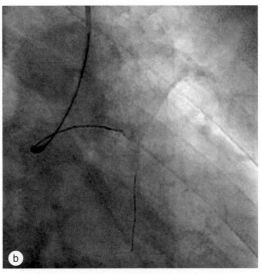

图3-7-4 长CTO病变,第一根导丝成功操作至分支血管,但始终不能进入主支血管腔内(a),此时应该保留分支导丝,首先送入微导管或Corsair,最好是Tornus导管,把闭塞段用上述"无创"的反复创造一个通道,以便沿此导丝送入Crusade双腔导管,从侧孔定向导入主支导丝(b)

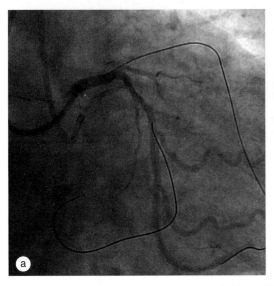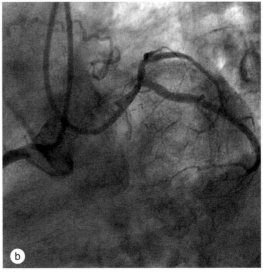

图3-7-5 该患者系LM末端病变合并LAD起始闭塞性病变,前向导丝失败,改为逆向技术。由于是双侧桡动脉途径,故LCA采用6F EBU指引导管,总是跳入LM,导致嵌顿(a),而RCA使用6F JR4,支撑极差,不能支撑逆向导丝与微导管通过病变(b)

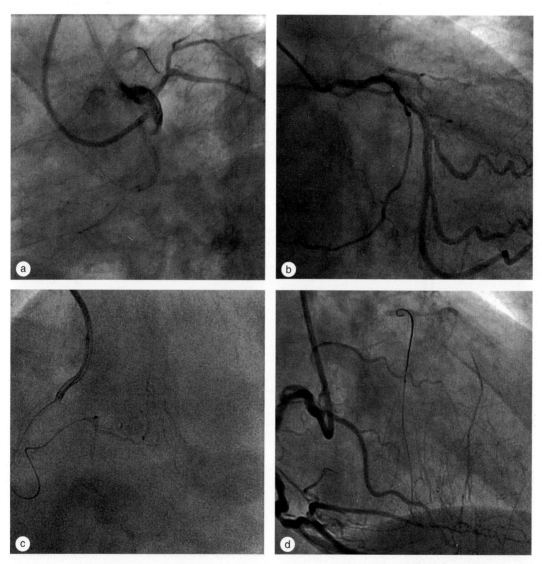

图3-7-6 LM开口严重病变合并LAD慢性齐头闭塞性病变（a）。采用逆向技术，双侧桡动脉途径，右冠采用6F AL1 指引导管提供良好支撑，导丝逆向进入闭塞段（b、c），反复更换导丝和反复操作，导丝始终不能进入近端真腔，IVUS证实行走于内膜下，结合LM开口病变，故采用"支架反向CART"技术，最后成功操作逆向导丝进入LM和前向指引导管（d）

2. 导丝的选择与塑形技巧　导丝的选择主要依据病变特征与术者经验和使用习惯。例如锥形闭塞可以在微导管支撑下选择软导丝，特别是Tapered软导丝，如Fielder-XT（图3-7-7）、Fielder-XTR、Wizard1-3等，也可以尝试Fielder（图3-7-8）、Fielder FC、Pilot 50（图3-7-9）、Whisper LS等。对于相对比较坚硬，软导丝不能通过时，可以换用硬的"钻"为主导丝，包括Miracle系列导丝、Cross-it系列导丝、Pilot150、Gaia 1st-second等。对于近端纤维帽特别坚硬的病变，则应该选择"穿刺"型导丝，如Conquest系列导丝、Progress系列导丝等。对于比较迂曲、钙化、长病变的CTO，如果能够顺利突破近端纤维帽，则可以在微导管的帮助下更换成锥形的软导丝，可能更加安全，不易造成大面积夹层，如果遇到阻力则可以更换成Miracle系列导丝，日本专家则更加喜欢Gaia second导丝，也有术者习惯于换成Polymer Jack导丝。当然导丝的选择也和术者的经验与习惯有关，比如葛均波院士，包括他的大部分学生使用前向技术时都非常习惯选择Crosswire NT，而且具有非常高的成功率，广东省人民医院的张斌教授则表示他的所有CTO病变都是Pilot 150做成的，甚至表示，如果没有Pilot 150他就没有信心做CTO病变。

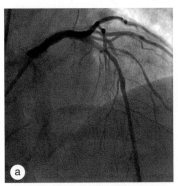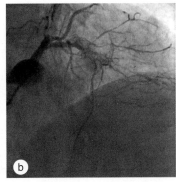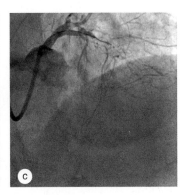

图3-7-7　LAD近中段闭塞性病变，因存在"水母头"样桥侧支，被认为是CTO的疑难特征（a）。但任何CTO病变的病理特征中都可以存在疏松与微孔道，该病例在微导管的支撑下（b），不到3min即将Fielder XT导丝顺利操作过病变，实现血运重建（c）

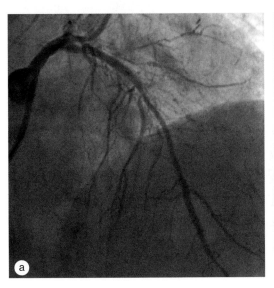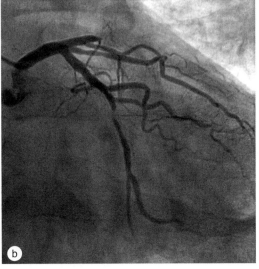

图3-7-8　LAD近端闭塞性病变，形态学重要特征是有一锥形断端（a），对于这样的病变，第一选择是微导管联合软导丝，包括Polymer Jack导丝和各种软的Tapered导丝

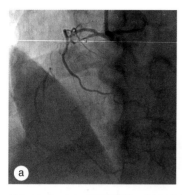
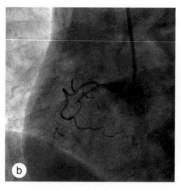
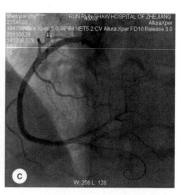

图3-7-9 RCA起始闭塞。仔细分析回放造影图像，推测RCA发出一细小分支后完全闭塞（a），在微导管的支撑下，送入Fielder FC导丝，顺利操作至闭塞血管的中远段（b），之后无法前行，改用Crosswire NT到达闭塞远端，通过单导管双侧造影技术确认在血管真腔，最后取得满意效果（c）

　　当然，处理CTO病变时导丝头的塑形非常重要，它决定着导丝头在闭塞组织前进的方向，犹如汽车轮船的方向盘。常规PCI时导丝塑形的目的是为了把导丝操作到目标血管，因为沿途有许多弯曲、成角与分支。与常规病变的塑形有明显的不同的是，处理CTO病变时的导丝塑形还有一个更为重要的任务是在闭塞的血管中寻找血管真腔。因此，处理CTO病变时，导丝塑形分为两个部分：头端尽可能短（1~0.5mm）的"折"弯和随后根据闭塞病变近端血管形态特征塑的"圆弧"弯。头端为什么是非常短的"折"弯？主要基于两方面考虑：一是必须是折弯才有力量，圆弧弯力量被分解，而且力量传递到血管壁，而不是血管斑块内；二是只有非常短的弯才能在狭小的空间保留形状，帮助寻找真腔，过长的弯则被闭塞血管的斑块"挺直"或者被"挤压直"，这样就不具有寻找通路的功能（图3-7-10）。另外，如果头端塑形角度过大，导丝前进方向不易掌握，也不易进入微通。如是硬导丝，头端塑形过大则容易损伤血管壁。

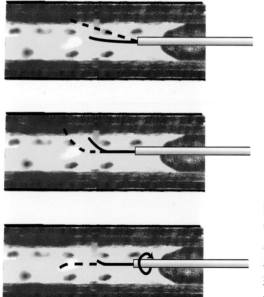

图 3-7-10 处理CTO病变时导丝塑形非常关键，其要诀之一是最头端需要塑一个尽可能小的"折弯"，其意义有两个：在狭小的闭塞空间，小的弯能保持形态而不被斑块挤压变直，另外只有折弯才能保证一定的力量和方向操控

最常用的导丝塑形技巧：角度为40°~60°，弯曲长度为1.0~2.0mm。有时候可在离开尖端10~15mm处再折出一处浅浅的弯度。当闭塞段位于血管的分叉部位，角度约为75°。术者用手指在导丝尖端处轻柔地按压而后形成弯曲是最常用的塑形方法。针对不同情况，可做适当调整：当使用硬导丝行纤维帽的穿刺时头端塑形角度应小于45°，建议15°~30°（图3-7-11）；如果导丝进入假腔，试图从假腔进入真腔时，头端塑形角度应接近90°（图3-7-11、图3-7-12）。

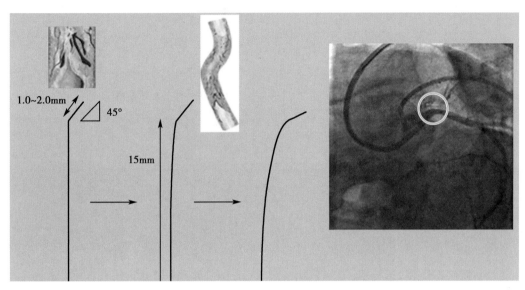

图 3-7-11 硬导丝行纤维帽的穿刺时头端塑形角度

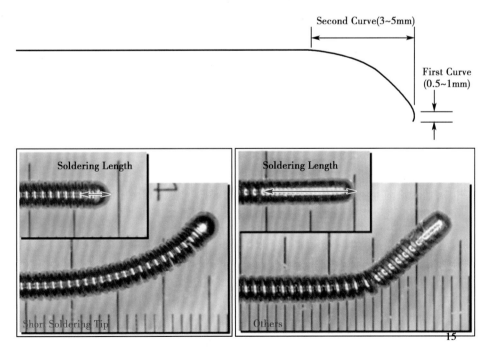

图 3-7-12 导丝从假腔进入真腔时头端塑形角度

3. 微导管的选择　处理CTO病变时微导管的作用是非常重要的,有人形容犹如现代战场上的航空母舰。其主要机制与作用如下:①使导丝的操控更加稳定、准确,力量传递更加直接,触觉反馈更加可靠;②方便调整导丝塑形和更换新的导丝,而且新的导丝可以根据术中需要,塑造特殊的形状,而不再顾虑能否通过近端迂曲的血管(图3-7-13);③确保近端已经取得的成果,避免反复导丝进出造成新的假腔或导致已有的假腔进一步扩大;④另外,一旦微导管能够随CTO导丝进入闭塞血管远端的真腔,可以交换成更加安全的导丝,而且一般微导管能够通过的闭塞病变,不再需要1.25/1.5mm的小球囊预扩病变,可以直接使用2.0mm以上的球囊扩张病变,从而也不会增加器械的消耗(图3-7-14)。目前认为最理想的微导管为Terumo的Finecross。一般主张前向技术时选择微导管更合适,因为其头端所处位置在DAS下异常清晰(图3-7-15),这一点在处理CTO病变时非常重要,这也是为什么现在基本上已经放弃使用OTW球囊在处理CTO时的选择。Corsair导管也是可以选择的微导管,和Finecross的区别在于前者穿透能力更强,但后者的力量传递更连续,另外,Finecross的头端定位比Corsair更加清晰、可靠,尤其当DSA图像质量欠佳时。

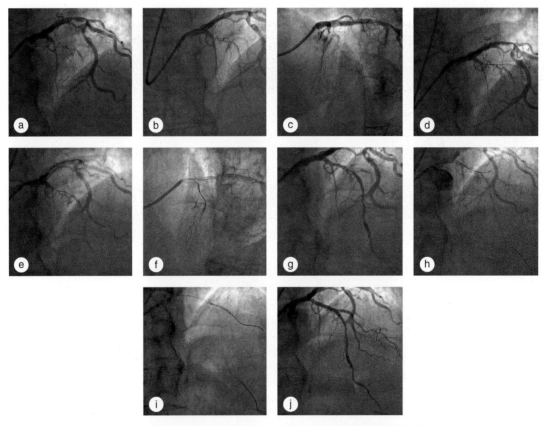

图3-7-13　LAD近端闭塞性病变。该病变的特征在于近端血管连续弯曲,齐头闭塞,且在闭塞处有一巨大的间隔支(a)。这样的病变往往需要可控性好的穿刺导丝,而且应该塑比较小的折弯。这样微导管就显得非常重要,一般应该选择较大弯的软导丝将微导管导入到闭塞处,再换用CTO导丝。微导管导入Fielder XT,反复调整能进入CTO中段(b、c),用力顶入微导管,改用Conquest pro,仅能操作导丝至对角支内膜下(d),考虑进入远端是一大转折,故在保留微导管基础上换用Crosswire NT,从内膜下进入主支血管真腔(e、f、g)。为防止分支丢失,将原来的Fielder XT导丝操作进入D1(h、i)。双支架后取得满意结果(j)

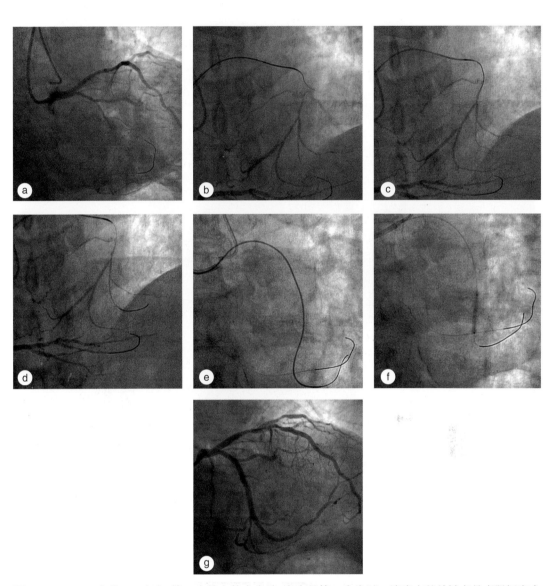

图3-7-14 LCX中段CTO病变,第一次前向技术失败,本次是第二次尝试。该病变的关键点是克服闭塞中段的大转弯(a)。双侧桡动脉途径,JR4造影导管(为稳定对侧造影系统,送入一PTCA导丝),Fielder XT 导丝在Corsair支撑下达到闭塞中段,但总是进入原来的大缘支的假腔内(b),送入微导管至转弯处,通过不同体位调整导丝(c),进入闭塞远端真腔(d),在指引导管支撑下,旋转、推送Corsair通过闭塞段(e),换成Sion导丝后直接用2.0mm球囊扩张病变(f),植入支架,取得满意结果(g)

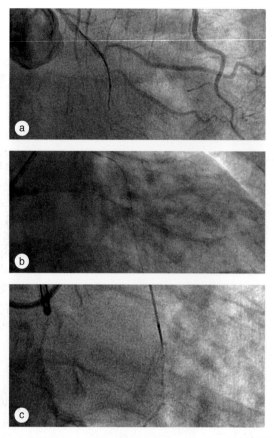

图3-7-15 微导管（a）、OTW球囊（b）与Corsair（c）电影下的比较：显然微导管显影最清晰，头端定位准确，OTW球囊为中间标记，对远端的位置无法估计，Corsair显影也非常清晰，但有时对鼻囊的长度估计不足，而且尖端显影明显变"淡"，不熟练者容易忽略

（傅国胜）

第4章 处理CTO病变时球囊通过困难的处理

导丝无法通过病变是慢性完全闭塞（CTO）病变治疗失败的主要原因。但有时导丝已通过CTO病变到达远端血管真腔，而球囊不易或无法通过病变，这部分病变通常被归为球囊通过困难的CTO病变（2%～10%）。球囊通过困难的CTO病变缺乏被学术界公认的明确定义，一般将导丝通过病变，第一根球囊无法通过CTO病变定义为球囊通过困难或球囊无法通过病变。球囊无法通过病变的原因一方面和病变的钙化、纤维化程度有关，另一方面也可能是导引导管的支持力不够，或两方面原因兼有。

解决球囊通过困难的方法很多，其中包括：①球囊操作技术（长小球囊、大球囊近端扩张）；②增加导引导管支持力方法（导引导管深插、5-in-6、GuideLiner、锚定技术、换用导引导管/途径）；③增加导丝支持力方法（换强支撑导丝、双导丝）；④斑块挤压技术（多导丝挤压，wire-cutting，See-saw balloon）；⑤应用微导管（Toruns，Corsair）；⑥斑块销蚀技术（旋磨、激光）；⑦小球囊主动破裂技术；⑧逆行3m导丝技术；⑨内膜下通过技术。

以上技术基本可以归为两类：①改变CTO病变结构；②增强导引导管支持力。

一、球囊的操作

处理CTO病变球囊通过困难首先还是要在球囊上下功夫。要规范操作，将导引导管调整同轴，靠近冠状动脉开口；导丝尽量送到病变远端；匀速推送球囊通过病变。如球囊无法通过，可让患者深吸气，使心脏转为垂位，改变导引导管、导丝、球囊系统的相对位置，使系统和靶血管更加平行，有利于球囊通过病变。如仍无法通过，可采用抖动式推送球囊，有时较高频抖动利于球囊通过病变，但操作时要注意导引导管相对运动可导致导引导管脱位、损伤冠状动脉开口；导引导丝头端的跷跷板样运动可能造成病变远端血管夹层和穿孔。

球囊推送受阻位置多在marker处。选择marker较长球囊，如长度20mm，直径1.0mm、1.2mm、1.25mm或1.5mm，球囊直径最大部位在marker处。长球囊在marker受阻时头端能更多地穿入CTO近端纤维帽。受阻时，继续保持向前张力，打开球囊。这时可能扩开近端纤维帽，使球囊通过病变，球囊回吸为负压时继续向前推送球囊。球囊如有小幅前进则再次扩张，可反复多次，有时同一个球囊即可通过病变。扩张后球囊仍无法通过，可换不同品牌球囊，不同品牌球囊头端形状、外径、长度、硬度、跟踪力、口部和导丝的抱合能力、球囊杆推送能力不同，第二个球囊可能通过病变，还可换第三个或换回第一个品牌序贯扩张。

大球囊近端扩张技术（小球囊无法通过）可根据靶血管直径选用2.5mm或3.0mm的半顺应性球囊推送到受阻处，保持向前推送力，打开球囊，有时大球囊扩张可使CTO近端纤维帽破裂，有利于小球囊通过病变（类似于CART技术）。合理应用球囊技术可解决大部分球囊通过困难的CTO病变（成功率43.5%）。

二、增加导引导管的支撑力

导引导管深插技术是增加导引导管支撑力最简单、有效的方法。要了解导引导管的形状、结构、硬度和深插后构型的变化。在深插前应调整导引导管使其和血管近端同轴,将球囊尽量送到远端,在球囊杆和导丝共同支撑下将导引导管深插。在深插过程中可旋转导管,尽量做到同轴,遇到阻力立即停止操作。同时密切监测压力曲线变化,如有压力曲线明显下降、室化应立即停止操作,撤出导管。深插后尽量少推注造影剂,如必须造影力量要轻,以免造成血管夹层。冠状动脉口部有明显病变、成角、迂曲慎用导引导管深插技术。深插导管张力过大可造成导引导管及导丝脱位、损伤血管。

导引导管内延长技术包括5-in-6导管、GuideLiner和Guidezilla导管,DOCA-TRI研究在6F导引导管内插入长120cm内腔直径0.059″的5Fr Heartrail导管可明显提高球囊和支架通过复杂病变能力(97.9%/39.8%,$P<0.001$)。内腔延长5mm可提高70%的推进能力,GuideLiner和Guidezilla导管的作用和5-in-6导管相似,使用更加便捷,可以在不更换原导引导管的同时增加导引导管的支持力。

更换股动脉途径、更换支持力更强和直径更大的导引导管可提高球囊的通过能力。此类操作要谨慎,更换导引导管多需要将已通过病变的导丝同时撤出。

锚定技术包括:球囊边支锚定技术、近端支架锚定、导丝远端锚定等。

1. **球囊锚定技术** 是指在靶病变近端的分支血管或另一支非靶血管内放置导引导丝、球囊低压扩张,借此固定导引导管并增强其同轴性和支撑力,从而利于球囊或支架通过病变。锚定右冠状动脉通常应用圆锥支或锐缘支;锚定前降支多应用对角支。球囊的直径应和被锚定的血管一致,低压扩张(6~8atm,1atm=101.325kPa)。锚定球囊可导致边支损伤和夹层,一般不会导致严重不良后果;穿孔发生率低,应避免选用过大球囊锚定,减少夹层和血管破裂的发生。近端锚定技术适用于阻力中等的CTO病变球囊通过。

2. **支架锚定技术** 应用的条件是靶血管长病变,近端球囊可以通过、扩张,近端需要植入支架,但球囊无法通过病变远端。可送另一根非亲水导丝通到病变远端,在病变近端植入支架(12~14atm扩张),此时非亲水导丝被压在支架和血管内膜之间,起到锚定作用,可沿支架内的导丝将小球囊推送过难以通过的CTO病变。支架锚定的力量较大,球囊容易通过病变,球囊扩张后可保持导丝锚定状态,将远端支架推送到位后将锚定导丝撤出;锚定导丝时不要将导丝软硬交接处压在支架下,撤出导丝阻力较大时可在小球囊或微导管支持下将导丝撤出,撤出锚定导丝后再高压后扩支架。

3. **导丝远端锚定技术** 是指将导丝远端通过侧支循环送到对侧血管。如右冠状动脉病变,前向导丝通过间隔支送到前降支内,在间隔支或前降支内用球囊将导丝远端锚定,增强支持力,将正向球囊推送过CTO病变。导丝远端锚定技术的注意事项同CTO逆行导丝技术。

三、增加导丝支持力

增加导丝支持力可使用双导丝/多导丝技术,更换强支撑导丝和使用特殊导丝。

Wiggle导丝(Abbott Vascular,美国)是为球囊通过困难病变设计的。在距头端6~12cm处有3个正弦波样连续弯曲,正弦波振幅3mm。球囊通过困难大多是球囊头部顶到坚硬的钙化或支架结构上,在直导丝上推送球囊,球囊头部无法避开坚硬的钙化结构,不易通过病变;如在球囊头部受阻处导丝呈正弦波样弯曲可使头部避开坚硬结构,容易通过病变,可前后推送及转动导丝,尝试以不同角度通过病变。当球囊通过困难时双导丝技术的第二条导丝可选用Wiggle导丝,导丝通过病变到达远端真腔,将正弦波放在球囊通过困难处,在Wiggle导丝上尝试推送球囊(图4-1)。

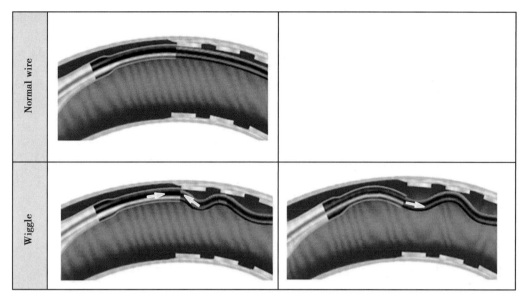

图4-1 Wiggle导丝工作原理,调整导丝可避开头端受阻部位,使球囊通过病变

四、斑块挤压技术

包括多导丝斑块挤压、wire-cutting和See-saw balloon技术,这三种斑块挤压技术均由中国医生首先提出。

多导丝斑块挤压技术是在球囊无法通过CTO病变时,再用另一条导丝和第一条导丝平行通过CTO病变,导丝通过病变后再撤出,以达到挤压斑块,扩大通道的作用,然后用原球囊通过CTO病变。有时需要用2条导丝挤压斑块(28.7%),成功率91.5%(150/164),并发症包括1例冠状动脉穿孔,2例严重冠状动脉夹层。

导丝切割(wire-cutting)技术和斑块挤压技术相似,在球囊无法通过病变时也是用另一条导丝和第一条导丝平行通过病变,到达血管远端;将球囊推送到无法通过处,扩张球囊,将压在球囊下的导丝快速回撤,产生切割力量,达到挤压近端纤维帽的作用,以利于球囊通过病变。导丝切割技术的成功率为62.5%(10/16),1例发生严重冠状动脉夹层。

See-saw balloon技术和导丝切割技术相似,用两条导丝通过CTO病变,在两条导丝上各置入一条小球囊,先将一条球囊推送至无法通过处,高压扩张球囊,球囊外的导丝挤压斑块;将第一条球囊放气稍回撤,将第二条球囊送至无法通过处,高压扩张,用第一条导丝挤压斑块;两条球囊交替扩张,直至通过病变。See-saw balloon技术成功率为81.0%(17/21),无主要并发症发生。

最近汝磊生教授提出双腔微导管辅助定向斑块挤压技术,球囊无法通过CTO病变时撤出球囊,沿导丝送双腔微导管至无法推送部位,沿双腔微导管送入另一条CTO导丝,反复穿刺挤压球囊无法通过CTO部位,使局部斑块松解,腔隙扩大有利于球囊通过。

五、微导管辅助技术

包括Toruns、Corsair和Finecross等微导管。Toruns导管是专门为球囊通过困难CTO病变设计的微导管。Toruns导管是由8根导丝编织成的螺纹状导管,靠螺纹作用通过、扩张CTO病变处,Toruns导管起作用的基础是导引导管要有足够的支撑力,微导管头部嵌入病变,逆时针旋转微导管通过病变。可同时应用锚定技术,提高通过率。2.1F导管旋转上限为40转,2.6F

导管旋转上限为20转,过度旋转可能会导致Toruns导管损坏,这时应松开导管,使扭矩消失后再继续旋转。由于病变性质不同,Toruns通过球囊通过困难的CTO成功率在45%~91%。Toruns无法通过病变多由严重钙化造成,这时可改用旋磨治疗,进一步提高通过率。Corsair微导管表面有亲水涂层、头端直径小,和导丝抱合紧密,可增强支持力、改变病变结构,通过旋转和推送通过CTO病变。Finecross微导管可以起到和Corsair微导管类似的作用,但通过率较低,微导管通过CTO病变后,球囊一般比较容易通过病变;如果微导管无法通过病变,可考虑在微导管支持下将导丝交换为旋磨导丝,旋磨销蚀钙化斑块。

六、斑块销蚀技术

包括旋磨和激光。如果能在微导管支持下将CTO导丝交换为旋磨导丝,旋磨是解决球囊无法通过病变的最有效方法。旋磨比激光更安全,可选择切割钙化组织,不损伤有弹性的血管壁。旋磨处理球囊通过困难的CTO病变成功率在90%以上。旋磨治疗球囊通过困难CTO病变成功的关键是交换旋磨导丝,闭塞段较短、用一条CTO导丝即通过的病变交换导丝成功率高,闭塞病变成角、迂曲、弥漫的CTO病变交换导丝要慎重;交换导丝时将微导管推送到无法通过处,撤出CTO导丝,将旋磨导丝送到病变远端,球囊无法通过的病变多为钙化病变,撤出导丝后,导丝造成的腔隙不易闭塞,有利于旋磨导丝交换;旋磨建议用1.25mm小磨头多次旋磨通过病变,必要时更换较大旋磨头达到更好效果。使用激光无须交换导丝,但目前我国无冠状动脉内激光应用于临床。

七、小球囊主动破裂技术

Grenadoplasty(intentional balloon rupture,也叫作balloon-assisted microdissection——BAM技术),用1.2~1.5mm的小球囊送到病变无法通过处,保持向前推送张力,高压扩张直到球囊破裂。破裂的球囊可能改变近端纤维帽的结构,再用另一条新球囊通过病变。球囊主动破裂技术可能会导致血管夹、穿孔和球囊难以撤出,应谨慎使用。

八、逆行3m导丝技术

如有良好逆向侧支循环,可像逆行导丝技术治疗CTO一样从逆行侧支送入3m导丝至正向导引导管内,建立轨道,从正向导丝推送球囊通过CTO病变。建立轨道后支持力大,球囊易于通过病变,但建立逆行轨道操作复杂,技术要求高。

九、内膜下通过技术

球囊无法通过闭塞病变时再从正向送入另一根CTO导丝,导丝进入内膜下,用Knuckle技术通过闭塞段,从假腔进入远端真腔,送另一条球囊到内膜下扩张,然后将球囊送到病变远端,扩张球囊锚定第一根导丝,将第一条导丝上的球囊推送过闭塞病变。此方法操作复杂,损伤大,易出现穿孔、严重夹层、壁内血肿等严重并发症,除极端情况外不宜采用。

通常情况下,球囊操作技术、增加导引导管支持力、增加导丝支持力、斑块挤压技术和应用微导管等前五项技术归为一线方法,相对简单易行,术中风险较小,是处理球囊通过困难CTO病变的推荐方法;斑块销蚀技术、小球囊主动破裂技术、逆行3m导丝技术和内膜下通过技术等后四项技术归为二线方法,技术要求高,操作有一定风险,需要谨慎选择。处理球囊通过困难的CTO病变流程见图4-2。以上各种方法可以联合、交替应用,提高成功率,减少并发症。

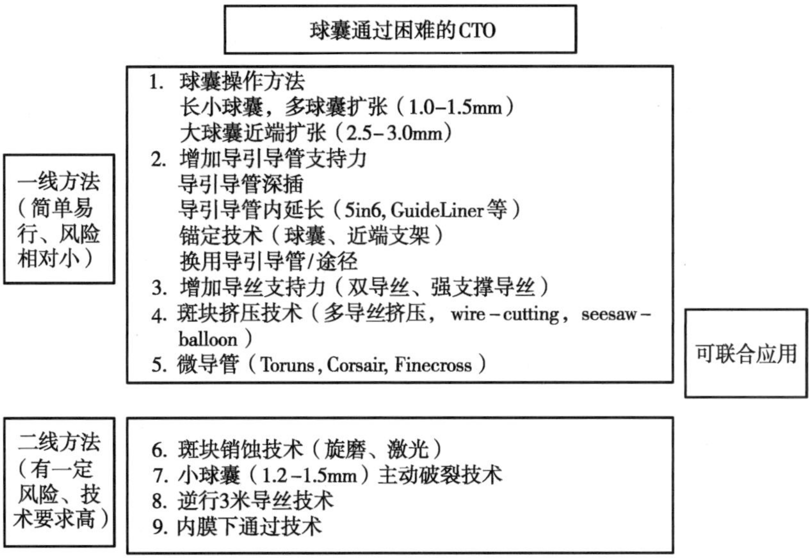

图4-2 处理球囊通过困难CTO病变流程

> 球囊通过困难的CTO

一线方法（简单易行、风险相对小）

1. 球囊操作方法
   长小球囊，多球囊扩张（1.0~1.5mm）
   大球囊近端扩张（2.5~3.0mm）
2. 增加导引导管支持力
   导引导管深插
   导引导管内延长（5in6，GuideLiner等）
   锚定技术（球囊、近端支架）
   换用导引导管/途径
3. 增加导丝支持力（双导丝、强支撑导丝）
4. 斑块挤压技术（多导丝挤压，wire-cutting，seesaw-balloon）
5. 微导管（Toruns，Corsair，Finecross）

可联合应用

二线方法（有一定风险、技术要求高）

6. 斑块销蚀技术（旋磨、激光）
7. 小球囊（1.2~1.5mm）主动破裂技术
8. 逆行3米导丝技术
9. 内膜下通过技术

图4-2 处理球囊通过困难CTO病变流程

（温尚煜）

参 考 文 献

［1］葛均波,葛雷.冠状动脉慢性完全闭塞病变介入治疗.北京:人民卫生出版社,2009.

［2］Brilakis ES.Manual of coronary chronic total occlusion interventions.Elsevier, Waltham.MA.USA.2014.

［3］Patel SM, Pokala NR, Menon RV, et al.Prevalence and treatment of "balloon-uncrossable" coronary chronic total occlusions.J Invasive Cardiol,2015,27：78-84.

［4］Zhang Q, Zhang RY, Kirtane AJ, et al.The utility of a 5-in-6 double catheter technique in treating complex coronary lesions via transradial approach: the DOCA-TRI study.EuroIntervention,2012,8：848-854.

［5］Han YL, Li Y, Wang SL, et al.Multi-wire plaque crushing as a novel technique in treating chronic total occlusions.Chin Med J（Engl）,2008,121：518-521.

［6］Hu XQ, Tang L, Zhou SH, et al.A novel approach to facilitating balloon crossing chronic total occlusions: the "wire-cutting" technique.J Interv Cardiol,2012,25：297-303.

［7］Li Y, Li JQ, Sheng L, et al."See-saw balloon-wire cutting" Technique as a novel approach to "balloon-uncrossable" chronic total occlusions.J Invasive Cardiol,2014,26：167-170.

［8］Fang HY, Lee CH, Fang CY, et al.Application of penetration device（Tornus）for percutaneous coronary intervention in balloon uncrossable chronic total occlusion-procedure outcomes, complications, and predictors of device success.Catheter Cardiovasc Interv,2011,78：356-362.

［9］Pagnotta P, Briguori C, Ferrante G.Tornus catheter and rotational atherectomy in resistant chronic total occlusions.Int J Cardiol,2013,167：2653-2656.

［10］温尚煜,于宏颖,王柏颖,等.冠状动脉斑块旋磨术治疗球囊无法通过的慢性完全闭塞病变.中华心血管病杂志,2013,41：466-469.

［11］Fairley SL, Spratt JC, Rana O, et al.Adjunctive strategies in the management of resistant, 'undilatable' coronary lesions after successfully crossing a CTO with a guidewire.Curr Cardiol Rev,2014,10（2）:145-157.

［12］Patel SM, Pokala NR, Menon RV, et al.Prevalence and treatment of "balloon-uncrossable" coronary chronic total occlusions.J Invasive Cardiol,2015,27：78-84.

第5章 逆向技术侧支通路的选择、潜在风险和导丝的选择

在冠状动脉及其分支之间存在着许多侧支或吻合支,它是一种潜在的管道。平时在冠状动脉供血良好的生理情况下,这些侧支或吻合支并不参与冠状动脉的循环。只有当冠脉主干发生狭窄或阻塞,而侧支血管两端出现压力差时,或某些足够强的刺激出现时(如严重缺氧),它们才开放并得以发展,血液便可通过这些侧支绕过阻塞部位将血液输送到远侧的区域。这些吻合支逐渐变粗,通过侧支或吻合支重新建立起来的循环称为侧支循环。

常见的侧支循环有三种:

1. 室间隔支　常见存在方式有三种: 右冠锐缘支(acute marginal, AM)—室间隔支(septal, S)—前降支(left anterior descending, LAD); 右冠后降支(posterior descending, PDA)或左室后侧支(posterior lateral, PL)—室间隔支—前降支; 室间隔支(S)—室间隔支(S)。

2. 心房支通道　窦房结(sinus branch)—房室结动脉; 右冠锐缘支(AM)—左旋支(LCX)分支。

3. 心外膜侧支循环　圆锥支—前降支; 右室支(right ventricular branch, RV)—前降支; 右室支—右室支; 右室支—后降支; 后降支—心尖部—前降支; 右冠的左室后侧支—对角支分支,右冠的左室后侧支—左旋支左房支或钝缘支(obtuse marginal, OM)分支; 钝缘支分支—右冠的左室后侧支; 对角支—钝缘支或右冠的左室后侧支; 对角支—对角支。

当右冠状动脉闭塞时,根据不同的阻塞部位,通常开放的侧支循环有: 从前降支经室间隔支到右冠的PDA; 经左旋支到PL支; 钝缘支到PL; 右冠的锐缘支到锐缘支; Kugel's动脉; 前降支经心尖部到PDA; 左旋支的心房支到PL支; 低位的锐缘支到PDA; 房室结支到PL; 前降支到高位的锐缘支。

当前降支闭塞时,根据不同的阻塞部位,通常开放的侧支循环有: 从锐缘支到前降支; 经室间隔支到室间隔支; 钝缘支到前降支; 从圆锥支到前降支; 从对角支到前降支; 从PDA经心尖部到前降支; 最经典的是从PDA经室间隔支到前降支。

侧支循环连接部分的直径大小非常重要,决定导丝的通过性。通常按Werner CC分级: CC 0级: 在供体血管和受体血管之间无连续性连接; CC 1级: 之间有连续性连接,像线样连接,直径≤0.4mm; CC 2级: 有连续性连接,像分支,直径>0.4mm。

逆向PCI的重要步骤是逆向导丝进入提供侧支循环的对侧或同侧冠状动脉血管,或经过外科搭桥术后的桥血管(donor artery),再通过侧支循环,进入病变血管(recipient artery)的CTO远端,继续逆向通过CTO病变,少数正向通过CTO病变,完成介入治疗。逆向导丝如何通过侧支循环是逆向PCI的关键步骤之一。在笔者操作失败的逆向PCI病例中,约78%的病例是由于无法通过侧支循环而失败的。

一、侧支通路的选择

逆向PCI中如何判断选择可使用的侧支循环,通常需要考虑其直径大小和弯曲度。室间

隔支周围有心肌的包绕,一般情况下,血管即使破裂也不会产生大量的渗漏,导致严重并发症,所以大部分逆向PCI采用经室间隔支侧支循环途径。而心外膜侧支及心房支常高度弯曲,特别是位于右心室表面的侧支循环弹性差,容易破裂。心房支往往有大角度的弯曲,导丝通过困难,而且一旦出现破裂,即可能发生危及生命的心包压塞。缺乏导丝操作经验容易造成侧支循环破裂。如果有良好的室间隔支侧支循环存在(CC 1以上),通常优先选择室间隔支。

1. 室间隔支侧支循环的选择　室间隔支是较为常用的侧支循环,特别是初学者,应该从室间隔支开始。选用室间隔支时,首先观察侧支循环血管的直径以及分支情况;其次评估其弯曲度;再次要观察侧支循环和主支的角度以及侧支循环血管连接到CTO的距离。评估侧支循环时除注意侧支循环血管的螺旋弯曲程度外,还要注意螺旋状侧支循环血管的弹性,心脏舒张期变直者,较易通过。通常CC 2级侧支循环非常容易通过,弯曲度则次要考虑;而CC 1级必须考虑其弯曲度以及弯曲的范围。弯曲范围广者可考虑分段进行,使用2条以上的导丝。室间隔支的CC 0级者并非不能使用,尤其是目前有微导管Corsair的前提下,在熟悉侧支循环走向的术者中,可以使用导丝探查技术(Wire Surfing),笔者在2014年的病例中有9%的逆向PCI病例使用室间隔支侧支循环CC 0级,而2015年中增加到16%。

从前降支到PDA相对容易,因为从前降支到室间隔支近端距离近,分支相对较少而直径大,指引导管的支撑力比较可靠。而从PDA到前降支,通常比较困难,因为从右冠开口到室间隔支距离长,右冠全程到PDA分支多有迂曲,另外室间隔支起始部通常有小分支干扰。而右冠的指引导管支撑力相对较差。所以通常耗时较长。导丝通过侧支循环前应十分仔细阅读在冠脉造影的图像,熟记侧支循环的走行,特别是从PDA出发的室间隔支,起始部是否存在诸多分支。PDA到前降支的室间隔支的开始1/3段的弯曲度对导丝通过影响比较大。冠脉造影时也要充分暴露侧支循环,多体位投照,不应拘泥一个固定体位。

使用室间隔支侧支循环血管的特殊情况是:在有些情况下,难以预测侧支循环的通过性,尤其是没有CC 2级的直径大的侧支循环血管情况下,即Ⅱ型室间隔支和Ⅲ型室间隔支。因此,CTO远端的血管的直径大小可以决定使用导丝探查技术。微导管选择造影固然重要,从技术层面上,日本医生非常强调微导管超选择造影的重要性,而笔者强调牢记冠脉造影的重要性,特别是螺旋弯曲的部位和分叉部位方向,而不一定根据超选择造影决定导丝的操作。超选择造影者有侧支循环连接者,导丝不一定能通过;而冠脉造影侧支循环连接不明显,而超选择造影显示无连接或不明显,不能肯定导丝一定不能通过。当然操作导丝时绝忌粗暴。

2. 心外膜侧支循环的选择　心外膜侧支的部位和特征与个体解剖变异有关,通常特别迂曲,常选用的侧支循环有前降支—心尖—右冠,回旋支—心房支—右冠,右室支—前降支,回旋支—对角支—前降支,当右冠为非优势型时,经回旋支到前降支较为常用。选择心外膜侧支循环时首先考虑其直径大小,直径越大,越安全,越容易通过,而非优先考虑其弯曲度。心外膜侧支循环血管迂曲,路径比较长,血管破裂后容易心包压塞,特别强调不能球囊扩张。当心外膜侧支循环血管位于右室表面时往往比较僵硬和迂曲,应尽量使用Corsair微导管,避免粗暴操作。早期使用心外膜侧支循环相对较少,可能与导丝和微导管通过困难有关,日本专家Katoh报道了2003—2008年间,一共进行了157例逆向PCI,其中经室间隔支为67.5%,心外膜下侧支循环为24.8%(39例),静脉桥7.6%。随着导丝和微导管的改进,目前有应用心外膜侧支循环血管越来越多的趋势,笔者本人在2015年1年共143例逆向PCI中,心外膜侧支循环为29%,室间隔支为69%。通过心外膜侧支循环时,应根据侧支循环血管的条件和术者的经验以及导管室的条件,尽量避免并发症。通过心外膜侧支循环,需要强支撑指引导管,操控性好的超滑软导丝和通过性好的微导管;医生应当有一定的逆向PCI经验。当较大的、主要供应CTO远端血流的心外膜侧支循环,一旦拉直后,患者通常会有心绞痛发生。目前,熟练掌握逆向PCI的医生中,使用心外膜侧支循环通道者所占比例为20%~30%。

3. 特殊位置的侧支循环　室间隔支到室间隔支和通过桥血管是较为常用的侧支循环血管。经室间隔支到室间隔支应根据近端和远端室间隔支连接部的弯曲程度和直径大小,导丝通过侧支循环后,逆向通过CTO病变时,通常容易进入假腔,通常需要反向CART技术。选择桥血管行逆向PCI,路径长,有时需要特殊的强支撑指引导管。另外,经右冠的圆锥支到左前降支,经右冠的近端锐缘支到远端的锐缘支只要血管直径许可,导丝能通过其弯曲部分,均可利用。

二、潜在风险

导丝和微导管通过侧支循环血管时多数是安全的,但是存在潜在的风险:

1. 常见的是侧支循环血管撕裂及破裂　多与所选的侧支血管过于迂曲有关,也与导丝操作以及粗暴通过微导管和球囊等有关。出现侧支循环的撕裂,可终止手术,暂时观察处理。侧支循环血管破裂最严重的后果是危及生命的心包压塞,必须尽快处理,尽快行心包穿刺。心脏压塞通常发生在心外膜侧支血管,弹簧圈封堵是最有效的方法。室间隔支小范围的破裂而又无血液动力学障碍者,通常不需处理;如果破裂至心室形成心室瘘,血液动力学稳定,心脏B超无心包积液,通常不需积极处理,笔者的经验多数能自行愈合。但是室间隔支破裂可在室间隔心肌里形成血肿。偶而有报道,血肿甚至压迫心腔,造成血压下降等心包压塞症状,危及生命。因心包腔内无渗出液又称干性心包压塞,必须高度重视。经PubMed检索,近10年只有1例报道,室间隔支破裂后,造成血肿,最后血肿破裂导致室间隔破裂,医源性室间隔缺损。

2. 导丝或微导管或球囊导管嵌顿　多与侧支血管冗长成角迂曲有关,因此送入微导管等切忌暴力。有时微导管Corsair尖端受损,或与某些品牌的导丝不兼容,导致微导管嵌顿。行CART技术时,应考虑侧支循环血管直径大小,使用的球囊不应过大,但是回抱能力好,以免嵌顿。

3. 心律失常　导丝经过室间隔支侧支循环的连接部时通常会有室性期前收缩(又称室性早搏),无须特别处理。但是偶尔有导丝经过心外膜侧支循环时,因室性期前收缩的刺激,R on T现象后出现室颤者。

4. 心肌缺血　当供体血管存在50%以上的狭窄时,导丝通过侧支循环时容易造成供体血管侧的心肌缺血,应先处理供体血管的狭窄。

心外膜侧支循环血管通常迂曲角度大,当其为供应CTO远端血流的主要血管时,一旦拉直,造成供血障碍,患者通常发生心肌缺血,出现心绞痛发生。如果时间过长,甚至导致心肌梗死。

5. 供体冠脉撕裂　通常在操作过程中由于指引导管深插造成。特别是指引导管操作时,将对侧的指引导管拉入铲进血管内造成撕裂。

6. 急性血栓　逆向PCI手术时间过长。另外,正向侧的指引导管很少注射造影剂,特别是应用反向CART技术后,不主张正向注射造影剂,容易在指引导管中形成血栓。没有监测ACT和没有及时补充肝素,也容易出现指引导管血栓。一旦压力监测显示一侧的血压波形不好,压力下降时,结合上述情况,应考虑有血栓形成,不应做前向注射动作,应尽快回抽血栓。

三、导丝的选择

对于直径较大、弯曲度小的侧支循环,一般的工作导丝也能通过,早期我们通常使用雅培公司的Whisper导丝,后来使用日本ASHAHI公司的Fielder FC。个别情况下,侧支循环血管存在严重病变时需要使用Fielder XT。

目前常用的逆向导丝多为日本ASHAHI公司的Sion导丝。Sion和Sion Blue导丝内芯为双层螺旋缠绕设计,良好的触觉反馈,操控性强,有一定的保持塑形能力,其头端硬度仅为0.7g和0.5g,对血管损伤小,亲水涂层部分长度达28cm,能够极大降低导丝通过侧支时的阻力,Sion Blue导丝的通过性较前者稍差,容易进入分支。Sion导丝较为普遍使用,能通过大多数侧支循环。而另一款导丝Fielder XT-R,导丝内芯有W-Coil结构,外表有17cm的亲水涂层,头端直径只有0.010英寸(1英寸=0.0254m),头端0.6g,操控性和柔顺性都比较好,适合通过迂曲的、直径较小的侧支循环。最近ASHAHI公司新出的SUOH 03,高强度的不锈钢内芯和预制复合内芯,头端19cm缠绕型,52cm的亲水涂层,头端只有0.3g,头端分直型、预塑形型、J形型。对非常迂曲的伸缩弹性的侧支循环,追踪性和通过性都非常好,操作性和保持形状能力都有所提高,可以减少换导丝的频率。

(张 斌)

第6章 反向CART技术与当代反向CART技术

导引钢丝不能通过闭塞段是CTO病变PCI失败的最常见原因。在控制性正向—逆向内膜下寻径(controlled antegrade and retrograde subintimal tracking, CART)技术基础上发展而来的反向CART(reverse CART)技术可使逆向导引钢丝通过病变到达近段血管真腔,大大提高CTO病变PCI成功率,该技术目前已经成为逆向介入治疗中最为重要的一种技术。

一、反向CART技术步骤

逆向导引钢丝及微导管通过侧支血管,到达闭塞病变远端后,建议通过微导管进行逆向高选择性造影(部分病例可同时通过正向指引导管进行双侧冠脉造影),根据闭塞病变远端解剖结构及闭塞病变长度选择相应逆向导引钢丝。如果逆向导引钢丝无法逆向通过闭塞病变,则沿正向导引钢丝送入球囊,将该球囊或置于闭塞近段或闭塞近端(改良反向CART技术)进行扩张,操控逆向导引钢丝进入正向球囊扩张后的血管腔,从而到达闭塞近端血管真腔(图6-1)。

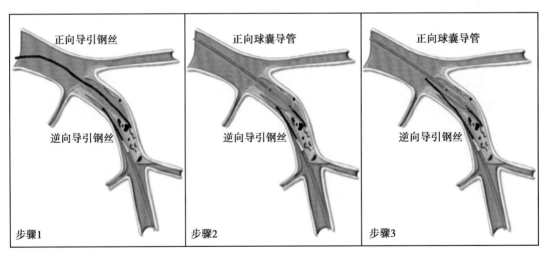

图6-1 反向CART技术步骤
步骤1:根据闭塞病变远端解剖结构及闭塞病变长度选择相应逆向导引钢丝;步骤2:如果逆向导引钢丝无法逆向通过闭塞病变,则沿正向导引钢丝送入球囊,将该球囊或置于闭塞近段或闭塞近端(改良反向CART技术)进行扩张;步骤3:操控逆向导引钢丝进入正向球囊扩张后的血管腔,从而到达闭塞近端血管真腔

一旦逆向导引钢丝无法通过闭塞病变,并且和正向导引钢丝重叠10~20mm时,即考虑使用反向CART技术。为保证反向CART技术的成功,建议术者尽可能将逆向导引钢丝在血管短轴方向靠近正向导引钢丝。左冠脉CTO病变进行反向CART技术时,通常使用2.0~2.5mm球囊,右冠脉CTO病变通常需要2.5~3.0mm球囊,当进行反向CART技术后,逆向导引钢丝仍无法进入近段血管真腔时,术者应借助IVUS进行反向CART技术。通过IVUS,术者可以明确正向、逆向导

引钢丝位置,了解闭塞段斑块性质以及靶血管直径,根据上述资料,术者可以采取不同的治疗策略(表6-1,图6-2)。进行反向CART技术时,正向球囊扩张造成的夹层有双向延展的可能,为降低对靶血管的损伤,在正向球囊扩张CTO病变后,应禁止经前向指引导管推注对比剂。

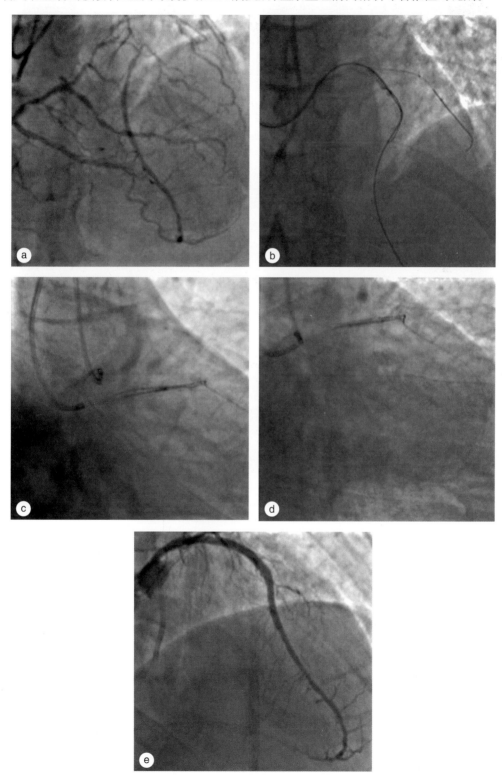

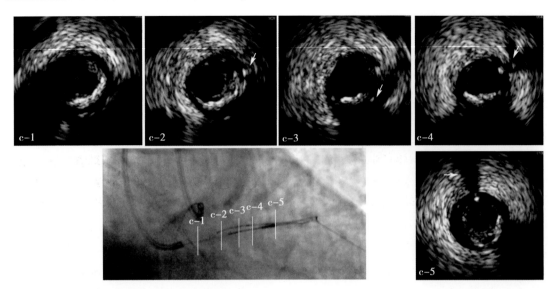

图6-2 IVUS指引反向CART技术开通前降支闭塞病变

a.前降支中段完全闭塞,右冠后降支发出侧支血管经心尖部供应前降支中远段;b.正向介入治疗失败后,尝试逆向介入治疗,经Finecross GT微导管送入Sion导引钢丝至前降支中段,先后更换Fielder XT及Miracle 3导引钢丝,均无法逆向通过闭塞病变,遂使用2.5mm球囊进行反向CART技术;c.逆向导引钢丝仍无法逆向通过闭塞病变,遂正向送入IVUS导管,在IVUS指引下进行逆向CART技术,IVUS显示正向导引钢丝位于血管真腔,而逆向导引钢丝位于内膜下(箭头所示),靶血管直径为3.5~4.5mm,闭塞病变处斑块性质为混合型斑块,但钙化较为局限,正向和逆向导引钢丝之间无钙化斑块,c-4和c-5位置正向和逆向导引钢丝距离最近,此处进行反向CART技术最为合适;d.使用3.0mm球囊进行反向CART技术;e.最终结果

表6-1 IVUS指引反向CART技术*

		逆向导引钢丝位置	
		斑块内或血管真腔	内膜下
逆向导引钢丝位置	斑块内或血管真腔	根据靶血管直径选择合适的球囊正向扩张	根据靶血管直径选择合适的球囊正向扩张
	内膜下	根据靶血管直径选择合适的球囊正向扩张及选择头端较硬的逆向导引钢丝	根据靶血管直径选择合适的球囊正向扩张

*IVUS指引反向CART技术:当正向导引钢丝和逆向导引钢丝均在血管真腔或者均在内膜下时,处理相对比较简单,只需选择合适的球囊即可,如果闭塞病变合并严重钙化,使用大直径球囊扩张时存在血管穿孔风险;当正向导引钢丝在血管真腔,逆向导引钢丝位于内膜下,通常使用稍大直径的球囊;如果正向导引钢丝位于内膜下,但逆向导引钢丝位于血管真腔,这种情况最为棘手,使用大球囊正向扩张后形成的夹层往往会出现弹性回缩,逆向导引钢丝很难进入近段血管真腔,这时可能需要使用头端较硬的逆向导引钢丝,同时,如果闭塞病变合并严重钙化,大球囊扩张后有可能导致血管穿孔

　　进行反向CART技术时,往往是在逆向导引钢丝无法通过闭塞病变后进行,这时逆向导引钢丝已经使闭塞远端血管形成夹层或者血肿,此时术者很难调整逆向导引钢丝的位置,正向导引钢丝和逆向导引钢丝在短轴切面上常相距较远,为了能够使逆向导引钢丝进入血管近段,术者不得不使用较大直径的球囊,对靶血管的损伤较大,手术时间也较长,为了避免这些缺陷,当代反向CART技术应运而生。

二、当代反向CART技术

与经典反向CART技术相比,当代反向CART技术最显著的特征是当逆向导引钢丝到达闭塞病变远端后,为了避免逆向夹层或血肿的形成,术者尽可能不过多尝试或者不去尝试逆向导引钢丝通过技术或导引钢丝对吻技术,此时术者在正向导引钢丝的指引下操控逆向导引钢丝,尽可能使逆向导引钢丝靠近正向导引钢丝,为了更高效地完成反向CART技术,建议逆向导引钢丝选用扭矩传递较佳的导引钢丝,例如GAIA系列导引钢丝(多使用GAIA Second),一旦逆向导引钢丝接近正向导引钢丝头端处,即暂时停止操控逆向导引钢丝,正向送入球囊导管,充盈正向球囊,然后沿充盈球囊处操控逆向导引钢丝,多体位投照证实逆向导引钢丝和正向球囊尽可能靠近后,负压抽吸球囊的同时,操控逆向导引钢丝,该导引钢丝常常可以通过闭塞病变进入近段血管真腔,如果仍无法通过闭塞病变,可以重复上述操作步骤(图6-3)。

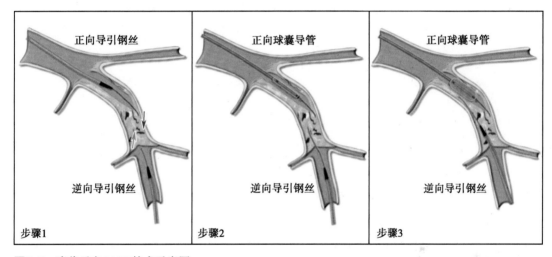

图6-3 当代反向CART技术示意图
步骤1:逆向导引钢丝到达闭塞远端后,在正向导引钢丝的指引下,操控逆向导引钢丝(建议使用扭控传递较佳的导引钢丝)使其尽可能靠近正向导引钢丝;或在逆向导引钢丝的指引下,操控正向导引钢丝使其尽可能靠近逆向导引钢丝;步骤2:当逆向导引钢丝头端靠近正向导引钢丝后,正向送入球囊导管;步骤3:充盈球囊导管,多体位投照角度下,沿充盈球囊处操控逆向导引钢丝,负压抽吸球囊后,逆向导引钢丝进入该血管腔

当代反向CART技术与经典反向CART技术最大的区别在于两种技术的使用时机不同(表6-2),经典反向CART技术在逆向导引钢丝通过技术或对吻技术失败后进行;而当代反向CART技术则是在正向准备完成后直接进行。所谓正向准备是指操控正向导引钢丝进入闭塞段(或斑块内或内膜下)的过程,它既可以先于逆向导引钢丝进行(即所谓正向介入治疗),也可以在逆向导引钢丝到达闭塞病变远端后,在逆向导引钢丝的指引下,操作正向导引钢丝(即所谓直接逆向治疗)。直接正向准备和在逆向导引钢丝指引下进行正向准备的先后次序,取决于闭塞病变近端、远端解剖结构、有无合适的侧支血管及术者经验等因素。有经验的术者常常以正向导引钢丝和逆向导引钢丝互为参考,尽可能地使正向和逆向导引钢丝在短轴切面靠近。对于复杂CTO病变(尤其是无残端CTO病变同时合并闭塞近端有较大分支血管、闭塞段较长、合并钙化、迂曲的CTO病变),双向准备可能有助于提高手术成功率及手术效率,降低并发症发生率(图6-4)。

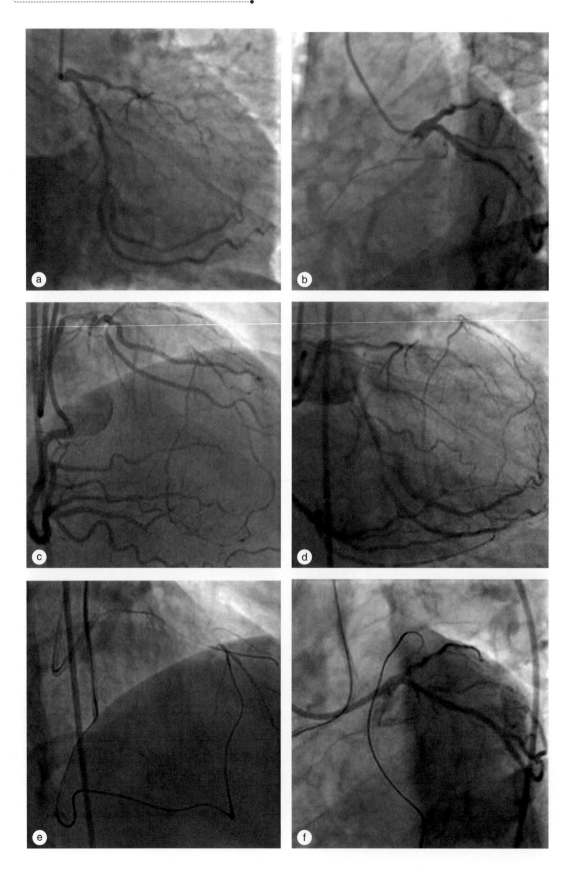

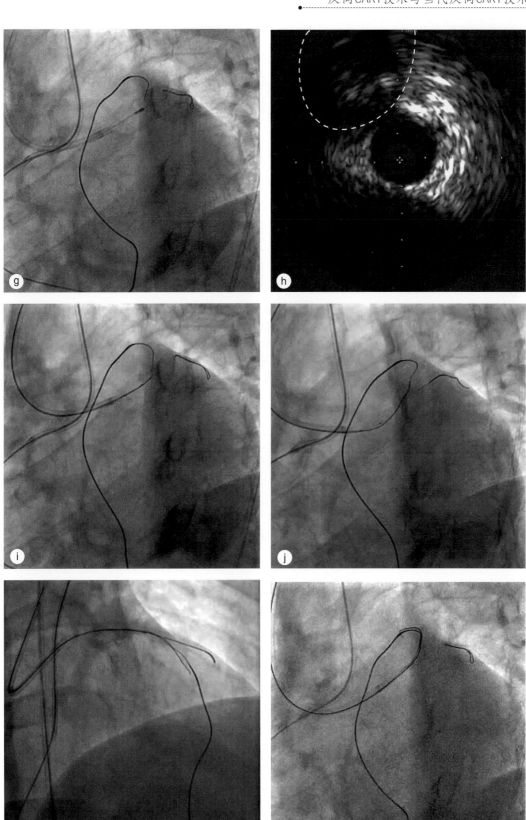

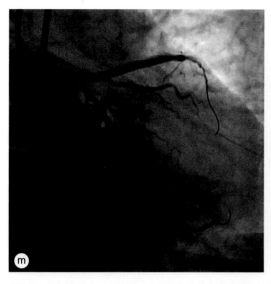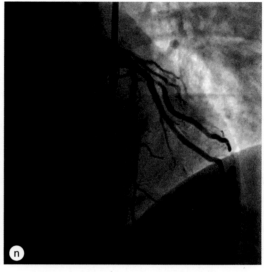

图6-4 当代反向CART技术开通前降支起始部闭塞病变

男性患者，前降支起始部完全闭塞，外院尝试开通但失败，半年后在本院再次尝试。a、b.前降支起始部完全闭塞，闭塞近段有较大中间支；c、d.对侧冠脉造影示右冠发出侧支血管供应前降支中远段，闭塞段较长；e、f.首先进行逆向准备，联合使用150cm Corsair导管及Sion导引钢丝通过间隔支侧支血管到达前降支中段，逆向送入GAIA Second导引钢丝至闭塞远端；g、h.正向准备：送入IVUS导管，寻找前降支闭塞端（图h白色虚线所示）；i、j.正向送入GAIA Second导引钢丝，在IVUS指引下进入前降支闭塞近段；k、l.在逆向导引钢丝指引下，操控正向导引钢丝，使其头端尽可能靠近逆向导引钢丝，但正向导引钢丝无法进入中远段血管真腔，遂正向送入2.0mm球囊，6atm充盈，操控逆向导引钢丝进行当代反向CART技术；m、n.植入支架后最终结果

当代反向CART技术要点是尽可能避免较大逆向血管夹层和（或）血肿形成，尽可能使正向、逆向导引钢丝在闭塞段内靠近，因此当代反向CART技术所需球囊直径常较小，一般在2.0mm左右，由于当代反向CART技术逆向导引钢丝对闭塞远端血管损伤较小，因此手术常常可以在较短时间完成（表6-2）。

表6-2 经典反向CART技术和当代反向CART技术区别

	经典反向CART技术	当代反向CART技术
应用时机	逆向导引钢丝通过技术或对吻技术失败后	正向准备完成后，直接进行
球囊大小	较大	中等大小
IVUS	常常需要	必要时推荐使用
手术时间	较长	短
成功率	高	高

如果闭塞段较长，闭塞段血管迂曲、钙化、闭塞远端为无残端分叉病变或者无法确定闭塞血管走向时，为提高手术成功率和降低并发症发生率，术者应及时采用Knuckle技术［逆向Knuckle技术及（或）正向Knuckle技术］，当两导引钢丝位置靠近时，建议将逆向导引钢丝更换为操控性能较好的GAIA系列导引钢丝，进行当代反向CART技术，必要时需要在IVUS指引下进行。

三、反向CART技术和当代反向CART技术应用适应证

尽管反向CART技术和当代反向CART技术是当前逆向介入治疗中的主要技术,但这并不意味着它可以取代其他技术:①当闭塞段较短时(＜20mm),术者可以尝试逆向导引钢丝通过技术或导引钢丝对吻技术;②当逆向导引钢丝通过技术或逆向导引钢丝对吻技术失败时,为提高手术成功率和手术效率,术者应及早转为反向CART技术;③当闭塞段较长(＞20mm)或者闭塞段解剖形态不明时,术者应及早首先采用当代反向CART技术,必要时联合使用Knuckle技术。

四、反向CART技术常见困境及对策

进行反向CART技术时,常常会出现一些棘手的情况,使得术者很难完成该技术。①球囊导管无法进入预定反向CART位置:这种情况往往见于近段闭塞病变或无残端闭塞病变、合并钙化、迂曲闭塞病变及闭塞段较长时,此时指引导管的支撑力往往起到非常关键的作用,因此术前选用较强支撑力的导管至关重要,当球囊无法到达预定位置时,术者可以联合使用球囊锚定技术、Guidezilla导管(或Guideliner导管)、子母导管,有时需先使用小球囊扩张,然后换用2.0~2.5mm球囊,个别病例可能需要借助于正向导引钢丝Knuckle技术,或者操控逆向导引钢丝至靶血管更近段,将反向CART的位置尽可能前移至正向球囊导管可以到达的部位,也可采用改良反向CART技术。②逆向导引钢丝无法进入预定位置:这种情况常常见于钙化、迂曲及长段闭塞病变,也见于逆向导引钢丝导致较大夹层或者血肿,因此当处理长段闭塞病变合并钙化和迂曲时,术者不应过度依赖逆向导引钢丝通过技术或导引钢丝对吻技术,应及早采用反向CART技术,为减少并发症的发生,很多病例需要逆向导引钢丝Knuckle技术(图6-5),及早使用IVUS,在IVUS指导下进行反向CART技术,可以提高手术成功率和手术效率(见上述)。③逆向导引钢丝无法进入正向指引导管,这种情况不仅仅见于反向CART技术,也常见于逆向导引钢丝通过技术,其产生的原因有可能和指引导管与靶血管不同轴、靶病变近段血管腔直径较大、迂曲成角或存在较大分支血管等因素有关,但也不排除和逆向导引钢丝进入血管夹层的可能,因此当完成反向CART技术后,逆向导引钢丝无法进入正向指引导管时,术者必须排除逆向导引钢丝进入夹层的可能(尤其是冠脉起始部完全闭塞病变),因进行反向CART技术后,在植入支架前不宜经正向指引导管进行冠脉造影,此时IVUS可以明确逆向导引钢丝的位置(图6-6),当确认逆向导引钢丝位于血管真腔后,为使其进入正向指引导管内,术者可以正向送入Guidezilla导管或者5F(4F)指引导管至靶血管近段、可以使用抓捕器(图6-6)、也可以使用改良微导管对吻技术(改良Rendezvous技术)(图6-7)。为了进一步提高手术效率,减少逆向导引钢丝对靶血管近段损伤的可能,建议进行反向CART技术时正向联合使用Guidezilla导管或者5F(4F)指引导管(图6-8)。④逆向微导管无法进入正向指引导管:这种情况往往见于逆向指引导管支撑力不佳、侧支血管过于迂曲、闭塞段较长伴有迂曲及钙化、逆向微导管长度不够、逆向微导管毁损、逆向微导管与正向指引导管头端严重成角等情况。当逆向导引钢丝进入正向指引导管后,术者通常使用球囊在指引导管内锚定该逆向导引钢丝,一旦发生逆向微导管无法进入正向指引导管后,术者可以根据当时具体情况尝试,球囊锚定逆向指引导管技术、经逆向指引导管送入Guidezilla导管、小球囊低压力扩张间隔支侧支血管、更换微导管、经正向指引导管送入Guidezilla导管或子母导管(Pick-up技术)(图6-9)或采用微导管对吻技术。

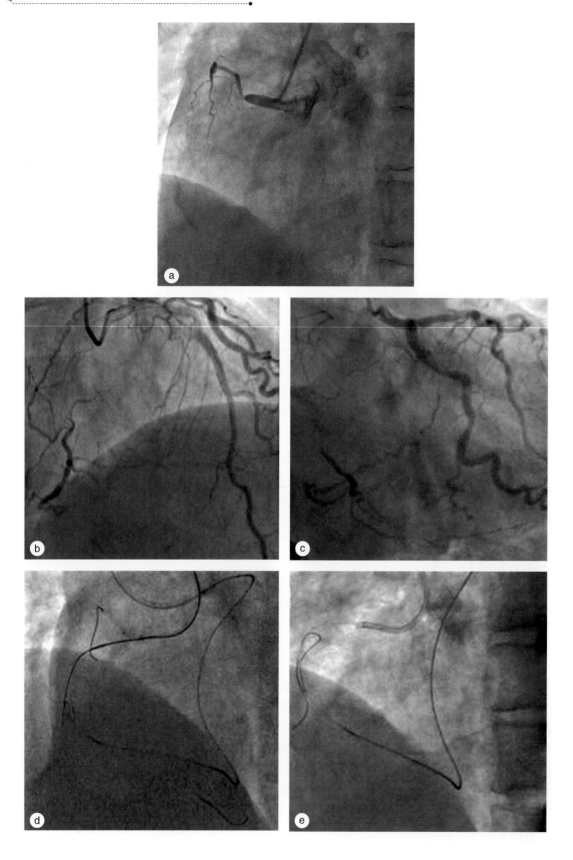

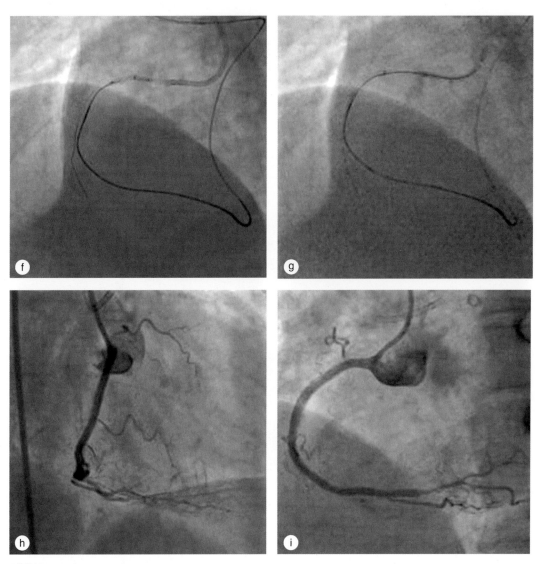

图6-5 逆向导引钢丝Knuckle技术、Guidezilla反向CART技术开通右冠闭塞病变
a.右冠近段完全闭塞；b、c.对侧冠脉造影示左冠分别经间隔支及房室沟动脉发出侧支血管供应右冠后降支和左室后支；d、e.正向介入治疗失败后，尝试逆向介入治疗，150cm Corsair微导管经间隔支至右冠闭塞远段血管，因闭塞段较长，右冠中段解剖结构不明，遂使用Pilot 150进行逆向Knuckle技术；f、g.将Corsair导管送至右冠近中段交界处，逆向导引钢丝更换为GAIA Second，正向送入Guidezilla导管及2.0mm球囊，进行当代反向CART技术，逆向导引钢丝经Guidezilla导管进入正向指引导管内；h、i.植入支架后最终结果

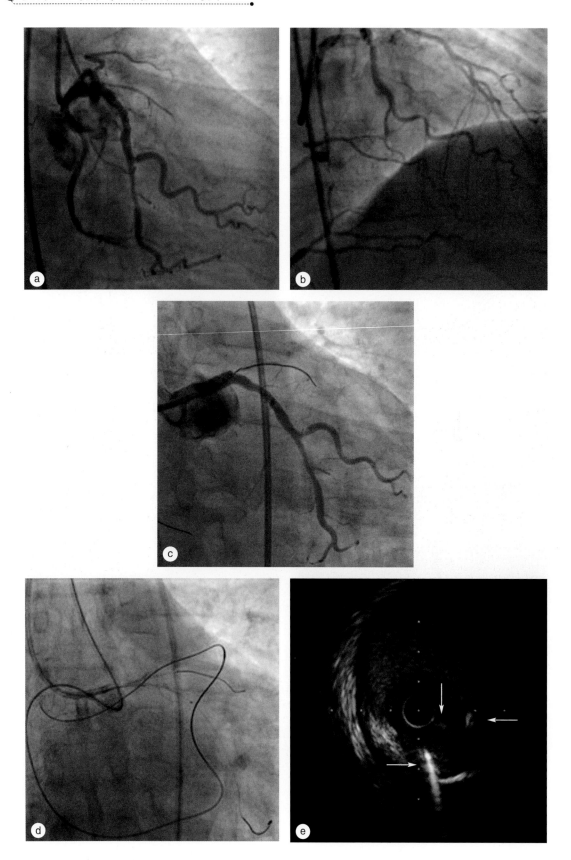

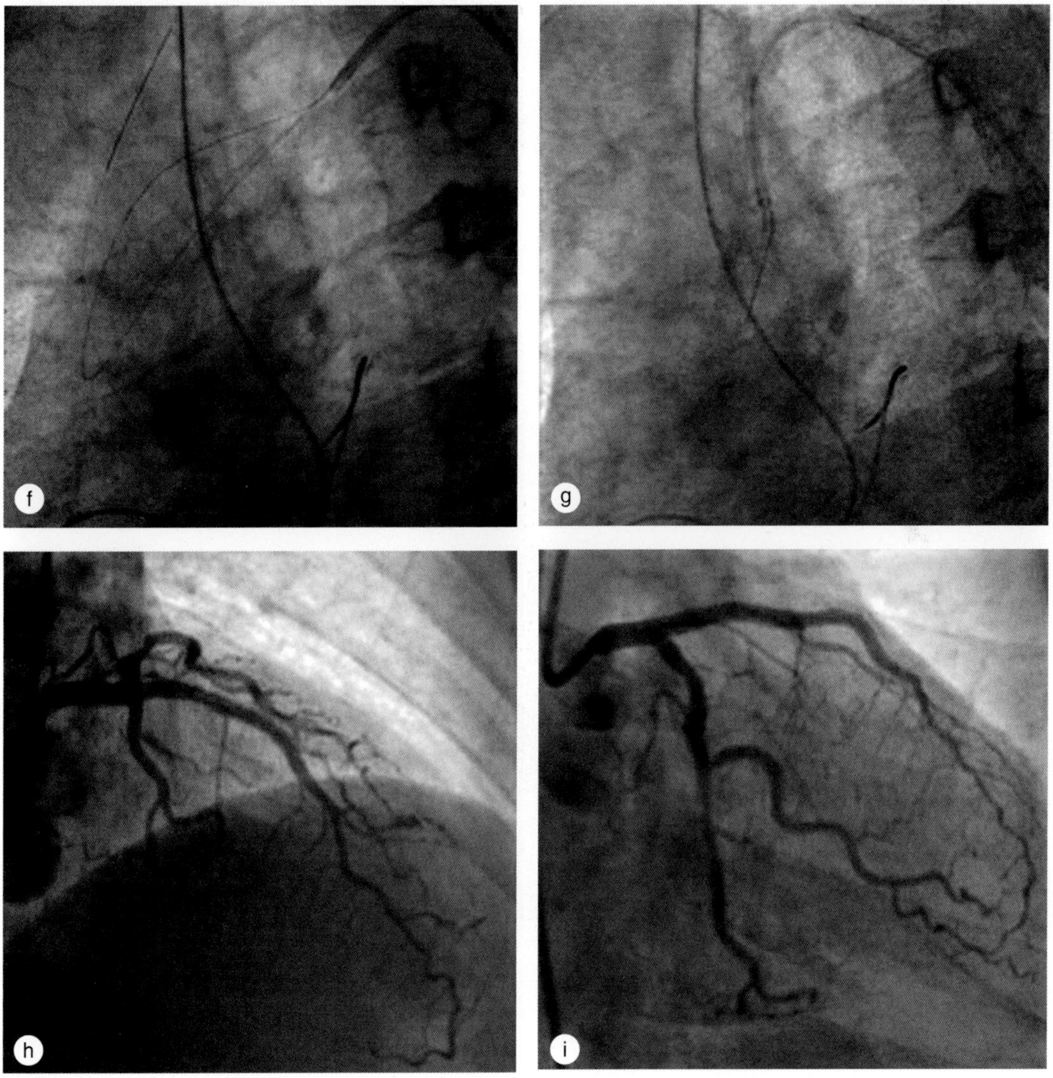

图6-6 IVUS指导下逆向介入治疗及自制抓捕器开通前降支起始部完全闭塞

a、b.前降支起始部完全闭塞,右冠经后降支发出侧支血管供应前降支中远段;c.在KDL双腔微导管支持下,先后使用GAIA Second、Conquest Pro等导引钢丝,但无法通过闭塞病变;d、e.尝试逆向介入治疗,GAIA Second通过闭塞病变后进入主动脉根部,因左主干粗大,该导引钢丝无法进入正向指引导管内,准备抓捕该导引钢丝前,通过IVUS明确其位置,以防严重并发症发生,经回旋支导引钢丝送入IVUS导管,IVUS证实三根导引钢丝均位于左主干血管腔内(白色箭头处);f、g.使用5F指引导管自制抓捕器,捕获逆向导引钢丝头端后,将其拉至正向指引导管内;h、i.植入支架后,最终结果

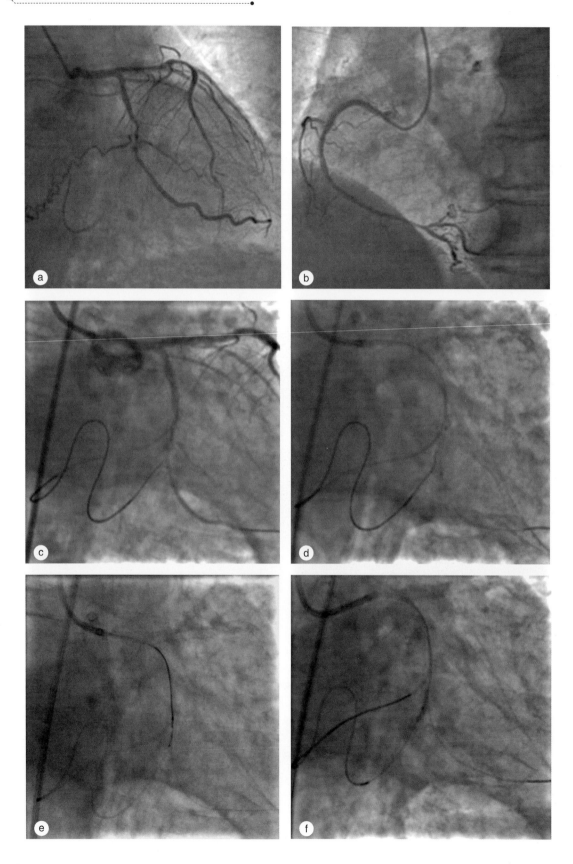

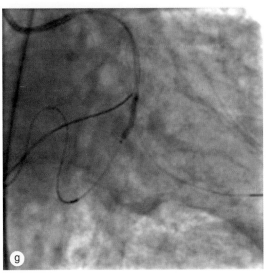
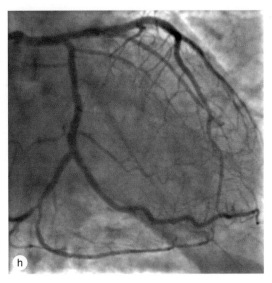

图6-7 改良反向CART技术及改良微导管对吻技术开通回旋支闭塞病变

a、b.回旋支中段发出较大钝缘支后完全闭塞，无残端，钝缘支近段重度狭窄，自身侧支血管自回旋支中段供应回旋支远段，右冠无可用侧支血管供应回旋支；c.经90cm EBU指引导管，联合使用135cm Carvel微导管及Sion导引钢丝、Fielder XT-R导引钢丝通过迂曲侧支血管；d.沿钝缘支导引钢丝正向送入2.5mm球囊，逆向使用GAIA Second导引钢丝，进行改良反向CART技术；e.逆向导引钢丝进入回旋支近段，推送Carvel微导管，但因侧支血管过于迂曲，微导管至回旋支中段无法前行，逆向导引钢丝也无法进入左主干及正向指引导管内，为避免损伤回旋支开口及左主干，遂尝试改良微导管对吻技术：正向送入130cm Finecross微导管，使其头端尽可能和逆向Carvel微导管靠近，经Finecross微导管正向送入Sion导引钢丝至逆向Carvel微导管内；f、g.球囊预扩张闭塞病变，采用DK-Crush技术在回旋支和钝缘支内植入支架；h.最终球囊对吻后最终结果

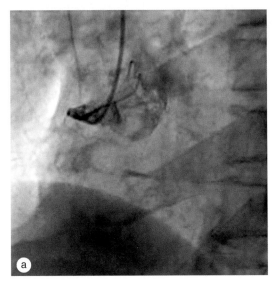
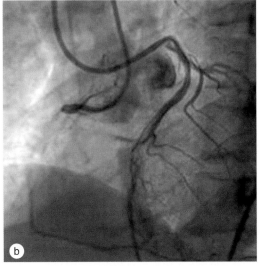

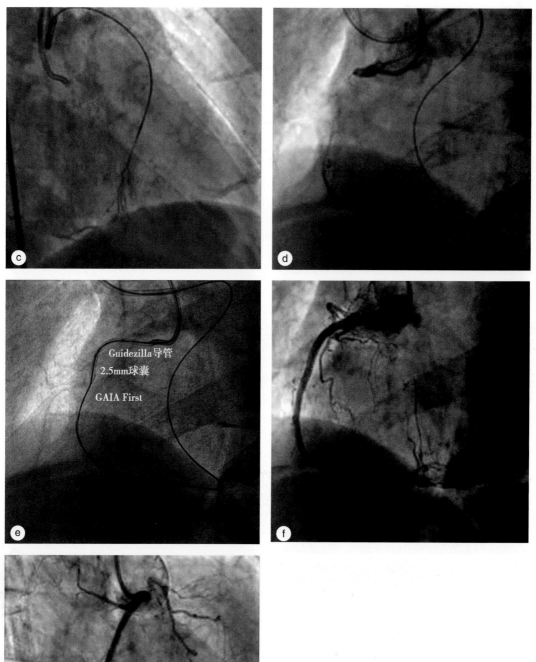

图6-8 Guidezilla导管反向CART技术

a、b.右冠近段完全闭塞,其闭塞端呈钝形残端,前降支发出侧支血管经间隔支供应右冠远段;c、d.在高选择性造影指引下,操控Sion导引钢丝通过侧支血管至右冠远段,再次高选择造影;e.当代反向CART技术,同时正向送入Guidezilla导管至右冠近段,操控逆向GAIA First进入正向指引导管内;f、g.植入支架后最终结果

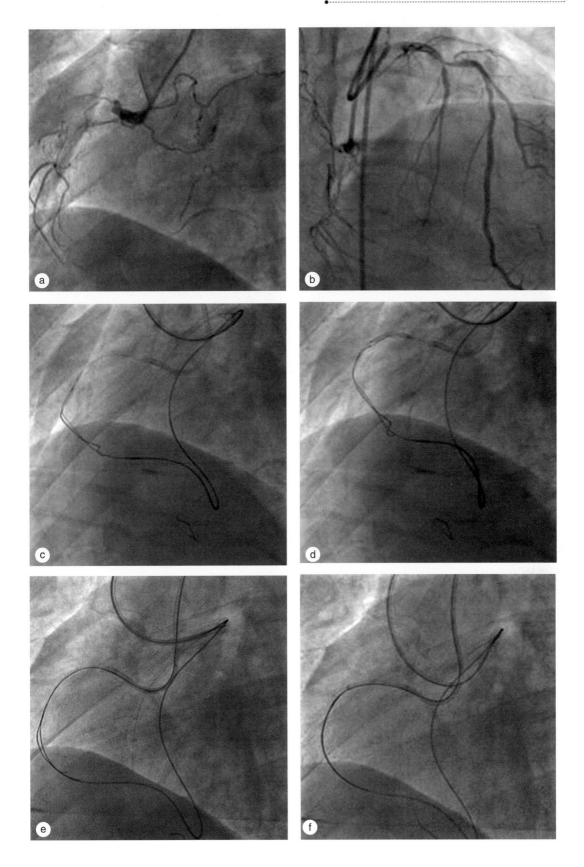

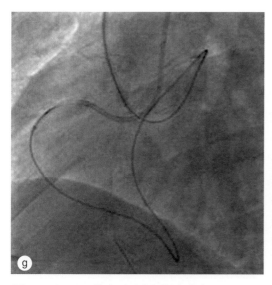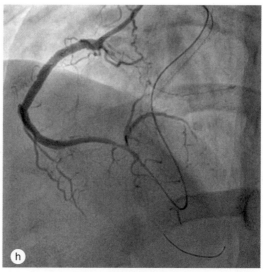

图6-9 Pick-up技术开通右冠闭塞病变

a、b.右冠近段完全闭塞,前降支近段重度狭窄,发出侧支血管经间隔支供应右冠远段; c、d.正向介入治疗失败后,尝试逆向介入治疗,前降支近段狭窄处植入支架,经支架侧孔送入Sion导引钢丝和150cm Corsair导管至间隔支,正向先后送入1.5mm和2.0mm球囊尝试反向CART技术; e.逆向导引钢丝进入正向指引导管内,2.0mm球囊锚定逆向导引钢丝的头端,但Corsair微导管只能送至右冠中段再也无法前进; f、g.正向送入Guidezilla导管至右冠中段,操控逆向微导管至Guidezilla导管内,330cm RG3导引钢丝完成体外化; h.植入支架后最终结果

（葛 雷）

第7章 逆向导丝进入前向指引导管困难的处理

导丝体外化技术是CTO逆向介入术中的一项重要步骤,指的是在逆向导引导丝通过闭塞段病变之后,进入正向的正常冠脉管腔内或直接进入升主动脉内,继续操控逆向导丝上行直至进入正向指引导管内,然后可在正向指引导管内使用球囊锚定技术锚定逆向导引导丝的头端或不借助球囊锚定技术,操控逆向微导管沿导丝上行进入正向指引导管,再将逆向导引导丝交换成300cm导丝[如RG3(日本Asahi-Intecc,330cm)、Viperwire Advance(美国Cardiovascular Systems,330cm)、R350(美国Vascular Solutions,350cm)、Rotafloppy旋磨导丝(美国Boston Scientific,325cm)],送至正向指引导管尾端的Y连接管外,从而完成逆向导引导丝的体外化(externalization),建立了一条可以最终正向介入操作的轨道,以完成剩余的正向球囊扩张、血管内超声检查以及支架植入等步骤。首选推荐使用RG3导丝,这是一个0.010英寸的专用体外化导丝,即进行该项技术的最佳导丝,中国市场有售;旋磨导丝虽然长度足够,且可以用于此目的,但因其头端直径0.008英寸的倒锥形设计,可能导致前进过程中的扭结,且缺乏支持力,导致通过系统时推进极为缓慢,因此仅推荐在无合适300cm导丝时使用;不推荐使用常规PTCA导丝加上Extension延长导丝来替代300cm导丝使用的做法,因为在微导管中推送的阻力很大,容易在推送的过程中发生导丝连接部脱节,且后续的并发症难以处理。

有的术者在逆向微导管已经进入正向指引导管内的情况下,也会使用微导管会合技术(Rendezvous技术),即在正向指引导管内的弯曲段将正向、逆向2根微导管的头端对接,间距1~2mm,使用1根常规导引导丝自正向微导管穿入逆向微导管,从而到达CTO闭塞病变的远端,从而完成正向导轨的建立。此项技术由日本光藤和明医师(Kazuaki Mitsudo)于2009年首创,可以不需要300cm导丝,在无300cm导丝情况下完成正向导引导丝通过闭塞病变的步骤,并减少对比剂用量和放射线剂量。之后又经过不同术者的改良(modified Rendezvous技术),有使用逆向导丝穿入正向微导管,在近端冠脉内完成Rendezvous技术,甚至有在闭塞病变区段内完成Rendezvous技术的病例报道。

在实际操作过程中,经常会遇到逆向导丝无法进入正向指引导管的问题,导致无法顺利完成导丝的体外化而延长了手术时间或致手术失败,原因常见以下几点:①正向指引导管与冠脉口部不同轴/导管口径偏小,逆向导丝的行程较长导致操作性变差/导丝头端变形,难以操控、调整进入正向指引导管;②逆向导丝已经通过闭塞段病变,但逆向微导管受阻无法完全通过闭塞段病变,导致无法进一步交换300cm导丝;③冠脉口部闭塞/存在严重夹层,逆向导丝通过真腔/内膜下/斑块下后直接进入升主动脉内,正向无正常的冠脉管腔可以做为指引导管的支撑点。

在上述逆向导丝进入正向指引导管困难的时候,可以采用以下2项技术来解决问题:

1. 使用子母导管/延长导引导管的接载技术(Pick-up技术) 使用5-in-6 HeartrailⅡ子导管(日本Terumo)(图7-1)、Guidezilla(美国Boston Scientific)(图7-2)/Guideliner V2(美国Vascular Solutions)(图7-3)延长导引导管均可完成此项技术。前者是OTW设计,全长

120cm,5F直头指引导管,头端非常柔软,可以用于6~8F的指引导管内,但操作时需要使用300cm导丝引导交换(可使用常规导丝+Extension延长导丝),使用7~8F指引导管时尾端需要2个止血阀(6F指引导管可以不用增加止血阀,5-in-6子导管插入后尾端无太多渗血),使用时要警惕发生气栓的风险;后两者设计理念类似,均是头端有一长度25cm的直头软导管,后接不锈钢的推送系统,采用快速交换的设计,沿原止血阀直接送入即可,无须额外的止血阀,就像是简化版的5-in-6子导管。其实简单说来,Pick-up技术就是Modified Rendezvous技术的一种变形,上述3种导管均可以外伸出指引导管头端10~20cm,进入近端的冠脉血管内,明显改善指引导管与近端冠脉的同轴性,且可以更加靠近CTO病变的近端,便于接纳逆向导丝的进入,作用类似一根大号的正向微导管,并进一步引导逆向导丝进入指引导管,在退出子导管/延长导管后再使用球囊锚定技术,辅助推送逆向微导管进入正向指引导管。在实际操作中,后两种延长导引导管的操作更为便捷、实用,可以明显缩短手术时间,提高手术成功率。

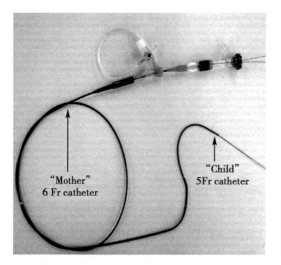

图7-1 Terumo 5-in-6 Heartrail Ⅱ子母导管

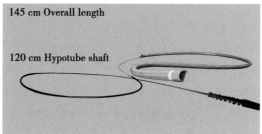

图7-2 Guidezilla延长导管

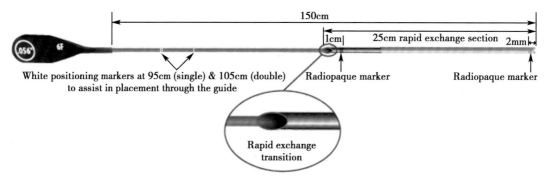

图7-3 GuideLiner V2延长导管结构图

2. 逆向导丝的捕获技术（Snare技术）　多数是在升主动脉内使用常规的圈套器/自制抓捕器完成对逆向导丝的抓捕，拉进正向指引导管，便于逆向微导管继续上行进入正向指引导管，并最终完成导丝的体外化；少数是在冠脉内（图7-4）甚至在CTO病变段内完成抓捕，因为此时可操作空间小，多需要使用特制的微型圈套器来完成，如Soutenir（日本Solution）（图7-5）。下文分别予以介绍。

常规的圈套器包括：①Merit 18mm×30mm En Snare（美国Merit Medical Systems），由三个大的镍钛合金环状套圈构成（图7-6）；②Amplatz GooseNeck snare kit鹅颈式圈套器（美国eV3，St.Jude Medical等），由镍钛非磁性合金的杆部和头端钨圈构成（图7-7、图7-8）。前者在欧美CTO术者中更为常用，后者在2008年中国葛均波医师的介入手术中即有成功应用的病例报道。

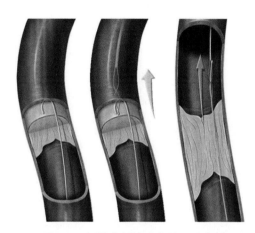

图7-4　冠脉内抓捕逆向导丝示意图

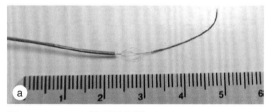
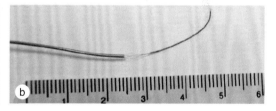

图7-5　Soutenir微型圈套器

a.外伸出2.3F微导管形成5mm花篮形抓捕器的状态；b.部分回收进入微导管的状态

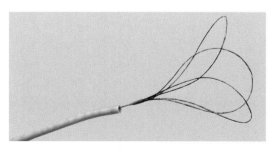

图7-6　En Snare圈套器

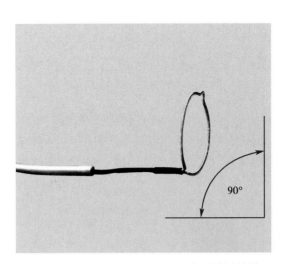

图7-7 Amplatz GooseNeck Snare鹅颈式抓捕器

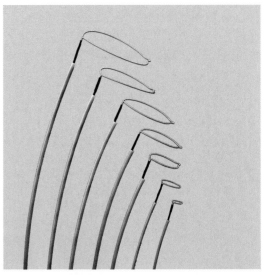

图7-8 Amplatz GooseNeck Snare鹅颈式抓捕器套件

　　自制圈套抓捕器的使用:①早期的自制圈套器是使用1根300cm导丝,在体外先将导丝穿进、穿出5F造影诊断导管(图7-9),利用导丝的中心点处外伸出5F导管头端形成2~4cm圈套,进行抓捕,但因为中心点处的导丝往往硬度较大,圈套操纵不利,回收困难,且有断折的风险,推广应用价值有限。②Sumi2gSnare MC抓捕器:该方法是由日本Satoru Sumitsuji医生首创并命名(图7-10~图7-15),利用1根5-in-6的子导管在指引导管内作为可滑动部件,在子导管的头端将1根常规主力导丝的头端2cm反折,被1根φ2.5mm预扩张球囊加压12个大气压进行锚定,导丝可以通过球囊的中心腔自由地送出、收回,形成直径任意大小的圈套,且因导丝柔软度高,与指引导管不存在固定夹角,可以完全被放置在冠状窦底部,逆向导丝可以顺利穿过圈套,大大提高捕获导丝的成功率,可操作性、重复性均好,值得推荐使用。

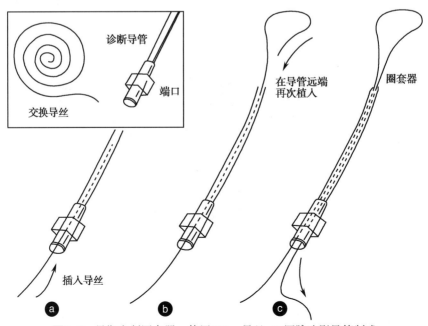

图7-9 早期自制圈套器。使用300cm导丝+5F冠脉造影导管制成

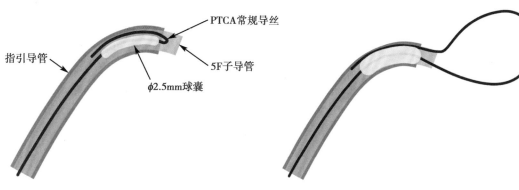

图7-10 Sumi2gSnare MC抓捕器结构示意图

图7-11 Sumi2gSnare MC抓捕器的导丝可以自由送出形成任意大小的圈套环

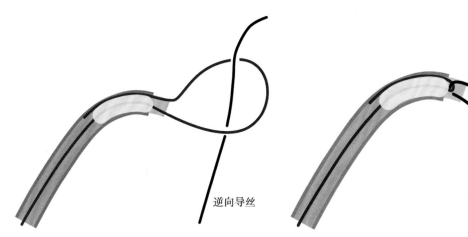

图7-12 Sumi2gSnare MC抓捕器抓捕逆向导丝的头端软段

图7-13 Sumi2gSnare MC抓捕器的导丝收紧

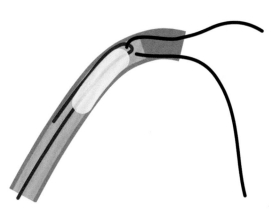

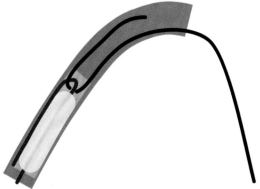

图7-14 Sumi2gSnare MC抓捕器回撤抓捕逆向导丝进入正向指引导管

图7-15 Sumi2gSnare MC抓捕器进一步回撤将抓捕的逆向导丝拉进正向指引导管

　　上述的都是大型圈套器,操作空间主要是在主动脉内,其置放位置可以在升主动脉根部或弓内,可根据使用的桡动脉/股动脉路径来决定(图7-16);在不同的体位进行透视观察逆向导丝与抓捕器的相互位置关系(图7-17);建议使用常规型号的Judkins或较小型号的Amplatz(比如0.75~1.0)指引导管,便于在升主动脉内旋转、操作,又不容易伤及主动脉内膜;术中需要适当地回撤正向指引导管,以便在升主动脉内预留出足够的空间方便进行捕捉导丝的操作;术者必须捕捉逆向导丝的头端2~4cm较软处,否则逆向导丝的硬质部分被拉进指引导管可能会导致导丝断折;一旦逆向导丝被拉进导管内,随后应小心地重新深插指引导管到位;如果抓捕逆向导丝时逆向微导管已经通过闭塞段病变进入升主动脉内,那么可以直接抓捕RG3导丝,并将微导管带入正向指引导管内,继续牵拉RG3导丝直至体外化(同时需要助手的辅助,在逆向微导管的尾端同步送入RG3导丝,并控制导丝的尾端不能完全被拉入微导管),在体外剪断拉折的RG3导丝头端,继续完成剩余的介入步骤;如果抓捕逆向导丝时逆向微导管尚未通过闭塞段病变,则需要完成两次抓捕,第一次抓捕完成后需借助正向牵拉的力量,将微导管推送通过闭塞段病变而进入升主动脉,然后松解抓捕器将导丝重新释放回升主动脉内(此时的逆向导丝尚不是RG3导丝,无法直接完成导丝的体外化,笔者坚决反对此时使用Extention延长导丝以替代RG3导丝!),将逆向导丝交换成RG3导丝后,再行第二次抓捕RG3,以最终完成RG3体外化;在使用抓捕器进行逆向导丝体外化时切忌粗暴操作,逆向导丝全程应有微导管的外在保护,以避免对室间隔支、心外膜侧支及冠脉造成切割性损伤,同时术中还应紧密关注正向、逆向指引导管的位置,避免牵拉时深插导致冠脉口部夹层;有经验的术者术前需要预判是否应使用短(90cm)逆向指引导管,以确保逆向微导管有足够的长度可以到达正向指引导管内。

　　微型圈套器:有时逆向导丝已经通过闭塞段病变,尖端已有部分到达正向冠脉管腔内或逆向导丝虽仍在CTO病变内,但已经明确与正向导丝汇合、对吻(kissing wire),此情况下可以使用Soutenir microsnare(日本Solution)(见图7-4),利用其导丝中间的设计形成3.5~7mm花篮形圈套,完成对逆向导丝的抓捕,当然因为可操作空间小,手术难度大,成功率容易受影响。该器械也见于颈动脉血栓去除术和外周闭塞动脉介入手术,均有成功的案例报道。

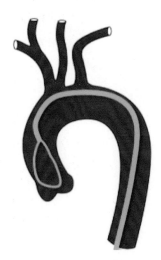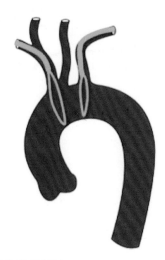

图7-16　圈套器放置部位的示意图

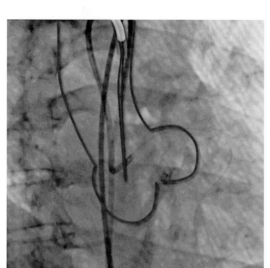
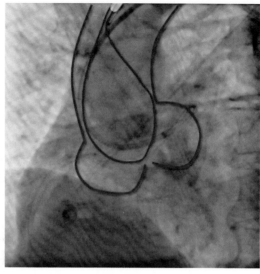

RAO 35°   LAO 45°

图7-17 圈套器在不同角度体位观察的示意图

（慕朝伟）

参 考 文 献

［1］ Kim MH, Yu LH, Mitsudo K.A new retrograde wiring technique for chronic total occlusion.Catheter Cardiovasc Interv,2010,75：117-119.

［2］ 柴玮璐,洪涛,张斌,等.穿微导管技术在逆向经皮冠状动脉介入治疗中的应用.中国介入心脏病学杂志,2015,23：500-503.

［3］ Ge JB, Zhang F, Ge L, et al.Wire trapping technique combined with retrograde approach for recanalization of chronic total occlusion.Chin Med J,2008,121：1753-1756.

［4］ Ge J, Zhang F.Retrograde recanalization of chronic total coronary artery occlusion using a novel reverse wire trapping technique.Catheter Cardiovasc Interv,2009,74：855-860.

［5］ Imai K, Mori T, Izumoto H, et al.Successful thrombectomy in acute terminal internal carotid occlusion using a basket type microsnare in conjunction with temporary proximal occlusion: a case report.AJNR Am J Neuroradiol,2005,26：1395-1398.

［6］ Hara T, Wakatsuki T, Taketani Y, et al.A case of successful use of microsnare to hold and pull the retrograde guidewire for the intervention to peripheral chronic total occlusion.Cardiovasc Interv and Ther,2013,28：287-290.

第8章 逆向技术时前向轨道的建立

逆向PCI技术是利用供体及受体血管之间的侧支循环通道,操作导丝逆向通过CTO病变,可分为3个步骤:①逆向导丝通过侧支循环到达病变血管远端;②导丝通过CTO病变;③导丝延长建立PCI轨道,完成对病变血管的介入治疗。因此,导丝体外化、建立前向轨道,进而完成PCI术是CTO成功的关键和必要步骤。

目前大多数国外医生在逆向PCI过程中常规使用300cm以上的长导丝进行导丝体外化,建立前向PCI轨道。早年逆向PCI过程中,没有专门的轨道导丝,多采用诸如300cm长度的BMW或Fielder导丝等,费时费力,而且进出导丝时容易诱发患者心绞痛、损伤侧支循环等。也有人尝试使用旋磨导丝,操作也非常困难,且有进退两难,甚至断裂可能。也有人尝试使用延长导丝,除进出导丝极为困难外,也非常容易两导丝间的脱载。目前多主张采用专门的长轨道导丝,即RG3(Asahi Intecc, Japan)导丝建立前向轨道。这样的PCI轨道系统最大的优势在于:①系统非常稳定;②支撑力特别强大,特别对于非常长段、弥漫、钙化、迂曲闭塞病变,可以确保PCI器械的递送。但是也可能导致送入球囊或支架过程中张力的关系造成侧支循环的损伤,导丝拉直侧支循环后可导致受血血管心肌缺血诱发心绞痛,甚至低血压、缓慢心律失常等,也有导致侧支循环血管破裂、室间隔血肿等。因此,除了应用300cm导丝进行导丝体外化之外,我们更应该积极探索和尝试其他导丝体外化技术。本章节主要介绍Back-end技术、导丝对吻技术、改良Rendezvous技术、延伸导管技术和逆向导丝抓捕等导丝体外化技术。

一、Back-end技术

导引钢丝在微导管辅助下经侧支血管逆行通过闭塞病变,并送入前向指引导管内,沿逆行导引钢丝操作逆向微导管通过闭塞病变,进入前向指引导管,更换为330cm的导引钢丝,并经微导管逆行至前向指引导管内,经指引导管末端的Y型三通管至体外,完成导丝体外化,经逆向导丝头端,按照冠脉常规介入方法完成对闭塞病变治疗。

其主要技术要点如下:第一,操控逆行导引钢丝在微导管的辅助下经侧支血管逆行通过闭塞病变,并把导引钢丝送入前向指引导管内(图8-1)。第二,沿逆行导引钢丝把微导管或通道扩张导管送入闭塞病变并尝试通过该病变,多数情况下采用球囊在前向指引导管内锚定逆向导丝,帮助微导管通过闭塞段进入前向指引导管。第三,当微导管通过闭塞病变后,退出逆行导引钢丝,更换为330cm的导引钢丝。将330cm导引钢丝经微导管逆行至前向指引导管内,并继续前送至指引导管末端的Y管,用导丝导引针引出至体外(图8-2)。第四,将逆向微导管退至闭塞血管以远(图8-3),经330cm导引钢丝的头端送入球囊扩张闭塞病变,并完成进一步处理。第五,确认完成病变处理后,经逆向导引钢丝前向送入微导管或球囊,与逆向微导管对接,从逆向撤出330cm导引钢丝(图8-4),保留导丝于侧支血管内,并分别从前向和逆向指引导管造影,评估侧支血管通路是否有损伤及是否需要进一步处理。

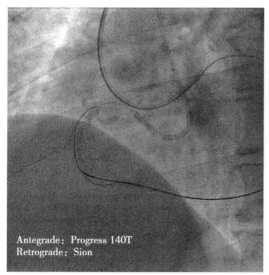

Antegrade：Progress 140T
Retrograde：Sion

图8-1 操控逆行导引钢丝在微导管的辅助下经侧支血管逆行通过闭塞病变，并把导引钢丝送入前向指引导管内

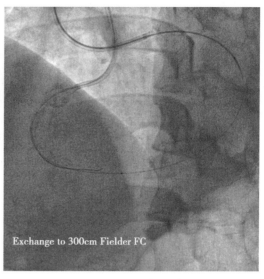

Exchange to 300cm Fielder FC

图8-2 将330cm导引钢丝经微导管逆行至前向指引导管内，并继续前送至指引导管末端的Y管，然后送至体外

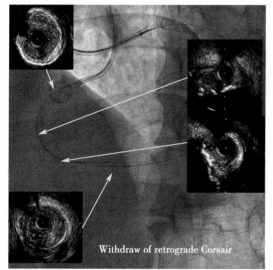

Withdraw of retrograde Corsair

图8-3 IVUS确认真腔后，撤出微导管

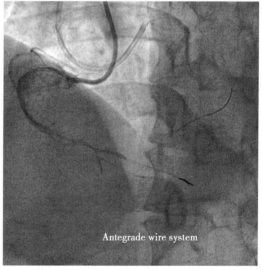

Antegrade wire system

图8-4 经330cm导引钢丝前向送入微导管通过闭塞病变，从逆行指引导管内撤出330cm导引钢丝，完成钢丝正向化

　　该技术最基本的先决前提是逆向导丝进入前向指引导管。如果逆向导丝通过了闭塞病变，但是不能进入前向指引导管，有以下策略帮助实现：①如果逆向导丝已经进入主动脉窦内，可使用各种抓捕导丝技术，抓捕导丝进入前向指引导管；②调整指引导管同轴，更换不同形状的指引，也可以选择更大的指引导管，张开怀抱"迎娶"逆向导丝；③早年我们曾尝试将5F直头指引导管深插，尽可能靠近CTO入口，如弄堂内抓小偷，直接"截获"逆向导丝；④近年来，更多的术者喜欢将GZ延伸导管插入CTO入口，使后续的操作更加方便。后两项技术可能

还赋予其他功能,包括"持续逆向CART技术",帮助逆向导丝通过闭塞段,预估逆向微导管长度不够,可以将逆向微导管送至GZ内,完成导丝体外化,也可以强化前向支撑,支持完成治疗。

完成导丝进入前向指引导管之后是将逆向微导管操作进入前向指引导管,如果失败,可以考虑以下策略:①尝试更换新的或另外一种类型的微导管,因为长时间操作可能导致微导管头端或体部损伤,也可能因为停留体内太久,37℃的环境,导致微导管的涂层被浸泡膨胀,通过能力下降,另外,不同类型微导管对特殊解剖结构的CTO病变的能力是有差别的。②增加逆向系统的支撑力,当然可以考虑更换指引导管,理论上是可行的,先保留导丝,退出微导管,送入造影导丝,应该能够顺利更换,当然因为支撑、径路等关系,存在一定的系统丢失的分析。如果逆向导丝在前向冠脉系统进入侧支比较远,如RCA后降支分支,更多术者愿意前向锚定住逆向导丝,退出逆向微导管,延导丝送入GZ延伸导管,直接深插至侧支入口,应当微导管通过病变,即回撤GZ以防止发生缺血。③早年有术者主张从逆向途径送入小球囊逐步扩张沿途血管和病变,术者认为,仅限于间隔支侧支,如果要逆向扩张远端闭塞段,为防止导丝损伤侧支血管,应该选择over-wire球囊。

该技术另外一种情况迫使术者改变策略,即逆向导丝进入主血管以远的主血管存在严重病变,需要一并处理。此时,一般建议先对闭塞血管进行预扩张,之后直接操作前向导丝进入闭塞以远,更加安全的策略是在微导管或双腔微导管辅助下,交换成前向系统,完成介入治疗,这时要注意改成前向系统后支撑力问题,避免交换失败或因前向支撑不足,导致下一步手术困难,甚至失败。

二、导丝对吻技术

导丝对吻技术(kissing wire technique,KWT)是通过侧支循环将导丝逆向送至病变远端,可分为两类(图8-5)。

一类是逆行导引钢丝未通过闭塞病变,即Land-marker wire technique。操控导引钢丝逆行通过侧支血管,到达闭塞病变远端,该导引钢丝并不通过闭塞病变,仅仅作为前向导引钢丝行进方向的标记,前向导引钢丝在逆行导引钢丝的指引下可通过闭塞病变到达血管远端(图8-6、图8-7)或使到达远端血管的概率大大增加。

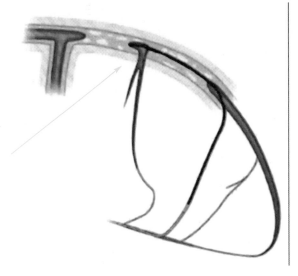
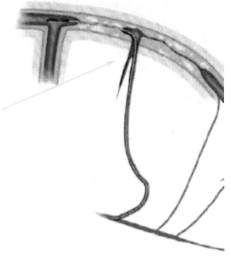

图8-5 导丝对吻技术两种模式

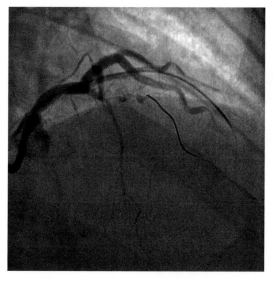

图8-6 Land-marker wire technique(一)

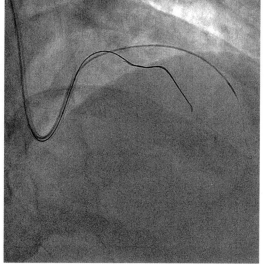

图8-7 Land-marker wire technique(二)

另一类是逆行导引钢丝通过闭塞病变后，前向导引钢丝以逆行导引钢丝作为标志物，并沿着逆行导引钢丝形成的通道进入远段血管。即当逆向钢丝穿过远端纤维帽，在闭塞段行走，进入假腔时，可以正向操作另一钢丝。两根钢丝互为参照，调整各自的方向。

三、改良Rendezvous技术

改良Rendezvous技术(modified Rendezvous technique, MRT),见图8-8。

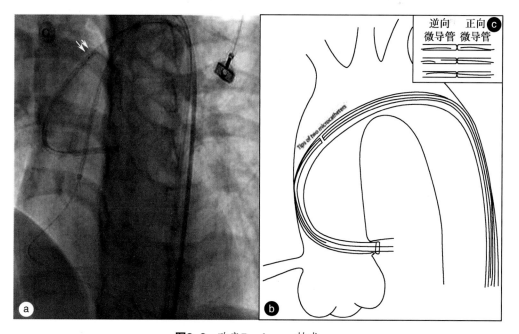

图8-8 改良Rendezvous技术

1. 正向MRT　当逆向导丝通过CTO病变后,进入正向指引导管送入球囊锚定逆向导丝,沿逆向导丝送入逆向微导管通过CTO病变,到达正向指引导管内,撤离逆向导丝,在正向指引导管内送入一条正向导丝(通常使用新导丝,其头端弯度不宜做得太小,应塑形成半圆形),操纵该导丝进入逆向微导管内。进入微导管后,尽量送正向导丝至远端以获得更好的支撑力,撤走逆向微导管至侧支循环内。沿正向导丝常规完成PCI(图8-9)。

2. 逆向MRT　当逆向导丝通过CTO病变,进入正向指引导管后,送入逆向微导管通过CTO病变,到达正向指引导管内,也可以在微导管无法到达正向指引导管情况下进行。在正向指引导管内,送入一条微导管,到达最佳穿入部位(optimal rendezvous segment, ORS),该部位通常位于指引导管的最弯曲处。操纵逆向导丝穿入正向微导管内。进入微导管后,沿逆向导丝进入正向微导管,同时,撤离逆向微导管,使正向微导管通过CTO病变,逆向微导管撤至侧支循环处,最后撤走正向微导管,沿正向导丝常规完成PCI。

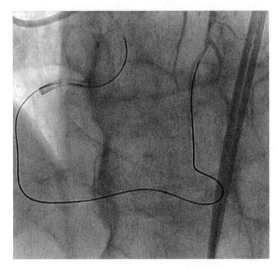

图8-9　正向改良Rendezvous技术

四、延伸导管技术

在侧支循环的选择中,尽量优先选用间隔支通道,但是在部分逆向导丝病例中,我们可能不得不选择心外膜或者桥血管通路,在这种情况下,有时哪怕选择90cm指引导管,仍然存在逆向微导管长度不够的情况。如果在上述逆向导丝体外化技术失败的情况下,我们可能得选择前向Guidezilla™延伸导管技术。与传统的导管深插技术、双导丝技术、单纯球囊锚定技术、5进6双导管技术等相比, Guidezilla™延长导管技术在使用6F指引导管的情况下更为有效便利。同时该技术保留了冠脉内初始时置入的导丝,避免了某些情况下重新进入导丝时误入血管夹层的风险(尤其是在球囊预扩张后),从经验中总结Guidezilla™延长导管进入冠脉长度不要超过15cm为好。

在使用Guidezilla™延伸导管技术时,由于Guidezilla™导管深插入冠脉内,大大缩短了逆向导丝经过的路径,能够更加顺利地将逆向微导管送入Guidezilla™导管内,进而利用上述技术完成导丝体外化,并建立前向轨道(图8-10)。

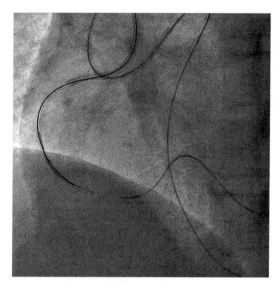

图8-10 Guidezilla Pick-up技术

五、逆向导丝抓捕技术

逆向导丝抓捕技术即当逆向钢丝进入近端真腔后,用抓捕器将逆向钢丝头端"捕获"后再牵拉导丝,将抓捕器拖曳通过闭塞端,然后沿抓捕器推送微导管通过闭塞病变,再经微导管换入前向导丝完成介入治疗。

在部分齐头闭塞的CTO病变中,尤其是右冠或者左主干闭塞的病变中,经常出现指引导管无法良好进入冠脉口,导致逆向导丝无法顺利进入前向指引导管内,同时正向方法也因为前向指引导管支撑力等问题无法实施。此时,可掌控逆向导丝穿出冠脉口,进入主动脉内,利用抓捕器抓捕逆向导丝,完成体外化(图8-11~图8-13)。

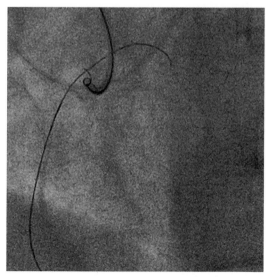

图8-11 抓捕器抓捕逆向导丝,完成体外化(一)

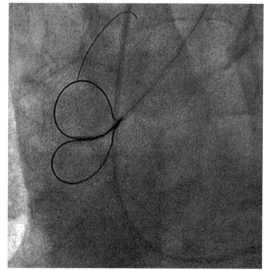

图8-12 抓捕器抓捕逆向导丝,完成体外化(二)

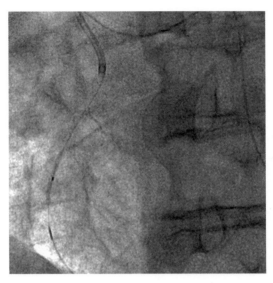

图8-13 抓捕器抓捕逆向导丝,完成体外化(三)

六、同侧逆向技术时导丝体外化技术

同侧逆向技术是逆向技术的重要组成部分。如果采用双指引导管技术,则其导丝体外化策略与对侧逆向技术相似,如果采用单导管技术,所采用的策略有所差异。与双导管技术相比,主要的差异在于:①无法锚定逆向导丝,以辅助推送逆向微导管;②6F或7F大腔不足以用微导管保护逆向径路,同时沿着RG3送入支架,完成PCI。如果采用8F指引导管,应该不存在上述两个困难,支撑和内腔足以支持完成介入治疗,7F指引导管也应该可以提供足够的支撑,导丝逆向途径保护只能选用小球囊实现,因为7F指引导管在保留一条球囊下(但是不能是微导管),送入支架是可行的。

采用6F指引导管时,一旦微导管能够进入指引导管,则可以采用以下策略完成下一步手术:①通过RG3交换成轨道系统,球囊前向扩张病变,MC辅助交换成前向方法,因为6F指引导管能够容纳2根Finecross,也可以容纳一根Finecross加一个球囊或一根Cosair;②利用RG3 Back-end技术完成手术,但因为逆向系统为裸导丝,有导致侧支通道损伤可能,建议用逆向球囊和前向微导管交换成前向;③采用改良"导丝交接"技术。

(傅国胜 张文斌)

第9章 同侧逆向技术要领、问题与对策

在采用逆向技术进行CTO病变开通时,通常会选择对侧供血血管的侧支循环通道进行,但有时对侧侧支循环条件较差,如侧支血管纤细、迂曲甚至缺乏对侧侧支,或尝试对侧逆向操作时导丝、微导管等器械通过侧支困难,此时若有较好的同侧侧支循环,则该侧支可能是CTO病变开通的唯一机会。有时一些CTO病变存在极为优异的同侧侧支循环,此时选择同侧侧支进行逆向开通也可作为进行逆向开通的首选路径。与对侧逆向技术相比,同侧逆向技术在侧支选择、指引导管选择、导丝前向化方式等方面均有所不同,本章拟就同侧逆向技术的常见问题及解决方案做一简要叙述。

一、侧支循环的选择

相对对侧侧支循环而言,同侧侧支通常会较不发达,且血管走行更为变化多端,故需选择多个角度进行仔细造影以寻找合适的侧支;对于心外膜侧支,可以在常规造影角度的基础上选择更为极端的角度,仔细寻找适合操作的侧支。通常对于右冠闭塞病变而言,圆锥支—锐缘支、近段锐缘支—远段锐缘支、圆锥支/锐缘支—房室结支/左室后支构成的同侧侧支循环相对较为多见(图9-1)。左冠闭塞病变则有间隔支侧支与心外膜侧支两种,前者包括近端间隔支—远端间隔支以及远端间隔支—LAD/LCX末端侧支,后者包括近端对角支—远端对角支、LCX—远端对角支/LAD末端、近端缘支—远端缘支/LCX末端、左房支—LCX末端等类型(图9-2)。当侧支血管不止一条时,尽可能选择较少迂曲且直径较大的侧支;对于左冠CTO病变而言,间隔支侧支较心外膜侧支更为安全。

二、指引导管选择

同侧逆向技术操作时,正逆向可分别使用两个指引导管,也可单用一根指引导管完成正、逆向的操作,前者与对侧逆向技术区别不大,后者则对指引导管有更多要求。由于需要在同一指引导管内同时操作多根导丝/微导管/球囊,指引导管需尽可能选择较大的内径以确保器械通过。对于桡动脉通路而言,通常使用的6F指引导管系统可以容纳2根FineCross微导

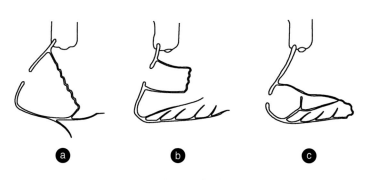

ⓐ　　　　　　　　ⓑ　　　　　　　　ⓒ

图9-1　常见右冠同侧侧支

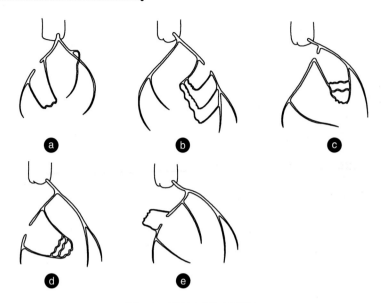

图9-2 常见左冠同侧侧支

管,或1根FineCross微导管和1个球囊,当使用Corsair微导管时,指引导管通常无法再容纳其他的微导管,只能容纳1个球囊。在进行支架植入过程时,6F或7F指引导管无法同时容纳支架及微导管,故采用RG3轨道系统时,无法以微导管保护逆向径路,同时前向送入支架;7F指引导管在保留一条球囊下(但是不能是微导管),送入支架是可行的,故可以使用小球囊保护逆向导丝途径;8F指引导管则不存在上述困难,支撑和内腔足以支持完成介入治疗。由于需在同一指引导管内采取正/逆向手段进攻闭塞段,而边支锚定技术在同侧逆向操作中会进一步占用CTO器械的通过空间,故指引导管本身需提供足够强的支撑力和内径;另一方面,即使逆向导丝通过了闭塞段,亦无法实施腔内锚定逆向导丝来帮助逆向微导管进入指引导管,故而强支撑指引导管不能或缺,需从型号和大小上选择支撑力更强的指引导管。右冠系统通常会选择AL指引导管,左冠则以EBU、XB、AL等指引导管作为首选。若冠脉开口无显著病变,可适当选择大一号的指引导管以提供更强的支撑力。即便采取这些手段,仍可能遇到无法容纳器械或因支撑力不足导致器械无法通过的情况,此时同侧双指引导管,配合逆向导丝前向指引导管内锚定可能是唯一的选择。

三、微导管选择

目前国内可选择的微导管包括FineCross和Corsair,在同侧逆向操作时,一般首选Corsair,对于非常迂曲的心外膜侧支,可以首选FineCross;如果在极度迂曲的侧支Corsair不能通过时,应该试着改成FineCross。有统计表明,在间隔支侧支中的通过率:Corsair:67.5%,FineCross:32.5%;心外膜侧支Corsair:43.6%,FineCross:56.4%。最新适用的Caravel微导管外径较Corsair细小,更顺滑,方便导丝操作,但是支撑力相对弱,不能旋转推送(图9-3)。

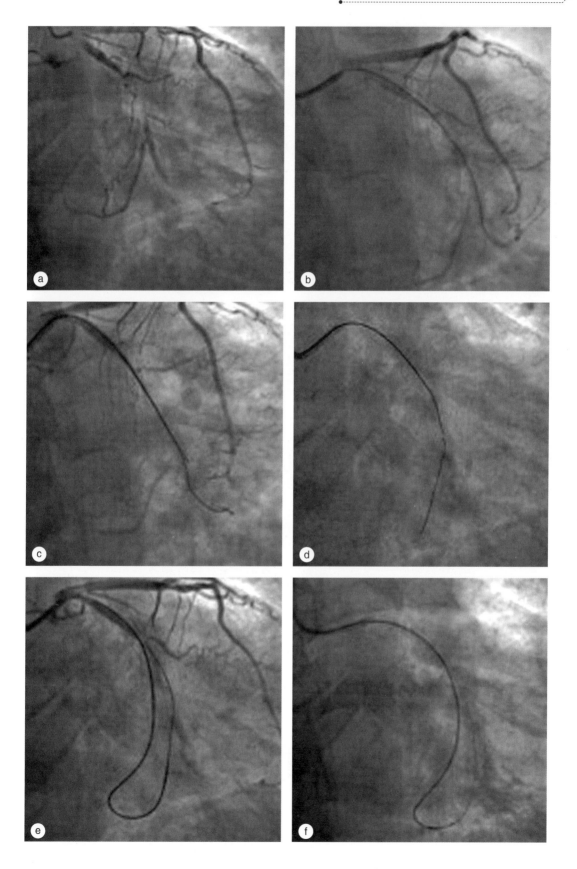

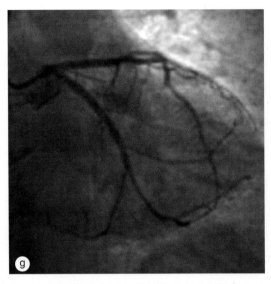

图9-3 一例回旋支中段闭塞病例,前向无显著残端且有一钝缘支分支,对侧无显著侧支循环,但可见同侧一左房支侧支至闭塞病变远端(a)。首先尝试前向导丝及平行技术开通失败(b、c),改采同侧逆向技术,Sion钢丝经左房支到达病变远端(d),随后在Corsair微导管支撑下逆向钢丝成功通过闭塞病变(e)并进入指引导管内,推送Corsair进入指引导管后交换钢丝为RG3建立轨道。采用Back-end技术,前向送入FineCross微导管,与逆向Corsair对接后撤出RG3(f),再沿前向送入工作导丝,完成手术(g)

四、导丝前向化技术要点

使用单指引导管技术时,当逆向导丝成功通过闭塞病变后,如若逆向导丝及微导管可顺利被推送至前向指引导管内,可有三种方式帮助建立前向轨道:①利用RG3导丝建立前向轨道,再沿前向进行病变部位的球囊扩张及支架植入,该技术缺点在于可能会导致侧支的损伤或诱发心肌缺血,需考虑使用微导管或球囊进行逆向侧支的保护。②利用RG3 Back-end技术完成手术,即当RG3轨道系统建立后,用球囊前向扩张闭塞病变,再前向送入微导管辅助交换成前向导丝后再行后续支架植入(见图9-3f)。采用此技术时需注意,交换为前向时逆向系统为裸导丝,易损伤侧支通道,可沿逆向送入微导管或球囊配合前向微导管交换成前向系统(图9-4h、k),该技术在单指引导管技术时安全性较高,常做为首选。③采用经典/改良"导丝交接(rendezvous)"技术进行导丝前向化(图9-4j)。如逆向导丝可通过病变,但无法进入前向指引导管,或逆向微导管无法通过闭塞段,通常采用双指引导管+前向球囊锚定会是较好的选择。有时当同侧侧支分出后的病变血管段存在充分空间的情况下,也可在病变血管段尝试前向球囊锚定逆向导丝,以帮助逆向微导管通过病变段(图9-5i)。

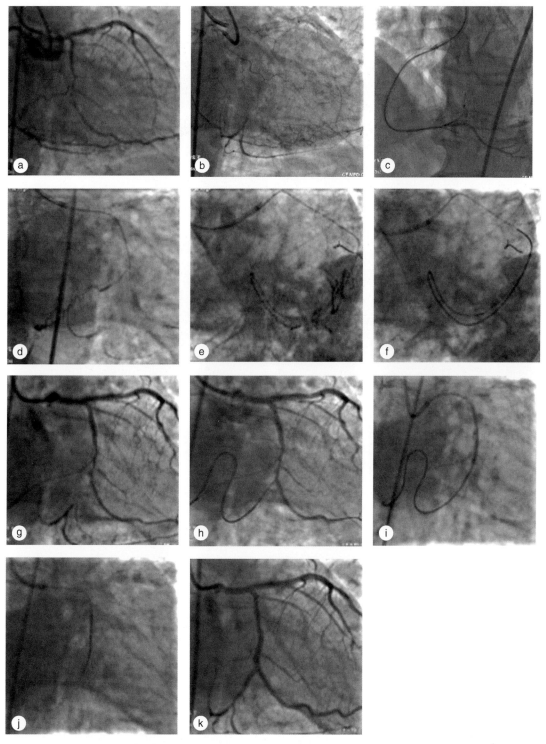

图9-4 一例搭桥术后6年的患者，RCA近段、LAD近段及LCX远段三支血管闭塞，AO-D1-OM-PDA序贯桥血管AO-D1-OM段闭塞，仅余OM通过桥血管及心外膜侧支供应RCA及LAD。已行RCA CTO开通，本次拟开通LAD。造影见PDA至LAD有间隔支侧支（a），但PDA开口有支架覆盖，OM至LAD存在较为笔直的CC1级侧支（b、c、d）。采用同侧逆向技术，逆向Sion导丝通过侧支后，推送微导管进入LAD远段（e、f），逆向导丝成功通过闭塞病变，微导管进入指引导管后，RG3导丝建立体外化轨道（g）。采用Back-end技术，将逆向微导管回退（h），前向球囊扩张病变段（i），再将逆向微导管改送至前向，同时逆向以一球囊送至与前向微导管头端接触后（j），撤出RG3导丝（k），另送前向导丝完成前向化，最终完成支架植入（l）

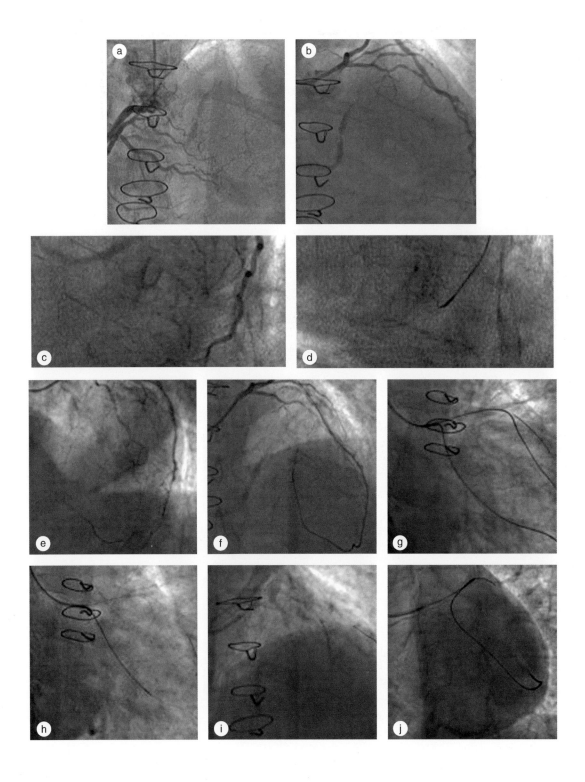

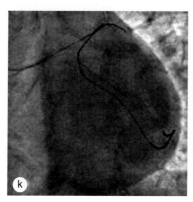
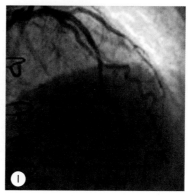

图9-5 回旋支远段闭塞病变,双侧造影显示回旋支远段分出一钝缘支后全闭,同侧有一极为迂曲的左房支侧支供应病变远端(a、b),对侧虽有来自左室后支的侧支血供,但侧支血管成角明显(c)。选择同侧逆向侧支,Caravel微导管多角度超选择造影显示该血管较为粗大,但迂曲明显(d、e)。成功操作逆向导丝进入病变远端,微导管跟进(f、g)。操作逆向Gaia 2[nd]导丝通过闭塞段(h),因导丝无法进入前向指引导管,故选用前向球囊在侧支分出以下部位锚定逆向导丝后推送微导管通过病变进入病变近端(i),改良逆向rendezvous技术,正向送入FineCross微导管到达逆向Caravel微导管头部,前向导丝进入逆向微导管内完成导丝前向化(j),最终成功开通血管(k)

（傅国胜 金重赢）

第10章 逆向技术相关新器械新技术应用结果

在慢性完全闭塞病变（CTO）介入治疗中，术者技术水平的提高和器械的发展是相辅相成的：技术的进步要求器械进一步改进，而不断改进性能的器械又能将术者的技术水平提高到一个新的层次。近年来，CTO介入治疗手术成功率有了显著的进步，除了术者技术水平的提高之外，其中部分原因应归功于新介入治疗器械的应用，例如Corsair微导管、Kaneka 双腔微导管（KDL，原称Crusade导管）、Fielder、Gaia系列新型导引钢丝等。本文将结合近年来的相关研究探讨CTO经逆向技术血运重建中相关新器械及新技术的应用情况。

一、CTO逆向治疗中新型器械及应用结果

（一）新型导引钢丝

1. Fielder XT系列　　Fielder XT导引钢丝由ASAHI公司研制并投入临床应用，该导引钢丝具有独特的SLIP COAT涂层技术，其头端为锥形，直径为0.009"，头端呈轴心直达缠绕圈顶端设计，该设计进一步提高了Fielder XT导引钢丝的扭力传递及病变通过能力，适用于通过微通道或疏松组织通过闭塞病变。但Fielder XT导引钢丝的头端较软，头端硬度仅为0.8g，在进行闭塞病变介入治疗时，应联合使用微导管或Corsair导管。Fielder XT导引钢丝的问世在一定程度上改变了CTO介入治疗的模式，但是Fielder XT导引钢丝的扭矩传送能力仍差强人意，并且在逆向介入治疗中较细的头端容易进入侧支血管分支，从而导致侧支血管受损。Fielder XT-A和Fielder XT-R则在很大程度上弥补了Fielder XT导引钢丝的这些缺陷。与Fielder XT不同，Fielder XT-A和Fielder XT-R的头端采用了Sion导引钢丝的双缠绕设计，扭矩传送力和导引钢丝头端跳跃现象得到明显改善。Fielder XT-R 头端硬度为0.6g，更加强调其头端的灵活性，主要用于逆向导引钢丝技术，而XT-A头端硬度为1.0g，在保持XT的操控特性之外，更加注重其头端的穿透能力。

2. Gaia导丝系列　　相对于Fielder XT系列，Gaia家族导引钢丝（GAIA First，GAIA Second，GAIA Third）具有较高的扭力传递性能，具有较长的亲水涂层，从而有利于联合使用Corsair导管时，为术者提供较好的触觉反馈。与其他导丝不同，Gaia导引钢丝在出厂时头端已预塑形，头端塑形长度仅为1mm，角度约为45°，头端硬度根据型号逐步增加，Gaia First、Gaia Second与Gaia Third的头端硬度分别为1.5g、3.5g和4.5g，同时由于Gaia导引钢丝的头端呈微锥形设计，头端直径从0.011"降至0.010"，至其最头端处直径仅为0.006"，所以实际穿透力更强，远高于头端硬度所对应的理论穿透力，参照传统导丝，Gaia First的头端穿透力高于Miracle 6，而Gaia Second的头端穿透力和Conquest Pro相似，因而对于较为致密或者缺乏微通道的闭塞病变具有较强的实用性。

3. Sion导引钢丝系列　　Sion导引钢丝是近年来Asahi公司投入到市场的另一类新型导引钢丝，具有独特的双核心设计，在一定程度上改善了导引钢丝的扭力传递和头端塑形的保持能力，较大程度地避免了操控导引钢丝时导丝头端的跳跃现象，头端硬度为0.7g，在一定程度上避免对侧支血管的损伤，因而在部分介入中心成为逆向导丝技术中通过侧支时使用的首

选导引钢丝。部分病例可以尝试使用Sion Blue或Sion Black。

（二）微导管系列

1. Corsair微导管　导引钢丝或者球囊无法通过CTO病变是PCI治疗失败的主要原因，同样，导丝成功通过侧支通道是逆向导丝技术的至关重要一环，Corsair（Asahi Intec Co，Japan）微导管的问世在一定程度上简化了CTO介入治疗过程，并极大地提高了CTO病变PCI手术成功率。Corsair导管结合了Tornus导管及微导管的特性，其头端5mm为逐渐变细的柔软部分并涂有钨粉，柔顺性较好，杆部为螺旋结构，由2根粗钢丝（0.12mm）和8根细钢丝（0.07mm）编织而成，且从头端开始至杆部60cm处附有亲水涂层，因此Corsair导管具有良好的通过病变能力。该导管最初设计长度为150cm，主要针对逆向导引钢丝介入治疗技术，可简化逆向导引钢丝技术的复杂程度，降低手术并发症发生率，显著提高逆向开通CTO病变的成功率。

2. Crusade双腔微导管　Crusade是一种内置双腔的快速交换微导管，最初主要用于分叉病变的介入治疗中，由于其独特的结构，目前也逐渐用于CTO病变的介入治疗中，尤其是平行导引钢丝技术、开口闭塞病变及逆向导引钢丝技术中，在单独或联合血管内超声寻找闭塞部位、精确定位穿刺方面具有较为明显的优势。Crusade导管杆部直径为3.2F，联合Kusabi球囊可在6F指引导管内完成锚定技术，这对国内大部分采用桡动脉路径进行CTO病变介入治疗的中心意义重大。但目前关于Crusade导管和Kusabi锚定球囊导管在CTO介入治疗中的应用仅出现在部分病例报道或者大会病例手术演示中，尚缺少大规模临床研究。

（三）相关临床应用结果

1. 欧洲CTO病变经皮血运重建注册研究（European Registry of CTOs，ERCTO）　ERCTO研究是一项关于CTO病变经皮血运重建的前瞻性、多中心、真实世界注册研究，共纳入欧洲44个心血管中心，研究对象为确诊CTO病变（自身冠脉血管或桥血管），经正向或逆向治疗的患者，在2008年1月至2012年12月的前期研究结果中，共纳入8647例患者9643支CTO病变，逆向导丝技术，亚组为1395例患者1582支CTO病变，其中76.2%的病变为首选逆向治疗，23.8%的病变为正向治疗失败后补救方案。在2015年纽约CTO介入治疗峰会中，Sianos等报道更新了ERCTO的近期研究结果，至2014年，研究中心增加到61个，2011—2014年入选病例数在2600~2700例，逆向导丝技术或正向、逆向技术结合应用的病例数稳步上升（2013，29%；2014，27.6%），手术成功率稳定在较高水平（85%~87%），将其归功于新型器械的使用以及逆向导丝技术的不断成熟。研究中对术中使用的导引钢丝进行了汇总和分析，其中，Fielder XT家族作为首选导丝的使用率自2012—2014年逐年上升，2014年高至50%；而Fielder FC以及Sion系列导丝使用较前明显减少（图10-1-1），而最终通过闭塞病变的导丝中，Fileder XT系列导丝依然高居榜首，且呈逐渐增加趋势，2014年约占导丝总数中的30%（图10-1-2），无论是首选导丝还是最终通过导丝，在2014年使用率较高的Fielder XT系列中，Fielder XT均明显高于Fielder XT-A及Fielder XT-R，超过50%。同样，Gaia导丝的应用亦有较大的增幅，在2014年，无论在首选导丝还是最终通过闭塞病变的导丝中，Gaia系列均占比约1/10以上，仅次于Fileder XT，超过传统的Miracle和Conquest导丝（图10-1-3）。

另外，ERCTO注册研究显示，Corsair的使用率逐年增加，2008—2014年的7年间，由最初的3.3%迅速增长至43.5%，而Tornus导管的使用在经历短暂上升后稳定在3%左右（图10-1-4）。

2. 日本逆向技术介入治疗CTO病变注册研究　该研究自2009年初开始，目的在于评估现实世界逆向导引钢丝技术在CTO介入治疗中的发展趋势和治疗结果。前期研究（2009.1—2010.12）由日本28个中心完成，共纳入801例病变，总体器械成功及临床手术成功率分别为

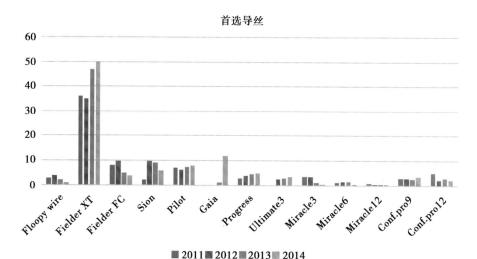

图10-1-1 欧洲CTO注册研究 CTO病变介入治疗首选导丝

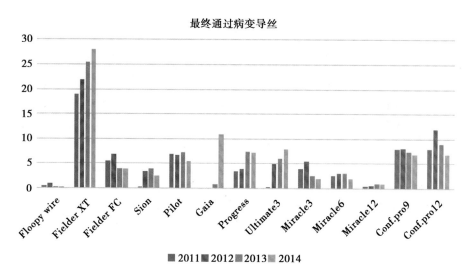

图10-1-2 欧洲CTO注册研究 CTO病变介入治疗最终成功通过病变导丝

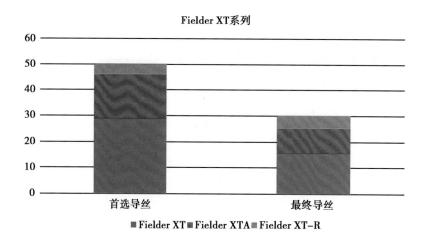

图10-1-3 欧洲CTO注册研究 Fielder系列导丝使用分析

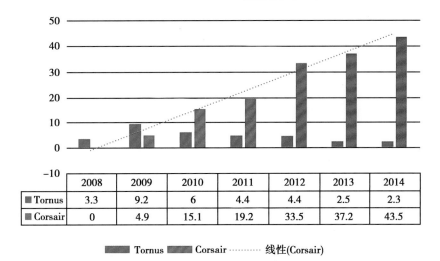

图10-1-4 欧洲CTO注册研究 Corsair历年来Corsair微导管使用情况（European registry update 2015 NYC CTO summit）

84.8％及83.8％（其中逆向技术分别为71.2％和70.3％），在2015年纽约CTO介入治疗峰会中，Tsuchikane对后续研究进行了报道，至2013年参与中心达到56家，2012—2013两年间共纳入1028例病变，器械成功率为88.3％、88.4％，对比2年中成功通过侧支所使用的导丝发现，Sion导丝仍占半壁江山（2012：48％，2013：61％）；Fielder XT-R占比在18~19％，而Sion blue（2012，11％；2013，3％）及Fielder FC（2012，10％；2013，3％）较前明显下降（图10-1-5）。与ERCTO研究相比，尽管因为术者的经验以及习惯不同，但Fielder XT系列以及Sion导丝均占有较高的使用比例，体现出两种导丝在侧支通过性以及操控性方面的相对优势。在导丝对于闭塞病变的通过性方面，依照采用技术的不同分为逆向导丝直接通过病变、复合Reverse CART技术或前、逆向导丝对吻技术三组，对比2012—2013年相关数据，可发现无论在哪个亚组中，Gaia系列导丝使用均有明显增加，由2012年的10％左右迅速增长到2013年的30％~40％，而Fielder FC及ULTIMATE Bros 3导丝占比则明显下降（图10-1-6）。

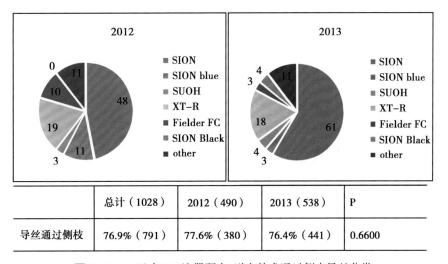

	总计（1028）	2012（490）	2013（538）	P
导丝通过侧枝	76.9％（791）	77.6％（380）	76.4％（441）	0.6600

图10-1-5 日本CTO注册研究，逆向技术通过侧支导丝分类

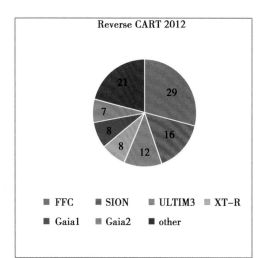

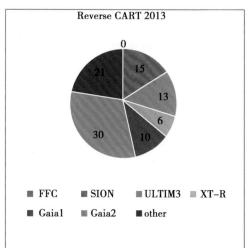

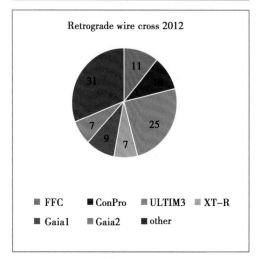

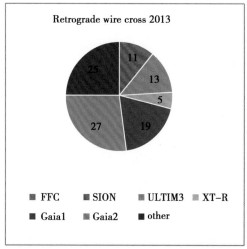

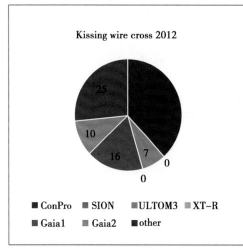

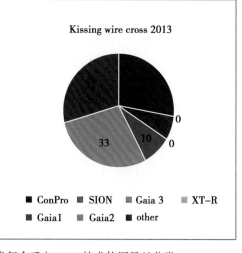

图10-1-6 日本CTO注册研究,逆向技术复合反向CART技术使用导丝分类

（Japan registry update 2015 NYC　CTO summit）

3. LAD-CTO病变介入治疗注册研究 在Nassar等关于左前降支(LAD)CTO病变血运重建的一项前瞻性、单中心注册研究中,共入选30例LAD CTO病变,其中29例取得器械成功,Fielder XT使用约占44%,在尝试逆向导丝技术的病例中,采用Fielder XT及Miracle 6逆向通过病变分别占75%、25%,尽管入选样本量较少,但研究者认为相比传统CTO常用的硬导丝系列,已经显示出Fielder XT作为软导丝对闭塞病变中微通道或疏松组织的主动寻找和通过能力(图10-1-7)。

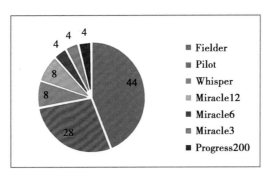

图10-1-7 LAD-CTO病变介入治疗注册研究——成功通过病变导丝分析

4. Corsair微导管——逆向导丝技术的有力辅助工具 Muramatsu在一项多中心研究中根据Corsair的使用划分为早期阶段(2004—2007)和Corsair使用阶段(2008—2010),认为Corsair微导管的使用极大地促进了逆向技术在CTO介入治疗中的应用(2004—2007,67/515 vs 2008—2010,214/734),手术成功率(61.1% vs 71.4%)尤其是导丝通过率(70.1% vs 82.7%)有明显提高。而在2012年印度的一项单中心回顾性研究中,则认为Corsair微导管即使对于逆向经验欠丰富的术者而言,亦能明显提高手术成功率(由使用前的27%上升至86%,但研究样本量较小)。

二、CTO逆向技术治疗中相关技术进展

(一)逆向导丝技术中相关技术

1. 控制性正向和逆向导丝内膜下寻径技术(CART与反向CART技术) 导丝不能通过闭塞段到达远端血管真腔是CTO病变PCI失败的最常见原因。在逆向导丝技术基础上发展而来的控制性正向—逆向内膜下寻径(controlled antegrade and retrograde subintimal tracking,CART)技术和反向CART(reverse CART)技术可使导丝在内膜下顺利通过病变到达真腔,大大提高CTO病变PCI成功率,受到冠心病介入治疗医生的广泛关注。CART、反向CART技术在本质上是导丝从假腔返回真腔,与Crossboss导管、Stingray系统正向导丝技术中常用的抓扣导丝技术(Knuckle wire technique,KNWT)的原理基本相似。

2. 血管内超声辅助技术 血管内超声实时观察可以精确了解CTO病变介入治疗过程中的血管腔和血管壁的形态学特点,在介入治疗中可用于识别闭塞病变(尤其是合并分叉部位闭塞)的起始部位,判断真假腔,测量血管直径以及指导支架的选择,近年来血管内超声在逆向技术中使用更为广泛,在导丝进入假腔拟采用CART或反向CART技术时,注射造影剂往往导致夹层或者内膜撕裂范围的扩大,借助IVUS可用于判断导引钢丝的位置,鉴别真假腔;同时,利用正向IVUS指导逆向导丝从假腔重新穿刺找回真腔逐渐兴起,尽管正向使用IVUS时

需球囊扩张假腔以便超声导管通过,但可精确定位导丝穿刺部位,减少最终支架内膜下走行的范围,明显降低了无复流、支架内再狭窄、血栓形成以及分支血管受累闭塞的发生率,有力地改善了CTO患者的预后。

3. 球囊汇合技术(confluent balloon technique) 球囊汇合技术最早由Wu等在2009年提出,是CART与反向CART技术的结合,即正向球囊及逆向球囊共同扩张,以便创造出通道使得导丝通过进入真腔。但随着近年CART技术在逆向治疗CTO病变的使用逐渐减少,球囊汇合技术使用也得到限制,仅存在早期的个别病案报道,缺少相关大规模应用数据。

(二)相关临床应用结果

1. 欧洲(ERCTO)与日本逆向介入治疗CTO病变注册研究 在欧洲与日本CTO病变逆向治疗注册研究中,均对CART和反向CART技术进行了着重报道,ERCTO研究汇总分析2008—2012年五年中所入选的逆向PCI病例,其中CART技术及反向CART技术分别占13.9%及16%,总量与逆向导丝直接通过病例数(31.2%)相仿。相较之下,日本术者对于该技术使用比率更高,在2012、2013两年的逆向注册研究回顾分析中,673例导丝成功通过闭塞病变中仅有1/3左右的病例逆向导丝直接通过闭塞病变(2012,35%;2013,26%),约半数以上使用反向CART技术,且呈明显增长趋势(2012,51%;2013,61%),而CART技术则罕有使用(图10-2-1)。Yamane等对注册研究中2009年数据进行分析发现,28个中心共入选1542例(占PCI总量10.7%)病变,378例CTO病变尝试逆向技术治疗(其中32%的病例曾尝试介入治疗失败),总体手术成功率为83.6%,其中间隔支、心外膜侧支和桥血管分占68.9%,27.2%,2.6%;而导丝通过侧支血管后,仅有23.1%的病例逆向导丝直接通过闭塞病变,而11.7%和42.5%的病例分别使用了CART和反向CART技术。

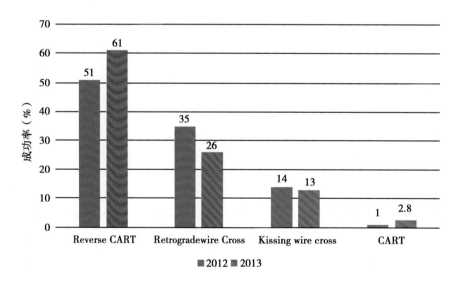

	总计(1028)	2012(490)	2013(538)	P
导丝通过闭塞	65.5%(673)	69.0%(338)	62.3%(335)	0.0033

图10-2-1 日本CTO注册研究,逆向治疗中复合使用技术分类

在上述两项大型注册研究中,研究者认为近年来CTO PCI手术的发展和提高的另一个重要原因在于术中血管内超声辅助技术的推广和成熟化,日本2012、2013两年的逆向注册研究中,在使用反向CART技术的病例中,69.2%的患者使用了血管内超声,同样,在欧洲ERCTO研究中,IVUS在逆向中的使用率呈迅速增长趋势,近两年均超过20%,而正向则稳定在6%~8%,提示IVUS在CTO介入治疗中的重要作用(图10-2-2)。

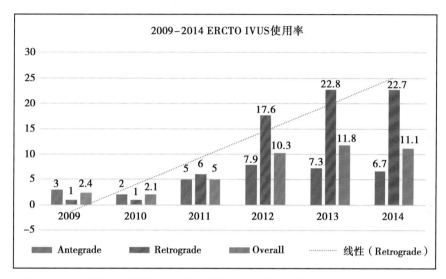

图10-2-2 欧洲CTO注册研究,逆向治疗中复合使用血管内超声(IVUS)指引技术

2. CART与反向CART技术相辅相成 CART和反向CART技术的应用被认为是近年CTO病变介入治疗领域最重要且最有前景的技术进展之一,目前所报道的部分研究中包含既往尝试介入治疗失败的病例重新尝试逆向导丝技术,利用CART或反向CART技术均取得较高的成功率,提示在PCI手术中该技术的实用性和重要性。Kimura等对224例CTO病变患者(其中145例曾尝试行介入治疗失败)采用CART技术行介入治疗,成功率达92.4%。而Rathore等报道33例CTO病变患者(其中22例为既往PCI失败病例)应用反向CART技术均成功完成介入治疗。

近年来,随着Corsair微导管、Gaia系列导丝以及IVUS在逆向导丝技术中应用的增加,反向CART技术的成功率明显上升,目前已成为逆向技术中导丝无法直接通过病变时最常用也是最关键的技术,而CART技术由于操作时逆向球囊通过或扩张时易造成侧支通道损伤,使用比率明显下降。Muramatsu研究中早期阶段(2004—2007)和Corsair使用阶段中CART技术明显下降(17.9% vs 4.7%),而反向CART技术则迅速上升(0 vs 10.2%),提示Corsair的使用有力地推动了逆向导丝技术以及反向CART技术的发展,同时也从现实世界实践中显示出反向CART技术在CTO逆向应用中的优势。

3. 血管内超声辅助:辅助反向CART技术,有效指引导丝重回真腔 近年来,血管内超声在CTO介入治疗中的应用明显增加,在Sabbagh等完成的一项关于逆向介入治疗CTO病变的meta分析中,共纳入26项研究3493例CTO病变(3482例患者),21.3%的病例术中使用了血管内超声辅助。近年来,血管内超声在CTO逆向技术中更重要的指导意义体现在指导导丝穿刺真腔以及对于反向CART技术的重要辅助作用。Rathore等在2010年最早提出IVUS指导下的反向CART技术，即在正向小球囊扩张形成夹层后送入血管内超声导管，引导逆向导丝进入闭塞血管近端真腔，并利用该技术尝试逆向开通31例CTO病变（其中22例曾经尝试开通失败），均获得成功。而在2013年，由Katoh等回顾Toyohashi心脏中心2006—2012年共49例曾经尝试正向或逆向治疗失败的CTO病变采用了IVUS指导下的反向CART技术应用，最终器械成功率为95.9%，经IVUS确认约61.7%的病例逆行导丝位于真腔，约1/10的患者出现微小并发症（侧支夹层1例，穿孔4例），无1例产生不良后果。提示IVUS指导下的反向CART技术较传统的反向CART技术更为有效和安全，但由于该研究缺少对照组，且入选样本量较小，故需进一步的大规模随机对照研究来为我们提供更多的指导意义。

血管内超声在CTO介入治疗中的应用意义不仅在于明显提高手术成功率，而且能够有效地改善CTO患者介入治疗的临床预后，在CTO-IVUS研究中，Yangsoo Jang等将来自20家韩国医学中心成功通过导丝的402例CTO患者随机分为IVUS指导组（n=201）和血管造影指导组（n=201）。IVUS指导组的患者被进一步分为Resolute佐他莫司洗脱支架组和Nobon biolimus洗脱支架组。随访12个月时，IVUS指导组心脏死亡、心肌梗死和靶血管血运重建（TVR，主要终点）复合终点事件的累计发生率是血管造影指导组的约1/3。心脏死亡或心肌梗死的发生率在IVUS指导组也更低（0 vs 2%；P=0.045），而两组间的TVR比例无统计学差异（2.6% vs 5.2%；P=0.186）。同样，IVUS组的主要终点事件比血管造影组低4倍（2.2% vs 8.4%；P=0.005），明确体现出CTO病变中IVUS对于改善临床预后的应用价值。

（李晨光　葛　雷）

参 考 文 献

［1］El Sabbagh A, Patel VG, Jeroudi OM, et al.Angiographic success and procedural complications in patients undergoing retrograde percutaneous coronary chronic total occlusion interventions: a weighted meta-analysis of 3482 patients from 26 studies.International journal of cardiology, 2014, 174(24): 3-8.

［2］Muramatsu T, Tsukahara R, Ito Y, et al.Changing strategies of the retrograde approach for chronic total occlusion during the past 7 years.Catheterization and cardiovascular interventions: official journal of the Society for Cardiac Angiography & Interventions, 2013, 81(E1): 78-85.

［3］Wu EB, Chan WW, Yu CM.The confluent balloon technique--two cases illustrating a novel method to achieve rapid wire crossing of chronic total occlusion during retrograde approach percutaneous coronary intervention.The Journal of invasive cardiology, 2009, 21(5): 39-42.

［4］Yamane M, Muto M, Matsubara T, et al.Contemporary retrograde approach for the recanalisation of coronary chronic total occlusion: on behalf of the Japanese Retrograde Summit Group.EuroIntervention: journal of EuroPCR in collaboration with the Working Group on Interventional Cardiology of the European Society of Cardiology, 2013, 9(10): 2-9.

［5］Joseph G, Thomson VS, Radhakrishnan S.Corsair microcatheter for retrograde coronary chronic total occlusion recanalization: early experience outside the realm of dedicated recanalization specialists.Indian heart journal, 2012, 64(3): 88-93.

［6］Brilakis ES, Banerjee S.Dancing with the "STAR": the role of subintimal dissection/re-entry strategies in coronary chronic total occlusion interventions.Catheterization and cardiovascular interventions: official journal of the Society for Cardiac Angiography & Interventions, 2012, 79(2): 8-9.

［7］Sumitsuji S, Inoue K, Ochiai M, et al.Fundamental wire technique and current standard strategy of percutaneous intervention for chronic total occlusion with histopathological insights.JACC Cardiovascular interventions,2011,4(9): 41-51.

［ 8 ］ Nassar YS, Boudou N, Dumonteil N, et al.Guidewires used in first intentional single wiring strategy for chronic total occlusions of the left anterior descending coronary artery.Heart Views,2013,1(4): 56-61.

［ 9 ］ Lazkani M, Eddin M, Lombardi WL, et al.Highlights of the Scottsdale Interventional Forum 2014, how-to symposiums: advances in chronic total occlusion therapy.The Journal of invasive cardiology,2015,27 : E30-34.

［ 10 ］ Muramatsu T, Tsuchikane E, Oikawa Y, et al.Incidence and impact on midterm outcome of controlled subintimal tracking in patients with successful recanalisation of chronic total occlusions: J-PROCTOR registry.EuroIntervention: journal of EuroPCR in collaboration with the Working Group on Interventional Cardiology of the European Society of Cardiology,2014,10(68): 1-8.

［ 11 ］ Tsujita K, Maehara A, Mintz GS, et al.Intravascular ultrasound comparison of the retrograde versus antegrade approach to percutaneous intervention for chronic total coronary occlusions.JACC Cardiovascular interventions,2009,2(8): 46-54.

［ 12 ］ Rathore S, Katoh O, Tuschikane E, et al.A novel modification of the retrograde approach for the recanalization of chronic total occlusion of the coronary arteries intravascular ultrasound-guided reverse controlled antegrade and retrograde tracking.JACC Cardiovascular interventions,2010,3(1): 55-64.

［ 13 ］ Brilakis ES, Banerjee S, Karmpaliotis D, et al.Procedural outcomes of chronic total occlusion percutaneous coronary intervention: a report from the NCDR (National Cardiovascular Data Registry).JACC Cardiovascular interventions,2015,8(2): 45-53.

［ 14 ］ Galassi AR, Sianos G, Werner GS, et al.Retrograde recanalization of chronic total occlusions in Europe: procedural, in-hospital, and long-term outcomes from the multicenter ERCTO registry.Journal of the American College of Cardiology,2015,65(2): 388-400.

［ 15 ］ Wosik J, Shorrock D, Christopoulos G, et al.Systematic review of the BridgePoint System for crossing coronary and peripheral chronic total occlusions.The Journal of invasive cardiology,2015,27(2): 69-76.

［ 16 ］ Hong SJ, Kim BK, Shin DH, et al.Usefulness of intravascular ultrasound guidance in percutaneous coronary intervention with second-generation drug-eluting stents for chronic total occlusions (from the Multicenter Korean-Chronic Total Occlusion Registry).The American journal of cardiology,2014,114(5): 34-40.

第11章 支架内慢性闭塞病变的介入治疗

一、支架内慢性闭塞的定义和流行病学

冠状动脉介入治疗（percutaneous coronary intervention，PCI）以其创伤小、安全性高、预后好的特点，已成为冠心病治疗的常规方法。2014年我国冠脉介入总量超50万例，越来越多的患者从PCI治疗中获益。随着PCI技术的迅猛发展，其适应证也在不断拓展，钙化病变、弥漫长病变、慢性闭塞病变（CTO）等患者均可成功实施PCI治疗。当然对于复杂冠脉病变来说，其支架内再狭窄发生率也大大升高，同时也增加了支架内再狭窄甚至支架内慢性闭塞的发生率。Mehran等根据血管造影时新生内膜增生程度对支架内再狭窄（in-stent restenosis，ISR）进行了分级，严重ISR可导致支架管腔的完全闭塞，即支架内慢性闭塞（in-stent chronic total occlusion，ISCTO）。

在冠心病患者中，CTO的发生率高达15%~30%，而在复杂冠脉病变患者中，CTO发生率甚至高达50%。虽然药物洗脱支架的使用已显著降低支架内再狭窄发生率，然而对于复杂病变，即使成功开通血管并植入药物洗脱支架，支架内再狭窄率及支架内慢性闭塞发生率仍较高。

ISCTO的发生与患者临床特征、病变特征、术中操作和开通技术均密切相关。糖尿病患者、分叉病变、长支架串联、支架选择不恰当、支架贴壁不良均是支架内再狭窄的高危因素。以开通技术为例，如早期的内膜下寻径及重入真腔（subintimal tracking and reentry，STAR）技术是开通CTO病变的常用方法。由于CTO病变开通困难，导丝通常难以进入真腔，如导丝进入内膜下，可谨慎操控导丝造成内膜钝性撕裂，当导丝在血管远端进入真腔后，可直接通过该导丝进行球囊扩张和支架植入。STAR技术的优点是在常规技术失败后较快地经内膜下进入远端真腔，可提高成功率，但缺点是容易损伤远端分支、穿孔风险较大。Valenti等研究表明，即使采用STAR技术开通CTO病变，支架内再狭窄发生率仍高达57%。如此高的支架内再狭窄率使得CTO病变支架植入后形成ISCTO的概率大大升高。因此，冠心病患者的精确术前评估和科学的术中操作有助于降低ISCTO的发生率，改善患者预后。

二、支架内慢性闭塞的危险因素

支架内慢性闭塞是支架内再狭窄的最严重类型。根据Mehran分型，支架内再狭窄分为4型。①局灶型：支架内再狭窄位于支架内且长度≤10mm；②弥漫型：支架内再狭窄位于支架内且长度>10mm；③增殖型：支架内再狭窄延伸至支架外且长度>10mm；④完全闭塞型：支架内再狭窄导致支架内完全闭塞。裸支架时代支架内再狭窄高发，是导致支架植入术后患者预后不良的主要因素，其原因主要是裸支架植入导致动脉壁损伤、炎症反应等，导致血管平滑肌细胞增生、平滑肌细胞向血管内膜迁移，进而导致内膜血管增生和支架内再狭窄。

为降低支架内再狭窄发生率，药物洗脱支架（DES）应运而生，目前已成为PCI治疗的主要利器。DES大大降低了支架内再狭窄发生率，但仍无法完全解决支架内再狭窄甚至ISCTO

的问题，从病理学角度，BMS及DES支架内再狭窄无显著性差异，主要由富含蛋白多糖的平滑肌、胶原蛋白、网状纤维、纤维脂质成分等构成。但是在平滑肌形态上略有不同，BMS及PES更多见合成型平滑肌细胞，而SES多见收缩型SMC，TES大部分为收缩型平滑肌细胞。这种形态差异是否会导致ISCTO的通过性变化尚未见研究。ISCTO形成的主要因素如下：

1. 支架膨胀不全　支架膨胀不全是导致DES支架内再狭窄甚至ISCTO形成的主要因素。由于冠脉造影很难发现支架膨胀不全，可采用冠状动脉腔内影像技术准确判断支架是否存在膨胀不全。血管内超声（IVUS）可以精确测量血管直径、管腔面积等。根据IVUS测量结果，支架膨胀不全定义为支架内最小管腔面积处支架直径小于远端参考血管最大管腔直径的90%，或支架内最小管腔面积处支架直径小于相应截面外弹力膜（EEM）直径的70%。此外，通过IVUS测量支架横截面积也可判断是否存在支架膨胀不全，对于2.5mm到4.5mm支架，其对应的支架最小面积分别为：$4mm^2$、$6mm^2$、$8mm^2$、$10mm^2$、$12mm^2$。

2. 支架贴壁不良　现有研究表明，轻微的支架贴壁不良并不会导致支架内血栓或支架内再狭窄发生，而严重的支架贴壁不良则大大增加支架内血栓和支架内再狭窄甚至ISCTO的发生率。支架贴壁不良不但增加ISCTO的发生率，在ISCTO开通过程中，导丝容易进入未贴壁的支架网眼外，显著增加PCI治疗难度，增加PCI并发症。

3. 支架边缘夹层　支架内再狭窄和PCI操作密切相关，有些术者在支架植入后，经常回撤支架球囊进行再次球囊扩张，当支架近端管腔直径和支架相当时，回撤球囊扩张容易导致支架边缘夹层，并增加支架内再狭窄和ISCTO的发生率。选择合适的后扩球囊优化支架植入，可降低支架边缘夹层的发生率。根据支架夹层的累积范围和严重程度，需要对支架边缘夹层做出相应处理。通常轻微支架边缘夹层不需要处理，但要密切关注抗血小板治疗强度和时间，避免支架内再狭窄甚至ISCTO的发生。

4. 支架边缘的斑块负荷　从理论上讲，支架植入应当是从"相对正常"到"相对正常"段植入支架。然而，大多数动脉粥样硬化病变都是弥漫存在的，也就是根本没有"正常"的血管段。如果支架边缘存在较重的斑块负荷，也会显著增加支架内再狭窄甚至ISCTO的发生率。由于冠脉造影无法识别血管内膜细微的信息，IVUS在管腔和斑块的精确评估中则起到关键作用，采用IVUS检查选择相对正常的参考血管段，有助于降低支架内再狭窄和ISCTO的发生率。

5. 对DES药物或聚合物过敏　药物支架由支架平台、药物和聚合物载体组成，对于上述任何材料的过敏反应都可能导致弥漫的支架内再狭窄甚至ISCTO发生。此外，药物分布不均匀也可能导致支架内再狭窄。对于钙化、迂曲等复杂病变，支架推送过程中聚合物破坏可导致药物释放不均匀，也会增加支架内再狭窄和ISCTO的发生率。

6. 支架断裂或支架未完全覆盖病变　支架断裂常导致支架结构破坏，无法抵抗局部组织的弹性回缩，药物在断裂局部的洗脱和释放也减少，无法有效抑制内膜增生，增加支架内再狭窄发生率。支架断裂常发生在RCA，血管迂曲、长支架、支架重叠和闭环设计也增加支架断裂的可能性。对于弥漫病变，支架重叠处未完全覆盖病变也显著增加支架内再狭窄和ISCTO发生率。

7. 糖尿病　糖尿病患者常伴有冠脉弥漫病变，累及范围广，难以找到相对正常管腔节段，植入支架后再狭窄发生率高。糖尿病患者内皮功能障碍，容易导致血小板聚集并增加ISCTO发生率。此外，小血管病变、药物抵抗、高龄等因素也可能增加支架内再狭窄和ISCTO发生率。

三、支架内慢性闭塞的开通技术要点

ISCTO的成功率低于常规CTO,有三个主要原因。其一,ISCTO常伴有坚硬的纤维帽,微通道少,因此导丝突破ISCTO近端纤维帽极其困难。其二,即使导丝通过病变到达靶血管远端,导丝也有可能走行于支架外,因为ISCTO常合并有支架膨胀不全或贴壁不良以及远端的支架边缘夹层。其三,逆向技术开通ISCTO,尤其是开口部位ISCTO时,导丝有可能走行于冠脉内膜下,应避免正向造影,避免引发严重的冠脉夹层,甚至撕裂至主动脉。

1. 强支撑指引导管 导丝成功进入ISCTO病变内只是其成功开通的第一步,即使导丝成功通过ISCTO闭塞病变处并进入靶血管远端,球囊或支架无法通过仍然会导致ISCTO开通失败。因此,强支撑指引导管是ISCTO开通的先决条件。有些RCA的ISCTO病变,由于近端正常节段较短,在强支撑指引导管的基础上,需要利用窦房结支或右室支进行球囊锚定,以增强正向穿刺力度。一般RCA选用6F或7F AL1.0,AL1.5,SAL1.0、1.5,左冠可选择EBU3.5、3.75,XBC 3.0、3.5等强支撑指引导管。

2. 常规使用微导管支撑 微导管支撑逐渐成为开通CTO的常规操作,尤其是开通ISCTO时,需要增加导丝穿透力、操控性,导丝升级调整、使用特殊技术如Knuckle技术时非常有用。目前常用的MC包括Finecross,Corsair以及特殊的双腔微导管Crusade。Corsair与Finecross相比头端更细,因头端无金属结构,所以非常灵活柔软,抗扭结性能好,逆时针旋转可以推进导管。Crusade支撑力更强,带有双孔,尤其适合分叉处的尤其是无残端的ISCTO。

3. 用硬度较大的导丝"穿刺"近端纤维帽 导丝通过闭塞段到达远端真腔,是开通慢性闭塞性病变最重要的一步,导丝未能成功通过也是慢性闭塞性病变介入治疗失败的最主要原因。与传统CTO比较,ISCTO常由支架内再狭窄发展而来,纤维帽更坚硬,微通道较少,导丝通过ISCTO近端纤维帽常需要采用"穿刺"技术。在微导管支撑下,采用Conquest Pro,Gaia2、3,Pilot 150、200,Conquest 8-20等头端硬度较大的导丝穿刺ISCTO近端纤维帽,可能成功进入病变内。由于远端有支架金属丝影像做指引,如果闭塞近端无新发闭塞病变,这种穿刺的成功率较高。进入闭塞病变体部后,由于锥形头端Conquest系列导丝不易拐弯,会沿着既往穿刺方向继续前行,有时需要更换为操控性跟踪性好的硬导丝,比如Pilot、Gaia系列。对于无残端前降支或回旋支开口支架内完全闭塞,因成角较大,往往需要双腔微导管支撑下,适当塑形硬导丝的第二弯度,方能有足够支撑力进入。

4. 支架内闭塞段选择聚合物护套及超滑硬导丝更易前行 ISCTO体部的病理学决定了使用何种导丝。一般ISCTO由再狭窄发展演变而来,多为纤维性组织及平滑肌细胞为主,往往比较致密,多用锥形头端,聚合物护套及超滑涂层的Pilot150、200或新型操控性能良好的Gaia系列导丝,通过性强,触觉反馈良好。有些ISCTO继发于支架内血栓形成,后血栓机化,这种CTO体部往往存在一定的微通道,残端呈鼠尾状,可尝试FielderXT、FeilderXT-A探寻。

5. Knuckle技术在ISCTO中的应用 爪扣导引钢丝技术(Knuckle wire technique, KWT)技术最早由日本专家提出,作为逆向导丝技术的一种。经典的操作为逆行导丝进入血管内膜下,然后操控导丝头端呈环状,逆行通过闭塞段,然后操控前向导丝进入该假腔,从而达到血管远端真腔的技术。但在ISCTO开通过程中,正向使用也较多。往往使用聚合物护套及超滑涂层类型导丝,比如Pilot系列,使其头端打弯呈环状,在支架内向前推进,Knuckle技术的优势在于确保导丝不穿出支架网孔,或嵌顿于支架小梁上而到达闭塞远端,相对安全性高。但要注意这种技术需要在指引导管及微导管的强支撑下完成。此外不能旋转过度,以免导丝

断裂或造成较大撕裂,Knuckle技术尽量在支架内闭塞体部使用,当支架远端仍有闭塞或不除外支架远端夹层后继发闭塞时,需谨慎使用。

6. 逆向技术开通ISCTO 有些ISCTO的形成是继发于支架远端夹层后逐渐形成,正向导丝穿过CTO体部之后,往往又容易假腔,正向平行导丝不能奏效时,联合逆向技术有助于提高ISCTO的成功率。非常迂曲、合并钙化的ISCTO需要正逆向技术联合,甚至正逆向导丝使用双向Knuckle技术开通。

7. BridgePoint系统在ISCTO开通中的作用 BridgePoint系统是开通CTO病变的另一类型利器。欧美最早使用依赖于BridgePoint系统的前向假腔再进入(antegrade dissection re-entry, ADR)技术。BridgePoint系统包括两部分: Crossboss导管和Stingray球囊。Crossboss是一个3F的金属中空导管,具有一个亲水涂层覆盖的无创钝圆形头端,其轴杆由多股导丝盘绕而成,旋转其尾端装置时,可提供1:1的扭矩。可单独应用,也可配合导丝或Stingray应用。Crossboss中空结构可兼容0.014"导引导丝。应用导引导丝将Crossboss调至CTO病变闭塞段近端,然后快速旋转并推送Crossboss尾端装置,由多股导丝盘绕的轴杆提供1:1扭矩传导,其头端无创钝圆形亲水涂层设计使其多数在闭塞病变的内膜下前行,造成人为的钝性分离,且不易穿透血管外膜,避免了冠脉破裂等严重并发症的发生。Crossboss不仅可通过血管内膜下前行,也可通过强力推进通过CTO体部真腔进入闭塞血管远端。但其局限性是由于ISCTO闭塞病变,内有支架结构,一旦遇到支架膨胀不良、支架断裂、支架金属丝突入管腔,Crossboss会遇到困难。此外,如果ISCTO近端还有一段闭塞,使用Crossboss有时很难从内膜下直接进入ISCTO闭塞病变。当ISCTO恰好处于血管弯曲处,或闭塞处有较大分支,有时Crossboss推进时不易转弯,容易进入分支血管。

8. IVUS对ISCTO的指导作用 由于ISCTO常伴有支架膨胀不全,因此,导丝即使进入ISCTO病变内,也可能走行于支架网眼外,这种情况通过冠脉造影无法识别。因此,IVUS指导的ISCTO开通具有重要意义。PCI术中一旦导丝穿出支架网眼,可在IVUS引导下重新调整导丝位置。导丝进入内膜下假腔且尝试进入真腔失败时,也可采用IVUS定位辅助导丝重新进入真腔。当然在上述情况下,可能需要1.5mm小球囊扩张假腔,IVUS导管才能进入内膜下,因此需谨慎操作,避免严重夹层的发生。此外,开口病变的ISCTO可采用IVUS引导纤维帽穿刺位置,提高ISCTO开通成功率。

9. 准分子激光血管成形术治疗ISCTO病变 准分子激光于1992年首次获得美国FDA批准用于PCI术中球囊无法通过的情况。除了应用于大隐静脉桥血管病变、急性血栓性病变,也逐渐在ISCTO病变中得以应用。其原理是应用波长为308nm的近紫外线光源,以脉冲方式发送,消融深度0.1mm,较传统激光更为安全。导管有 0.9mm、1.2mm、1.4mm、1.7mm、2.0mm不同规格,近年激光能量也逐渐提升,成功率大约达到90%,并发症包括住院期死亡约2%,心梗发生率4%,冠脉穿孔5%左右。通过准分子激光、光化学能、光机械能作用,斑块可以消融成水、气体和小分子。对于ISCTO病变,准分子激光应用相对安全可靠,导丝通过CTO病变后,只要确认真腔,就可将准分子激光导管沿导丝缓慢推进,一般为0.5~1mm/s,同时应用盐水进行冷却导管,根据消融效果可以增加能量,对支架金属丝无任何不良影响。目前长期疗效需要更大样本量研究结果。存在的局限性为设备及导管价格相对昂贵。

10. ISCTO开通后治疗 支架内再狭窄闭塞病变开通后,首先应该尽可能通过腔内影像学手段评估既往支架植入效果,是否存在器械性因素所致的再狭窄,如果存在支架膨胀不良、支架贴壁不良、支架断裂、支架边缘夹层、支架型号偏小等因素,应给予相应治疗,比如切割球囊联合高压力后扩张、再次植入支架、更换更大的支架等。对于单纯支架内膜增生,可以考虑药物涂层球囊(drug-eluting balloon, DEB)治疗,减少支架植入。

四、小结

CTO病变由于其开通难度大,被称为PCI治疗中"最后的堡垒"。DES支架内再狭窄发生率低于10%,其机制与再生内膜增生有关。患者的临床特征、病变特征和术中操作因素都有可能增加支架内再狭窄的发生率。ISCTO是CTO病变的特殊类型,发生率大约占所有CTO病变的5% ~ 10%。由于ISCTO主要由支架内再狭窄发展而来,具有特殊的病理特征,如厚纤维帽、微通道少等,因此开通难度大,需要头端硬度较大的导丝和强支撑力的指引导管作为支持。

即使导丝能够到达病变远端,导丝也有可能在支架网状结构之外,主要因为前期支架植入时膨胀不全,造成支架与血管壁之间存在较大间隙。因此,处理ISCTO病变时,导丝穿过支架后是否仍处在真性管腔结构中至关重要。Knuckle技术能够一定程度防止导丝进入支架外。IVUS指导的ISCTO开通可能大大提高ISCTO开通成功率。当导丝位于内膜下假腔时,应避免前向大力推注造影剂,避免严重夹层形成。此外,BridgePoint装置等新的器械及方法的出现,开通ISCTO时应选择适合的病例,可以显著提高支架内慢性闭塞性病变开通成功率。充分的术前评估,强支撑力的指引导管、微导管支撑,选择"穿刺"性能好的导丝,确保入点正确,联合使用操控性跟踪性能好的新型导丝,联合Knuckle及Crossboss、准分子激光等新型技术手段,辅以IVUS术中引导,可大大增加ISCTO开通成功率,改善患者预后。

(李 妍 孙冬冬)

参 考 文 献

[1] Mehran R, Dangas G, Abizaid AS, et al Angiographic patterns of in-stent restenosis: classification and implications for long-term outcome.Circulation, 1999 Nov 2, 100(18): 1872-1878.

[2] Lee SP, Shin DH, Park KW, et al.Angiographic patterns of restenosis after percutaneous intervention of chronic total occlusive lesions with drug-eluting stents.Int J Cardiol, 2012 Apr 19, 156(2): 180-185.

[3] Migliorini A, Valenti R, Parodi G, et al.Angiographic and clinical outcomes after everolimus-eluting stenting for unprotected left main disease and high anatomic coronary complexity.JACC Cardiovasc Interv, 2016 May 23, 9(10): 1001-1007.

[4] Chang M, Ahn JM, Kim N, et al.Complete versus incomplete revascularization in patients with multivessel coronary artery disease treated with drug-eluting stents.Am Heart J, 2016 Sep, 179 : 157-165.

[5] Roh JH, Kim YH.Percutaneous treatment of left main and non-left main bifurcation coronary lesions using drug-eluting stents.Expert Rev Cardiovasc Ther, 2016, 14(2): 229-243.

[6] Antonsen L, Thayssen P, Maehara A, et al.Optical coherence tomography guided percutaneous coronary intervention with nobori stent implantation in patients with non-ST-segment-elevation myocardial infarction (OCTACS)trial: difference in strut coverage and dynamic malapposition patterns at 6 months.Circ Cardiovasc Interv, 2015, 8(8): e002446.

[7] Wilson WM, Walsh S, Hanratty C, et al.A novel approach to the management of occlusive in-stent restenosis (ISR).EuroIntervention, 2014, 9(11): 1285-1293.

[8] Farooq V, Gogas BD, Serruys PW.Restenosis: delineating the numerous causes of drug-eluting stent restenosis.Circ Cardiovasc Interv, 2011, 4(2): 195-205.

[9] Werner GS, Moehlis H, Tischer K.Management of total restenotic occlusions.EuroIntervention, 2009, 5 Suppl D:

D79–83.

[10] Abdel-karim AR, Lombardi WB, Banerjee S, et al.Contemporary outcomes of percutaneous intervention in chronic total coronary occlusions due to in-stent restenosis.Cardiovasc Revasc Med,2011,12(3): 170–176.

[11] Abbas AE, Brewington SD, Dixon SR, et al.Success, safety, and mechanisms of failure of percutaneous coronary intervention for occlusive non-drug-eluting in-stent restenosis versus native artery total occlusion. Am J Cardiol,2005,95(12): 1462–1466.

[12] Talanas G, Garbo R.Importance of IVUS in the treatment with retrograde approach of a long in-stent chronic total occlusion of ostial right coronary artery: A case report.Cardiovasc Revasc Med,2016 Jun 17 [Epub ahead of print].

[13] Oda H, Hatada K, Sakai K, et al.Aortocoronary dissection resolved by coronary stenting guided by intracoronary ultrasound.Circ J,2004,68(4): 389–391.

[14] Abdou SM, Wu CJ.Treatment of aortocoronary dissection complicating anomalous origin right coronary artery and chronic total intervention with intravascular ultrasound guided stenting.Catheter Cardiovasc Interv,2011, 78(6): 914–919.

[15] Boukhris M, Tomasello SD, Marzà F, et al.Iatrogenic aortic dissection complicating percutaneous coronary intervention for chronic total occlusion.Can J Cardiol,2015,31(3): 320–327.

[16] Israel DH, Marmur JD, Sanborn TA.Excimer laser-facilitated balloon angioplasty of a nondilatable lesion.J Am Coll Cardiol,1991,18 : 1118–1119.

[17] Mehran R, Dangas G, Mintz GS, et al.Treatment of in-stent restenosis with excimer laser coronary angioplasty versus rotational atherectomy: comparative mechanisms and results.Circulation,2000,101 : 2484–2489.

[18] Bilodeau L, Fretz EB, Taeymans Y, et al.Novel use of a high-energy excimer laser catheter for calcified and complex coronary artery lesions.Catheter Cardiovasc Interv,2004,62 : 155–161.

第12章 CTO介入治疗新的导引钢丝理念

随着对冠状动脉慢性闭塞病变（CTO）病理解剖的进一步了解，当前CTO介入治疗的理念也和以往有很大的不同，其中最为重要的表现是对CTO专用导引钢丝的理解。既往认为，开通CTO的一个重要条件是导引钢丝的头端硬度，因此10年之前CTO病变专用导引钢丝往往以头端较硬见长。这些导引钢丝的出现，尽管在一定程度上提高了手术成功率，但在某些病变中的表现仍然差强人意。病理解剖发现慢性闭塞病变在形成的过程中，闭塞病变中会存在不同程度的疏软组织，理想导引钢丝头端的硬度应大于疏软组织，同时又小于斑块的硬度，这样导引钢丝既可以在闭塞病变内疏软组织内行进，同时又可在一定程度上避免穿透血管壁（图12-1），单纯靠提高导引钢丝的头端硬度并不能显著提高CTO介入治疗的手术成功率，尤其是迂曲病变，这些较硬的导引钢丝往往进入假腔或者导致血管穿孔，因此发明一种既能保持一定头端硬度，同时又能保持较好扭矩操控，从而可以随着血管走向而调整头端走行的导引钢丝势在必行，代表性的导引钢丝为Asahi公司出品的GAIA系列导引钢丝。另外，CTO病变的形成过程中，可能会存在100~300μm的微通道，与滋养血管不同，微通道多与闭塞血管的长轴平行，极小部分微通道可能纵贯闭塞病变。因此，如果导引钢丝头端呈锥形设计，直径足够细，尽管其头端硬度较小，但仍可能会进入这些微通道的近端，部分病例甚至可以直接通过闭塞病变，从而完成介入治疗（图12-2），代表性的导引钢丝为Asahi公司出品的Fielder XT-A和Fielder XT-R系列导引钢丝（图12-3）。

GAIA系列导引钢丝和Fielder XT-A（R）导引钢丝的头端设计上有一个显著的共同点：复合双芯双缠绕设计，该设计和Sion系列导引钢丝设计相同，显著提高了导引钢丝的扭矩传递性能，降低了头端跳跃现象。

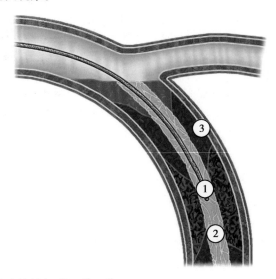

图12-1 理想导引钢丝的头端硬度：②＜①＜③
（①.导引钢丝头端硬度；②.疏软组织的硬度；③.斑块硬度）（Sumitsuji et al JACC Intv, 2011, 9：941-951.）

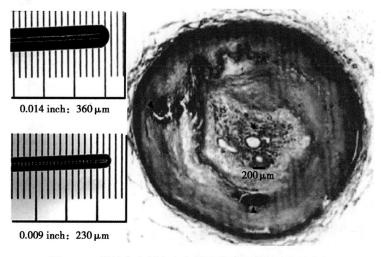

图12-2 慢性完全闭塞病变微通道及导引钢丝头端直径

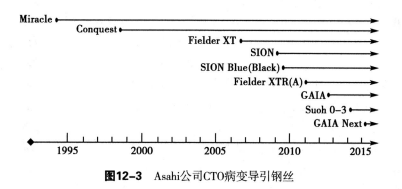

图12-3 Asahi公司CTO病变导引钢丝

一、Fielder XT系列导引钢丝

该系列导引钢丝最早用于临床的为Fielder XT导引钢丝,该导引钢丝具有独特的SLIP COAT®涂层技术,并有多聚物护套,其头端呈锥形,直径为0.009″,头端硬度仅为0.8g,由于该导引钢丝头端较软并且具有锥形头端设计,其头端塑形记忆较好,因此常常用于慢性闭塞病变的介入治疗中。Fielder XT导引钢丝的问世在一定程度上改变了CTO介入治疗的模式,但是Fielder XT导引钢丝的扭矩传送能力仍差强人意,在Fielder XT导引钢丝的技术上,Asahi公司又生产了Fielder XT-A和Fielder XT-R两种导引钢丝。Fielder XT-A和Fielder XT-R则在很大程度上弥补了Fielder XT导引钢丝的扭矩传递欠佳的缺陷。与Fielder XT不同,Fielder XT-A和Fielder XT-R的头端采用了Sion导引钢丝的双缠绕设计(图12-4),与Fielder XT相比,Fielder XT-A和Fielder XT-A的扭矩传送力和导引钢丝头端跳跃现象得到明显改善(图12-5),XT-A和XT-R的头端直径为0.010″略粗于Fielder XT(0.009″),Fielder XT-R的头端硬度为0.6g,更加强调其头端的灵活性,Fielder XT-A的头端硬度(1.0g),更加着重其头端的穿透能力。尽管Fielder XT-R设计的初衷是用于逆向介入治疗,但最近很多术者将其用在正向介入治疗中,尤其是存在锥形头端CTO介入治疗中,这可能和目前CTO介入治疗理念的改变有关。

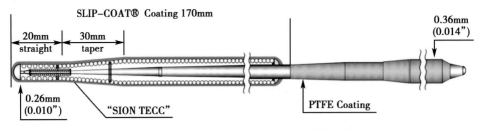

图12-4 Fielder XT-R和Fielder XT-A结构示意图

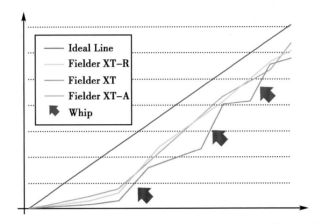

图12-5 Fielder XT、Fielder XT-R和Fielder XT-A扭矩传送力比较

二、GAIA系列导引钢丝

GAIA系列导引钢丝包括GAIA First、GAIA Second和GAIA Third。其头端硬度分别为1.5g、3.5g和4.5g，理论上，GAIA First和GAIA Second的穿透力分别为19.1公斤/英寸^2、44.6公斤/英寸^2，但由于GAIA导引钢丝头端呈微锥形设计，头端直径从0.011英寸降至0.010英寸，至其最头端处直径仅为0.006英寸，所以实际上其穿透力分别为53.1公斤/英寸^2、123.8公斤/英寸^2，GAIA First的头端穿透力高于Miracle 6，GAIA Second的头端穿透力和Conquest Pro相似（图12-6、图12-7）。体外实验显示，GAIA导引钢丝的扭力传递性能优于目前已有的其他导引钢丝，该类导引钢丝具有较长的亲水涂层，有利于联合使用Corsair导管或微导管时，为术者提供较好的触觉反馈。与其他导引钢丝不同，GAIA导引钢丝在出厂时头端已预塑形，头端塑形长度仅为1mm，角度约为45°。传统导引钢丝操控方式（边旋转边推送）略有不同，使用GAIA导引钢丝时，不宜同时旋转和推送该导引钢丝，尤其是在迂曲血管段或者导引钢丝偏离血管正常走行时，术者应充分利用该类导引钢丝较强穿透性和扭矩传递的性能，当导引钢丝头端旋转到达某一既定方向后，术者推送该导引钢丝，当导丝头端偏离既定方向时，术者应调整其头端方向，然后继续推送。建议术者使用扭控器操控GAIA系列导引钢丝。

尽管GAIA导引钢丝有很多优点，但我们不宜将其神化，GAIA导引钢丝仍然具有穿透性导引钢丝的缺点，如果操作不当，可能会导致血管夹层或者穿孔。对于闭塞段较长的病变，如果影像学无法提供足够的血管走行信息，应慎用该类导引钢丝。对于严重钙化病例，过度旋转GAIA导引钢丝可能会导致该导引钢丝毁损或者断裂（图12-8）。为了提高GAIA系列导引钢丝抗折损，Asahi公司最近又生产了GAIA Next系列导引钢丝。

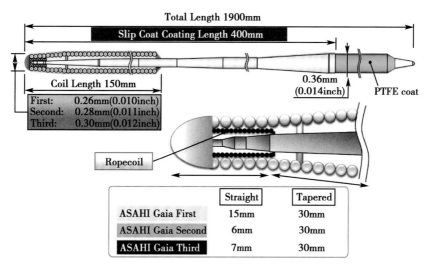

图12-6 GAIA导引钢丝结构示意图

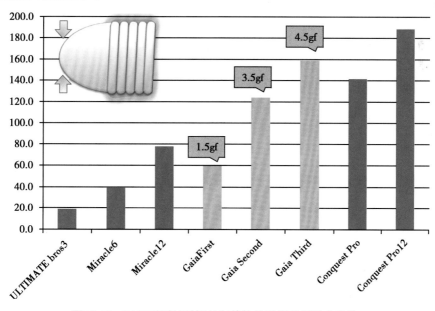

图12-7 GAIA系列导引钢丝和其他导引钢丝穿透力比较

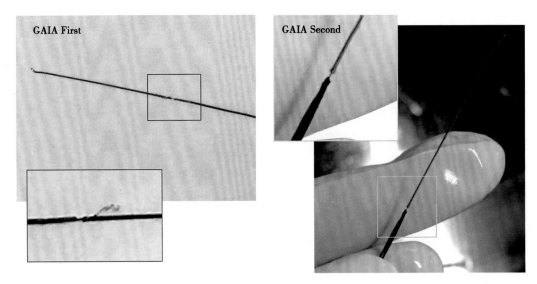

图12-8 GAIA导引钢丝毁损

三、Sion系列导引钢丝

Sion系列导引钢丝的头端设计的共同特点为复合双芯双缠绕设计,该设计提高了导引钢丝的扭矩传递特性,减少了头端跳跃现象。在逆向介入治疗中,为了通过侧支血管,首选导引钢丝为Sion,如果Sion无法通过,尤其是过于迂曲或者不可视的侧支血管时,可换用Fielder XT-R,部分病例(尤其是有较多分支血管的侧支通路)可以试用Sion blue导引钢丝。与Sion相比,Sion blue的头端更为柔软,仅为0.5g,头端至近端15mm处为硅油涂层,增加了头端的摩擦力,使得术者更易操控导引钢丝,另外,Sion blue的支撑力也略优于Sion(图12-9)。部分迂曲侧支血管可以尝试使用Sion black导引钢丝,该类导引钢丝头端为双缠绕设计,同时又有20cm的亲水多聚物涂层,有术者把Sion black比喻为Fielder FC和Sion导引钢丝的复合体,由于其头端硬度为0.8g,当通过过于迂曲的侧支血管时,应谨慎操作,以防侧支血管受损。

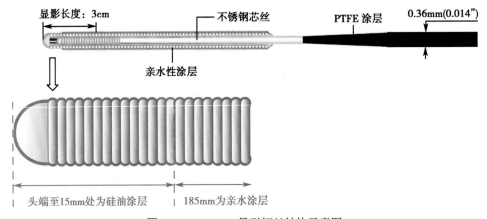

图12-9 Sion blue导引钢丝结构示意图

四、SUOH 0-3导引钢丝

SUOH 0-3也是复合双芯双缠绕设计,但与Sion系列导引钢丝相比,该导引钢丝的头端硬度仅为0.3g,是目前已知头端最为柔软的导引钢丝(图12-10)。Suoh 0-3常用于较为迂曲的侧支血管,尤其是心外膜侧支血管。使用该导引钢丝时不宜过度旋转,以防导引钢丝毁损。另外,和Sion系列导引钢丝相比,Suoh 0-3的支撑力可能略低。

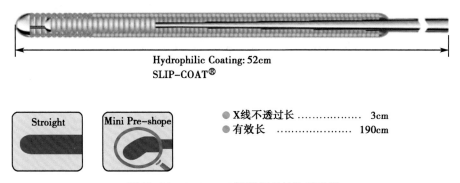

Hydrophilic Coating: 52cm
SLIP-COAT®

Stroight

Mini Pre-shope

● X线不透过长 ·················· 3cm
● 有效长 ···················· 190cm

图12-10 SUOH 0-3导引钢丝结构示意图

（葛 雷）

参 考 文 献

［1］ Sumitsuji S, Inoue K, Ochiai M, et al.Fundamental wire technique and current standard strategy of percutaneous intervention for chronic total occlusion with histopathological insights.JACC Cardiovasc Interv, 2011,4(9): 941-951.

第13章 影像学技术在慢性完全闭塞病变介入治疗中的指导作用概述

冠状动脉慢性完全闭塞（CTO）病变被认为是目前经皮冠状动脉介入治疗（PCI）领域最大的挑战，近年来不断涌现的新器械和新技术使CTO的手术成功率有了很大的提高，很多有经验的术者CTO病变PCI治疗的成功率＞90%。新型CTO导引钢丝的不断涌现，使得导引钢丝的操控性不断提高，可以精确操控导引钢丝通过闭塞病变，但在齐头闭塞、闭塞段迂曲、长度较长以及伴有重度钙化等CTO病变中，尤其是冠状动脉造影提供的信息有限的情况下，导引钢丝通过的成功率仍较低。此时，利用多种影像学技术提供的信息综合判读，可以有效提高CTO病变PCI治疗的成功率。目前，心血管影像学技术包括冠脉CT显像（CT-CA）、心脏磁共振（CMR）、正电子发射计算机断层显像/CT（PET/CT）、经胸或经食管超声心动图、血管内超声（IVUS）及光学相干断层显像（OCT）等。前四者为无创性手段，CMR和PET/CT、超声心动图等可评价闭塞病变血管供应区域心肌的存活性和功能，预测患者是否能从闭塞病变再血管化治疗中获益，但在PCI术中没有直接的指导作用，而CT-CA可用于判断CTO病变的形态、预测PCI治疗的难易程度，对手术策略的制订提供参考；后二者为有创性的腔内影像学技术，在PCI治疗过程中主要用于指导导引钢丝通过病变及支架的植入过程、并发症的监测等。在指导CTO病变的介入治疗中，IVUS的应用价值超过OCT。本文结合病例就CT-CA、IVUS和OCT在CTO病变的PCI术中的应用作一介绍。

一、冠状动脉CT成像在CTO病变PCI治疗中的作用

CT-CA作为一种可靠的非侵入式检查方法目前已经广泛地应用于冠心病的筛查和诊断，尤其是随着CT硬件迅速发展，CT的时间、空间分辨率不断提高，这使其在心脏血管成像方面进一步克服了心率和呼吸对其造成的影响，同时提供更优良的成像质量，使CT-CA对冠心病的诊断能力得到进一步提高，针对CTO病变，可在术前对病变形态特征提供重要信息，从而进一步指导治疗策略。

（一）CT-CA预测CTO病变能否开通

大量研究表明，血管闭塞时间长、闭塞段长、闭塞头端非锥形、闭塞段严重钙化、闭塞段有桥侧支、闭塞段及闭塞血管严重扭曲、冠脉开口闭塞、闭塞段近端存在分支以及多支病变等均为CTO介入治疗失败的重要预测因子。既往对以上CTO病变特征的分析多通过传统冠脉造影进行，然而冠脉造影在对CTO影像学特征进行分析时存在其局限性：冠脉造影无法显示闭塞段病变的病变性质、无法显示闭塞段血管走行及远端血管情况、评价闭塞段长度困难、对于闭塞段钙化识别的敏感性低。

CT-CA可同时提供CT钙化积分和冠状动脉成像两方面的信息，不仅用于评价管腔狭窄程度，还可清晰地显示冠状动脉斑块的性质、管腔和管壁情况。严重钙化的CTO病变不仅使导引钢丝难以穿透闭塞段近端和远端钙化的纤维帽，而且会使导引钢丝偏离血管真腔而进入内膜下假腔，因此严重钙化的CTO病变开通成功率低（图13-1-1）。与冠状动脉造影相比，

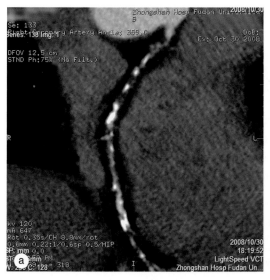
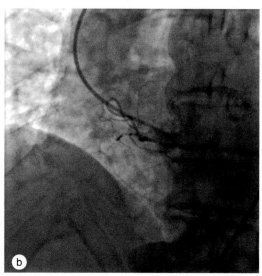

图13-1-1 CT-CA示右冠状动脉完全闭塞伴全程严重钙化(a),冠状动脉造影对钙化显示不敏感,该例患者最终PCI失败(b)

CT-CA对于闭塞段钙化的诊断敏感性、准确率高,可以通过测量钙化部位CT值、测量闭塞段钙化部位管壁钙化面积和管腔面积的比值、计算闭塞段钙化积分来定量评估闭塞段钙化程度。术前CT-CA检查提供CTO闭塞段钙化相关信息,为PCI治疗策略的制订提供帮助,如在PCI中可以直接尝试头端硬度较大的导引钢丝、球囊高压力预扩张病变、考虑使用高频旋磨器械等。

闭塞段的长度历来被认为是CTO病变PCI治疗失败的强预测因素。常规冠脉造影因成像时间短或闭塞远端血管缺乏足够丰富的侧支循环无法显影等因素无法判断闭塞长度,而CT-CA作为一种非选择性冠脉成像技术,可通过远段血管的侧支循环显示闭塞段远段血管,可以准确测量闭塞血管的长度,用于PCI治疗成功率的预判(图13-1-2),并进一步指导血运重建策略的选择。Mullet等发现在所有47处CTO病变中,可以通过CT-CA测量病变长度,其中8处病变因为没有侧支血管,常规冠状动脉造影无法测量CTO病变的长度,并且同时发现闭塞段长度15mm可作为预测CTO介入失败的分界点。

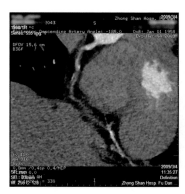
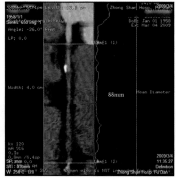
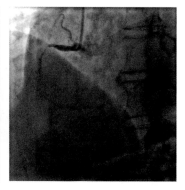

图13-1-2 右冠状动脉完全闭塞,通过CT-CA测得闭塞段长度为88mm,冠脉造影无法评估闭塞段长度,该患者最终PCI失败

CTO病变的介入常需消耗大量的时间和人力、物力资源，因而术前仔细分析CTO患者的影像学资料，将传统冠状动脉造影和CT-CA影像相结合，评估影响CTO介入结果的影像学特征，筛选适合PCI且预期成功率高的CTO患者，并对拟行PCI的CTO患者介入治疗策略进行指导。

（二）指导导引钢丝的操作

作为一种三维成像技术，CT-CA可以多平面及最大投照角度地进行图像重建，这些影像资料可以在术中为术者操控导引钢丝通过闭塞血管提供路径参考。三维重建图像可显示常规冠脉造影时同一投照体位下血管走行情况，相对准确地判断闭塞血管开口部位、闭塞段长度和扭曲度、闭塞远端血管走行方向和病变情况等，为术中导引钢丝走向正确与否的判断提供重要信息，提高导引钢丝通过闭塞病变的成功率。

CTO病变血管的开口位置及残端的形态对于正向介入治疗的成功与否极为关键，常规冠状动脉造影虽经多体位投照，但有些闭塞病变的残端较隐蔽而不易被发现，从而无法判断闭塞血管的开口。CT-CA由于其可清晰显示闭塞血管的走行，有助于确定闭塞血管的开口位置，PCI术中将CT-CA影像结果结合冠脉造影，利用闭塞病变开口相邻的解剖标志，确定导引钢丝穿刺近端纤维帽的位置及走行方向（图13-1-3），可显著提高正向技术的成功率。CT-CA可以确切地显示CTO病变远端的解剖情况，据此可以准确、清楚地判断闭塞段的血管走行（图13-1-4）。此外，CT-CA对钙化斑块精确定位亦可以指导术者操控PCI导引钢丝尽可能避开钙化病变，进一步提高PCI的成功率。

逆向技术进行CTO病变介入治疗可应用于正向技术失败后，显著提高CTO介入治疗的成功率，但有些CTO病变造影结果提示正向技术极为困难，如闭塞处无明显残端，或闭塞近端有较大的分支血管，闭塞段长且血管迂曲等，而可利用的侧支血管较好时，此时也可首先尝试逆向技术（图13-1-5）。结合冠状动脉造影及CT-CA影像进行分析，尽早做好计划，术中保持最佳的体力和精神状态，这是CTO介入治疗成功的关键。

目前已有软件可将CT-CA影像与冠状动脉造影图像实时整合的研究，利用术前冠脉CTA图像和实时透视图像相融合的多影像技术，通过CT图像可以发现闭塞病变的位置、分布，对病变在三维空间全面评估，并勾勒出冠脉树形态以明确闭塞段血管的走行，通过软件将重建的冠状动脉树与实时透视图像进行融合，以引导PCI手术从而弥补CAG时无法显示闭塞血管走行的不足（图13-1-6）。提取的冠脉树图像可作为参考图，图像的投照角度，缩放和实时透视完全匹配，在CTO病变PCI治疗的过程中给予实时指导，从而可以使介入医生在PCI治疗过程中可以"有的放矢"，从而提高手术的效率和安全性。但目前尚无软件能够解决呼吸及心跳对CT影像和CAG影响融合时的影响，而且应用该技术时需具备双板DSA设备，从而限制该项技术的广泛应用。

（三）指导支架植入

对于CTO病变，开通闭塞段以后冠状动脉造影往往发现远端血管较细小，可能与失用性萎缩有关，单纯依靠造影结果可能导致过多的植入支架，判断造影结果或选择支架时应予考虑。CT-CA可清晰地显示闭塞远端冠状动脉管腔和管壁情况，结合冠状动脉造影和IVUS等结果可避免不必要的支架植入，从而减少围术期并发症，同样也可减少远期支架内再狭窄的发生率。

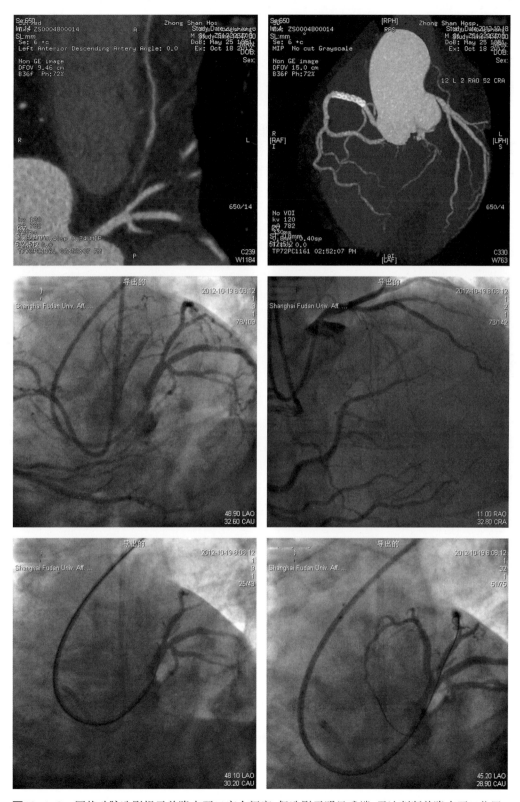

图13-1-3 冠状动脉造影提示前降支开口完全闭塞,但造影无明显残端,无法判断前降支开口位置,结合CT-CA影像提示前降支开口位于高位钝缘支近端2~3mm处,在此位置进行纤维帽穿刺,成功探寻到前降支开口,开通前降支

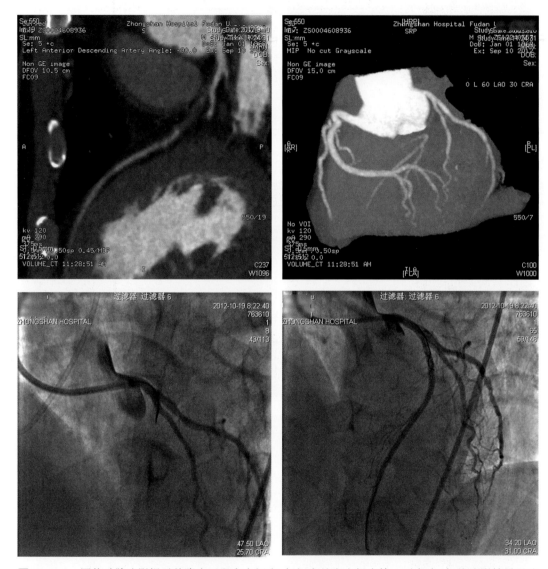

图13-1-4 冠状动脉造影提示前降支近段完全闭塞,但闭塞处发出粗大第一对角支,仅从造影结果无法判断前降支闭塞起始处,结合CT-CA影像结果,提示前降支闭塞处位于前降支—第一对角支轻度拐角处,并且闭塞段血管较直,导引钢丝成功探寻到前降支真腔,开通前降支

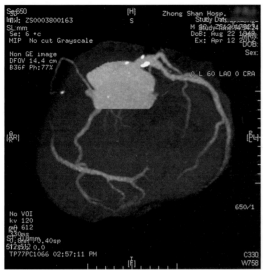
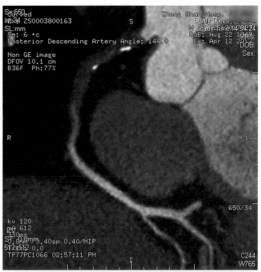
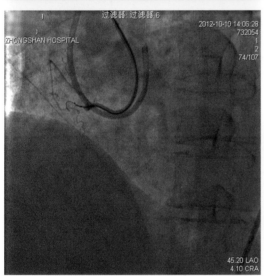
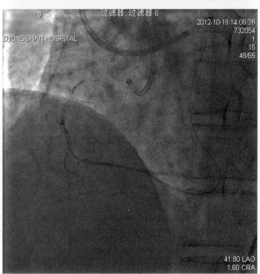
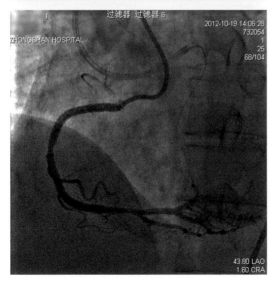

图13-1-5 冠状动脉造影提示右冠血管开口完全闭塞,但造影对判断该病变PCI成功与否帮助不大,而CT-CA显示闭塞残端为"平头",闭塞段较长,正向技术成功可能小,而左冠的侧支血管较好,直接尝试逆向技术成功开通右冠

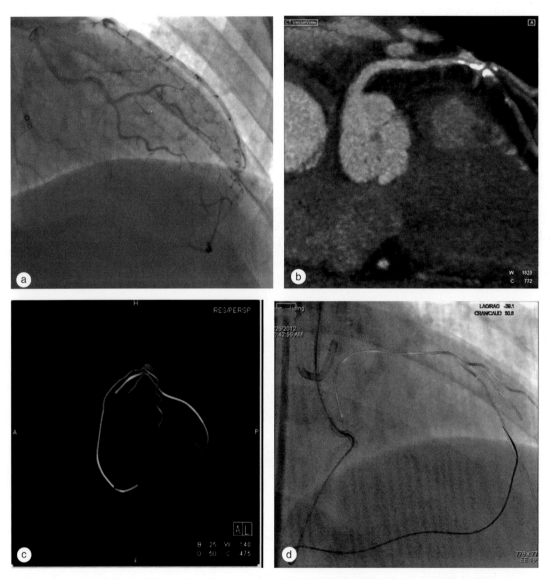

图13-1-6 冠状动脉造影提示右冠血管开口完全闭塞,但造影对判断该病变PCI成功与否帮助不大,而CT-CA显示闭塞残端为"平头",闭塞段较长,正向技术成功可能小,而左冠的侧支血管较好,直接尝试逆向技术成功开通右冠

（四）CT-CA的局限性

目前CT-CA在CTO病变的诊断中也存在一定的局限性。虽然双源CT及320排螺旋CT的应用逐渐推广，CT-CA对心率的要求有所下降，但低心率仍然是减少运动伪影和获得高质量冠状动脉图像的关键因素；而且其空间分辨率并未见明显提高，这在评价严重钙化的血管狭窄程度时，仍受到影响。目前CT-CA技术无法真正实现对冠脉血流的连续监测，侧支循环比较充分及血管直径过小、血管钙化程度过高、心率过快、造影剂延迟时间选择不当等因素均可影响CT-CA对CTO病变诊断准确性。另外，CT-CA不可避免地增加了患者的放射性辐射剂量和对比剂的用量，因此应有选择地对患者进行CT-CA检查。

二、血管内超声在CTO病变PCI治疗中的作用

通过IVUS可以直接观察超声传感器所处横截面的血管大小、斑块成分及其分布、闭塞段走行等信息。此外，IVUS可解释CTO发生的病理生理过程，甚至找到导引钢丝未能顺利通过闭塞段的可能原因，因此在CTO行PCI术中具有重要作用，主要体现在以下几个方面。

（一）闭塞病变起始部位的识别

双侧造影或通过侧支循环显影有时可以帮助识别CTO开口，但有时由于闭塞部位位于分支开口处且无残端，往往难以判断闭塞血管的开口位置。另外，在推送导丝时，导丝更易进入分支血管，因此，闭塞处存在分支血管是CTO行PCI术不成功的重要预测因素。如果闭塞近段存在较大分支血管，IVUS在处理此类CTO时具有巨大的优势，术者可以把IVUS导管送入分支血管，随之回撤IVUS导管，在分支开口处寻找主支CTO血管的闭塞段，指导导引钢丝的穿刺点和方向（图13-2-1）。同时还可以确认导引钢丝是否位于CTO之中。此时建议使用8F指引导管，以便能同时容纳IVUS导管和微导管，IVUS图像可实时指导导引钢丝的穿刺方向，并判断导引钢丝是否位于闭塞血管的真腔。建议使用超声探头位于导管顶端的电子相控型IVUS导管，尤其是分支较短时，仅在分支血管直径较大且较长时，才可使用机械旋转型的IVUS导管。IVUS指导下的CTO开口穿刺需注意如下几点：①须兼顾冠状动脉造影和IVUS影像，整合其解剖信息，按需塑形钢丝头端。②在穿刺后推送钢丝时，应用IVUS实时观察导引钢丝是否位于血管真腔，及时调整导引钢丝方向，切忌盲目推送。不建议在IVUS确认闭塞起始部位后撤出IVUS导管，无IVUS指引下操控导引钢丝。③"齐头"病变开口穿刺点应略靠上，稍远离"嵴"部引导引钢丝穿刺更易成功。

IVUS指导CTO行PCI探寻开口也需要一定的条件。①分支血管不能太细小，直径至少应大于IVUS导管的直径（约2.8F，新型的Opticross导管头端直径减小到2.4F，且单轨部分缩短，使用更方便），这样IVUS导管才能进入分支血管，不影响分支血管的血流，并可回撤识别CTO主支血管的开口；②分支与CTO主支血管的角度过大也会影响到开口识别的判断；③当CTO开口或分支血管存在明显钙化时，也会影响IVUS在指导导引钢丝探寻开口中的作用。

（二）判断真假腔和探寻真腔

采用正向技术时，即使应用平行导引钢丝技术，前向导引钢丝可能会造成假腔撕裂扩大，一旦内膜下假腔延展超过CTO的远段，就会影响远段真腔的造影显像。这时造影对导引钢丝的位置判断有限：①造影无法明确导引钢丝位置尤其是闭塞段导引钢丝的位置；②在球囊扩张后，如采用控制性正向—逆向内膜下寻径（control antegrade and retrograde subintimal tracking，CART），或反向CART技术，正向注射对比剂往往导致夹层形成或内膜撕裂范围

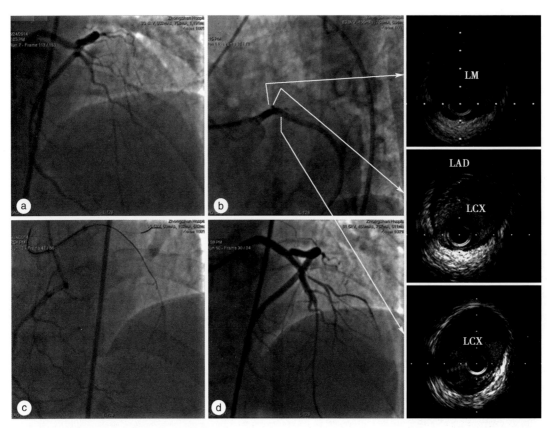

图13-2-1 IVUS指导前降支开口闭塞行PCI

冠状动脉造影显示前降支开口完全闭塞(a),但造影未能显示闭塞起始处;将IVUS导管送至回旋支内,逐渐回撤,可以显示前降支开口(b及IVUS图像);在IVUS指导下,操控Fielder XT导引钢丝穿刺闭塞段纤维帽,成功开通前降支。LM.左主干; LAD.前降支; LCX.回旋支; IVUS.血管内超声; PCI.经皮冠状动脉介入治疗

的扩大,甚至血管穿孔,应尽量避免正向注射对比剂。此时可应用IVUS导管以判断导引钢丝的位置,鉴别真腔和假腔(图13-2-2)。IVUS判断真假腔时不应以真腔和假腔直径大小作为依据,有时由于假腔撕裂较大,真腔可被压缩得很小,很容易引起误判。真腔的IVUS特征包括:存在分支血管、有内膜和中层组织包绕在管腔周围,而假腔不存在上述IVUS征象。

IVUS还可以判断导引钢丝从真腔进入假腔的部位,可另送入导引钢丝,在IVUS指导下寻找真腔(图13-2-3)。IVUS指导并证实导引钢丝从假腔重新穿刺找回到真腔。该技术有时候需要在假腔进行球囊扩张产生足够的空间送入IVUS导管至内膜下,此方法可导致较长的夹层,并有冠状动脉穿孔的风险。目前认为,当其他方法失败而又不具备逆向介入条件时,可以谨慎尝试该方法来开通闭塞血管。

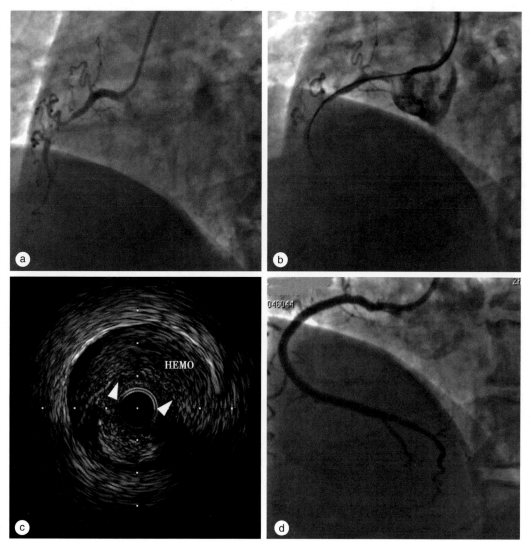

图13-2-2 血管内超声判断指引导丝是否在血管真腔

冠状动脉造影显示右冠状动脉状动脉完全闭塞(a),平行导引钢丝技术(Conquest Pro和Crosswire NT)在右冠状动脉状中段,但不能确定是否在真腔(b),IVUS示右冠状动脉导引钢丝位于血管真腔(c),白色箭头所指为内膜,IVUS指导植入支架,成功开通右冠状动脉右冠状动脉状动脉(d)。HEMO.壁内血肿;IVUS.血管内超声

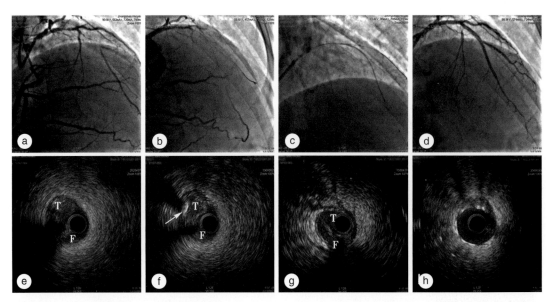

图13-2-3 血管内超声指导下探寻真腔

双侧冠状动脉造影显示前降支中段完全闭塞（a），Crosswire NT导引钢丝通过前降支至远段，对侧造影显示导引钢丝位于血管腔内，但球囊扩张后无前向血流（b），IVUS导管送至前降支中段（c），IVUS显示导引钢丝中远段位于血管假腔（e），在IVUS指引下，送入Miracle 3导引钢丝穿刺至血管真腔（f，白色箭头处为Miracle 3导引钢丝），经Miracle 3导引钢丝送入IVUS导管显示导引钢丝位于血管真腔（g），最终开通前降支（d和h）。

T.血管真腔；F.血管假腔

（三）在反向CART技术中的应用

在逆向导引钢丝对吻技术和反向CART技术中常用IVUS来确认导引钢丝的位置。采用逆向导引钢丝通过技术时，当逆行导引钢丝通过闭塞段进入血管夹层后，如果闭塞段起始部位有较大的分支血管，可以把IVUS导管放入该分支血管，然后在IVUS指导下调整导引钢丝进入真腔，完成介入治疗。采用反向CART技术时，左冠状动脉通常使用2.0~2.5mm球囊，右冠状动脉通常使用2.5~3.0mm球囊，当使用上述球囊扩张闭塞病变段（经典反向CART技术）或者闭塞病变近段后（改良反向CART技术），如果逆向导引钢丝仍无法通过闭塞段，这时应使用IVUS。IVUS可以明确正向导引钢丝和逆向导引钢丝的位置，如果IVUS显示正向导引钢丝位于血管真腔，逆向导引钢丝位于内膜下，此时应根据IVUS测定血管的直径，选择正向撕裂内膜所需球囊的直径，使用合适的球囊及最佳球囊扩张部位再次进行反向CART技术，同时IVUS指导逆向导引钢丝进入正向血管真腔（图13-2-4），理论上可以提高CTO介入治疗的成功率和即刻手术疗效。

（四）测量血管直径及指导支架的选择

IVUS除了对CTO介入治疗中导引钢丝通过闭塞段具有指导作用外，IVUS还可以精确测量靶血管直径、病变段长度等。由于CTO远段血管长期处于低灌注状态，造影上可能显示为弥漫性病变且管腔较小，仅依靠造影结果定位支架可能会较为困难；另外，在CTO进行球囊扩张后常造成明显的内膜撕裂，正向注射对比剂常导致内膜撕裂的扩大及夹层的延展，从而增加血管的损伤，尤其是使用反向CART技术时，正向球囊扩张病变后，无法进行正向造影以指导支架的选择及植入。此时，可利用IVUS测量血管直径以指导支架大小的选择，通过

IVUS长轴测量支架长度,并判断正常节段的部位以指导支架植入的位置,确保支架两端位于血管真腔内。

除此之外,前降支闭塞的远段血管可能合并存在心肌桥,开通闭塞段后,仅通过造影有时难以发现心肌桥的存在,因此,前降支CTO开通后建议通过IVUS检查有无心肌桥,尽量避免在肌桥段植入支架。

(五)血管内超声可用来评价支架植入术结果并及时识别并发症

与冠状动脉造影相比,植入支架后,IVUS可更准确地评价支架的贴壁、扩张情况,发现支架边缘夹层、壁内血肿、残余狭窄等,减少支架内血栓及支架内再狭窄的发生率。IVUS测定的最小支架内面积与预后相关,支架未能完全膨胀或贴壁不理想是PCI术后发生支架内再狭窄和支架内血栓的主要危险因素,而CTO病变的支架内再狭窄率显著高于非CTO的支架。因此,IVUS指导下充分后扩张支架可有效减少支架内再狭窄的发生率。

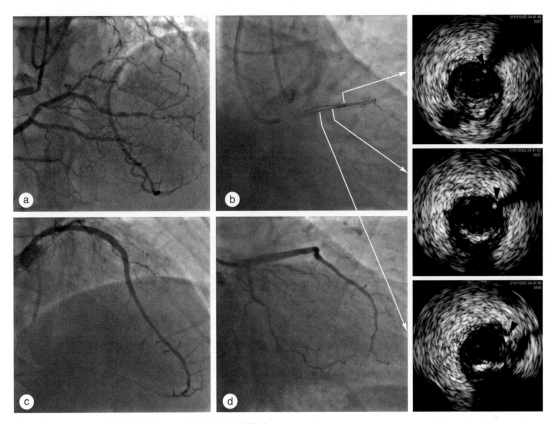

图13-2-4 IVUS指导下反向CART技术开通前降支

冠状动脉造影提示前降支近段闭塞(a),采用逆向导引钢丝技术,在150cm Finecross GT微导管支撑下,顺利将Sion导引钢丝送至前降支闭塞远段,换用Fielder XT、Miracel 3导引钢丝无法逆向通过闭塞病变,此时采用反向CART技术,IVUS确认逆向导引钢丝位于内膜下(黑色箭头处),正向导引钢丝位于血管真腔,在IVUS的指引下,选择3.0mm×15mm球囊进行扩张(b及IVUS图像),逆向操控Fielder FC导引钢丝顺利逆向通过闭塞病变送至左冠状动脉指引导管内,顺利开通前降支(c和d)。IVUS.血管内超声;CART.控制性正向—逆向内膜下寻径

三、光学相干断层显像在CTO病变PCI治疗中的作用

OCT具有高空间分辨率(15μm,是IVUS的10倍)及良好的组织相关性,因此OCT技术在识别动脉粥样斑块成分、明确血管组织结构等方面较IVUS能够提供更多的信息,但其在CTO病变PCI治疗中的作用有限,目前仅有少数个案报道应用OCT判断导引钢丝位于血管真腔或假腔(图13-3-1)。因为在进行OCT检查时需要经指引导管注射大量的对比剂,从而可以获取清晰的OCT影像,这可能导致闭塞段血管夹层的形成或扩大,从而导致并发症的产生,但CTO病变植入支架后,可应用OCT来评估支架效果,OCT对支架边缘残余夹层、支架的贴壁、扩张情况、是否有组织脱垂、是否存在血栓及血栓的性质等的识别能力高于IVUS,可用于优化支架植入术后的效果。

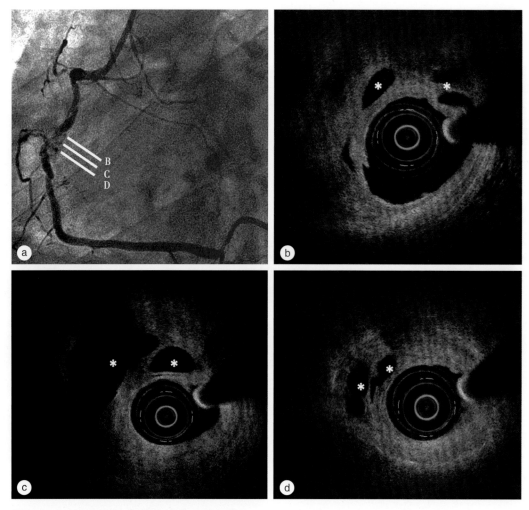

图13-3-1 OCT在CTO病变PCI治疗中的应用

冠状动脉造影提示右冠中段完全闭塞,大量桥侧支形成(a),OCT影像显示闭塞段纤维斑块形成,大量微通道形成(图中*处)(b、c、d),因此导引钢丝位于血管真腔,可进一步行球囊扩张(*Estevez-Loureiro R, et al .Current Cardiology Reviews* ,2014, *10*: 120-126)

综上所述,在CTO病变的PCI治疗中,应充分发挥CT-CA、腔内成像等技术的优势,在术前通过CT-CA详细判断病变的难易程度,选择合适的治疗策略,术中结合腔内成像技术,可以更加清楚地了解病变的解剖结构,提高CTO病变PCI的成功率,改善PCI治疗效果。

（钱菊英　陆　浩）

参 考 文 献

[1] Sianos G, Werner GS, Galassi AR, et al.Recanalisation of chronic total coronary occlusions: 2012 consensus document from the EuroCTO club.EuroIntervention,2012,8(1): 139–145.

[2] Magro M, Schultz C, Simsek C.Computed tomography as a tool for percutaneous coronary intervention of chronic total occlusions.EuroIntervention,2010,Suppl G: G123–131.

[3] Hoe J.CT coronary angiography of chronic total occlusions of the coronary arteries: how to recognize and evaluate and usefulness for planning percutaneous coronary interventions.Int J Cardiovasc Imaging,2009, Suppl 1 : 43–54.

[4] Takimura H, Muramatsu T, Tsukahara R.CT coronary angiography–guided percutaneous coronary intervention for chronic total occlusion combined with retrograde approach.J Invasive Cardiol,2012,24(1): E5–9.

[5] García–García HM, Brugaletta S, van Mieghem CA.CRosser as first choice for crossing Totally occluded coronary arteries (CRAFT Registry): focus on conventional angiography and computed tomography angiography predictors of success.EuroIntervention,2011,7(4): 480–486.

[6] Dai J, Katoh O, Kyo E.Approach for chronic total occlusion with intravascular ultrasound–guided reverse controlled antegrade and retrograde tracking technique: single center experience.J Interv Cardiol,2013,26(5): 434–443.

[7] Ge JB.Current status of percutaneous coronary intervention of chronic total occlusion.J Zhejiang Univ Sci B, 2012,13(8): 589–602.

[8] Okamura A, Iwakura K, Date M, et al.Navifocus WR is the promising intravascular ultrasound for navigating the guidewire into true lumen during the coronary intervention for chronic total occlusion.Cardiovasc Interv Ther,2014,29 : 181–186.

[9] Magro M, Schultz C, Simsek C, et al.Computed tomography as a tool for percutaneous coronary intervention of chronic total occlusions.EuroIntervention,2010,6(Suppl G): G123–131.

[10] Schultz C, van der Ent M, Serruys PW, et al.Optical coherence tomography to guide treatment of chronic occlusions? JACC Cardiovasc Interv,2009,2 : 366–367.

[11] Estevez–Loureiro R, Ghione M, Kilickesmez K, et al.The role for adjunctive image in pre–procedural assessment and peri–procedural management in chronic total occlusion recanalisation.Current Cardiology Reviews,2014,10(2): 120–126.

第14章 冠状动脉MDCT在CTO介入中的应用

冠脉介入治疗(PCI)近年来已经取得了显著的进展,包括新器械、新技术的应用,显著地提高了PCI手术的成功率并降低了并发症发生率,但冠脉慢性完全闭塞病变(CTO)介入治疗的成功率仍然显著低于非CTO病变。一方面是因为CTO病变的复杂程度存在着显著的不同,另一方面是现阶段还缺乏术前精准预测CTO介入成功的指标。近年来,不断涌现CTO专用的新器械、新技术以及新的影像评估方法的应用使CTO的手术成功率有了很大的提高,这其中就包括多排冠脉CT显像(MDCT),因为MDCT的术前影像评估对于指导CTO介入具有重要的价值。其重要性体现在MDCT可以通过评估钙化、血管扭曲程度、血管形态等影响CTO介入手术的成功率;可以将冠脉造影及实时MDCT三维成像结合起来指导介入治疗;甚至通过一站式检查,包括血管解剖、心肌灌注和心肌活性的方法来评估手术的成功率及手术的获益情况。本文就重点阐述MDCT在CTO病变的PCI术中的应用。

一、MDCT在CTO诊断中的价值

MDCT冠脉成像在临床上的应用已经比较成熟,尤其是随着科技的进步,软件、硬件都有极大的提高,成像速度更快,空间分辨率也更高,早期MDCT主要作为一种可靠的非侵入式检查方法应用于冠心病的诊断中,随着研究的深入,目前MDCT的应用正在转向斑块形态和患者预后的评估、心肌灌注、急诊胸痛患者的诊断及在CTO介入中的作用等。

CTO的定义是根据有创冠脉造影的结果进行定义的,表现为前向血流的持续中断;但在MDCT上,CTO诊断往往比较困难,尤其是对于CTO还是次全闭塞、急性还是慢性,因此明确的CTO诊断还需要结合临床病史。MDCT上CTO其典型的表现是在冠状动脉狭窄处横断面上、多平面重建图像上没有见到造影剂的显影,闭塞段常呈现为与周围不同的衰减信号并被非血管组织包绕,比较容易识别(图14-1)。MDCT区分CTO是急性还是慢性有一些指标可以作为参考,比如典型的CTO病变MDCT表现为远端管腔的不透明但有造影剂,而急性闭塞常表现为显著的正性重构;而对于MDCT上显示的病变是CTO还是次全闭塞或者严重的狭窄,既往主要是通过MDCT上血管闭塞的长度来进行鉴别,其原因是MDCT的空间分辨率还不够,如果闭塞长度大于15mm的话,那么应当考虑是CTO。除此之外,如果通过MDCT鉴别是CTO还是次全闭塞,还需要结合腔内衰减征象(transluminal attenuation gradient, TAG),因为如果是CTO,那么其闭塞远端是通过逆向侧支显影,闭塞近端比远端的CT值要低,反之,次全闭塞时远端的CT值逐渐降低。最近研究显示,MDCT上区别CTO还是次全闭塞,需要结合闭塞长度(≥15mm),TAG≥0.9,更多的边支,钝性闭塞,横截面钙化≥50%和侧支循环形成。这些指标结合在一起可以区别CTO还是次全闭塞,其敏感性为83%,特异性为77%,阳性预测值为55%,阴性预测值为93%。

在CTO介入过程中,最大的困难是需要清楚地了解闭塞的准确部位、闭塞段的走行方向和闭塞远端血管的出口,这些都可以通过MDCT检查获得显示。MDCT在CTO的应用中具有一些有创冠脉造影不具备的优点,有创的冠脉造影检查对于CTO闭塞段的形态提供的信息

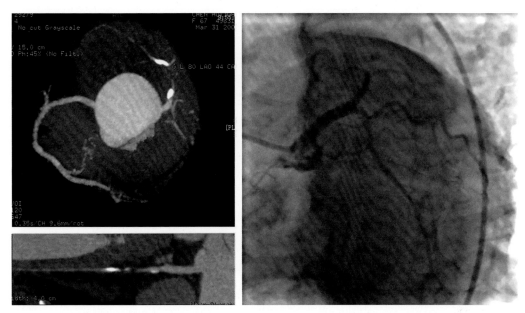

图14-1 一例典型右冠CTO的MDCT表现。MDCT显示右冠CTO,闭塞段内未见造影剂充填,闭塞远端血管有造影剂充填但具有"反向渐变衰减"表现而无闭塞远端血管正性重构现象

常常是不完全的,而MDCT则可以评估冠脉血管的形态和解剖学特征,比如有无钙化及血管是否扭曲;可以清晰地显示闭塞冠状动脉远端的情况,可以显示闭塞处的形态和解剖结构。对于开口闭塞的CTO,MDCT也具有有创冠脉造影不具备的优势,MDCT也可以清晰地进行显示闭塞部位,对于指导PCI治疗非常有帮助。MDCT最大的优点是可以对闭塞段较长和扭曲的CTO病变进行准确的评估,尤其是当有创冠脉造影闭塞远段显示不清的时候;另外,三维重建的MDCT血管成像还可以准确地测量闭塞段的长度及血管扭曲的程度。近年来,MDCT在CTO中的一个应用是评估和显示从供血血管到CTO病变的侧支循环,为逆向介入治疗提供帮助。与有创冠脉造影相比,其能够显示的侧支循环比例不到50%,这其中对于心外膜侧支循环的检出率要高于间隔支的侧支循环,这可能是因为目前MDCT的分辨率还不够高,而心外膜侧支循环相对间隔支粗大有关,考虑到其对侧支循环检出率还较低,因此这项技术还需要进一步完善提高。

二、MDCT在CTO介入治疗中的预测价值

既往的研究显示,曾经失败的病例、闭塞时间长、冠脉造影显示严重的钙化、CTO闭塞段长、钝性闭塞、血管过度扭曲、闭塞处存在分支以及存在前向桥侧支等情况下,CTO介入成功率会降低,最近的研究显示,日本的J-CTO分数可以准确预测造影所示CTO介入的成功率,但随着技术的进步以及CTO专用器械的出现,既往的这些预测因素目前看来已经不准确了,比如病变闭塞的长度、病变闭塞的时间等。相反,MDCT上的一些发现对于CTO介入是否成功具有预测价值。MDCT对于CTO介入是否成功预测因素目前主要集中在有无钙化、血管扭曲、闭塞段的长度及多处闭塞、闭塞处的形态、闭塞远段血管萎缩及CT积分。

1. 钙化 钙化毫无疑问是CTO介入治疗成功与否的一个重要预测因素(图14-2)。CTO病变内存在的钙化对于导丝的通过、导丝通过以后的预扩张、支架植入及支架植入后膨胀是

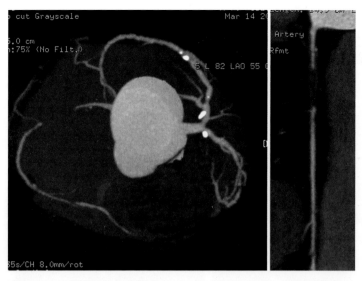

图14-2 一例LAD CTO伴钙化的MDCT及造影合成图。冠脉造影显示冠状动脉钙化不明显,MDCT显示闭塞近端及闭塞远端钙化,近端是偏心钙化,不同体位观察在闭塞段之前,对PCI没有影响,闭塞段不长,闭塞段中间可见偏心钙化,闭塞远端有严重的局限钙化,PCI时需要根据实际情况选择不同的导丝

否充分都会有影响。冠脉造影对于发现CTO病变内部的钙化的敏感性要远远低于MDCT,许多研究显示MDCT对于发现、量化及钙化病变的定位要比有创冠脉造影更加敏感,在最早的16排MDCT研究中显示CTO病变部位钙化如果大于50%的血管横截面面积及闭塞长度大于15mm是导丝不能通过的重要预测因素,随后很多研究基本上显示钙化面积大于50%是一个重要的预测因素;虽然也有研究认为血管中钙化最严重地方的钙化面积与血管横截面面积的比值是PCI失败的最重要预测因素,但提出这个比值为54%。综合考虑,一个比较简单的预测CTO是否成功的指标是钙化程度是否达到50%以上,钙化的长度并不是预测因素。除此之外,也有研究显示,闭塞处的钙化而不是闭塞远端的钙化是前向技术导丝能否通过的影像因素。

2. 扭曲　CTO病变介入治疗需要导丝顺利地通过闭塞段,到达闭塞远端血管的真腔内,而严重的扭曲常常增加了介入手术过程中导丝通过的难度,并使介入并发症的发生率显著增加,尤其是在应用了较硬的导丝的时候,会发生因为硬导丝不能通过扭曲病变而进入内膜下,增加了手术失败以及冠脉穿孔的发生率。MDCT在显示血管扭曲程度方面要显著好于有创冠脉造影,研究显示弯曲程度大于45°,不管是CTO闭塞部位还是CTO闭塞近段到远段,或者CTO整个闭塞段,都与PCI失败密切相关。

3. 闭塞段的长度及多个闭塞　Euro CTO俱乐部认为闭塞段长度大于20mm是PCI失败的重要预测因素。虽然应用MDCT测定CTO闭塞段的长度上要比有创冠脉造影更加准确,然而MDCT测定的闭塞段长度与PCI是否成功关系不明确。在有些研究中,CTO闭塞段长度对PCI是否成功具有预测作用,但在有些研究中没有发现这种预测作用,这些研究提示在当代CTO的介入治疗中,闭塞段的长度可能对PCI影响不大。最近,有研究显示在所有CTO病变中,大约1/4可能存在多个闭塞处,这种情况MDCT上可以得到清晰的显示,而有创冠脉造影对这种信息提供的比较少(图14-3)。CT-RECTOR注册研究显示存在多处闭塞的CTO会显著影响

PCI的成功率,而闭塞长度则影响不大,其可能的原因是存在多个闭塞的情况下,PCI过程中需要操作导丝反复准确地寻找每一处闭塞的入口和出口,增加了导丝通过的难度,降低了准确找到远端真腔的机会。

4. 闭塞处的形态 有创冠脉造影显示,钝性闭塞的CTO病变增加了导丝通过的困难,而锥形头端闭塞的CTO病变成功率会增加手术的成功率。MDCT研究中对于闭塞处形态是否影响PCI手术成功率存在争议,有两项研究报道,根据MDCT显示的CTO闭塞处的形态,会显著影响PCI的成功率,然而,其他的几个研究发现闭塞处的形态与手术成功率没有关系,如果在MDCT成像中显示存在可见微通道征象,则PCI的成功率会大大提高,而且MDCT似乎对于钝性闭塞的检出方面敏感性比较高(表14-1)。

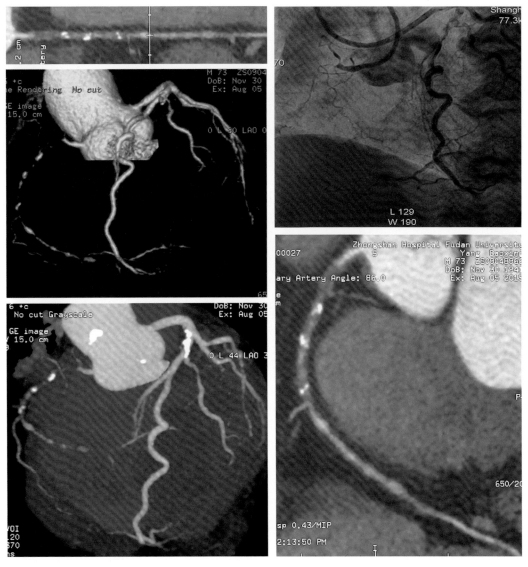

图14-3 一例RCA多发闭塞CTO患者MDCT及造影图。MDCT显示右冠完全闭塞,闭塞段内存在多发闭塞

表14-1 通过MDCT预测PCI是否成功的临床研究

第一作者,年份	CT类型	病例数	研究终点	成功率(%)	PCI失败的独立预测因素
Mollet等,2005	16排	47	导丝通过	55	钙化>50%的横截面面积,闭塞长度>15mm
Soon等,2007	16排	43	导丝通过及支架术(TIMI血流3级,狭窄率<25%)	56	钙化大于等于50%的横截面面积
Ehara等,2009	64排	110	导丝通过	85	成角(>45°),萎缩(血管直径<1mm),严重钙化(横截面上近360°)
García-García等,2009	16/64排	142	导丝通过(TIMI血流2~3级,小于50%的狭窄)	63	钙化>50%的横截面面积
Cho等,2010	64排	72	导丝通过及支架(TIMI血流3级)	76	钙化面积与横截面面积的比值
Li等,2010	64排,双源	74	导丝通过(TIMI血流2~3级,狭窄<20%)	77	闭塞长度,严重钙化(非钙化、点状钙化、片状钙化、环形钙化)
Hsu等,2011	64排	82	导丝通过(TIMI血流2~3级,狭窄<30%)	89	钙化长度比值(钙化长度与闭塞长度比值>0.5)
Choi等,2011	64排	186	导丝通过(TIMI血流2~3级,狭窄<30%)	77	闭塞长度>18mm,节段密度>139HU,CTO时长>12个月或不清楚
Martín-Yuste等,2012	64排	77	导丝通过	62	钙化与横截面面积比值
Li等,2013	64排,双源	88	导丝通过(TIMI血流2~3级,狭窄<25%)	58	线性血栓内增强征象
Opolski等,2015	64/128排,双源	240	30min内导丝通过	62	钙化大于等于50%的横截面面积,成角≥45°,多个闭塞,钝性闭塞,闭塞时间超过12个月或不清楚
Luo等,2015	256排	108	导丝通过(TIMI血流2~3级,狭窄<20%,没有MACE)	74	负性重构,闭塞长度≥32mm

5. **萎缩** 萎缩被定义为CTO闭塞远端血管直径小于1mm,一般认为与闭塞时间过长有关。MDCT研究显示,血管萎缩是预测导丝不能寻找到真腔的第二重要危险因素,最近的一项应用256排MDCT研究显示,负性的血管重构,定义为闭塞血管直径与邻居节段正常血管直径之比小于1,可以反映出血管萎缩,也是前向PCI失败的最强预测因素。但是,在临床实践中,相对准确地测定闭塞段血管的直径比较困难,因为闭塞段内没有造影剂充盈,与周围组织区分起来并不是非常容易。

6. **CT-RECTOR积分** CT-RECTOR积分是一种无创指标,它需要结合CT获得的几个指标一起用来评估CTO成功的可能性,它来源于240例CTO病变的分析结果,具有成功预测导丝在30min内通过CTO病变的能力。其优点是这个指标与术者手术技巧没有关系,这个积分由6个指标组成,包括多个闭塞,钝性闭塞,严重钙化,弯曲病变,CTO时间大于等于12个月及既往PCI失败。一个指标积分为1,随着积分的增加,30min内导丝通过CTO病变的时间随之下降,0分为95%,1分为88%,2分为57%,到3~4分时为24%及25%,5~6分降低为0%。CT-RECTOR积分要比造影为基础的J-CTO积分更准确一些,J-CTO积分差异性往往比较大,而且只有6个指标,包含了多个闭塞和CTO闭塞时程,而排除了CTO长度。虽然CT-RECTOR积分相对简单,对所有指标预测能力的权重都相同,但如果能够进行改进、添加一些指标可能会使这个积分变得更加精细,比如增加横截面钙化程度等,这些都需要在进一步的研究中明确。在临床应用中,CT-RECTOR积分最大的作用是评估CTO病变PCI之前的难易程度,对于决定尝试PCI还是将患者转给更加经验丰富的术者具有重要的参考价值。

三、MDCT对CTO病变介入技术的指导作用

MDCT对于冠脉的走行、手术成功与否具有预测作用。实际上,通过MDCT评估CTO病变的冠脉形态和解剖学特征对于PCI技术和器械选择可以提供更好的依据。比如,CTO病变近端存在严重钙化,而又具有很好的逆向侧支的情况下,也许逆向技术是一个更好的选择,尤其是当前向尝试失败后(图14-4);MDCT对于心外膜的侧支常常具有更好的诊断作用,原因在于心外膜侧支常较粗大,但这些侧支对于逆向技术作用有限,因为这些侧支多比较扭曲,不利于逆向导丝和微导管的通过;而对于间隔支侧支,由于常较细小,在MDCT上有时候显示不够清楚,还有就是有时候显示不清楚的侧支也可以行逆向介入治疗,因此MDCT对于

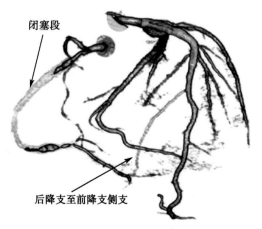

图14-4 MDCT显示从供血血管至CTO病变的侧支循环。MDCT显示从后降支至前降支存在有显著的间隔支侧支循环

125

侧支显影和诊断对于逆向技术价值有限。对于严重钙化的CTO,也许需要及早采用Reverse CART技术;局部严重的钙化可能需要更硬的导丝,但当通过钙化段后可以交换为相对较软的导丝成功地开通血管;对于非常严重的钙化,就需要及早决定旋磨治疗;对于非常扭曲的CTO病变,Knuckle技术也许更加安全,可以避免冠脉穿孔的发生;3-D MDCT成像还可以帮助选择最适合的成像角度,降低PCI时造影剂的用量。

除此之外,一个更重要的应用是将MDCT数据和冠脉造影进行结合,从而可以辅助术者判断导丝走行方向是否准确,有研究显示可以显著提高PCI的成功率,然而由于受患者、心率以及呼吸运动的伪影的影响,且MDCT成像的分辨率有限(比如小于毫米级别的成像准确性不高),因此这种技术对于判断导丝是否在真腔内价值不大。

四、MDCT的其他作用

除了冠状动脉成像以外,MDCT可以测定冠状动脉灌注区域心肌血流灌注情况,可以测定左室大小和左心室功能;另外,通过MDCT检查可以获得非创伤性的血流储备分数,这些都对CTO介入治疗提供更多的信息,联合MDCT在冠脉成像方面的信息,通过结合解剖和功能学一起可以为CTO介入决策起到更好的指导作用。尤其是在冠脉MDCT成像的同时可以一次性评价心肌灌注的情况,对于临床治疗策略非常有帮助。

五、MDCT的不足

很明显,术前MDCT检查增加患者造影剂的用量和射线照射剂量,而且也有回顾性研究显示,常规MDCT检查对于CTO的PCI成功率没有影响,因此是否每个CTO患者都需要MDCT检查需要根据临床情况来决定。很明显,对于复杂的CTO以及曾经PCI失败的患者最好PCI术前进行MDCT检查,对于那些CTO闭塞起始处不清楚、血管走行不确定、闭塞远端血管显示不清楚的也应当行MDCT检查,但造影剂的用量和射线照射剂量需要精确控制以最大限度地降低潜在的并发症,MDCT检查最好安排在PCI之前的数天。

除此之外,MDCT的敏感性和特异性也是我们在临床工作中需要考虑的一个问题,有些时候MDCT上提示的完全闭塞,或者根据目前的诊断标准得出CTO诊断后,实际上并不完全相符(图14-5、图14-6)。这种情况可以见于CTO病变远端同时存在前向和逆向血流的情况下,由于竞争血流的存在,远端血管造影剂充盈不佳,容易被误认为是假性的CTO。主要的原因还在于MDCT成像为静态图像,而冠脉造影所见为动态图像,从血流流动的状态、特点和长时间成像等方面更加容易分辨出是竞争血流还是完全闭塞。另一方面,当闭塞处有较大的分支的时候,由于主支血管闭塞,闭塞近段没有造影剂显影,分支血管较大,走行上看起来更像是主支血管,这时候就存在将分支误认为是主支血管的可能,造成MDCT上狭窄不重,或者没有狭窄,但实际上却忽略了真正的完全闭塞的血管(图14-7、图14-8),出现假阴性的情况。

在目前已有的研究中,重点是MDCT在原位CTO诊断、PCI成功预测等方面,对于支架植入后的CTO病变研究不多,可能的原因是支架植入后金属伪影太强,不容易区分是完全闭塞、次全闭塞还是严重的狭窄或内膜增生。支架内完全闭塞常见于血栓形成然后逐渐成为CTO或内膜增生再狭窄后完全闭塞,其在MDCT上表现也常难于区分,均为低密度影像,对于长段的严重内膜增生,由于金属伪影的存在,对于判断是否是CTO有时候存在一定的困难(图14-9、图14-10)。

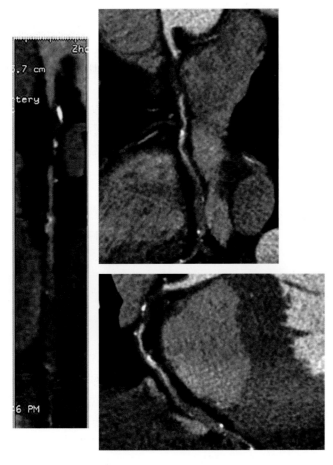

图14-5 右冠次全闭塞MDCT假阳性一例。右冠CTO病变MDCT检查，多个体位MDCT成像显示右冠近中段完全闭塞，中段管腔通畅，远段又为闭塞段，而且闭塞段长段较长，推测CTO PCI成功的可能性较小

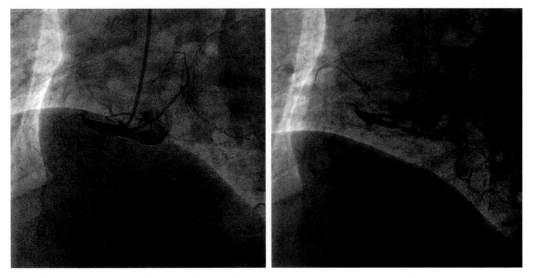

图14-6 右冠次全闭塞造影图。冠脉造影示右冠近中段可能完全闭塞，左图显示闭塞段非常长，右图显示右冠中段有造影剂显影，动态造影示为竞争血流，提示右冠中段以后是通畅的，非完全闭塞（与图14-5为同一患者）

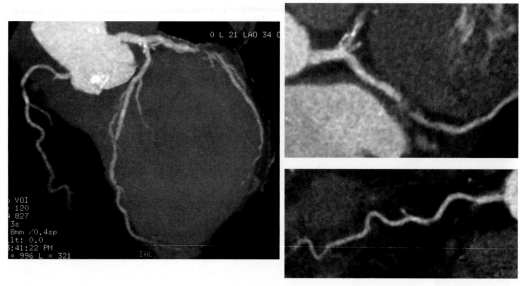

图14-7 右冠完全闭塞假阴性一例。MDCT示LCX完全闭塞（右上），闭塞段不长；RCA近段轻度狭窄（左图及右下）；MDCT显示RCA较小

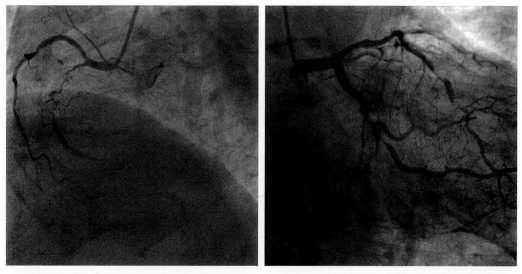

图14-8 右冠完全闭塞造影图。与图14-7为同一患者,冠脉造影示右冠发出较大分支后完全闭塞,可见前向桥侧支血流供应远端血管,闭塞段较长;回旋支中段完全闭塞

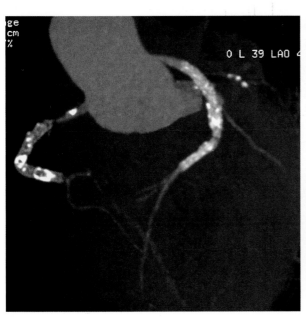
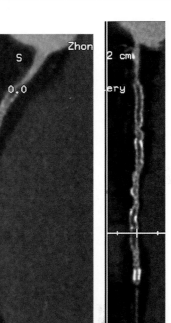
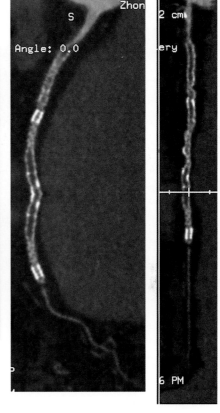

图14-9 支架内完全闭塞一例。支架植入之后MDCT检查,支架内多发低密度影,提示支架内狭窄(完全闭塞可能)

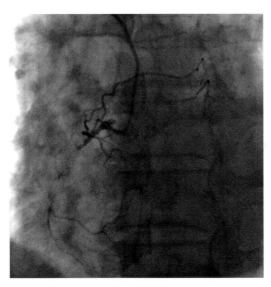

图14-10 支架内完全闭塞造影图。与图14-9为同一患者,冠脉造影示支架内完全闭塞

六、未来MDCT在CTO介入中的发展方向

一个重要的发展方向是提高MDCT的空间分辨率,因为当MDCT空间分辨率足够好之后,就可以提供更多的信息,比如术中实现更好的图像实时整合、判断导丝是否在真腔内等,尤其是当对侧造影仍然显示不清时,还可以对间隔支的侧支进行更好的显影;另外,需要在临床工作中实现一站式服务,整合冠脉CTA成像、心肌灌注、左室功能及无创血流储备分数,这样可以更好为临床服务;除此之外,还需要改进目前的成像技术,能够对支架内完全闭塞进行更好的预测;最后就是尽量研发新的成像技术和对比剂,以降低患者的辐射剂量和对比剂肾病的发生率。通过以上的改进,经过临床研究探讨更有价值的预测指标,对CTO进行分型,指导介入治疗中技术的选择和临床治疗的决策。

七、总结

MDCT对于冠脉CTO的诊断及成功预测具有重要价值,可以通过MDCT检查初步预判CTO成功的概率,将成功概率较低的患者及时转到更大的心脏中心及技术经验更丰富的术者手中,从而提高CTO介入成功的比例,减少手术的风险。而那些曾经介入治疗未成功的患者,最好术前进行MDCT检查,以明确血管走行、闭塞段的长度、钙化情况等重要信息,为再次介入治疗提供更好的帮助。

(马剑英)

参 考 文 献

[1] Magro M, Schultz C, Simsek C, et al.Computed tomography as a tool for percutaneous coronary intervention of chronic total occlusions.EuroIntervention,2010,6(Supplement): G123–G131.

[2] Choi JH, Kim EK, Kim SM, et al.Noninvasive discrimination of coronary chronic total occlusion and subtotal occlusion by coronary computed tomography angiography.JACC Cardiovasc Interv,2015,8(9): 1143–1153.

[3] Opolski MP, Achenbach S, CT angiography for revascularization of CTO: crossing the borders of diagnosis and treatment.J Am Coll Cardiol Img,2015,8: 846–858.

[4] Yamaguchi T, Sugaya T, et al.Possibility of retrograde channel tracking with coronary CT angiography(CCTA) to support PCI treatment of chronic total occlusion.Am J Cardiol,2012,125s.

第15章 如何理解CTA发现与CTO组织学特征间的联系

近年来,CTO介入成功率的增加主要得益于对CTO组织学的了解,而对于CTO在MDCT上成像特点与组织学的联系目前的研究非常少。要了解CTO的MDCT表现和组织学的关系,首先就需要知道CTO的组织学变化特征,这不仅仅可以帮助我们提高CTO的介入成功率,而且还可以通过了解组织学特征来研发新器械、改进CTO的介入策略。CTO的组织学变化主要是通过尸解研究结果获得的,体内还可以通过CTO介入开通后进行OCT和IVUS检查来分析组织特征。

一、尸解研究

目前对CTO形成过程中组织学动态变化的特征还不是非常清楚。早期的一个研究是1993年由Katsuragawa等发表的,他们研究了10例CTO患者,每个患者CTO的时间,通过心肌梗死发生开始推算梗死相关血管闭塞后的时间,其闭塞时间都超过1年以上,而且每个CTO在死亡前3个月都通过冠脉造影得到过证实。组织学检查显示闭塞段由纤维组织、动脉粥样硬化伴或不伴有钙化、血管组织和浸润的淋巴细胞组成,主要的发现是造影上显示为锥形残端的CTO和显示为钝性闭塞的CTO近端组织结构存在着很大的不同,显示为锥形残端的CTO闭塞段更短,闭塞近端边支更少(锥形残端闭塞的边支为20%,相应的钝性闭塞为80%),组织结构是松散的纤维组织伴有显著的新生血管和再管腔化,新生血管的平均直径为200μm,这也就是为什么我们在临床处理这种类型的CTO时首选Fielder XT导丝,因为这样就可以尽量通过微通道进入远端真腔内;小于9mm的闭塞段可见新生血管再通和(或)松散的纤维组织,而长段的闭塞中纤维组织多而且是多样性的,提示在这种情况下存在反复多次血栓形成的可能,还有一种可能是闭塞发生前病变的长度不同。

Srivatsa等对61例患者96处CTO进行研究,这些患者死亡前3个月曾经进行过冠脉造影检查,CTO闭塞的时间是通过明确的心肌梗死病史,或者系列冠脉造影检查显示从次全闭塞到完全闭塞来确定的。患者的冠状动脉被切开,从闭塞近端到远端进行详细检查,通过染色区别管腔、斑块、中膜及外膜,结果发现CTO闭塞时间长的泡沫细胞和巨噬细胞更少,钙化和纤维组织更多见,新生血管与炎性细胞更多;再管腔化也常见,大约有59%的CTO可以见到再管腔化;大多数CTO病变斑块内可见新生血管形成,但没有观察到斑块内部血管与再管腔化的管腔存在有相互连接的情况。一个比较有趣的现象是,虽然冠脉造影显示为完全闭塞,但有49%患者冠状动脉在组织学检查时显示狭窄小于99%,尤其是在那些CTO时间不长的病变中更为常见。在有限的研究里发现多数微通道都指向血管外膜,更加可能位于内膜以内。这些微通道延伸到小的边支血管,或者成为血管滋养血管,这有可能是炎症反应所致。

在最近的一项研究中,发现CABG合并CTO的组织学表现与非CABG也有显著的不同,CABG合并CTO闭塞段特征是存在严重的钙化和中度的负性重构,钙化也见于相邻的近段和远段血管,由于钙化常与弥漫性的冠状动脉动脉粥样硬化相关,提示CABG后冠状动脉原来狭窄变得更加严重,但这种冠状动脉狭窄出现加重的机制目前还不清楚,可能与存在竞争血流、血流切应力降低有关;非CABG而闭塞时间较长的CTO常伴有重度的负性重构和中度的钙化;闭塞时间短的CTO的特征是富含激化的血栓和坏死核心,而负性重构相对较少(图15-1)。CTO闭塞段的钙化可能起到支撑血管管腔的作用,这也就解释了为什么在CABG后的CTO其负性重构不是非常严重。

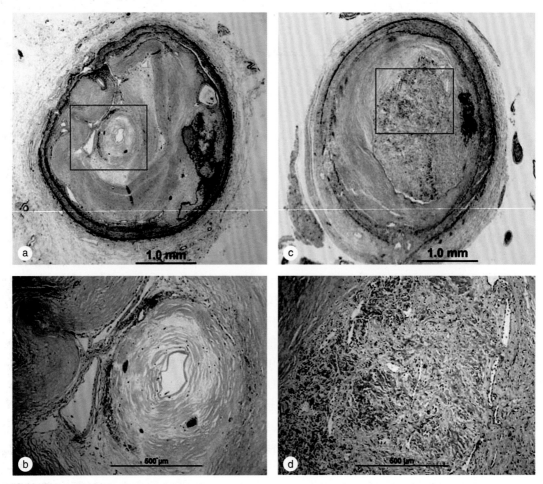

图15-1 不同闭塞时间CTO病理变化
闭塞时间较长和较短的CTO代表图,a和c分别为闭塞时间较长和较短的CTO,b可见CTO闭塞段主要是由Ⅰ型胶原组成,d显示闭塞段主要由糖蛋白和纤维蛋白原组成

　　在动物实验中,在兔子股动脉制作CTO模型进行研究,发现血管外微通道见于CTO闭塞的早期阶段,血管内的微通道则随着CTO时间的延长而增加,不过,随着CTO闭塞时间的延长,微通道都会变得越来越少(图15-2)。通过对猪冠状动脉建立CTO模型后的研究发现,闭塞段内会形成3种形式的微血管:Ⅰ型是贯穿整个CTO全长,从而产生血管的部分再通;Ⅱ型是存在但是相互并不联系;Ⅲ型是没有微血管通道形成。这种形成的微血管或者微通道可以起到部分灌注的作用,防止闭塞段远端心肌坏死,也有助于PCI手术的成功。在猪冠状动脉CTO模型中还有一个与兔子不同的发现,那就是猪CTO闭塞段的常常是正性重构的,而兔子是负性重构,这可能与持续的炎症反应有关。

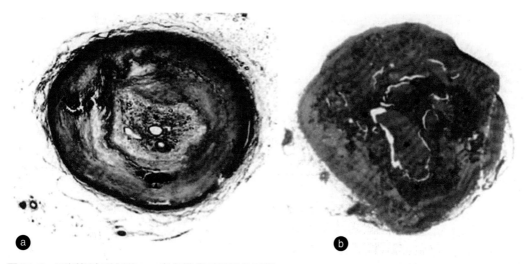

图15-2 不同闭塞时间的CTO病变横截面组织学图像

a. CTO时间为1.5年,显示血管中间为激化的血栓及微通道形成,在致密纤维化的地方存在一些钙化;

b. CTO时间为5年,更多的钙化而没有微通道存在

二、人体内研究

这部分主要是通过VH-IVUS进行研究所获得的。在CTO病变导丝成功通过后,进行血管内超声虚拟组织学(VH-IVUS)研究发现,CTO可以分成两种,一种是由急性冠脉综合征(ACS)来源的,也就是斑块破裂后随之血栓形成,然后血管闭塞,最终成为CTO;另一种是由动脉粥样硬化逐渐进展而来的。在这两种不同类型的CTO中,其组织成分存在着显著的不同。对于由ACS而来的CTO,其闭塞段近端、中间部分的最大坏死核心是相似的,但要高于远端,有纤维斑块的CTO其坏死核心更多,钙化更常见,60.5%的纤维斑块CTO在近端参考血管存在着薄纤维帽纤维斑块,坏死核心朝向管腔;而没有纤维斑块的CTO,也就是由动脉粥样硬化而来的CTO则具有更多的纤维和纤维脂肪斑块。VH-IVUS的研究及分类为理解CTO的病理生理及治疗提供了更好的参考,也解释了临床上一部分患者虽然没有ACS或心绞痛的病史而存在偶然发现的CTO,这些患者可能是因为动脉粥样硬化逐渐成为CTO,在形成CTO的过程中,侧支逐渐形成并丰富起来,以致患者并没有出现心肌坏死及心绞痛等临床表现。

因此,根据以上动物模型和人体解剖学研究结果认为CTO形成的理论是,大部分的CTO形成是当冠状动脉出现闭塞时,这时候血栓形成到边支开口的地方,这些血栓逐渐激化变硬,近端和远端变成富含胶原的闭塞部分,这种情况得到尸解研究的证实,因为CTO闭塞时间短的病变是纤维斑块伴随有钙化,管腔主要是由激化的血栓伴随着微通道,这些微通道平均直径在200μm;相反,CTO闭塞时间较长的CTO包含更硬的斑块和钙化而没有微通道。除此之外,还有一部分CTO的形成与冠脉急性闭塞、血栓形成没有关系,主要是因为动脉粥样硬化进展最后血管完全闭塞所致,这些患者由于闭塞发生的过程往往比较长,侧支形成也比较充分,因此大多没有临床症状或者临床症状不明显,也没有心肌梗死表现,左心室功能得到了保存,往往是在冠脉造影或者其他冠状动脉出现狭窄后才被发现。

这些组织学及VH-IVUS检查结果及分类也为理解MDCT检查结果提供了参考。

三、MDCT与组织学的特征关系

目前还没有研究探讨MDCT发现与CTO组织学特征的联系。这可能是因为以下几个原因：一是MDCT目前的分辨率还没有精确到毫米级别，对于组织学发现的微通道无法进行显示；二是尸解发现的CTO病变并不是一开始就知道的，所以无法通过常规MDCT进行检查；三是尸解发现的CTO已不可能行造影剂增强的MDCT检查，所以目前还非常缺乏这方面的研究资料。

在最近的一项研究中，通过MDCT对近期及晚期CTO形态及特征进行了分析，显示晚期CTO闭塞时局部钙化和负性重构更常见，这种成像特点和组织学的发现一致，在组织学研究中，闭塞时间短的CTO负性重构不常见。研究显示闭塞段内线性增强也更加常见，而且超过1年的CTO其非钙化成分更高。MDCT在钙化的检出、量化和定位方面可以提供更精确的信息，有助于了解CTO的特征。以VH-IVUS为标准，MDCT对于斑块的分类（软斑块、混合斑块和纤维钙化斑块）在非CTO病变中是可行的，即使在CTO中，MDCT也是了解闭塞段组成成分的最佳无创检查。已有的文献关于VH-IVUS与MDCT的对比，可以作为CTO组织学与MDCT发现之间的参考，MDCT上显示的高密度的非钙化斑块，与VH-IVUS上显示的低密度非钙化斑块伴有坏死核心及纤维脂肪组织是高度相关的。

MDCT可以显示闭塞远端血管重构的情况，如果发现存在正性重构，这种情况见于早期发生的CTO病变，预示着PCI成功率比较高。另外，MDCT检查锥形残端闭塞的CTO要比冠脉造影高，因为病理研究证实锥形残端闭塞的CTO，其闭塞段内松散的组织更常见、微通道更多，成功率更高。实际上，在冠心病患者的研究中，对存在正性重构的冠状动脉病变进行MDCT及VH-IVUS检查，显示存在正性重构的冠脉斑块不稳定性更常见，坏死核心的比率也更高，这也就提示这些不稳定斑块一旦破裂形成血栓引起血管阻塞，逐渐成为CTO，因此在CTO早期主要表现为正性重构。相反，如果MDCT显示闭塞远段为负性重构，那么提示PCI成功率会显著降低，闭塞时间可能比较长。

在显示斑块性质方面，MDCT检查显示的斑块中，信号衰减更高的斑块与VH-IVUS上纤维斑块是相关的；另一方面，斑块密度低于30Hu单位时则提示是VH-IVUS上富含脂质的斑块。衰减信号低并合并正性重构的斑块是与急性冠脉综合征相关的，在急性冠脉综合征患者中，低于30Hu的斑块更常见。然而，由于根据Hu进行斑块分型是不可靠的，一方面因为脂质斑块和纤维斑块的Hu值存在很大的重叠，另一方面电压和图像重建公式会影响MDCT图像上斑块的Hu值。存在正性重构的斑块会有更大的坏死核心，更加可能是薄纤维帽斑块，这是因为炎症反应导致了血管的重构发生，使这些正性重构的斑块更加容易破裂。在非钙化斑块中定量测定衰减特征可以对斑块的性质进行更好的分级，而且与Hu值测定无关。异质信号的斑块根据是否存在"餐巾环"征象可以分为不稳定斑块和纤维斑块。脂质不稳定斑块常含有各种钙化沉积，小于3mm的钙化点，被非钙化斑块组织包绕时被称为点状钙化，点状钙化更多见于急性冠脉综合征的患者。虽然组织学检查显示显微镜下的钙化在不稳定斑块中更常见，但由于目前技术的限制，还不能通过MDCT检查出来。

总之，在目前的情况下，由于条件的限制，MDCT对于CTO组织学的判断，还不能为临床研究提供更好的支持。

（马剑英）

参 考 文 献

[1] Irving J.CTO pathophysiology: how does this affect management? Current cardiology reviews,2014,10 : 99–107.

[2] Sakakura K, Nakano M, Otsuka F, et al.Comparison of pathology of chronic total occlusion with and without coronary artery bypass graft.Eur Heart J,2014,35 : 1683–1693.

[3] Sumitsuji S, Inoue K, Ochiai M, et al.Fundamental wire technique and current standard strategy of percutaneous intervention for chronic total occlusion with histopathological insights.JACC Cardiovasc Interv, 2011,4(9): 941–951.

[4] Guo J, Maehara A, Mintz GS, et al.A virtual histology intravascular ultrasound analysis of coronary chronic total occlusions.Catheterization and cardiovascular interventions,2013,81 : 464–470.

[5] Yu M, Xu N, Zhang J, et al.CT features in the early and late stages of chronic total coronary occlusions.Journal of cardiovascular computed tomography,2015[Epub ahead of print].

[6] Kröner ES, van Velzen JE, Boogers MJ, et al.Positive remodeling on coronary computed tomography as a marker for plaque vulnerability on virtual histology intravascular ultrasound.Am J Cardiol,2011,107 : 1725–1729.

[7] Szilveszter B, Celeng C, Maurovich–Horvat P, et al.Plaque assessment by coronary CT.Int J cardiovasc imaging,2015.[Epub ahead of print].

第16章 CTO病变介入治疗中血管内超声应用的策略和技巧

慢性闭塞病变（CTO）仍是经皮冠脉介入治疗领域的一大挑战。针对CTO病变，血管内超声（IVUS）能够确认导丝在冠脉中的准确位置，并可引导假腔内的导丝重新进入真腔，在部分齐头病变中能够确定闭塞段的入口，是一项非常有效、实用的腔内影像学技术。由于在CTO病变中破坏的冠脉组织混杂不同性质和形态的斑块和血肿等，使图像判断具有不可预见性和复杂性，怎样正确读图并真正应用IVUS指导CTO介入治疗尚具有一定的挑战性。准确获取信息并指导手术能明显提高手术成功率，本文就IVUS指导CTO介入治疗应用策略和技巧作一简单介绍。

一、冠状动脉管壁的病理组织和超声成像

理解正常冠脉的超声成像、闭塞性和邻近非闭塞性斑块的病理特征，对正确阅读CTO超声图像至关重要。

（一）冠脉组织与超声成像

部分正常冠脉在超声上可呈三层结构，出生时内膜为单层细胞，其厚度随着年龄增长，30~40岁一般为220~250μm。内弹力层是内、中膜的界线。动脉粥样硬化发生在内膜，并和内弹力层融合。中膜为低回声区，厚度约200μm，但中膜内1/3部位往往纤维化，原来的低回声性质改变，并与内弹力层的界限模糊，动脉粥样硬化会使中膜变薄且纤维成分增多，故IVUS并不能准确测定中膜厚度。外弹力层为中膜与外膜交界。30%~50%正常冠状动脉在IVUS上无典型的三层结构表现，非常薄的内膜层对回声的反射很差，信号失落而呈现单层超声图像。外膜由疏松的胶原和弹力组织组成，厚度300~500μm，呈"洋葱皮"样表现。

管腔内流动的血液显像为闪烁的、连续变化的低回声或无回声区。超声探头频率越高，图像分辨率也越高，血液的回声强度也高。血液有时与周围组织的界面不清，尤其与软斑块、新生内膜和血栓等，但40~45MHz超声导管能较容易确定血液和组织的界面。当然，血液回声强度与血流速度有关，流速越低，其回声强度越大，在严重狭窄的病变，例如CTO病变用小球囊扩张后，血流淤滞容易导致边界不清晰。

（二）CTO病变的组织学和超声定义及研究

从血管长轴角度，可以人为地把整个CTO病变节段分成：闭塞近段、CTO闭塞段和闭塞远段；不同节段的病变病理特征和超声成像不同，其判断的要点和临床指导价值也有所不同（图16-1-1）。

从横断面视角，内膜或斑块（intima or plaque）位置是指CTO导丝位于病理性增厚的内膜，或非闭塞性斑块或闭塞性斑块内，因为斑块生长在内膜，所以以CTO介入中的内膜和斑块有时为相同空间位置的定义；内膜下空间（subintimal space）大多指中膜的位置，部分可为外膜。

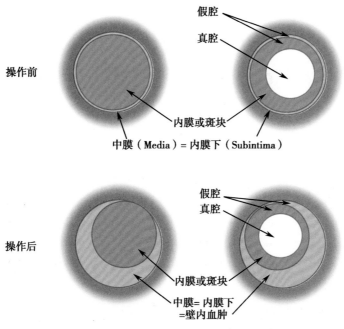

图16-1-1 闭塞段和非闭塞段在操作前后的定义示意图（闭塞段分为斑块内和内膜下；非闭塞段的假腔可分为内膜下和斑块内）

研究发现96%的CTO病变中存在钙化，68%只是少量的钙质，而造影发现钙化为61%。多数闭塞病变存在近段纤维帽，而只有50%存在远段纤维帽。介入过程中CTO导丝极易进入相对较软的内膜下、中膜空间，研究发现34%存在壁内血肿，且钙化严重的CTO病变介入治疗中CTO导丝进入内膜下空间的机会更大。IVUS测定的CTO病变长于造影上的长度，闭塞段越长其血管面积越小。

二、CTO介入中IVUS作用和使用时机

IVUS在CTO介入治疗中具有极其重要的临床价值，其主要作用包括：判断导丝位置，辨明真假腔，并指导假腔中的导丝重新寻回真腔；准确发现"造影上不能发现的"齐头闭塞的起源并指导导丝精准穿刺近端纤维帽；逆向技术中的正逆向导丝定位、指导导丝操作和优化Reverse Cart技术；确定支架植入位置和尺寸；优化支架植入结果，避免支架扩张不良、地理性丢失和支架边缘夹层等。

（一）判断CTO导丝真腔或假腔位置

综合以下几个因素可鉴别CTO导丝在冠脉中的位置，但最好了解术前造影图像、先前的手术操作过程和应用的器械。正确阅读CTO超声图像，获得导丝位置和病变性质等信息，是提供下一步手术操作策略和技巧的关键。

1. 冠脉血管壁三层组织　有几点可供参考：位于外周的低回声的中膜区、钙质（常规浅表钙质多于深部钙质，如钙质均匀分布、环绕在导管周围，提示真腔的可能更大）、相对高回声的内膜片（内膜可分3类：基本正常，病理性增厚或合并少量斑块）、壁内血肿和血肿中混杂的造影剂等。CTO闭塞段主要观察导丝是否位于斑块内或内膜下，CTO导丝与近、远端纤维帽位置。对于本身正常的闭塞远段血管，如进入内膜下并导致真腔塌陷，则需仔细观察内膜片和正常血管壁的组织形态（图16-2-1）。

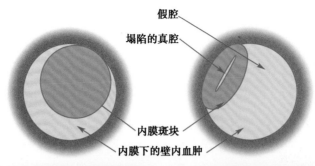

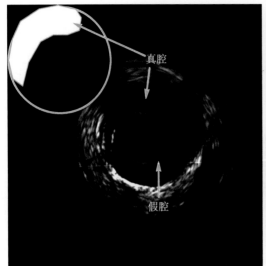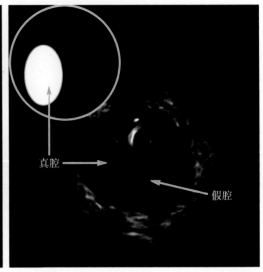

图16-2-1 闭塞段和非闭塞段壁内血肿示意图(左侧为闭塞段; 右侧为非闭塞段——接近正常血管受巨大血肿压迫致真腔塌陷)

2. **血流速度** 淤滞的血流和正常流速血流的IVUS图像表现完全不同,流速慢、瘀滞的血液超声反射更强。一般来说,真腔的血流速度快于假腔血流,但在CTO介入治疗中并非总是那样,有时假腔血流更好而真腔受压塌陷而严重影响流速,例如导丝进入假腔而且1.5mm或2.0mm直径的小球囊扩张后,假腔更大、血流更快,反过来,这种现象说明假腔必定与近、远端的真腔相通,提示导丝位于"真腔—假腔—真腔"的走行。

3. **冠脉分支血管的起源** 分支血管一定发出于真腔,理解并确信这一点对判断导丝位置非常有用,且分支血管在IVUS图像上很容易辨认。尽管有时发出分支血管的真腔塌陷,但血管腔大小与是否真、假腔无关。在CTO介入中,部分节段的假腔完全可以比真腔大得多。有时分支血管由于主干闭塞、斑块挤压等众多因素而缺乏前向血流,但当超声导管置放在主支冠脉成像时,分支冠脉开口均具有极易辨别的显像特征。左前降支具有丰富的间隔支和对角支,观察分支起源对判断CTO导丝位于真腔或假腔更能提供帮助(图16-2-2)。很难保证开通CTO时所有的导丝节段都位于真腔,对于对部分"真腔—假腔—真腔"的导丝走行,确认导丝位于内膜下空间的长度、位置以及是否有较大的、不可丢失的分支对于进一步指导PCI策略均有很大的意义。不过,在相对于分支稀少的右冠状动脉和回旋支,其指导意义稍差些。

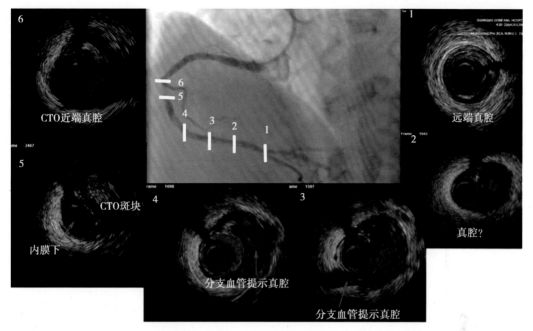

图16-2-2 真假腔在IVUS上的表现。图示为一例右冠CTO患者,正向开通血管后行IVUS检查见导丝于CTO节段走行于"真腔—假腔—真腔"内,分支血管的汇入可帮助判断真假腔

(二)引导导丝操作并重新寻回真腔——"正向技术"中应用

IVUS可以判断导丝的真假腔位置,并可进一步帮助位于假腔的导丝寻回真腔,能引导行走在假腔的导丝操作。其基本步骤包括:

1. IVUS从冠脉长轴上发现最佳的CTO导丝操作位置 选择重新进入真腔的穿刺横断面的原则包括:①尽可能选择血管近段进行穿刺,换言之,就是使得导丝尽早重回真腔;②尽可能选择真腔较大的穿刺位置,提高穿刺成功的可能;③避开真假腔之间存在明显钙化或致密组织的节段,选择导丝在斑块内较靠近真腔面的位置进行穿刺。

CTO导丝行走在假腔有以下几种状况:

(1)CTO导丝在CTO节段内和外均行走在内膜下(subintimal space):CTO导丝没有穿透近段纤维帽,而一开始就进入相对较软的内膜下组织;此种情况一般需要使用另一不同塑形的CTO导丝使用"平行技术"来穿刺近段斑块纤维帽,否则CTO导丝进入真腔的可能性极低;而且,闭塞节段内的内膜下置放支架导致此处冠脉穿孔和渗漏的风险较大;当然,我们不能漏过此时IVUS提供的病变节段斑块的组织学信息,例如病变性质、钙化的程度和分布等,对进一步CTO导丝的选择和操作过程的阻力等有更贴切的手感。

(2)CTO导丝部分位于闭塞病变内而远段并不在真腔:闭塞外远段可以是完全正常血管或存在不同程度的斑块,不在真腔的远段CTO导丝有4种不同的可能位置:①偏心斑块后方的内膜下;②斑块与正常内膜交界处的内膜下;③正常血管弧度的内膜下;④斑块内,无论其接近管腔或中外膜。建议尽量在最后者的部位操纵CTO导丝重新寻回真腔,因为前三种状况都不易成功,原因包括斑块后面的中膜往往纤维化,正常内膜(不论是否增厚)的韧性强度高,都不易被CTO导丝穿透,重新寻回真腔的难度极高,并不易成功。

2. IVUS和造影判断操作CTO导丝的角度和方向　从IVUS影像很难直接给出导丝在造影上的方向，因此在操作中需要同时结合两者的影像来帮助术者进行综合判断，不同分支在IVUS影像上的位置可给造影中的导丝行径提供一定的借鉴（图16-2-3）。

3. 操作导丝从假腔重入真腔和IVUS最后证实　临床操作可在确定最佳的能寻回真腔的位置后，回撤超声导管并进一步操作导丝。也可以不回撤超声导管，再送入另一根导丝，直接在IVUS指导下穿刺斑块进入真腔（图16-2-4）。如需结合微导管进行穿刺，则需要考虑指引导管的直径。

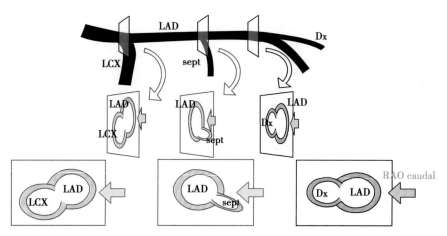

图16-2-3　造影见血管相应节段截面示意图

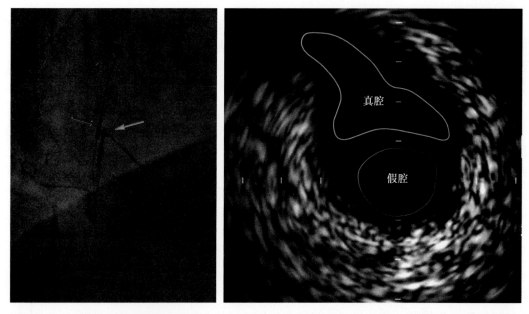

图16-2-4　图中所示导丝和IVUS探头均位于假腔，此时可见真腔较大，且真腔与假腔之间组织较薄且未见钙化，为导丝穿刺较理想位置

（三）"逆向技术"中应用

同样,在逆向CTO技术应用中IVUS也非常重要,无论kissing wire技术、逆向导丝通过病变技术或反向CART技术,笔者认为,在手术的某个阶段,通过前向的IVUS确认前、逆向导丝的位置以及两根CTO导丝的相互空间位置关系,结合前面的前、逆向导丝的操作过程,操作难易程度和病变解剖信息,指导下一步CTO和其他器械操作,尤其在优化反向CART技术中是非常关键的步骤。

1. kissing wire技术　IVUS的总体应用原则类似前向技术。

2. 逆向导丝通过病变技术　IVUS可辨认通过CTO闭塞段的逆向导丝准确位置,包括3种不同状况:真腔内、假腔但导丝位于斑块内、假腔同时导丝位于内膜下。图16-2-5的病例通过前向送入的IVUS探头我们可以发现,逆向导丝始终位于斑块内,此时可以调整逆向导丝的方向重回真腔,如不成功则需要结合Reverse CART技术。

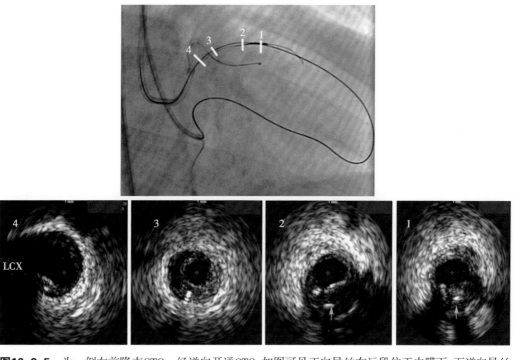

图16-2-5　为一例左前降支CTO。经逆向开通CTO,如图可见正向导丝在远段位于内膜下,而逆向导丝走行于斑块内

3. 优化Reverse CART技术　建立逆向轨道后,小心操控前向和逆向CTO导丝使两者最大程度行走在真腔,有效缩短闭塞长度,并尽量使正、逆向CTO导丝相会于闭塞病变内,尽量避免两根CTO导丝均位于"内膜下"或一根在"斑块内"而另一根在"内膜下"(图16-2-6),"改良的或所谓现代的Reverse CART技术"原理也在此。前向IVUS信息的获得可以帮助我们了解目前导丝的位置和相互关系,同时明确下一步的手术策略,其原则与"单纯前向寻回真腔的技术"相似,使再次Reverse CART技术的球囊扩张部位和尺寸的应用更准确和有效,并使正向或逆向CTO导丝的操作更有指向性,进一步提高手术成功率和缩短手术时间(图16-2-7)。

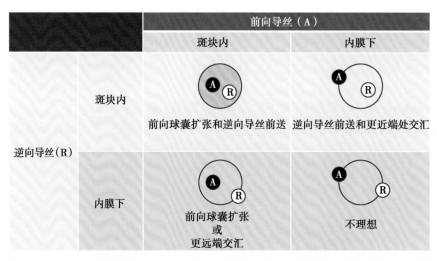

	前向导丝（A）	
	斑块内	内膜下
逆向导丝(R) 斑块内	前向球囊扩张和逆向导丝前送	逆向导丝前送和更近端处交汇
逆向导丝(R) 内膜下	前向球囊扩张 或 更远端交汇	不理想

图16-2-6 IVUS观察到的前、逆向导丝在闭塞段内相互关系及指导下步操作的示意图

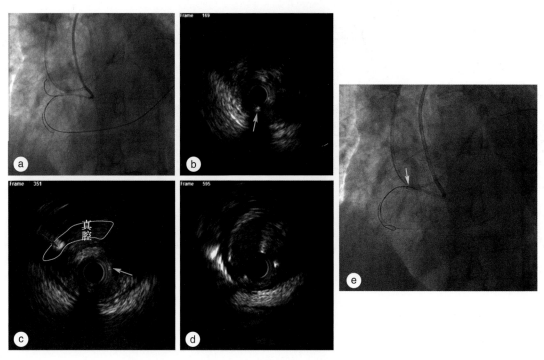

图16-2-7 所示为一例逆向导丝始终无法进入正向指引导管内，IVUS检查见正向和逆向导丝（b中蓝色箭头）位于斑块内，至近端时（c）发现正逆向导丝均位于内膜下（红色箭头所指为右房支导丝，蓝色实线区域为真腔），至近开口处发现三根导丝均位于真腔内（d）。所以依据IVUS图像可以不采取球囊扩张撕裂内膜的方式，而是直接前送延长导管（e中黄色右冠CTO病变，造影见正逆向导丝已经非常接近，尖头所指）可使逆向导丝进入

（四）造影无法辨认闭塞起始部位的分叉CTO——"前向技术"和"逆向技术"中的应用

累及分支的齐头闭塞的分叉CTO病变在临床上并不少见,如前降支或回旋支开口闭塞、右冠状动脉后分叉、前降支主要对角支分叉等。闭塞位于分支开口且无残端是CTO病变介入治疗不成功的预测因素。前向导丝技术对于闭塞病变的穿刺以及后续分叉处处理的方式均有较大难度。术者可把IVUS探头送入分支血管,在分支开口处寻找并准确定位闭塞段开口,确定最佳的CTO导丝穿刺部位和选择不同硬度CTO导丝。

1. 器械选择和入路途径　经双侧桡动脉处理CTO病变在指引导管尺寸的选择中有一定的局限性,常规选择6F指引导管,70%男性患者和少数的女性患者可选择7F指引导管。常规指引导管的选择原则:

（1）8F指引导管:容纳Atlantis Pro 或Eagle Eye IVUS导管和Crusade双腔微导管或Finecross微导管;可在IVUS直接观察下并在微导管的支撑下操作CTO导丝穿刺近端纤维帽。如使用Crusade双腔微导管可能增加CTO导丝的穿刺能力和手术成功率。

（2）7F指引导管:容纳Atlantis Pro或Eagle Eye IVUS探头和Finecross微导管。

（3）6F指引导管:容纳Atlantis Pro或Eagle Eye IVUS导管和Finecross微导管较为困难,但仍可在不使用微导管的情况下操作导丝。但6F EBU指引导管可同时容纳新型Opticross IVUS导管和Finecross微导管。

根据笔者的手术使用经验,6F指引导管中在IVUS指导下用一根特殊塑形的硬导丝是非常理想的选择。

2. IVUS在手术中的作用要点　IVUS在无残端CTO的前向治疗中主要作用包括:①准确定位齐头闭塞的CTO头端;②通过整合冠脉造影和IVUS信息,提供完整解剖信息;③在IVUS指导下操作CTO导丝,精准穿刺点近段纤维帽中心。

（1）准确定位齐头闭塞的CTO头端:尽管多角度观察和双侧造影等措施,但冠脉造影不能准确确定闭塞的头端,此时应尽可能选择最靠近闭塞靶血管的分支血管进行IVUS成像,尤其对于LMCA病变中的齐头闭塞。首先进行自动回撤,然后结合影像特点,手动回撤在闭塞开口处进一步更详细地观察并采集图像。如图病例 1（图16-2-8a、b）,患者的LAD完全闭塞,在蜘蛛位我们所看到的最靠近前降支的分支为中间支。如果在高位OM支或回旋支进行IVUS回撤,则不能很好地显示LAD开口闭塞处。

而在病例2（图16-2-8c、d）,仅通过冠脉造影难以判断LAD于开口齐头闭塞处,但通过将IVUS探头置于高位D支（当时未能肯定为中间支或高位对角支）,可见LAD并非于开口处完全闭塞,而是在高位D支分叉后闭塞,在影像中可清晰地看到LAD闭塞开口的情况。

在某些CTO闭塞段的开口处,可以见到类似残端的鼠尾状结构,但这不一定是闭塞段的入口,如病例3（图16-2-9）,在右冠近端可见右房支分叉处的鼠尾状残端,似可见微通道与中远段相通,但是IVUS发现真正的闭塞处在右房支分叉以近。

（2）整合冠脉造影和IVUS信息,帮助导丝选择和塑形:尽管普遍认为分叉处齐头CTO的近端纤维帽往往较硬,但实际依据不同病变而定,因此选择硬度适中的CTO导丝,选择适当的位置和角度穿刺进入闭塞段尤为重要。通过IVUS动态回撤过程中显示的闭塞血管的帧数,大致可反映出闭塞血管与边支血管的成角情况,帧数较多提示CTO血管与边支血管成角较小,较少则提示成角大甚至有时呈直角。整合冠脉造影及IVUS图像特征可获得穿刺处斑块的结构等信息,为术者选择适当的导丝及对其塑形（第二弯塑形的长度和角度尤其重要,需结合主干血管的大小和分叉角度进行)、进入病变的角度均有重要的意义。如图16-2-10显示a、b、c处均为纤维脂质斑块,而d处为闭塞开口为钙化斑块,术者可据此对导丝的选择进行一定的指导。

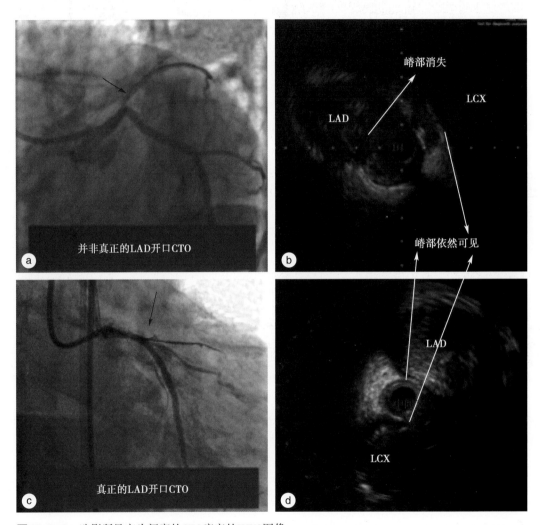

图16-2-8 造影所见齐头闭塞的CTO病变的IVUS图像

a.可见为一LAD完全闭塞病变,从造影来看似乎为自开口开始闭塞;将IVUS探头置于中间支(后证实为高位对角支),可清楚地看到回旋支及闭塞的LAD开口(b)。c所示为另一LAD闭塞病变,只有将IVUS探头置于中间支时可看到闭塞的LAD开口

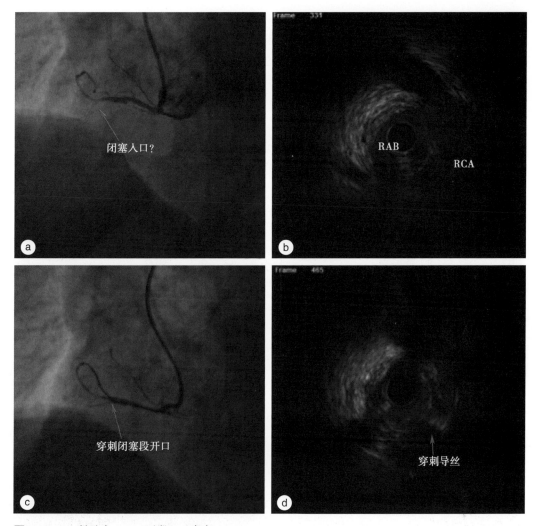

图16-2-9 所示为一RCA近段CTO病变

a.右冠近段闭塞,右房支旁可见鼠尾状结构,疑似闭塞段开口;b. IVUS可见右房支旁5点钟方向闭塞右冠;c. IVUS指导下穿刺近端纤维帽,可见闭塞段开口在鼠尾状结构以近;d. IVUS可见穿刺导丝位于右冠闭塞段

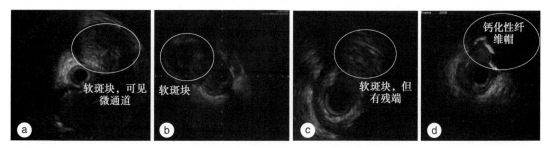

图16-2-10 a.可见LAD闭塞处纤维斑块为主,并可见斑块内微通道;b.可见闭塞处开口为纤维脂质斑块;c.闭塞处开口为脂质软斑块,可见软斑块中的微通道;d.闭塞处开口为钙化斑块

3. IVUS指导下前向操作CTO导丝穿刺近端纤维帽的技巧要点　齐头闭塞病变的近段纤维帽穿刺始终是CTO病变处理的难点。穿刺齐头闭塞近端纤维帽时,尽量避免CTO导丝贴近嵴部而进入闭塞斑块,如这样,CTO导丝更易行走于内膜下,而难以进入远端真腔,导致手术失败(图16-2-11、图16-2-12)。

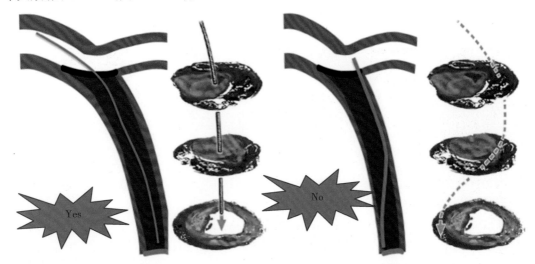

图16-2-11　左图为正确的导丝进入闭塞病变的位置,右图导丝进入闭塞病变的位置过于靠近嵴部,远端行走于内膜下,难以进入真腔

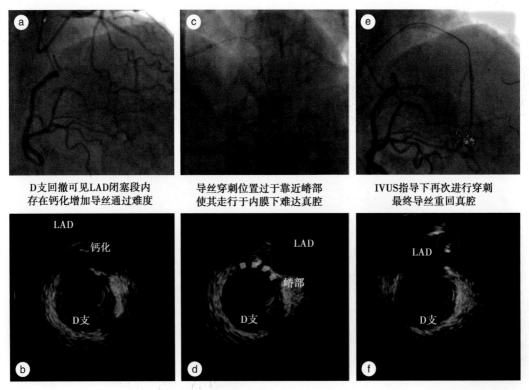

图16-2-12　所示为一例LAD近段慢性闭塞病变,尝试正向开通导丝行走不顺,经D支回撤IVUS见LAD内导丝过于靠近分叉嵴部导致其部分走行于内膜下,后在IVUS指导下再次进行穿刺,导丝重回真腔

手术步骤和操作要点如下:

（1）送入分支血管的IVUS导管发现闭塞起源并定位穿刺点。

（2）第一根CTO导丝塑形——有别于常规CTO导丝塑形,其第二弯的长度和角度依据分叉近段的主血管直径及分叉角度而定(图16-2-13),此点至关重要;选择较硬CTO导丝,例Conquest Pro或Conquest Pro 12;如发现微通道,可首选Field XT导丝。

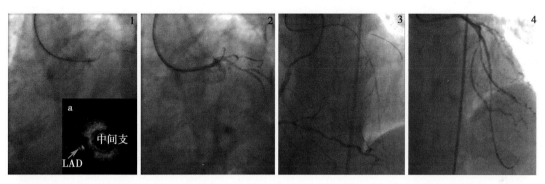

图16-2-13 所示为一LAD开口闭塞病变。Conquest Pro特殊塑形后顺利进入闭塞段,IVUS证实导丝位置可,后进一步通过闭塞段达远端,成功开通血管

（3）送入第一根特殊塑形的CTO导丝;相对固定超声换能器的位置,调节CTO导丝的头端,使其与近段纤维帽穿刺点至相对的同一平面水平,同时观察造影上的CTO头端角度;左右双手轻微调节IVUS和CTO导丝。

（4）第一根CTO导丝成功顶住穿刺的纤维帽位置,导丝进入CTO体部几毫米,其后逆时针方向略调整CTO导丝的走向,避免特殊塑形导丝滑向嵴部方向或进入内膜下。

（5）IVUS确认穿刺点位置正确后小心撤出导管;避免影响CTO导丝位置。

（6）经第一根CTO导丝送入Corsair或FineCross微导管通过纤维帽穿刺点并顶入CTO病变。

（7）撤出第一根CTO导丝。

（8）重新塑形或换用第二根CTO导丝,常规塑形,经微导管送入CTO,并完成余下操作。

（9）若前向手术失败,精准的前向CTO导丝对于逆向导丝有极大的指导意义。

根据笔者的经验,第一根CTO导丝塑形极其重要,使用微导管可能限制导丝的灵活操作;同时,硬度强的导丝也是重要选择。同时容纳CRUSADE双腔微导管和IVUS导管需要更大内径的指引导管,桡动脉路径可能不合适。

在病例4(图16-2-14)中的右冠后分叉处完全闭塞病变的IVUS回撤清楚地看到分叉闭塞段开口至分叉远段嵴部逐渐出现,最佳的穿刺部分位于图16-2-14中5、6的位置,通过IVUS的指导术者可选择上述位置进行穿刺,提高手术成功率。

在病例5(图16-2-15)中,可以看到导丝进入闭塞病变时过于靠近嵴部,之后始终行走于内膜下,而不能够进入远端真腔。

综上所述,在处理累及分叉处CTO病变时,应选择距离分叉最近的血管进行回撤,结合闭塞开口的影像帧数以及闭塞开口处斑块的性质来进行导丝的选择和塑形。同时,可在IVUS的指导下选择最佳的位置进行导丝的穿刺,当然穿刺的位置仅仅是CTO成功的第一步,但一个好的开始弥足珍贵。作为一个有经验的术者,应整合造影、IVUS等多方面的信息,并在术中根据影像的特点不断地进行调整,以提高手术的成功率。

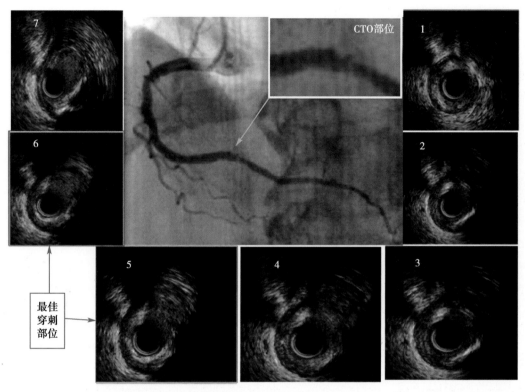

图16-2-14 造影图像为右冠，PL支齐头闭塞，造影无法明确闭塞段入口。1~7为由远及近IVUS影像。1.分叉后；2. 可见闭塞PL支开口；3、4. 闭塞PL支于PD支形成8字型，可见嵴部；5、6. 可见闭塞的PL支逐渐汇入主支；7. 分叉前。其中5、6处为导丝最佳穿刺部位

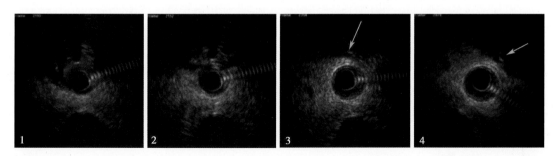

图16-2-15 1. 可见导丝尚未进入闭塞病变；2. 导丝于嵴部附近进入闭塞病变；3. 导丝位置靠近内膜下；4. 导丝位置仍靠近内膜下

（五）其他作用

1. 判断穿行在假腔的导丝更接近管腔或血管外膜。尽管IVUS少见应用于此目的，但仍有一定的临床意义，如高负荷斑块处的导丝位于假腔而且靠近外膜，则在球囊扩张或支架置放时易发生冠脉渗漏或破裂风险。

2. 帮助支架精确定位和释放。由于CTO病变高负荷斑块以及各种操作可能导致的夹层、壁内血肿和内膜撕裂片等，部分病例甚至在球囊反复扩张后远段冠脉仍无前向血流，或造影难以正确判断夹层延伸的最远部位，无法精确判断支架覆盖的远端位置，IVUS可以发现并确定远段正常参考节段，避免支架未完全覆盖病变或过多使用支架（图16-2-16）。

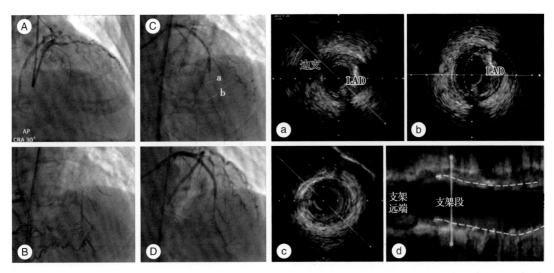

图16-2-16 所示为一LAD近段CTO病变（A），前向导丝通过闭塞段，对侧造影证实导丝位于真腔（B），但进行预扩后LAD远端不显影（C），血管内超声检查见远端仅少量斑块（a、b）。遂于LAD中段至近段植入支架，植入后见支架远端管腔80%左右狭窄（D），IVUS检查仅见少量纤维斑块未见边缘夹层、血肿等（c、d），遂无须进一步植入支架

3. 排除支架扩张不良或支架边缘夹层等。由于CTO病变合并钙化、高负荷斑块以及长病变等因素，易发生支架不完全扩张，而且部分不能被造影发现。一项随机对照研究发现，与单纯造影对比，IVUS指导导丝通过CTO后植入新一代DES能降低1年时的不良事件（2.6% vs 7.1%，$P=0.035$），尽管病死率无差异，但死亡和心梗联合终点明显改变（0% vs 2.0%，$P=0.045$）。

三、超声导管的选择、使用时机和安全性

目前，有两种超声导管供选择使用，机械旋转式的IVUS导管其通过外径较小，且相对相控阵式导管分辨率较高，但其头端的无效距离是在CTO病变中使用的主要障碍。目前新型的IVUS导管在导管直径和头端无效距离方面进行了进一步的优化，导管直径达到2.4F（0.8mm），头端无效距离缩短至9mm，目前尚未于国内上市。目前国内临床上使用较多的为BOSTON公司新型机械式IVUS导管（Opticross），直径为3.1F，头端无效距离为20mm，大大增加了机械旋转式IVUS导管在CTO病变中的应用。相控阵式IVUS导管（火山公司）其导管直径为3.5F，头端无效距离为10mm，为CTO病变常用的导管，但20MHz电子相控型导管很难发现非常薄的、环绕超声导管的内膜，同时其产生的导管环晕需通过数字减影去除，但可能同

时去除导管附近的血管组织成像,这对指导也存在一定不利。

何时在CTO病变介入中使用IVUS及安全性也值得关注。首先,超声导管非常柔软,其直径与我们在CTO病变中经常使用的直径1.5mm球囊的外径相当(2.4~2.6F),如能使用上述小直径球囊通过病变则均可使用超声导管。如果病变已预扩,那么超声导管的安全性更高。部分无严重钙化、短病变甚至在导丝通过后即可使用IVUS。

IVUS是处理复杂介入病变的有力武器,对于CTO病变,其能够提供的腔内影像信息目前不能被其他方法所替代。介入医生应熟练掌握该技术,以提高CTO病变介入治疗的成功率。

(刘学波)

参 考 文 献

［1］ Nakashima M1, Ikari Y, Aoki J, et al.Intravascular ultrasound-guided chronic total occlusion wiring technique using 6 Fr catheters via bilateral transradial approach.Cardiovasc Interv Ther, 2015, 30(1): 68-71.

［2］ Kim BK, Shin DH, Hong MK, et al.Clinical impact of intravascular ultrasound-guided chronic total occlusion intervention with zotarolimus-eluting versus biolimus-eluting stent implantation: randomized study.Circ Cardiovasc Interv, 2015, 8(7): e002592.

［3］ Hong SJ, Kim BK, Shin DH, et al.Usefulness of intravascular ultrasound guidance in percutaneous coronary intervention with second-generation drug-eluting stents for chronic total occlusions (from the Multicenter Korean-Chronic Total Occlusion Registry).Am J Cardiol, 2014, 114(4): 534-540.

第17章 冠状动脉慢性闭塞病变介入治疗的综合治疗策略

随着介入技术进一步发展,尤其是逆向技术得到广泛应用以后,CTO手术成功率得到了明显提高。来自日本、美国、欧洲、加拿大等国家的报道显示,在非选择性和复杂病变的CTO人群中CTO PCI手术成功率均达到了80%以上。国内CTO PCI手术成功率基本在70%左右,部分中心可达到90%以上。分析手术成功率差异的原因除了介入医生的技术水平和导管室器械配备差异外,另外一个重要的因素是选择CTO介入治疗策略差异所致:不同的医师会根据个人判断采用不同的CTO介入治疗策略(前向导丝前行技术、前向内膜下再进入技术以及逆向技术),但是由于CTO病变本身解剖和病理结构不同,每种技术都有其局限性,因此任何单一的技术手段都不能达到手术完全成功。而在一次CTO PCI中综合运用各种技术策略,并根据手术进展情况快速调整和改变手术策略的综合治疗策略(hybrid strategy),将进一步提高CTO PCI手术成功率。目前尤其在欧美已经成为CTO PCI系统、规范化的策略流程。

一、CTO PCI综合治疗策略的概念及技术要点

CTO PCI的综合治疗策略(hybrid strategy)由Brilakis ES等13名北美CTO PCI有丰富经验的医生、学者2012年在JACC首次系统介绍,目的是在介入医生中达成共识,统一CTO PCI的工作流程,使CTO PCI的操作更加安全、有效。

CTO PCI的综合治疗策略(hybrid strategy)的要点是通过前向技术和逆向技术的有机协调提高一次手术操作的成功率。在该综合治疗策略的操作流程中如果首选的手术策略不成功,建议及早放弃转入可行的下一种手术策略。成功地应用hybrid方法需要专门的训练和丰富的CTO PCI经验,以及对各种前向、逆向技术的熟练掌握。hybrid CTO开通策略具体流程图如图17-1。

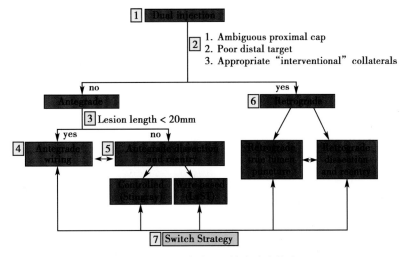

图17-1 CTO 病变PCI 综合治疗策略

151

"hybrid" 方法第一步是行双侧造影。重点评估 CTO病变的4项关键血管造影特点：①近端纤维帽的特征、位置，造影或IVUS是否能够明确CTO的起始部；②病变长度是否大于2cm；③闭塞远端血管的大小和特征，血管的大小、形状，血管是否存在疾病，有临床意义的分支；④有介入意义的侧支循环，了解有无进行安全、有效逆向技术的可能性。在这4项特征的基础上，预先制订初步策略和各种技术方法效果强弱的等级排列顺序。如果初始选择的技术策略不成功或在短时间内没有显著进展，建议及早更换技术策略。

（一）前向导丝升级技术

前向导丝升级技术（antegrade wire escalation）是闭塞段 <20mm同时近段纤维帽位置或远端靶血管位置明确的CTO首选的治疗策略。前向导丝升级技术包括内膜内疏松组织寻径技术（loose tissue tracking）和主动内膜内斑块寻径技术（intentional intimal plaque tracking）。根据CTO病变的组织病理检查和动物CTO模型研究发现，冠脉造影显示的完全闭塞病变，不论CTO病变病程长短，内部都存在相对疏松的组织节段。Matsukage等发现中等硬度的导丝（头端硬度1.0g）可以通过大约70％的CTO病变。支持在CTO病变中存在疏松组织。如果导丝头端能够良好操控，导丝将自动在CTO病变疏松组织中行进而不需要穿刺坚硬的动脉粥样硬化斑块。当内膜内疏松组织寻径技术失败时需要应用主动内膜内斑块寻径技术。与内膜下寻径相比，主动内膜内斑块寻径技术进入远端血管真腔的成功率更高，因此该技术策略优选在内膜下寻径之前。与内膜下导丝遇到的阻力相比，导丝在内膜斑块内穿刺遇到的阻力更大，因此导丝一旦进入内膜下，很容易留在内膜下，很难操纵导丝头再进入真腔，导致导丝不能进入CTO远端血管真腔。而且如果遇上纤维钙化斑块和高度钙化斑块也会干扰导丝穿过真腔，导致操作失败。该技术的关键是充分理解导丝头端的位置和运动方向精细的操控导丝。IVUS、CTA和冠脉造影的联合应用有助于提高对以上因素的理解。CT可以提供CTO三维的信息，包括闭塞血管的直径和长度以及闭塞病变内钙化的分布，帮助术者更精细地在内膜斑块内操作导丝。当CTO开口部位有分支血管时，可以将IVUS导管送入边支血管，指导前向导丝穿刺斑块的位置。此外，如果IVUS导管送入内膜下假腔，术者可以通过IVUS评估内膜内斑块和真腔的方向，指导导丝进入真腔。笔者所在的白求恩国际和平医院心内科，在IVUS指导的前向导丝技术应用方面，尤其在判断CTO病变入口位置，判断导丝的位置（真假腔），指引导丝重新再进入真腔等方面积累了丰富的经验。如果导丝不能前行或进入内膜下，需要转换至内膜下夹层再进入技术。

（二）正向夹层再次进入技术（antegrade dissection re-entry techniques，ADR）

当正向导丝或微导管进入内膜下时，发生正向夹层。这种情况下需要从假腔重归真腔：应用re-entry技术的适应证主要有，近段纤维帽清晰定位可见锥形入口；远端血管走行清晰，远端纤维帽附近无大的分支血管，CTO闭塞段长度 >20mm（通过双侧造影了解CTO病变长度及远端血管特点），见图17-2。

CTO病变-PCI操作时尽量努力保持导丝在真腔，避免进入内膜下。但是对于复杂解剖特征的CTO病变，导丝有时难免不进入内膜下。IVUS观察发现45％的 CTO病变导丝通过时发生内膜下夹层。

以往导丝进入内膜下通道时应用平行导丝技术或跷跷板技术。应用平行导丝技术的理论优势是留在内膜下的第一根导丝起到路标作用，减少了造影剂的用量。同时也堵住假腔的入口，改变血管的几何构型，有利于减少第二根导丝的通过阻力。平行导丝技术的改良技术即跷跷板技术：两根导丝在两个微导管的保护下交替前进，增加进入真腔的机会。在实践

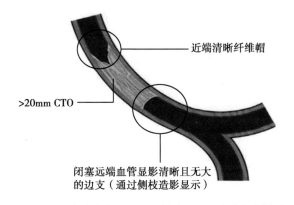

近端清晰纤维帽

>20mm CTO

闭塞远端血管显影清晰且无大
的边支（通过侧枝造影显示）

图17-2 适合前向夹层再进入技术的CTO病变解剖特点

中,这两种技术并没有显著提高找回真腔的效率,因为第一根导丝几乎不能堵住内膜下假腔
入口,也很难避免第二根导丝也进入假腔。因为内膜下组织沿纵向比较薄弱,导丝在内膜下
行走阻力小,而在内膜内斑块内前移阻力大,所以一旦发生内膜下夹层,导丝容易反复进入
内膜下,甚至造成内膜下夹层进一步沿纵向扩大,导致远端血管损伤。因此导丝一旦进入内
膜下夹层,如果没有专用的再进入器械和技术,很难找回真腔。图17-3为前向导丝内膜内斑
块内前移和前向导丝内膜下前移示意图。

专用的内膜下夹层再进入技术包括应用CrossBoss catheter(BridgePoint Medical)导管和
Knuckle wire技术。

1. Knuckle wire技术　是将多聚物涂层导丝头端做成小的钩爪状弯曲,并推送以分离
血管内膜下/外膜内间隙,在血管内膜下造成更大的假腔,便于第二根导丝旋转找回真腔(图
17-4)。通常Knuckle wire的头端正好是导丝软硬接头的地方,虽然该方法显得有些违反常规,

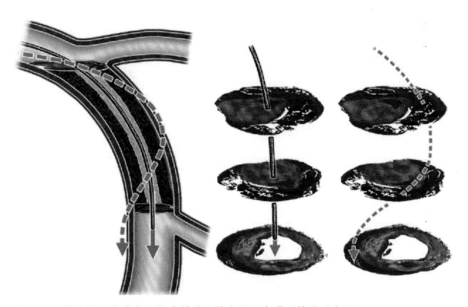

图17-3 前向导丝内膜内斑块内前移和前向导丝内膜下前移示意图
实线代表前向导丝在真腔斑块内行进,点状虚线代表内膜下行进。一旦导丝偏移到内膜
下夹层,导丝很容易在松软的阻力小的内膜下假腔内前进,很难穿刺阻力大的硬斑块而
到达远端真腔

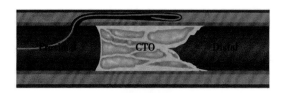

图17-4 Knuckle wire示意图

但是与硬头导丝相比,Knuckle wire技术在闭塞段走行比较模糊的CTO病变中前行还是比较安全的方法。因为血管外膜具有扩张性,钝性的Knuckle wire头端在夹层中前行不易形成穿孔,相比之下,硬导丝因为尖端用力集中容易造成穿孔。除此之外,Knuckled wire很少能直接进入小的分支血管造成分支穿孔。 操作中值得注意的是,Knuckle的大小要与预期的血管大小匹配,并保证沿着血管纵向扩展。

2. CrossBoss和Stingray辅助的ADR技术 CrossBoss CTO导管其头端为1.0mm一种的圆形无创设计,该导管内部中空,可与0.014"导丝兼容,尾部的Fast-Spin扭控装置有助实现导管的快速旋转,相当于把血管的三层结构进行钝性分离。也是在内膜下前行的有效技术,可降低血管穿孔风险,当CrossBoss的头端越过闭塞病变段以后,可采用Stingray球囊及Stingray™导引钢丝,最终使导引钢丝进入血管真腔。Stingray™球囊为采用特殊制造工艺的扁平球囊,扁平球囊上有2个出口,呈180°相反方向,术者可通过两个不透光的标记带实现精准定位。Stingray™导丝尾端有一个长度为0.18mm的探针,可以通过该探针使导引钢丝重新进入血管真腔。根据既往FAST-CTO的研究结果以及最近发表的一些观察性研究,采用该器械在提高手术成功率的同时,可以缩短手术时间、减少对比剂用量,而且这些研究发现ADR技术并没有增加患者不良事件发生率(包括并发症发生率)。但由于这些研究入选患者例数不多,目前正在进行大规模、多中心研究以观察其长期临床疗效。值得一提的是,较之以前的STAR技术,CrossBoss和Stingray并未增加靶血管不良事件发生率。CrossBoss和Stingray工作示意图,见图17-5和图17-6。

3. 双腔微导管辅助的平行导丝技术 中国和日本医生的CTO介入治疗策略比较类似,但与欧美医生有很大的不同。由于无专用的器械(CrossBoss™和Stingray™)及对STAR技术的顾虑,中国的介入医生很少采用正向夹层再次进入技术(ADR),而欧美医生对于一部分CTO病变或

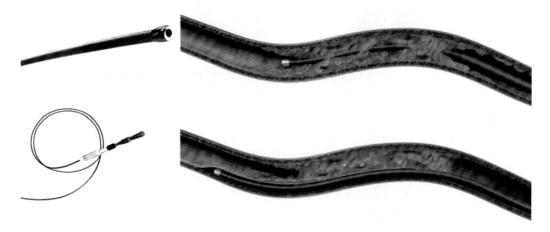

图17-5 CrossBoss导管
上图CrossBoss导管通过CTO病变真腔到真腔。下图CrossBoss导管在CTO病变内膜下前行

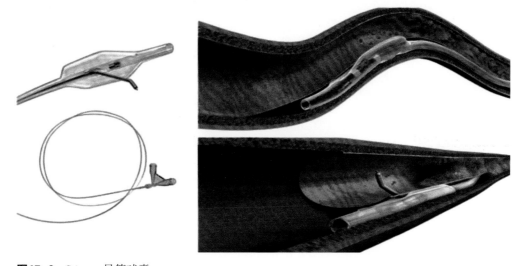

图17-6 Stingray导管球囊

左图内膜下夹层中充盈的Stingray球囊；右图 Stingray 指引导丝进入血管真腔

在正向介入治疗失败后采用ADR技术，或直接进行ADR技术。笔者所在的白求恩国际和平医院心脏中心在前向内膜内技术失败后，采用双腔微导管辅助的平行导丝技术，明显提高了手术成功率。Crusade双腔微导管有一个侧口、一个端口，主要用于分叉病变及CTO病变的平行导丝技术。一根导丝由单轨腔端口伸出留置于内膜下假腔，另一根导丝由OTW侧口伸出试图指向真腔。附加的双腔不仅增加了PCI系统的支撑力，还可以防止缠绕在一起。与传统的平行导丝技术相比，双腔微导管辅助的平行导丝技术缩短了第二根导丝在CTO病变的走行距离；增加了穿刺纤维帽及通过迂曲病变的支撑力；节省更换导丝交换器械的时间；导管端口堵在假腔入口，侧孔导丝容易找回真腔。遇到比较长或伴有严重钙化的CTO病变时侧孔导丝找回真腔但还没有完全穿过CTO病变时，回撤内膜下导丝，双腔微导管沿侧孔第二根导丝真腔内跟进，进行第二次甚至第三次平行导丝技术，逐渐缩短CTO的工作长度，直到导丝完全通过CTO病变至远端真腔。双腔微导管辅助的平行导丝技术示意图，见图17-7。笔者所在的医院自2014年9月将双腔微导管辅助的平行导丝技术用于首次应用前向导丝前移技术失败的病例共48例，手术成功率87.5%。我们的体会是该技术安全高效。在2015年TCT会议上日本专家也报道了双腔微导管辅助的平行导丝技术用于严重钙化CTO病变的开通，并称之为现代平行导丝技术。

（三）逆向技术

如果双侧造影显示CTO病变近端纤维帽定位不清楚、闭塞段远端血管走行模糊，同时有良好的对侧侧支血管时是选择逆向技术的良好适应证。逆向技术相关的知识和技能已经成为CTO术者提高手术成功率必不可少的得力工具。当传统的正向导丝穿透闭塞段血管不成功、不安全或效率低下时，导丝可通过侧支循环通道（collateral channels，CCs）到达闭塞病变远端，随后联合应用正向和逆向内膜下寻径技术从闭塞段血管两端操作导丝并使之对接。自从逆向技术问世以来，一些重要的技术改良，尤其是微通道扩张导管Corsair，Asahi Japan的出现大大优化了手术过程，并改善了介入器材的通过技术。正向技术失败的几个典型的危险因素，如近端纤维帽平钝、闭塞段较长、严重钙化、迂曲、闭塞处有分支发出等，逆向技术有益于提高成功率。上述这些典型的危险因素在逆向技术年代不再是手术失败的独立预测因子。

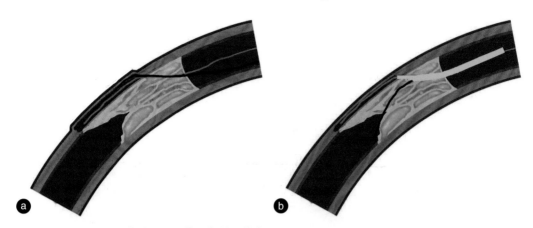

图17-7 双腔微导管辅助的现代平行导丝技术

传统的平行导丝技术,第二根导丝很容易沿第一根导丝进入内膜下假腔(a)。双腔微导管辅助的平行导丝技术,双腔微导管的端口堵在假腔入口,侧孔导丝容易找回真腔(b)

1. 侧支循环评估的重要性　在考虑应用逆向技术之前,仔细分析双侧冠脉造影结果至关重要。只有当来自双侧的血供使远端侧支血管床完全充盈时,才能获得血管造影。因此需要充足的造影剂流量和多个投照角度以及足够的曝光时间,使侧支循环得到最大限度的显像,以清晰显示侧支循环来源。因为不同血管发出的侧支循环的充盈可能会发生在不同的时间窗,在一系列完整的造影中,通常只有1帧或2帧图像能够为治疗策略的决定提供有价值的信息。双侧造影还可以更充分地评估远端血管的大小、估测的缺血心肌量、病变钙化程度、分支血管、CTO近端和远端纤维帽的形态学特征以及在闭塞段内是否存在血管走行的模糊影像。

2. 逆向导丝前行技术(retrograde wire escalation)　虽然在逆向导丝技术中导丝进入内膜下很多见,但是CTO PCI后的IVUS检查发现60%的病例事实上导丝均没有进入内膜下,而是真腔内穿刺斑块通过CTO病变。近端纤维帽作为前向导丝穿刺CTO的入口因为比较硬,更容易出现导丝偏移进入内膜下假腔。而远端纤维帽因为较软,作为逆向导丝穿刺CTO的入口相对不容易出现向内膜下偏移。逆向导丝真腔内前行技术并不作为术者的强制性应用术式,因为导丝需要通过迂曲细长的侧支通道,操控导丝受到很大限制,尤其是应用硬导丝的时候,冠脉穿孔是该技术的一个潜在危险,需要多加注意。

3. 逆向导丝内膜下夹层再进入技术　在前向导丝技术中,导丝一旦进入内膜下假腔,因为与内膜内斑块相比,内膜下组织松软,阻力小,导丝很难再进入阻力较大的斑块,而是容易沿着阻力小的内膜下空间继续前进。所以在前向技术中应尽量避免导丝进入内膜下。而在逆向导丝技术中,导丝进入内膜下反而被认为是预测手术成功的因素。

当前向导丝行进进入内膜下空间时,如果逆向导丝行进中也进入内膜下,基于内膜下松软的组织结构横向纵向均容易分离撕开,造成足够大的空间,使得前向导丝和逆向导丝可以进入同一个内膜下空间。在这个过程中,IVUS可以帮助选择扩张内膜下空间的球囊大小。在逆向内膜下寻径技术中,应避免注射造影剂,以免扩大内膜下假腔的范围造成远端血管夹层,增加支架的使用数量甚至造成手术失败(图17-8)。

在这个过程中同样可以应用Knuckle wire 技术或逆向crossboss技术扩大内膜下空间,制造机会连接近端血管腔,这个方法称为反向控制性正向及逆向内膜下寻径技术(reverse controlled antegrade and retrograde subintimal tracking, CART)或标准CART技术。在许多情况

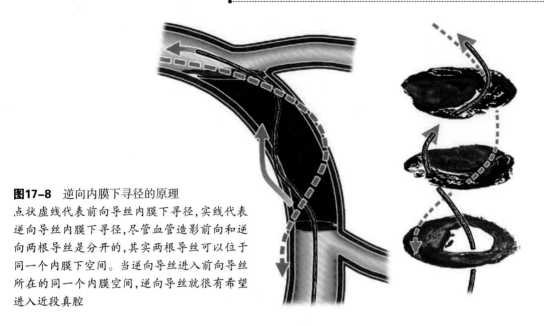

图17-8 逆向内膜下寻径的原理

点状虚线代表前向导丝内膜下寻径,实线代表逆向导丝内膜下寻径,尽管血管造影前向和逆向两根导丝是分开的,其实两根导丝可以位于同一个内膜下空间。当逆向导丝进入前向导丝所在的同一个内膜空间,逆向导丝就很有希望进入近段真腔

下,双向的导丝都进入到血管闭塞段内膜下或外膜下间隙,但不能在同一平面相遇,在多个投照体位下观察到两条导丝彼此平行。此时可以使用反向CART技术。用来将正向或逆向的血管内膜下/外膜下间隙连通,或与另一端的血管真腔相连通。经典的CART技术是将一个球囊(1.25~2.5mm)沿逆向导丝置于CTO内膜下间隙中,并与正向导丝平行,然后扩张。此后,调整前向导丝通过病变到达扩大的血管内膜下间隙,并最终进入远端血管真腔。自从引进Corsair导管以来,目前已经很少有人使用经典的CART技术。反向CART技术的基本概念与CART相同。沿正向导丝送入快速交换球囊扩张以扩大正向的血管内膜下或外膜下间隙,即反向CART技术。此后,操控逆向导丝进入扩大了的前向血管腔间隙。这一概念对位于正向或逆向血管腔间隙的导丝或导管来说,存在4种可能:①前向和逆向导丝都位于闭塞病变内原先是真腔的部分。可以用一根导丝做标记,推送另外的正向或逆向导丝(对吻导丝)。也可以进行正向扩张以增加两根导丝对接的机会。如这种策略失败,从正向或逆向有意识地在内膜下或外膜下水平穿刺可增加成功的概率。②正向和逆向导丝等器材均位于血管内膜下,因此,当间隙已扩大之后,二者能够很容易地连接起来。这是一种较为理想的状况。③逆向导丝等器材在血管内膜下而正向系统在闭塞段的真腔内,故两者间存在一层较厚的组织。经过适当的正向球囊扩张,CTO组织和血管壁可能会破坏从而与内膜下间隙相通,然后逆向导丝可进入扩大的血管间隙,最终将正向导丝送入远端血管真腔。④正向导丝等器材位于内膜下间隙,而逆向系统位于闭塞段真腔。这时只需推送逆向Knuckle wire就会很容易到达同一个内膜下间隙,在正向球囊扩张后,很容易将正向和逆向的血管间隙连通。

二、Hybrid综合治疗策略的循证医学证据

(一)Hybrid综合治疗策略可以提高手术成功率,降低手术并发症发生率

2015年7月美国多中心的注册研究分析了CTO PCI hybrid综合治疗策略的应用和临床预后结果。调查了2012—2015年11个美国心脏介入中心的1036例连续的CTO PCI的操作技术和临床结果。其中包括34%既往CABG患者,CTO靶病变59%为右冠,23%为前降支,19%为

回旋支。71％进行了双侧造影。技术成功率为91％，主要操作并发症发生率为1.7％。最后成功开通CTO病变使用的技术46％为前向导丝前移技术。26％为前向内膜下夹层再进入技术，28％为逆向技术。初始选择的技术策略成功率为58％。39％的CTO病变需要转变为另一种技术。总之，71％的CTO应用了前向导丝前移技术，36％的CTO应用了前向导丝内膜下夹层再进入技术，42％应用了逆向技术。平均造影剂用量260ml（200ml±360ml），平均透视时间44min（27min±72mim），平均放射线剂量3.4Gy（2.0Gy±5.4Gy）。因此认为CTO PCI中灵活综合应用各种治疗策略的hybrid方法成功率高，并发症少，值得在CTO PCI中推广应用。

（二）Hybrid综合治疗策略可以提高复杂CTO病变的手术成功率，并有良好的30d预后

2015年的TCT会议中，英国学者报道了的CTO hybrid方法注册研究的30d预后分析。2012年1月—2015年3月连续入选7个冠脉介入中心1289例患者共1524个CTO，一级复合终点为30d心源性死亡、心肌梗死或靶血管重建。研究结果：病变的复杂程度比较高，平均J-CTO积分为2.6±1.4，初始处理策略选择，66％病变选择前向导丝前移技术（AWE），11％选择前向导丝内膜下夹层再进入技术（ADR），11％选择逆向导丝前移技术（RWE），12％选择逆向导丝内膜下夹层再进入技术（retrograde dissecion re-entry，RDR），最终通过CTO病变的技术中AWE占44％，ADR占24％，RWE占8％，RDR占24％。平均应用1.5个±0.7个技术策略。技术成功率80％（按病变数计算），93％按患者数计算，充分体现了hybrid方案的价值。平均操作时间109min±48min，平均造影剂剂量312ml±123ml，平均放射线暴露剂量2.3Gy±1.5Gy（DAP 13 897cGy/cm² ± 9751cGy/cm²），主要并发症发生率2.3％。30d一级终点事件发生率1％（死亡0.2％，心肌梗死0.8％，靶血管重建率0.3％），所有的5个靶血管重建病例均为支架内血栓。因此，CTO PCI的hybrid综合治疗策略用于复杂CTO病变成功率高，并发症低。对于复杂病变常需要灵活更换技术策略。

（三）Hybrid综合治疗策略可以用于支架内CTO PCI治疗

支架内CTO的PCI历来颇具挑战性，由于支架内CTO病变时间往往更长，钙化程度更高。第一次支架的存在会影响CTO中器械通过的能力，并且新支架陷入旧支架的小梁中会妨碍支架的再度植入。因此与原位血管CTO PCI相比，支架内CTO PCI成功率低。Brilakis ES等对521名CTO患者应用hybrid综合治疗策略的资料进行了总结。其中57名患者为支架内再狭窄CTO。464名患者为原位CTO。结果：支架内CTO组和原位病变CTO组的技术成功率分别为89.4％和92.5％，手术成功率分别为86.0％和90.3％，MACE事件发生率分别为3.5％和2.2％以上指标两组比较均无显著性差异。应用hybrid综合治疗策略，支架内CTO与原位病变CTO相比具有同样高的手术成功率和低的手术并发症。

（四）Hybrid综合治疗策略可以提高CABG术后患者CTO PCI的成功率

CABG术后CTO的PCI历来成功率低，Brilakis ES等研究团队，连续入选2012年1月—2013年8月美国5个手术量大冠心病介入诊治中心的496例CTO PCI患者。比较176例有CABG病史组和320例无CABG病史组的临床结果。有CABG病史组年龄更大，有更多的冠心病危险因素，基线冠脉造影CTO病变特点更复杂。有CABG病史组技术成功率和手术成功率均稍低于无CABG病史组（分别为88.1％ vs 93.4％，P=0.044和87.5％ vs 92.5％，P=0.07），有CABG病史组应用逆向技术的比例高于非CABG病史组（39％ vs 24％，$P < 0.001$），同时放射线暴露量高于非CABG病史组（4.8Gy vs 3.1Gy，$P < 0.001$），透视时间也长于非CABG病史组（59min vs 34min，$P < 0.001$）。两组的主要手术并发症相似，有CABG病史组1.1％，非病史组CABG2.1％。研究结论：有CABG病史的CTO PCI应用hybrid综合治疗策略，手术成功率稍低于非CABG病史者，但也达到87.5％，两组并发症发生率相当。

三、Hybrid优势和局限性

Hybrid的原理和技术要点要求术者能够充分阅读血管影像特点,选择最适合的初始开通技术,提高早期手术成功率。其次,hybrid的理念提倡当最初选择的策略在合理的时间内不成功时,及时改变CTO通过策略,提高随后的手术成功率。但是只有经过专门培训和有经验的CTO PCI术者才能游刃有余地驾驭hybrid综合治疗策略,提高手术成功率。因此,提高hybrid综合治疗的手术成功率需加强对CTO术者的培训和经验积累。

虽然国际多中心注册研究显示了该综合治疗策略应用的有效性和安全性,但总例数也只有2300余例,需要更多的不同地域、不同复杂程度的CTO病变人群的研究来证实该治疗策略的可推广性。高手无定式,hybrid综合治疗策略的核心是各种CTO开通技术和策略的灵活应用和转变。不同的专家根据手头具备的器械和对各种技术的熟练程度会有不同的技术策略选择。随着新器械和新技术的发展,会有更多的技术策略添加到综合治疗的流程中来。

(汝磊生 赵玉英)

参 考 文 献

［1］ Brilakis ES, Grantham JA, Rinfret S, et al.A percutaneous treatment algorithm for crossing coronary chronic total occlusions.J Am Coll Cardiol Intv,2012,5：368-379.

［2］ Sumitsuji S, Inoue K, Ochiai M, et al.Fundamental wire technique and current standard strategy of percutaneous intervention for chronic total occlusion with histopathological insights.J Am Coll Cardiol Intv,2011,4：941-951.

［3］ Wilson W, James C.Spratt.Advances in procedural techniques-antegrade current cardiology reviews,2014,10：127-144.

［4］ Tanabe M .The "contemporary" parallel wire technique against heavy calcified CTO lesion.J Am Coll Cardiol,2015,65,Sup: s247-248.

［5］ Joyal D, Thompson CA, Grantham JA, et al.The retrograde technique for recanalization of chronic total occlusions: a step-by-step approach.J Am Coll Cardiol Intv,2012,5：1-11.

［6］ Christopoulos G, Karmpaliotis D, Alaswad K, et al.Application and outcomes of a hybrid approach to chronic total occlusion percutaneous coronary intervention in a contemporary multicenter US registry.International Journal of Cardiology,2015,198：222-228.

［7］ Wilson W, Walsh S, Hanratty C, et al.30-day outcomes from the UK hybrid CTO registry.2015 TCT-340 s256.

［8］ Christopoulos G, Karmpaliotis D, Alaswad K, et al.The efficacy of "hybrid" percutaneous coronary intervention in chronic total occlusions caused by in-stent restenosis: insights from a US multicenter registry.Catheter Cardiovasc Interv,2014,84(4): 646-651.

［9］ ChristopoulosG, Menon RV, BSa, et al.Application of the "hybrid Approach" to chronic total occlusions in patients with previous coronary artery bypass graft surgery (from a Contemporary Multicenter US Registry).Am J Cardiol,2014,113：1990-1994.

第18章 开通CTO病变临床结果与预后最新进展

第一节　开通CTO病变对改善LV功能及长期预后的影响

一、LV功能改善

实时三维超声显示：既往无心肌梗死病史的患者CTO开通后，术后6周左室射血分数较术前有显著改善（$59.9\% \pm 7.2\%$ vs $67.5\% \pm 8.7\%$，$P < 0.05$）；既往有心肌梗死病史的患者，只有存在丰富侧支的患者，左室射血分数有统计学意义的改善（$46.8\% \pm 7.1\%$ vs $53.0\% \pm 7.2\%$，$P < 0.05$）。

2015年，Chadid P等报道了43个CTO患者采用增强心脏MRI观察心脏局部及整体收缩能力。成功PCI术后9个月与术前相比：局部供血区域节段性室壁厚度（segmental wall thickening，SWT）显著增加（$5.1\% \pm 30.4\%$，$P=0.01$），在非CTO供血区域SWT也显著增加（$4.1\% \pm 32.1\%$，$P < 0.01$）；LVEF显著增加$2.4\% \pm 6.0\%$（$P=0.01$），其中，LVEF在基线水平较低的亚组中改善更加明显。

今年，Hoebers LP等纳入自1987—2014年的34个研究进行荟萃分析，包含2243例可追溯LVEF值，分析结果显示PCI开通CTO后，与基线相比，LVEF绝对值增加4.44%（95% CI $3.52\sim5.35$，$P < 0.01$），左室舒张末容量减少$6.14ml/m^2$（95% CI $-9.31\sim-2.97$，$P < 0.01$）。

也有研究通过观察临床心力衰竭的分级来评估左室功能的改善。研究显示：老年患者慢性闭塞病变开通后心衰分级明显减轻，其中对没有心肌梗死病史的患者开通前降支闭塞病变，心功能改善更为显著。

二、长期预后

既往很多回顾性研究及队列研究结果显示：成功开通CTO病变可以降低对CABG手术的需要、减少心绞痛的发生、耐受其他非CTO血管急性闭塞的缺血事件，改善远期生存率。

Van de Schaaf等在EXPLORE研究中揭示：1447例STEMI患者行直接PCI手术，其中165例（12%）有CTO病变的存在，对1年病死率分析表明，CTO是1年病死率的独立预测因子。CTO开通后，非CTO病变发生心脏事件时，可大大增加患者的耐受能力。

23个观察研究包含了12 970例CTO患者随访3.7 ± 2.1年的数据，结果显示成功的CTO开通显著减少全因死亡（RR 0.54，95% CI $0.45\sim0.65$，$P < 0.001$），具有更低的MACE率（RR 0.70，95% CI $0.60\sim0.83$，$P < 0.001$），并减少了CABG的需求（RR 0.25，95% CI $0.21\sim0.30$，$P < 0.001$）。

2个荟萃研究的分析结果也显示，CTO PCI可改善远期病死率。Hoebers LP荟萃分析纳入11 085例可追溯长期病死率的CTO患者，分析结果显示PCI开通CTO后，与基线相比，可显著减少病死率（OR 0.52，95% CI $0.43\sim0.62$，$P < 0.01$）。另一项包含有25个研究29 315例CTO介入病例的荟萃分析显示：成功的PCI CTO，平均3.11年随访，病死率显著降低（OR

0.52,95% CI 0.43~0.63），残余心绞痛显著减少（OR 0.38,95% CI 0.24~0.60），卒中（OR 0.72,95% CI 0.60~0.88）及对后续CABG需求显著减少（OR 0.18,95% CI 0.14~0.22），MACE率显著降低（0.59,95% CI 0.44~0.79），而TVR靶血管重建及再发心梗率没有显著差异。

2015年9月，欧洲心脏病杂志刊登的意大利多中心前瞻性注册登记研究显示：1777例CTO 1年随访，其中药物治疗826例（46.5%），PCI 776 例（43.7%），CABG 175例（9.8%）。与理想药物治疗及CABG相比，PCI组有更低的心脑血管不良事件率（2.6% vs 8.2%和vs 6.9%，$P < 0.001$和$P < 0.01$），心源性病死率（1.4% vs 4.7%和vs 6.3%，$P < 0.001$和$P < 0.001$）。

那么对于一些特殊人群的远期预后如何呢？

随着人口老龄化的进展，越来越多的老年患者就医。对于老年患者CTO病变开通是否能带来远期获益？来自美国、意大利和韩国全球三中心的注册研究显示：≥75岁的患者213例与<75岁1578例相比，手术成功率相似，平均随访中位天数890d，成功的PCI可以显著减低心脏不良事件率，其中降低的主要是对于CABG的需求和病死率（19.6% vs 24.6%，$P=0.13$），心肌梗死发生率无差异（11.5% vs 8.0%，$P=0.87$）。

1998—2007年国际三中心1742例糖尿病CTO患者3年随访研究显示，药物支架组与裸支架组相比TVR显著减少，糖尿病患者较非糖尿病患者TVR减低幅度更为显著（14.8% vs 54.1%，$P < 0.01$）。成功PCI后远期病死率显著减低（10.4% vs 13.0%，$P < 0.05$），对后期CABG的需求显著减少（2.4% vs 15.7%，$P < 0.01$）。多元回归分析显示，胰岛素依赖型DM是远期死亡的独立预测因子。

即使在多支CTO病变中，CTO病变实现血运重建的预后也优于药物治疗。不过此类患者中，CABG预后更好，PCI并未凸显出优势。

然而，也有结果不同的研究：Park SJ等序贯入组333例慢性闭塞病变，平均随访1317d，显示成功的PCI介入组（251例）与失败组（82例）相比，心脏不良事件发生率（死亡、Q波心肌梗死和TVR）无显著差异（9.4% vs 11.8%，log-rank $P=0.16$）。

我们期待多中心随机对照研究给我们准确的答案，但这在临床几乎是不可能实现的。目前的研究结果主要来源于回顾研究、队列研究及前瞻性注册研究，患者基线资料、各中心PCI技术水平及随访年限亦存在差异，难以根据现有资料对CTO PCI的长期疗效做出精确的评估。但上述研究几乎一致表明，开通CTO病变对改善患者生活质量，减轻心绞痛和减少CABG的需求具有肯定的疗效，对于远期病死率减低也有益处。

（黄 嚣）

参 考 文 献

［1］ Yue WW, Huangfu FT, Yin J, et al.Assessment of recanalization of chronic total occlusions on left ventricular function in patients with or without previous myocardial infarction by real-time three-dimensional echocardiography.Cell Biochem Biophys,2012,62（1）: 83-86.

［2］ Chadid P, Markovic S, Bernhardt P, et al.Improvement of regional and global left ventricular function in magnetic resonance imaging after recanalization of true coronary chronic total occlusions. Cardiovasc Revasc Med,2015,16（4）: 228-232.

［3］ Hoebers LP, Claessen BE, Elias J, et al. Meta-analysis on the impact of percutaneous coronary intervention of chronic total occlusions on left ventricular function and clinical outcome. Int J Cardiol,2015,187：90-96.

［4］ Kaledin AL, Kochanov IN, Arkharov IV, et al.Influence of recanalization of chronic total occlusion of the left anterior descending artery on heart failure in elderly patients.Adv Gerontol,2012,25(2): 301-304.

［5］ van der Schaaf RJ, Claessen BE, Hoebers LP, et al.Rationale and design of EXPLORE: a randomized, prospective, multicenter trial investigating the impact of recanalization of a chronic total occlusion on left ventricular function in patients after primary percutaneous coronary intervention for acute ST-elevation myocardial infarction.Trials,2010,11：89.

［6］ Khan MF1, Wendel CS, Thai HM, et al.Effects of percutaneous revascularization of chronic total occlusions on clinical outcomes: a meta-analysis comparing successful versus failed percutaneous intervention for chronic total occlusion.Catheter Cardiovasc Interv,2013,82(1): 95-107.

［7］ Christakopoulos GE, Christopoulos G, Carlino M, et al.Meta-analysis of clinical outcomes of patients who underwent percutaneous coronary interventions for chronic total occlusions.Am J Cardiol,2015,115(10): 1367-1375.

［8］ Tomasello SD, Boukhris M, Giubilato S, et al.Management strategies in patients affected by chronic total occlusions: results from the Italian Registry of Chronic Total Occlusions.Eur Heart J,2015,36(45): 3189-3198.

［9］ Hoebers LP, Claessen BE, Dangas GD, et al.Long-term clinical outcomes after percutaneous coronary intervention for chronic total occlusions in elderly patients (≥75years): five-year outcomes from a 1,791 patient multi-national registry.Catheter Cardiovasc Interv,2013,82(1): 85-92.

［10］ Claessen BE1, Dangas GD, Godino C, et al.Long-term clinical outcomes of percutaneous coronary intervention for chronic total occlusions in patients with versus without diabetes mellitus.Multinational Cto Registry.Am J Cardiol,2011,108(7): 924-931.

［11］ Kim BS, Yang JH, Jang WJ, et al.Clinical outcomes of multiple chronic total occlusions in coronary arteries according to three therapeutic strategies: Bypass surgery, percutaneous intervention and medication.Int J Cardiol,2015,197：2-7.

［12］ Lee SW, Lee JY, Park DW, et al.Long-term clinical outcomes of successful versus unsuccessful revascularization with drug-eluting stents for true chronic total occlusion. Catheter Cardiovasc Interv,2011, 78(3): 346-353.

第二节　CTO开通后改善左心功能的机制

一、唤醒闭塞血管供应的冬眠心肌,改善局部心肌功能

在长期缺血后,心肌可能并未真正死亡,而只是处于冬眠状态。这部分心肌细胞虽然丧失了舒缩功能,却可以在较长时间内保持存活。一旦缺血心肌恢复血流灌注,冬眠心肌功能就能部分或完全恢复,这个恢复过程可能需要数周或数月时间,进而抑制左室重构,改善心功能和预后。冠脉内循环祖细胞注射也佐证了这个推测。CTO开通后,冠脉内注射循环祖细胞,3个月后心脏MRI及ECT检查显示:靶血管区域冬眠心肌数量明显减少(2.9+/-0.6~2.0+/-0.6segments, $P < 0.05$),心肌梗死范围减小16%,左室功能增加了14%。因此显示:冠脉内注射循环祖细胞可以改善大血管及微血管功能,主要的益处是源于冬眠心肌的苏醒。

对于伴随局域性左室运动障碍的症状性CTO患者,研究提示开通CTO后缺血带可以恢复功能。这些都与冬眠心肌唤醒有着重要的联系。

二、抑制心脏结构重构

即使到了心肌坏死并且没有任何心肌可以挽救时,开通闭塞血管亦有助于减轻梗死部位心肌扩张和心室几何形态的改变。在ACTOR研究中,对于无症状的既往急性心梗死患者,晚期开通心梗相关闭塞血管,再灌注可以增加心梗地带的硬度,从而限制心脏的膨胀和扩张。通过血管床的血流恢复也可以提供一种网状的支撑(scaffolding),限制坏死心肌的延展。

三、改善提供CTO侧支血管的血供

18%的冠心病患者呈现慢性闭塞病变,而几乎所有的CTO病变中都能看见侧支循环,90%的CTO患者冠脉造影均拥有良好侧支。

实际上,给CTO血管提供良好侧支的血管因为"分心",也会造成自己本职工作的"疏忽",从而导致供体血管供血区域功能受损。研究显示:由LAD提供良好侧支循环的RCA慢性闭塞患者,开通RCA-CTO术后3个月的LAD冠脉血流储备(CFVR)和心肌工作指数(MPI),同术后即刻及术后24h相比均有显著改善。

FFR也显示了类似结果:给RCA提供良好侧支的LAD,RCA开通前FFR为0.81,开通后为0.93,当RCA被球囊封堵后,LAD的FFR又戏剧性地下降为0.77。而RCA开通并支架植入后,FFR达到0.90。此研究提示:CTO开通后不仅能改善CTO血管供血区域心肌灌注,而且能改善侧支供体血管所在区域的心肌灌注。

四、改善CTO供血区域微血管灌注及心肌功能

在RECORD研究中,24例亚急性或者慢性闭塞病变患者,用心肌声学造影的方法观察心肌微血管及心肌收缩功能。闭塞血管开通后,9~12个月随访观察显示:心内膜灌注缺损带长度比例显著缩短[8.23(0~19.63)vs 0(0~3.68),$P=0.005$],微血管灌注半定量评估法——造影剂评分指数(CSI)显著升高(1.41±0.29 vs 1.12±0.17,$P=0.001$),室壁运动指数显著增加(1.73±0.41 vs 1.33±0.34,$P=0.0004$),左室射血分数也显著改善(47.48%±8.66% vs 55.60%±8.29%,$P=0.0001$)。

五、成功开通CTO病变可以改善心肌电活动的稳定性

成功开通CTO病变可以改善心肌电活动的稳定性。当急性心肌梗死时,梗死周围的血管将很快形成侧支循环抵达梗死区域,梗死周围仍有大量的存活心肌,即冬眠心肌。冬眠心肌可以作为室速及室颤的促发因子。大体动物实验中,给猪进行前降支结扎构建冬眠心肌模型,手术组与假手术组在心率、收缩压及清醒状态下左室舒张末压没有显著差别,而麻醉后左室收缩功能减弱。前降支局部供血区域室壁运动减弱,室壁厚度减低。29个手术组有13个发生心源性猝死,好发时间为上午9:30左右。记录仪显示室性期前收缩落在T波易损期,导致室速最终演变为室颤(平均107s,区间6~550s)。发作室速/室颤的猪在生前并未检测到QT间期较存活猪延长,相反,被监测到QT间期明显缩短(155±4ms vs 173±5ms,$P < 0.05$)。研究也检测到交感神经兴奋时,猝死猪生前有一过性左室舒张末压升高。左室舒张末压增高在其他的研究中证实可以易化张力诱导的心律失常。交感神经兴奋可以通过多种机制促进室速室颤发展,如动作电位升支陡峭、早期及延迟去极化的触发机制,心肌细胞去极化的不均一(来自于缺血区域交感神经去神经化及倍他肾上腺受体密度的改变)。在心肌冬眠被

唤醒后,各项失衡的功能逐步恢复,无疑会对心电活动的稳定性产生巨大的影响。从而获得远期生存率的提高。

临床研究显示:139例CTO的患者,平均年龄58.3岁 ± 9.6岁,成功PCI后QTd(55.83 ± 14.79 to 38.87 ± 11.69,$P < 0.001$)和QTcd 都显著改善(61.02 ± 16.28 to 42.92 ± 13.41,$P < 0.001$)。心率变异度未见有统计学意义的改变。90例CTO患者成功PCI 24~48h后,T波峰—末间期TpTe(85.3 ± 12.8 vs 74.8 ± 10.4,$P < 0.001$),TpTe/QT比(0.21 ± 0.02 vs 0.19 ± 0.02,$P < 0.001$),QTc离散度(65.6 ± 9.8 vs 53.4 ± 11.6,$P < 0.001$)均有显著减低。其中侧支循环差、Rentrop评级1级以及多支血管病变者,PCI前有更高的TpTe值和TpTe/QT比($P < 0.05$),术后也没有明显的改善。

另外,CTO血管再通后血流恢复,能够使供血区域远端血管发生正性重塑。58例CTO患者血管开通6个月后,血管内超声测量显示:平均管腔直径扩大(+0.21mm,$P=0.001$),平均外弹力膜直径增加(+0.13mm,$P=0.010$),外弹力膜面积增加(+0.85mm^2,$P=0.001$),左室射血功能分数增加(+2.77%,$P=0.010$)。40例患者(69%)显示管腔面积增加,管腔直径增加0.40mm ± 0.34mm($P < 0.001$)。CTO、侧支循环欠佳和他汀使用是管腔面积增加的独立预测因子。然而,CTO远端血管管腔的正性重塑会不会带来更明显的功能改善,尚需研究证实。

综上可见,CTO血管再通不仅能够使冬眠心肌苏醒恢复功能,而且可以改善心肌微循环、稳定心肌电活动,从而可以带来患者短期及长期预后的改善。

(黄翯)

参 考 文 献

[1] Centurión OA1.Angiology. The open artery hypothesis: beneficial effects and long-term prognostic importance of patency of the infarct-related coronary artery,2007,58(1): 34-44.

[2] Erbs S, Linke A, Adams V, et al.Transplantation of blood-derived progenitor cells after recanalization of chronic coronary artery occlusion: first randomized and placebo-controlled study.Circ Res,2005 Oct 14,97(8): 756-762.

[3] Sachdeva R, Agrawal M, Flynn SE, et al.The myocardium supplied by a chronic total occlusion is a persistently ischemic zone.Catheter Cardiovasc Interv,2014,83(1): 9-16.

[4] Chung C M, Nakamura S, Tanaka K, et al.Effect of recanalization of chronic total occlusions on global and regional left ventricular function in patients with or without previous myocardial infarction .Catheter Cardiovasce Interv,2003,60 : 368-374.

[5] Werner G S, Surber R, Kuethe F, et al.Collaterals and the recovery of left ventricular function after recanalization of a chronic total coronary occlusion .Am Heart J,2005,149 : 129-137.

[6] ACTOR Study Group.The late open artery hypothesis at the crossroad.The ACTOR study: aggressive versus conservative treatment of the infarct-related artery after acute MI.Ital Cardiol,1999,29(1): 1-10.

[7] Werner GS.The role of coronary collaterals in chronic total occlusions.Curr Cardiol Rev,2014,10(1): 57-64.

[8] Baykan AO, Kalkan GY, Sahin DY, et al.Coronary flow velocity reserve in donor artery and myocardial performance index after successful recanalization of chronic total coronary occlusions.J Invasive Cardiol,2015, 27(6): E75-81.

[9] Matsuo H, Kawase Y.Physiological impact of CTO recanalization assessed by coronary pressure measurement: a case report.Catheter Cardiovasc Interv,2013 Oct 1,82(4): E459-464.

[10] Galiuto L, Barchetta S, Fedele E, et al.Effects of late REopening of Coronary total Occlusion on micRovascular perfusion and myocarDial function: the RECORD study.Eur Heart J Cardiovasc Imaging,

2013,14(5):487-494.

[11] Canty JM Jr1, Suzuki G, Banas MD, et al.Hibernating myocardium: chronically adapted to ischemia but vulnerable to sudden death.Circ Res,2004,94(8):1142-1149.

[12] Pizzuto MF, Suzuki G, Banas MD, et al.Dissociation of hemodynamic and electrocardiographic indexes of myocardial ischemia in pigs with hibernating myocardium and sudden cardiac death.Am J Physiol Heart Circ Physiol,2013,304(12):H1697-1707.

[13] Maehara K, Maruyama Y, Yoshikata S, et al.Effects of exercise stress on left ventricular end diastolic pressure-length strain relations in dogs with and without coronary stenosis. Cardiovasc Res,1992,26(8):770-778.

[14] Lopshire JC, Zipes DP.Sudden cardiac death: better understanding of risks, mechanisms, and treatment. Circulation,2006,114(11):1134-1136.

[15] Erdogan E1, Akkaya M, Bacaksız A, et al.Short-term effect of percutaneous recanalization of chronic total occlusions on QT dispersion and heart rate variability parameters.Med Sci Monit,2013,19:696-702.

[16] Cetin M, Zencir C, Cakici M, et al.Effect of a successful percutaneous coronary intervention for chronic total occlusion on parameters of ventricular repolarization.Coron Artery Dis,2014,25(8):705-712.

[17] Park JJ, Chae IH, Cho YS, et al.The recanalization of chronic total occlusion leads to lumen area increase in distal reference segments in selected patients: an intravascular ultrasound study.JACC Cardiovasc Interv, 2012,5(8):827-836.

第三节　药物洗脱支架与抗血小板药物

抗血小板药物是PCI时代术后最重要的药物之一,可有效防止支架内急慢性血栓形成,促进支架内膜修复。从单纯球囊扩张(PTCA)时代开始,到如今药物涂层支架(DES)时代,抗血小板药物的种类和治疗方案也经历了巨大转变,本节就此做一简单叙述。

一、抗血小板药物种类

抗血小板治疗已被证实是冠状动脉粥样硬化性心脏病(coronary heart disease, CHD)治疗的最重要措施之一。接受PCI治疗的患者,双联抗血小板治疗(dual anti-platelet therapy, DAPT)可显著减少缺血性心血管事件的发生,一直为ACC、AHA、ESC以及国内心血管介入诊疗指南所推荐。DES植入术后的抗血小板药物通常有以下几种:

1. 阿司匹林　是环氧化酶抑制剂,可通过抑制血栓素A$_2$的合成抑制血小板聚集,是目前临床使用最为广泛,疗效确切的抗血小板药物。目前指南多推荐术前已接受长期阿司匹林治疗的患者应在PCI前服用阿司匹林100~300mg,以往未服用阿司匹林的患者应在PCI术前至少2h,最好24h前给予阿司匹林300mg口服,术后应无限期服用。但PCI术后,单纯使用抗血小板仍有较高的血栓事件发生率,其原因可能是阿司匹林在人群中存在抵抗效应。联用2种或2种以上不同种类的抗血小板药物是有效防止抗血小板疗效不足的手段。

2. 血小板ADP受体P2Y12阻滞剂　P2Y12是ADP诱导血小板聚集中的主要受体,是研发抗血小板聚集药物的主要靶点。P2Y12受体拮抗剂已经历了三代,第一代药物噻氯匹定和第二代药物氯吡格雷均为前体药物,在体内经细胞色素P450酶代谢后可转化为活性药物,不可逆地与P2Y12受体结合,发挥抗血小板聚集的作用。噻氯匹定是第一代噻吩吡啶类药物,也是第一个被批准使用于PCI术后患者的P2Y12受体抑制剂。其里程碑式研究发表于20世纪90年代,证实其能降低PTCA术后患者靶血管闭塞率,且在支架术后患者中,与阿司匹林联用优于抗凝治疗。但由于其能产生诸如骨髓抑制等副作用而已被弃用。氯吡格雷是目前广泛使用的该类药物。临床研究证实,氯吡格雷可有效降低PCI术后患者的缺血事件,当与阿司匹林合用时效果更强。目前对于择期PCI手术患者,术前6h或更早服用者,可给予氯吡格雷300mg,如术前6h未服用氯吡格雷可给予600mg负荷量,术后则长期75mg/d使用。需要注意的是,氯吡格雷同样存在抵抗效应。服药后24h氯吡格雷抵抗发生率约为30%。其机制与诸多因素有关,如胃肠吸收、肥胖、肝脏细胞色素(CYP3A4)活性和其他代谢产物竞争性结合、P2Y19血小板表面受体密度降低、P2Y19基因多态性降低对氯吡格雷的亲和力以及局部或全身其他血小板活化浓度增加等因素。其他新型P2Y12受体抑制剂中,普拉格雷和替卡格雷(替格瑞洛)已在国内被批准用于临床。普拉格雷是第三代噻吩吡啶类药物,它在体内经代谢转化为活性成分后可不可逆地抑制血小板P2Y12受体,首次服用负荷剂量为60mg,维持量为10mg/d。相比氯吡格雷,普拉格雷的代谢产物不受CYP450基因多态性及质子泵抑制剂的影响,且较氯吡格雷具有更快抑制血小板聚集作用。PRINCIPLE TIMI38试验显示,在拟行冠状动脉支架植入的中高危急性冠状动脉综合征患者中,普拉格雷相比氯吡格雷可显著降低心血管全因死亡、非致死性心肌梗死和非致死性卒中的复合终点事件率(9.9% vs 12.1%,$P < 0.001$),尤为突出的是明显减少了总的心肌梗死风险(7.4% vs 9.7%,$P < 0.0001$)。尽管普拉格雷与氯吡格雷相比能降低缺血事件(包括支架血栓)的发生率,但普拉格雷致命或者非致命性出血的风险也相应增加,故对于既往发生过脑血管事件以及高出血风险的患者禁止使用,同时也需慎用于老年患者(>75岁)和低体重患者(<60kg)。替格瑞洛是第一类三唑并嘧啶环化合物,可通过与P2Y12受体可逆结合发挥作用。与氯吡格雷和普拉格雷不同的是,前两者都是前体药物,需在体内转化成活性代谢产物后方可不可逆地阻断P2Y12受体,后者则本身即是活性药物,可直接作用于血小板P2Y12受体,故而起效更快。Pilot研究显示,与氯吡格雷相比,ACS患者使用替格瑞洛可使包括心血管死亡在内的缺血事件发生率降低21%。替格瑞洛可以用于先前有缺血性脑血管事件的患者,但是禁止用于高出血风险、严重肝功能障碍、出血性卒中病史和对药物过敏的患者。临床上,其负荷剂量为180mg,之后90mg每日2次进行维持治疗。

3. 血小板Ⅱb/Ⅲa受体拮抗剂 血小板膜表面的膜糖蛋白Ⅱb/Ⅲa是血小板活化聚集的最后一环,Ⅱb/Ⅲa受体拮抗剂包括阿昔单抗、依替非巴肽、替罗非班等,主要通过特异性地阻断Ⅱb/Ⅲa受体从而发挥抑制血小板黏附、聚集的效应。除ACS患者外,PCI过程中,Ⅱb/Ⅲa受体拮抗剂并非常规用药。Geraci S等报道了1例左回旋支CTO开通过程中导管内血栓堵塞前降支并使用阿昔单抗处理的患者。国内零星报道使用Ⅱb/Ⅲa受体拮抗剂在CTO病变围术期是安全的,但其长期疗效仍需进一步评估。

4. 磷酸二酯酶3抑制剂 代表药物为西洛他唑,可直接抗血小板聚集并抑制血小板内cAMP活性。用法多为首次200mg负荷,其后100mg,每日2次长期使用。西洛他唑在PCI术后的抗血小板治疗方案中有其特殊角色,研究表明,在一些阿司匹林或氯吡格雷禁忌的PCI患者中,采用西洛他唑进行替代具有相似的效果。在常规双联抗血小板基础上加用西洛他唑与使用双倍剂量氯吡格雷的DAPT方案相比,西洛他唑联合DAPT具有非劣效性。

二、抗血小板治疗的方案与疗程

目前各指南对于DES植入术后抗血小板药物治疗的推荐中,DAPT均是最主要的推荐。多数情况下,阿司匹林加一种P2Y12受体拮抗剂是主要的DAPT方案。有关DAPT的疗程方面,各指南对于裸金属支架（bare mental stent，BMS）术后DAPT的时间基本一致，建议维持至少1个月。然而对于DES，不同的指南侧重有所不同，其建议的抗血小板治疗方案与疗程稍有不同（表18-1），本文就此做一分析。

表18-1 各指南对支架植入术后DAPT疗程推荐

患者类型	中国	欧洲	美国
ACS患者（BMS或DES）	至少12个月（ⅠB）	12个月（ⅠA）	至少12个月（ⅠB）
非ACS患者，BMS	最少1个月，最好12个月（ⅠB）	至少1个月（ⅠA）	至少1个月（若出血风险大可减少至2周，最好12个月）（ⅠB）
非ACS患者，DES	至少12个月（ⅠB）	6个月	至少12个月（ⅠB）
二级预防	——	高缺血风险患者	可以考虑（ⅡbB）

早期植入第一代DES支架的患者，由于存在相对较高的支架内血栓（ST）发生率，术后DAPT的疗程多为1年。随着支架工艺的改进，针对目前使用第二代DES的患者，一些研究提示更短的DAPT时间（3~6个月）可能也是合理的。EXCELLENT研究首次比较了6个月与12个月DAPT治疗的效果，其中纳入了25%第一代DES患者，其余为第二代依维莫司涂层药物支架，结果显示6个月DAPT方案较12个月方案其支架内血栓及心梗发生率略有升高，但主要出血事件减少，整体不劣于12个月方案。随后，PRODIGY研究是一项4×2设计，多中心随机对照研究，比较了6个月与24个月DAPT方案，纳入的支架种类包括了BMS、第一代和第二代DES，显示的结果与EXCELLENT类似。RESET研究首次评估了3个月DAPT方案在佐他莫司涂层支架中的疗效，结果显示该方案在主要终点事件上不劣于12个月DAPT。OPTIMIZE研究是一项多中心、前瞻性、随机对照研究，比较了3个月和12个月DAPT方案疗效，显示出短期DAPT方案不劣于长期DAPT。2014年公布的SECURITY、ITALIC和ISAR-SAFE研究主要纳入了第二代DES植入患者，均比较了6个月DAPT与长期（12或24个月）DAPT疗效，其中ITALIC研究还纳入了阿司匹林抵抗患者，结果亦显示出短期DAPT治疗的非劣效性。总体而言，尽管这类研究设计上可能缺少头对头的直接比较（均为非劣效检验），未采用双盲法（可能加重了选择偏倚）等，但结果均显示出短期DAPT方案在MACE事件发生率上不劣于长期DAPT，且有减少主要出血事件的趋势。

另一方面，至少已有3项大型临床研究对比了支架植入术后延长的DAPT方案与标准DAPT方案疗效的差异。DES-LATE研究是一项多中心前瞻性随机对照研究，对于DES（包括了第一和第二代DES）植入后持续双抗1年无MACE或主要出血事件发生的患者随机继续DAPT或单用阿司匹林至24个月，结果显示，延长的DAPT方案并未带来临床事件的获益。ARCTIC研究比较了延长DAPT方案与标准DAPT方案的疗效，结果显示，DES植入术后延长DAPT在MACE事件发生率方面无显著减少，但出血事件却有增加趋势。最近较为轰动的DAPT研究是一项多中心、前瞻性、随机、安慰剂对照研究，探讨了支架植入术后1年继续DAPT的获益与风险。PCI术后接受DAPT治疗1年无MACE或主要出血事件发生的患者随机接受继续18个月的DAPT方案或单用阿司匹林+安慰剂，结果显示，延长DAPT治疗可降低主要终点及支架内血栓事件的发生，但也同时增加了出血事件的发生率。部分研究者认为，延长DAPT所带来的获益可能不仅仅是针对支架植入血管的获益，更可能是对冠心病二级预防的本身所带来的获益。近期的PEGASUS TIMI 54研究,针对心梗后的高危患者,使用替格瑞洛联合阿司匹林的长期DAPT方案较单用阿司匹林更有效预防MACE事件,显示出了类似结论。

除DAPT治疗方案外,DES植入后三联抗血小板治疗(TAP)也显示出一定的优势。联合西洛他唑、阿司匹林和噻吩吡啶类药物的TAP方案有可能是一种DES植入术后更优的抗血小板治疗方案。DECLARE-LONG Ⅱ研究证实,在常规DAPT基础上,联合西洛他唑(200mg负荷剂量,再100mg,每日2次维持)的三联抗血小板治疗(TAP)方案对于长支架植入患者具有进一步降低MACE事件率,减少晚期管腔丢失(LLL)及内膜增生体积,减少再狭窄率的优势。荟萃分析也提示TAP方案具有更低的MACE及TLR、TVR发生率,尤其在复杂病变、长支架、多支病变及糖尿病患者中,且不增加出血事件,但会轻度增加服药依从性下降、皮疹、胃肠道副作用的发生。

三、CTO病变DES植入术后抗血小板方案选择

CTO病变介入治疗术后,较普通病变PCI术后,其病变更为复杂,病变长度往往更长,且在病变开通过程中,常伴随局部血管壁内血肿,支架边缘夹层,DES植入后部分支架节段穿行于原血管内膜下等。这些特点导致CTO病变支架植入术后容易出现支架内再狭窄或闭塞。此外,ALSTER-OCT-CTO研究采用OCT比较了CTO与非CTO病变植入第二代DES后支架的内膜覆盖情况,结果显示,CTO病变内膜覆盖率显著小于非CTO病变(68.9+/-21.9% vs 89.6+/-10.4%,$P < 0.001$)。这些情况均提示CTO病变PCI术后可能需要更强或更长时间的抗血小板治疗。

对于CTO病变PCI术后到底选用何种药物进行抗血小板治疗,目前各国PCI指南均未对此做特别推荐,主要原因在于缺乏该方面的RCT研究证据。在目前指南未对此做特殊说明的情况下,笔者认为,通常仍应按照普通PCI治疗后的方案,对于植入DES的患者进行至少1年的DAPT治疗。考虑到CTO病变的特殊性,具体方案选择时,在药物选择方面可能需考虑以下几个因素:①是否需要三联抗血小板治疗:DAPT治疗是目前PCI术后抗血小板治疗的基础,在此基础上,已有研究显示,采用TAP治疗方案,尽管患者临床情况更为复杂(吸烟史、男性、既往血运重建史),且手术更为复杂,包括了部分左主干、再狭窄、长病变及CTO病变,但结果不亚于DAPT,且TAP方案具有更高的血小板抑制率。Liu YL等报道对服用氯吡格雷负荷量后,ADP诱导的血小板抑制率仍小于30%的患者随机给予常规阿司匹林+氯吡格雷双抗或在此基础上加用西洛他唑三联抗血小板治疗,结果显示,三联抗血小板治疗能进一步降低心脏事件且不增加出血情况。②加倍剂量的氯吡格雷:CURRENT-ASIS 7研究显示,在PCI术后第1周使用双倍剂量氯吡格雷进行DAPT(DDAT),较常规DAPT可显著降低ACS患者的临床事件发生。但这一结果对于CTO患者人群是否仍有获益尚缺乏证据。③疗程问题:近期一些研究比较了PCI术后缩短或延长DAPT时间对于预后的影响,总体来说,对于复杂、长病变、多支病变,延长的DAPT疗程可能还是有获益的,尽管此时出血风险亦可能相应增加。在实际临床工作中,还需结合患者实际情况酌情取舍。此外,根据ADP及花生四烯酸诱导的血小板聚集率测定个性化的制订不同患者的抗血小板治疗药物方案,这在一些小样本研究中已被证实安全有效,这种个性化的抗血小板方案对于CTO病变患者PCI术后的抗血小板治疗可能具有一定的指导作用。

(金重赢)

参考文献

［1］韩雅玲.中国经皮冠状动脉介入治疗指南2012（简本）.中华危重症医学杂志（电子版）,2012（03）:169-180.

［2］Kitazume H, Ageishi Y, Iwama T, et al.［Ticlopidine may prevent subtotal or total occlusion of dilated lesions after percutaneous coronary angioplasty］.J Cardiol,1993,23（2）:149-155.

［3］Anzuini A, Rosanio S, Legrand V, et al.Wiktor stent for treatment of chronic total coronary artery occlusions: short- and long-term clinical and angiographic results from a large multicenter experience.J Am Coll Cardiol, 1998,31（2）:281-288.

［4］Harold JG, Bass TA, Bashore TM, et al.ACCF/AHA/SCAI 2013 update of the clinical competence statement on coronary artery interventional procedures: a report of the American College of Cardiology Foundation/ American Heart Association/American College of Physicians Task Force on Clinical Competence and Training （writing committee to revise the 2007 clinical competence statement on cardiac interventional procedures）. Circulation,2013,128（4）:436-472.

［5］Windecker S, Hernandez-Antolin RA, Stefanini GG, et al.Management of ST-elevation myocardial infarction according to European and American guidelines.EuroIntervention,2014,10 Suppl T: T23-31.

［6］Rademakers LM, Dewilde W, van de Kerkhof D.Early double stent thrombosis associated with clopidogrel hyporesponsivenesss.Neth Heart J,2012,20（1）:38-41.

［7］Geraci S, La Manna A, Tamburino C.How should I treat a massive thrombus embolisation in the left coronary artery during chronic total occlusion revascularisation.EuroIntervention,2012,8（7）:866-875.

［8］吴哲兵,魏运亮,段继豪,等.盐酸替罗非班用于冠状动脉慢性闭塞病变介入治疗的临床观察.实用医药 杂志,2012,（3）:206-207.

［9］Lee SW, Park SW, Kim YH, et al.Drug-eluting stenting followed by cilostazol treatment reduces late restenosis in patients with diabetes mellitus the DECLARE-DIABETES Trial （A Randomized Comparison of Triple Antiplatelet Therapy with Dual Antiplatelet Therapy After Drug-Eluting Stent Implantation in Diabetic Patients）.J Am Coll Cardiol,2008,51（12）:1181-1187.

［10］Kurz DJ, Bernheim AM, Tuller D, et al.Improved outcomes of elderly patients treated with drug-eluting versus bare metal stents in large coronary arteries: Results from the BAsel Stent Kosten-Effektivitats Trial PROspective Validation Examination randomized trial.Am Heart J,2015,170（4）:787-795.e1.

［11］Valgimigli M, Campo G, Monti M, et al.Short-versus long-term duration of dual-antiplatelet therapy after coronary stenting: a randomized multicenter trial.Circulation,2012,125（16）:2015-2026.

［12］Kim BK, Hong MK, Shin DH, et al.A new strategy for discontinuation of dual antiplatelet therapy: the RESET Trial（REal Safety and Efficacy of 3-month dual antiplatelet Therapy following Endeavor zotarolimus-eluting stent implantation）.J Am Coll Cardiol,2012,60（15）:1340-1348.

［13］Feres F, Costa RA, Abizaid A, et al.Three vs twelve months of dual antiplatelet therapy after zotarolimus-eluting stents: the OPTIMIZE randomized trial.JAMA,2013,310（23）:2510-2522.

［14］Colombo A, Chieffo A, Frasheri A, et al.Second-generation drug-eluting stent implantation followed by 6-versus 12-month dual antiplatelet therapy: the SECURITY randomized clinical trial.J Am Coll Cardiol, 2014,64（20）:2086-2097.

［15］Gilard M, Barragan P, Noryani AA, et al.6-versus 24-month dual antiplatelet therapy after implantation of drug-eluting stents in patients nonresistant to aspirin: the randomized, multicenter ITALIC trial.J Am Coll Cardiol,2015,65（8）:777-786.

［16］Lee CW, Ahn JM, Park DW, et al.Optimal duration of dual antiplatelet therapy after drug-eluting stent implantation: a randomized, controlled trial.Circulation,2014,129（3）:304-312.

［17］Collet JP, Silvain J, Barthelemy O, et al.Dual-antiplatelet treatment beyond 1 year after drug-eluting stent implantation（ARCTIC-Interruption）: a randomised trial.Lancet,2014,384（9954）:1577-1585.

[18] Mauri L, Kereiakes DJ, Yeh RW, et al.Twelve or 30 months of dual antiplatelet therapy after drug-eluting stents.N Engl J Med,2014,371(23):2155-2166.

[19] Bonaca MP, Bhatt DL, Cohen M, et al.Long-term use of ticagrelor in patients with prior myocardial infarction. N Engl J Med,2015,372(19):1791-1800.

[20] Lee SW, Park SW, Kim YH, et al.A randomized, double-blind, multicenter comparison study of triple antiplatelet therapy with dual antiplatelet therapy to reduce restenosis after drug-eluting stent implantation in long coronary lesions: results from the DECLARE-LONG Ⅱ(Drug-Eluting Stenting Followed by Cilostazol Treatment Reduces Late Restenosis in Patients with Long Coronary Lesions)trial.J Am Coll Cardiol,2011,57 (11):1264-1270.

[21] Zhang Y, Tang HQ, Li J, Fu ZX.Efficacy and safety of triple-antiplatelet therapy after percutaneous coronary intervention: a meta-analysis.Chin Med J(Engl),2013,126(9):1750-1754.

[22] Rogers KC, Faircloth JM, Finks SW.Use of cilostazol in percutaneous coronary interventions.Ann Pharmacother,2012,46(6):839-850.

[23] Heeger CH, Busjahn A, Hildebrand L, et al.Delayed coverage of drug-eluting stents after interventional revascularisation of chronic total occlusions assessed by optical coherence tomography: the ALSTER-OCT-CTO registry.EuroIntervention,2014.

[24] Suh JW, Kim SY, Park JS, et al.Comparison of triple antiplatelet therapy including triflusal and conventional dual therapy in patients who underwent drug-eluting stent implantation.Int Heart J,2009,50(6):701-709.

[25] Lu YL, Chen YD, Lu SZ.[Effects of intensive antiplatelet therapy in patients with high platelet aggregability after percutaneous coronary intervention].Zhonghua Xin Xue Guan Bing Za Zhi,2007,35(9):793-796.

[26] Mehta SR, Tanguay JF, Eikelboom JW, et al.Double-dose versus standard-dose clopidogrel and high-dose versus low-dose aspirin in individuals undergoing percutaneous coronary intervention for acute coronary syndromes(CURRENT-OASIS 7): a randomised factorial trial.Lancet,2010,376(9748):1233-1243.

[27] Christ G, Siller-Matula JM, Francesconi M, et al.Individualising dual antiplatelet therapy after percutaneous coronary intervention: the IDEAL-PCI registry.BMJ Open,2014,4(10):e005781.

第四节　CTO相关临床研究最新进展

慢性完全闭塞病变(chronic total coronary occlusion, CTO)通常是指原冠状动脉完全闭塞,经冠状动脉造影证实TIMI血流为0级,同时其闭塞时间≥3个月的病变,在所有实施冠脉造影患者中的发现率约为18%,CTO病变是动脉粥样硬化病变进展的终末阶段。由于血栓机化、钙化、病变长度和远端血管走向难以判断,技术难度大,手术时间长、成功率低,患者及术者接受射线量多,手术并发症及术后再狭窄发生率高等原因,目前CTO病变的介入治疗仍是临床上的最大的难题和挑战之一,被誉为冠脉介入治疗"未被攻克的最后堡垒"。值得庆幸的是,随着介入器械和技术的发展及介入医生经验的积累,目前CTO PCI成功率已较前有显著提高,许多有经验的介入中心CTO开通成功率高达80%以上,部分经验丰富的术者成功率甚至高达90%以上。越来越多的证据显示,成功CTO PCI能够改善患者心绞痛症状、生活质量和左心功能,减少患者冠状动脉旁路移植(coronary artery bypass graft, CABG)比例,但目前对于CTO PCI是否能够减少患者心肌梗死和降低病死率仍存有争议,本文就CTO相关临床研究最新进展作一总结和梳理。

一、CTO PCI和临床心血管结局

CTO是冠心病患者预后不佳的独立危险因素,理论上,CTO PCI成功开通闭塞血管能够

改善心肌缺血,从而减少CTO患者心绞痛发作和CABG需要,改善患者左心功能和生活质量,并有可能改善患者长期预后。尽管CTO PCI可能获益良多,但目前只有8%~15%的CTO患者进行了PCI完成血运重建治疗。相反,即使缺乏改善死亡或心肌梗死等硬终点,在非CTO稳定性缺血性心脏病患者中PCI比例却逐年稳步增长。目前反对CTO PCI的原因包括:预期开通率低,手术并发症高(约5%),开通失败患者预后差,造影剂使用量大,辐射暴露时间长等,但最主要的原因是认为良好侧支循环的CTO与心肌缺血或死亡相关性不大,血运重建的临床获益尤其是能否减少心肌梗死或死亡不确切。

(一)CTO PCI相关主要临床注册研究

目前尚缺乏CTO PCI和临床心血管结局的随机对照研究,现有CTO PCI改善患者预后的证据主要来自众多临床多中心注册研究。很多临床注册研究显示,成功的血运重建能使CTO患者获益,随着顺向和逆向技术的普及和介入医生经验的丰富,CTO PCI的成功率明显提高(表18-2)。而且,在并发症方面,CTO病变和非CTO病变无显著性差异。但是,一些不利的研究结果,如CTO PCI患者,尤其是CTO PCI失败患者有更高的院内心血管不良事件风险,逆向技术比顺向技术有更高的冠脉穿孔和非Q波型心肌梗死风险也不容忽视。许多因素可增加CTO PCI操作的复杂性,降低成功率,包括延闭塞时间长,断端呈钝圆或齐平,存在桥侧支、钙化、血管过度迂曲、长病变以及闭塞近端有边支血管开口等。日本的注册研究J-CTO将主要的影响因素归纳为J-CTO(multicenter CTO registry in Japan)评分,可用于评估手术开始的前30min内导丝通过CTO病变的难易程度。该评分中,每一独立预测因素占1分,总分0~4分分别代表操作"容易","中等","困难"和"非常困难"(表18-3)。Galassi AR等应用这一分级发现对J-CTO评分≥3的患者实施逆向CTO PCI的远期临床结局不佳。

表18-2 关于CTO PCI临床结局的多中心注册研究

研究名称	患者数量	CTO技术	技术成功(%)	住院期间结局	随访时间	中/长期结局	结论
Galassi等 ERCTO	1914	顺向和逆向	82.9	心源性死亡(0.3%),Q波型MI(0.1%),非Q波型MI(0.1%),支架内血栓形成(0.05%),靶血管血运重建(0.05%),卒中(0.05%)	–	–	–高成功率、低并发症 –逆向技术冠脉穿孔发生率高
Morino等 J-CTO	498	顺向和逆向	88.6	心源性死亡(0.2%),Q波型MI(0.2%),卒中(0%)	–	–	高成功率、低并发症
Karmpaliotis等	462	逆向	81.4	死亡(0.2%),Q波型MI(0.4%),急诊CABG(0.6%)	–	–	逆向CTO PCI成功率高并发症低

续表

研究名称	患者数量	CTO技术	技术成功（%）	住院期间结局	随访时间	中/长期结局	结论
Christopoulos等PROGRESS CTO	497	杂交CTO PCI	91.5	心源性死亡（0.4%），MI（1%），靶血管血运重建（0.2%）	-	-	杂交技术相比既往研究有更高的成功率和相似的并发症
Alaswad等PROGRESS CTO	650	顺向和逆向	92.6	心源性死亡（0.3%），MI（0.7%），靶血管血运重建（0.1%）	-	-	经桡和经股CTO PCI成功率和并发症类似
Muramatsu等J-PROCTOR	163	内膜下寻径	100	心源性死亡（0%），Q波型MI（0%），非Q波型MI（1.8%），急诊CABG（0%）	1年	-心源性死亡（0%），MI（0%），支架内血栓形成（0%） -类似血运重建率：内膜层10.4% vs 内膜下层（12.9%）	中期随访未发现对内膜下层有负面影响
George等UK Central Cardiac Audit Database	13 443	顺向和逆向	70.6	住院期间死亡（0.25%），Q波型MI（0.42%），脑血管事件（0.06%），急诊CABG（0.1%）	2.65年	-死亡（5.6%）	-手术成功提高远期生存率 -完全血运重建有更好的临床结局
Claessen等Multinational CTO	1791	顺向和逆向	68.1	-	1178天	-累积长期病死率：成功vs失败 *LAD: 6.7 vs 11.0%（$P=0.03$） *LCX: 5.5 vs 13.9%（$P<0.01$） *RCA: 6.6 vs 4.1%（$P=0.80$）.	LAD和LCX CTO成功实施PCI者远期生存率升高，RCA CTO患者除外

续表

研究名称	患者数量	CTO技术	技术成功（%）	住院期间结局	随访时间	中/长期结局	结论
Galassi等 ERCTO	1395	逆向	75.3	死亡（0.1%），Q波型MI（0.1%），非Q波型MI（0.3%），支架内血栓形成（0.2%），急诊CABG（0.1%），靶血管血运重建（0.1%），卒中（0%）	24.7月	心源性死亡（1.9%），MI（1.9%），卒中（0.6%），远期血运重建（13%）	逆向CTO PCI成功率高，主要并发症发生率低，远期结局好

表18-3　J-CTO评分用于预测30min内导丝成功通过闭塞病变的难度

变量	OR（95%CI）	β coefficient	分数
先前尝试开通CTO失败	0.39（0.15~0.97）	0.93	1
断端呈钝圆或齐平	0.32（0.18~0.55）	1.14	1
血管扭曲	0.34（0.20~0.58）	1.09	1
钙化	0.26（0.15~0.44）	1.36	1
闭塞长度＞20mm	0.19（0.09~0.39）	1.65	1

（二）CTO PCI和心绞痛及生活质量

心绞痛是冠心病患者主要症状，成功CTO PCI通过改善心肌缺血减少心绞痛的发作。TOAST-GISE研究中，376名CTO患者PCI成功率为73%，住院期间MACE发生率为53%，随访12个月发现CTO PCI成功组显著减少心绞痛发作（1年无心绞痛事件存活率88.7% vs 75%，$P=0.008$），并增加患者活动耐量。FACTOR研究中，125名CTO患者PCI成功率为55%，CTO PCI成功组显著改善长期活动耐力，减少心绞痛发作，提高治疗满意度，且术前有心绞痛症状者获益更为明显。

生活质量是评估冠心病患者血运重建有效性的重要手段之一，常用的工具为西雅图心绞痛问卷（SAQ），它包含5个方面：心绞痛频率、活动耐力、心绞痛稳定性、治疗满意度和疾病认知。目前有少数CTO PCI研究（表18-4）应用这一指标评估患者生活质量。其中两项研究显示，成功CTO PCI能显著提高患者短期和长期活动耐力，减少心绞痛发作，提高治疗满意度。Safley DM等比较了来自10个中心的147名CTO和1616名非CTO成功实施PCI患者的SAQ，发现他们在术后6个月的随访中没有差异。另一项研究比较了对CTO患者血运重建治疗（PCI或CABG）与药物治疗的SAQ，结果显示，完全血运重建对生活质量的改善均优于药物治疗和未完全血运重建，但是，这项研究未随机化，CTO PCI组的年龄较小且合并症少。不可否认，生活质量评分主观成分较多且受多种因素的影响，存在一定的局限性。

表18-4　开通CTO对患者生活质量的影响

研究名称	病例数	CTO PCI成功率	对照	评估量表	随访时间	结论
Grantham 等 2010	125	55%	CTO PCI成功vs 失败	SAQ	1个月	CTO PCI成功组显著改善长期活动耐力,减少心绞痛发作,提高治疗满意度;有症状者获益大
Borgia F等 2012	302	78%	CTO PCI成功vs 失败	SAQ-UK	4年	CTO PCI成功组显著改善患者生活质量
Saffley DM 等 2014	147	84.7%	CTO PCI vs 非CTO PCI	SAQ/EQ5D Rose评分	6个月	两组间成功PCI患者各项参数有类似的改善
Wijeysundera HC等 2014	46	78.8%	CTO PCI,非CTO PCI,CABG,药物治疗	SAQ/EQ5D	1年	开通CTO能提高患者生活质量(无论是PCI还是CABG)

（三）CTO PCI和左心室功能

左心功能不全是CTO患者预后不良的独立预测因素,为数不多的小样本观察性研究显示CTO PCI能够改善CTO患者左心室功能。加拿大TOSCA研究(n=244)结果显示,开通闭塞血管能够改善患者左室收缩功能(LVEF从基线59.4% ± 11%增至61.0% ± 11%, P=0.003),值得注意的是,该研究采用的是肝素涂层支架,多因素回归分析显示闭塞时间 < 6周、心绞痛CCS分级1~级或基线LVEF < 60%的患者是左室功能改善的独立预测因子。Chung CM等回顾性研究(n=75)结果显示, CTO PCI能够改善无心肌梗死病史CTO患者随访6个月的左室功能(LVEF从基线59.5% ± 13.7%增至67.3% ± 14.6%, P < 0.001),有既往心肌梗死病史的CTO患者如证实梗死相关血管有良好侧支循环和存活心肌,则开通闭塞血管同样能够改善左室功能。最近, Bucciarelli-Ducci C等发表的一项小样本(n=50)回顾性研究显示,心脏MRI评估证实CTO供血区域有缺血和大量存活心肌的CTO患者, CTO PCI能够显著改善患者随访3个月左室收缩功能(LVEF 67.0% ± 13% vs 63% ± 12%, P < 0.001),并减少左室舒张末容积(LVEDV 56ml ± 38ml vs 65ml ± 38ml, P < 0.001)。Cardona M等研究(n=29)发现,心功能不全CTO患者,开通闭塞血管后同样能够患者左室收缩功能(37.7% ± 8% vs 31.3% ± 7.4%, P < 0.001),并减少左室舒张末容积(143ml ± 58ml vs 160ml ± 54ml, P < 0.001),同时能够改善患者心绞痛和NYHA心功能分级。

与前述小样本观察性研究结果相一致, Hoebers LP等meta分析结果显示,成功CTO PCI能够改善CTO患者左心功能(LVEF绝对值增加约4.4%,同时LVEDV减少6.14ml)。但近期EXPLORE试验中,与优化药物治疗(OMT)相比, CTO PCI并不能改善所有CTO患者的左心功能,只有前降支CTO患者能从成功PCI中获益(LVEF绝对值增加约6.8%)。现有证据显示CTO PCI能够改善CTO患者,尤其是证实闭塞血管供血区域有缺血和大量存活心肌的CTO患者和前降支CTO患者的左室功能。CTO PCI改善左室功能的具体获益人群及5%左右的LVEF增加是否能够改善患者长期预后仍有待进一步研究证实。

（四）CTO PCI和患者存活率

目前对于CTO PCI能否改善患者存活率仍存有很大争议。Valenti R等研究中，486名CTO患者中PCI成功率为71%，CTO PCI成功组显著提高患者心脏存活率（91.6%±2.0% vs 87.4%±2.9%，$P=0.025$），进一步分析这一获益可能源于多支血管病变的完全血运重建。Jones DA等研究（$n=582$，CTO PCI成功率69.4%），同样发现CTO PCI成功组显著降低患者5年全因病死率（4.5% vs 17.2%，$P < 0.001$），多因素回归分析显示，CTO PCI成功是患者病死率的独立预测因子（HR 0.32，95%CI 0.18~0.58），值得关注的是，该研究中尽管CTO PCI失败组冠脉夹层等术中并发症显著增高（20.5% vs 4.9%，$P < 0.001$），但并不增加患者住院期间的MACE发生率（3% vs 2.1%，$P=NS$）。在药物涂层支架时代，Toma A等研究（$n=2002$，CTO PCI成功率83%，94%患者植入DES），CTO PCI成功组显著降低患者4年全因病死率（15.3% vs 25.9%，$P < 0.001$），多因素回归分析显示CTO PCI成功和完全血运重建是减少患者长期病死率的独立预测因子。但近期韩国Lee PH等一项观察性研究（$n=1173$，CTO PCI成功率85.6%，100%DES）结果显示：成功CTO PCI并不能减少患者长期（平均随访4.6年）全因病死率（HR 1.04，95%CI 0.53~2.04），但显著减少靶血管重建率和需要CABG比例。

与前述观察性研究存有争议不同，近期几个meta分析结果却一致显示CTO PCI成功能够显著改善患者短期和长期存活率。但目前对于CTO PCI能否改善患者生存率的证据均来自于非随机对照研究和回顾性分析研究，且大多为比较CTO PCI成功与失败对患者生存率的影响，而缺乏CTO PCI与CABG或优化药物治疗策略对比研究。成功CTO PCI能否真正改善患者存活率仍有待设计良好的随机对照研究来进一步证实。

二、CTO PCI需要考量的因素

（一）不同靶血管CTO和临床结局

不同靶血管CTO PCI对患者预后有不同的影响。Safley DM等研究观察了不同血管CTO PCI成功与否对患者预后的影响，研究共纳入了2608名单血管CTO患者，其中前降支、回旋支、右冠CTO比例分别为36%、26%和38%，主要观察终点为5年存活率。研究结果发现，只有成功前降支CTO PCI（88.9% vs 80.2%，$P < 0.01$），而非回旋支（86.1% vs 82.1%，$P=0.21$）或右冠CTO PCI（87.7% vs 84.9%，$P=0.23$）能够显著改善患者5年生存率。但该研究中将手术成功定义为：造影显示闭塞血管开通成功且住院期间无MACE（包括死亡、新发心肌梗死和急诊靶血管血运重建）发生，任何院内死亡均被归类于手术失败组（即使造影显示成功开通闭塞血管）。

但是，在另外一项大型、国际多中心注册研究中，研究共纳入1734名CTO患者，其中前降支、回旋支、右冠CTO比例分别为35.1%、22.5%和42.3%，CTO PCI成功率分别为71.1%、69.1%和65.1%（$P=0.06$），主要观察终点为CTO PCI成功组与失败组间5年病死率和需要CABG比例是否存在差异。研究结果显示，成功前降支（6.7% vs 11.0%，$P=0.03$）或回旋支CTO PCI（5.5% vs 13.9%，$P=0.01$），而非右冠CTO PCI（6.6% vs 4.1%，$P=0.03$）能够显著改善患者5年病死率，所有血管CTO PCI成功组需要CABG比例均显著低于对照组。其可能的机制包括：①前降支心肌供血范围更广，所以开通前降支能够改善左心功能，获益更多；②前壁交感神经分布更多，而下壁迷走神经分布更多，因此前壁缺血更易导致交感兴奋，而下壁缺血更易导致迷走兴奋，交感神经过度兴奋可导致室颤等恶性心律失常更易发生，因此开通LAD-CTO有可能通过抑制交感兴奋减少室速、室颤等恶性心律失常导致的死亡。韩国一项小样本研究（$n=23$）显示，前降支CTO PCI而非右冠CTO PCI能够改善患者自主神经系统平衡。但值得注意的是，Milan and New-Tokyo注册研究结果显示，该研究共纳入522名无残余RCA-CTO无保护左主干患者（包括493名无RCA-CTO患者和29名已成功开通RCA-CTO的患者）和46名残余RCA-CTO患者，平均随访4年后，残余RCA-CTO患者心因性死亡风险更高（HR 2.163，95%CI 1.018~4.597，$P=0.045$）但再次血运重建率更低（HR 0.321，95%CI 0.13~0.794，$P=0.014$）。该研究结果提示成功开通右冠CTO似乎能够改善无保护左主干患者的预后。

尽管现有证据显示开通LAD-CTO（或LCX-CTO可能）获益更多，但在随机对照研究结果证实前，仍应慎重评估所有CTO患者开通闭塞血管可能的获益后，决定是否采取PCI治疗策略。

（二）非罪犯血管CTO和STEMI患者

大约10%的STEMI患者合并CTO，糖尿病STEMI患者中合并非梗死相关血管CTO的比例更是高达21%。许多STEMI观察性研究显示非梗死相关血管CTO导致梗死范围更大、心源性休克发生比例高、短期和长期病死率增高，是STEMI患者预后不良的独立预测因子。心源性休克是STEMI短期死亡最重要的预测因子，超过25%的心源性休克STEMI患者合并至少一支非梗死相关血管CTO，心源性休克STEMI患者中合并>1支CTO、1支CTO和没有CTO 30d的病死率分别为100%、65%和40%。除了左主干闭塞外，非梗死血管CTO是心源性休克最强预测因子，也是患者30d死亡的独立预测因子。在TAPAS和HORIZONS-AMI亚组研究中，合并CTO与ST段回落不完全、低心肌灌注呈色分级（myocardial blush grade, MBG）、罪犯血管开通后血流TIMI分级低相关，且与患者短期和长期病死率增高相关。合并CTO的STEMI存活患者即刻LVEF<40%的比例是无合并CTO患者的2倍，随访1年后由于心室重构导致左室收缩功能更差。现有证据显示，合并非梗死相关血管CTO是心肌梗死患者预后不良的独立预测因子，但开通罪犯血管后，择期开通非梗死相关血管CTO能否改善STEMI患者预后目前仍不明确。

EXPLORE研究是首个探讨CTO PCI能否改善STEMI患者预后的随机对照研究，研究选择直接PCI后7d行非梗死相关血管CTO PCI术，术后4个月采用心脏MRI评估左心室功能，研究发现：与优化药物治疗相比，CTO PCI并不能改善所有STEMI患者的左心功能，但是能够显著改善合并前降支CTO心肌梗死患者的左心功能（LVEF较对照组增高约6.8%）。研究提示，对于合并前降支CTO的STEMI患者，CTO PCI较优化药物治疗策略更优，但仍有待针对这一人群设计更大样本量的临床研究证实。

（三）侧支循环和心肌缺血负荷

心肌缺血负荷高的患者不良心血管事件发生率高，心肌缺血负荷≥7.5%患者3年死亡和心梗发生率高达3%。在非CTO患者的COURAGE研究中，优化药物治疗能够减少5%的心肌缺血，在优化药物治疗基础上进行PCI治疗能进一步减少约2.6%心肌缺血负荷，心肌缺血负荷减少患者死亡和心肌梗死风险更低，基线心肌缺血负荷越高，获益越显著。既往研究显示心肌缺血负荷降低5%是改善患者预后的独立预测因子，Safley DM等研究（$n=301$），CTO PCI同样能够减少心肌缺血负荷，随访12个月心肌灌注显像显示CTO PCI后12个月患者心肌缺血负荷降低了约6.2%（6.9%±6.5% vs 13.1%±11.9%，$P<0.001$），该研究建议基线心肌缺血负荷≥12.5%是CTO行PCI治疗的指征。

侧支循环能够减少CTO供血区心肌损伤并增加存活心肌,90%以上具有良好侧支的CTO患者能够提供充足血供保证心肌活性,因此许多学者认为,具有良好侧支循环的CTO患者无须血运重建。但实际上,侧支循环并无法确保无心肌缺血,在CTO-CABG术中直接检测CTO后血管压力,发现侧支循环仅能提高相当于上游血管90%狭窄的血流,而现有指南均推荐 >90%的狭窄应进行血运重建治疗。同样,Werner等研究发现,大部分侧支循环能够保证CTO患者静息状态下无心肌缺血,但腺苷负荷后的血流储备分数(fractional flow reserve, FFR)值只有0.32±0.13,提示侧支循环无法保证应激状态下心肌血供,导致可诱导的心肌缺血。有趣的是,近期有研究显示具有良好侧支循环(Rentrop分级3级)的患者较无良好侧支患者更能从血运重建中获益。因此,具有良好侧支不应该成为反对CTO血运重建的原因。

尽管目前对于CTO PCI较优化药物治疗能否进一步改善心肌缺血仍有争议,但CTO PCI前应评估侧支循环和心肌缺血负荷,评估PCI后可能的获益。对于没有心绞痛症状或心肌缺血证据的CTO患者,CTO PCI前应该考虑心肌活性评估。

三、CTO PCI与优化药物治疗策略

尽管目前有许多观察性研究显示CTO PCI能够改善患者预后,但大部分证据来源于PCI成功组和失败组间的对比结果,鲜有研究比较优化药物治疗(optimal medical therapy, OMT)与介入治疗策略对CTO患者预后的影响。近期来自韩国的一项倾向得分匹配研究比较了两种治疗策略对CTO患者预后的影响,主要观察终点为心因性死亡,PCI组共入选883例(其中,669例患者成功开通CTO病变),对照组533例,平均随访45.8个月,两组间的心因性病死率无显著性差异(5.8% vs 8.3%, $P=0.01$),提示作为CTO患者的初始治疗策略,CTO PCI并不优于优化药物治疗策略。但值得注意的是,该研究亚组分析显示,PCI能够显著减少具有良好侧支循环组CTO患者的心因性病死率。作者分析原因其可能是侧支良好的CTO患者,闭塞病变以远存活心肌更多、内皮细胞和平滑肌细胞功能更好,通过PCI开通闭塞病变后能够改善CTO病变供血区域的心肌细胞、内皮细胞和平滑肌细胞活性,从而改善心室重构,并减少室性心律失常导致的心源性猝死。与这一研究结论一致的是,Jiang WJ等研究同样发现具有良好侧支(Rentrop分级3级)的CTO患者中,无论采用CABG或PCI(开通成功率80.1%)完成血运重建都能显著降低患者心因性死亡和MACE事件(包括心因性死亡、心肌梗死和再次血运重建)发生率。

EXPLORE试验是首个CTO相关的国际多中心前瞻性随机对照试验,研究入组的是STEMI合并有一支非罪犯血管CTO的患者,在直接PCI后7d随机分为CTO PCI组和药物治疗组,主要观察终点是随访4个月心脏MRI检测的左室射血分数(LVEF)和左室舒张末容积(LVEDV)。来自欧洲和加拿大的14家心脏中心参与了该研究,研究共入选了304例患者,其中CTO PCI组150例(73%的患者成功开通闭塞血管),结果显示CTO PCI并不能改善患者LVEF(44.1%±12.2% vs 44.8%±11.9%, $P=0.60$)和LVEDV(215.6ml±62.5ml vs 212.8 ml±60.3ml, $P=0.70$),且两组间的MACE事件(定义为心因性死亡、心肌梗死和CABG)也无显著差异(5.4% vs 2.6%, $P=0.25$)。但亚组分析显示,前降支-CTO组(75例,占入选患者的25%),PCI较药物治疗能显著改善患者LVEF(47.2%±12.3% vs 40.4%±11.9%, $P=0.02$)。该研究显示:STEMI患者直接PCI后1周对非罪犯血管CTO行PCI治疗是安全、可行的,并能改善前降支-CTO患者的左心功能。该研究存在非双盲、样本量小不足以观察到硬终点如死亡、心梗等差异、CTO PCI成功率低于预期80%等局限,前降支-CTO患者LVEF的改善是否能确实转

化为真正临床获益如减少死亡或心肌梗死等仍有待进一步研究证实。

值得一提的是,目前除EXPLORE试验外,已经有至少2项国际多中心前瞻性随机对照试验正在进行中:①来自欧洲的EURO-CTO试验(NCT01760083):通过12个月的随访和标准化问卷,评估比较接受PCI和单纯最佳药物治疗CTO患者生活质量方面的差异,3年后评估介入治疗的安全性,本研究将在2017年得出结果。②来自韩国的DECISION-CTO(NCT01078051),比较有稳定型心绞痛的CTO患者接受PCI和接受单纯药物治疗5年内发生心肌梗死和心源性死亡的风险差异。这些试验结果有助于进一步明确介入治疗能否真正改善CTO患者预后,有可能改变现有指南有关CTO PCI的推荐等级和证据等级。

四、CTO PCI与CABG

大约25%经冠脉造影证实CTO的患者会通过CABG完成血运重建,由于闭塞远端血管显影不佳,导致桥血管对吻位置不理想(往往落在比理想位置更远端的位置),桥血管尤其是右冠状动脉和回旋支血管的桥血管闭塞率高。在PRAGUE-4研究中,前降支-CTO行CABG术后1年再通率高达100%,而右冠状动脉和回旋支CTO行CABG术后1年再通率仅为23%。相反,如果采用PCI成功开通CTO(植入DES)后,1年后血管再闭塞概率仅3%~5%。现有证据提示对于回旋支或右冠状动脉CTO,尤其是既往已行CABG患者,采用PCI策略治疗CTO似乎更有效。确实,目前在所用CTO PCI患者中,有既往CABG史的约占15%。尽管目前CTO PCI在保持非前降支闭塞血管再通上具有一定优势,但很少有研究直接比较PCI和CABG两种不同血运重建方式对CTO患者预后的影响。

在SYNTAX研究中,CABG和PCI组中各有约27%的患者存在至少一根血管CTO,CTO患者三支病变、弥漫病变、钙化病变比例更高,SYNTAX评分显著高于非CTO患者(32 vs 23)。CABG组CTO成功开通率仅68.1%,PCI组更是只有49.4%(远低于现在的CTO PCI注册研究)。研究随访12个月结果显示,两组间的死亡、心肌梗死和卒中均无显著差异,但是PCI组需要再次血运重建率要高于CABG组,提示PCI并不劣于CABG。

最近韩国一项观察性研究比较了PCI、CABG和优化药物治疗对多支血管CTO患者临床结局的影响,研究共入组393例患者,43%、33%和24%的患者分别接受了PCI、CABG和药物治疗,平均随访46.5个月,倾向值匹配后分析显示,CABG组心脑血管不良事件(major adverse cardiac and cerebrovascular events,MACCE)发生率较PCI组(HR 0.43,0.21~0.85,P=0.01)和药物治疗组(HR=0.10,0.04~0.27,P<0.01)更低,CABG组和PCI组心因性死亡无显著差异,CABG和PCI组间MACCE发生率差异主要由于PCI组再次血运重建率更高所致。提示对于多支血管病变CTO治疗策略中,CABG可能优于PCI和药物治疗。相反,国内Zhang QB等研究报道了慢性肾脏病患者降低CTO患者无MACCE生存率,采用CABG和PCI完成血运重建后能显著降低患者MACCE发生率,且两组间累积3年无MACCE生存率无显著差异,提示合并有慢性肾病的CTO患者中,CABG并不优于PCI治疗。

目前有关CABG治疗CTO的数据严重缺乏,尚无直接比较两种不同血运重建方式对CTO患者预后影响的随机对照研究,CTO PCI与CABG孰优孰劣有待更多临床研究来明确。

五、结论

CTO是冠心病患者预后不良的独立预测因子,对于CTO的治疗策略采用PCI、CABG还是优化药物治疗,孰优孰劣尚未有定论。现有观察性研究和meta分析结果显示CTO PCI改善患者心绞痛症状、生活质量和左心功能,减少患者CABG比例,但目前对于CTO PCI是否能够减少患者心肌梗死和病死率仍存有很大争议。基于现有证据,欧美指南对CTO PCI的推荐级别只有Ⅱa。随着CTO PCI新策略的推广、新器械的快速更新和新技术的灵活运用,CTO开通率逐年增高,且PCI相关并发症渐行渐少,显著改善短期预后。但是目前对于CTO PCI的获益人群仍然不明确,有效存活心肌检测方法有限,且一旦开通失败,主要不良心血管事件发生率显著增高。因此,我们迫切需要高质量的随机对照研究明确CTO患者的最佳治疗策略及CTO PCI能否改善CTO患者长期预后和真正获益人群。随着EURO-CTO、DECISION-CTO等大型国际多中心前瞻性随机对照研究结果的揭晓,有可能改变现有CTO PCI治疗的推荐等级和证据。

(赵炎波 周斌全)

参 考 文 献

[1] Bagnall A, Spyridopoulos I.The evidence base for revascularisation of chronic total occlusions.Curr Cardiol Rev,2014,10(2): 88–98.

[2] Morino Y, Abe M, Morimoto T, et al.Predicting successful guidewire crossing through chronic total occlusion of native coronary lesions within 30 minutes: the J-CTO (Multicenter CTO Registry in Japan) score as a difficulty grading and time assessment tool.JACC Cardiovasc Interv,2011,4(2): 213–221.

[3] Galassi AR, Sianos G, Werner GS, et al.Retrograde recanalization of chronic total occlusions in Europe: procedural, in-hospital, and long-term outcomes from the multicenter ERCTO registry.J Am Coll Cardiol, 2015,65(22): 2388–2400.

[4] Olivari Z, Rubartelli P, Piscione F, et al.Immediate results and one-year clinical outcome after percutaneous coronary interventions in chronic total occlusions: data from a multicenter, prospective, observational study (TOAST-GISE).J Am Coll Cardiol,2003,41(10): 1672–1678.

[5] Grantham JA, Jones PG, Cannon L, et al.Quantifying the early health status benefits of successful chronic total occlusion recanalization: results from the FlowCardia's approach to chronic total occlusion recanalization (FACTOR)trial.Circ Cardiovasc Qual Outcomes,2010,3(3): 284–290.

[6] Borgia F, Viceconte N, Ali O, et al.Improved cardiac survival, freedom from MACE and angina-related quality of life after successful percutaneous recanalization of coronary artery chronic total occlusions.Int J Cardiol, 2012,161(1): 31–38.

[7] Safley DM, Grantham JA, Hatch J, et al.Quality of life benefits of percutaneous coronary intervention for chronic occlusions.Catheter Cardiovasc Interv,2014,84(4): 629–634.

[8] Wijeysundera HC, Norris C, Fefer P, et al.Relationship between initial treatment strategy and quality of life in patients with coronary chronic total occlusions.EuroIntervention,2014,9(10): 1165–1172.

[9] Dzavik V, Carere RG, Mancini GB, et al.Predictors of improvement in left ventricular function after percutaneous revascularization of occluded coronary arteries: a report from the Total Occlusion Study of Canada(TOSCA).Am Heart J,2001,142(2): 301–308.

[10] Chung CM, Nakamura S, Tanaka K, et al.Effect of recanalization of chronic total occlusions on global and regional left ventricular function in patients with or without previous myocardial infarction.Catheter Cardiovasc Interv,2003,60(3): 368–374.

[11] Bucciarelli-Ducci C, Auger D, Di MC, et al.CMR guidance for recanalization of coronary chronic total occlusion.JACC Cardiovasc Imaging,2016,9(5): 547–556.

[12] Cardona M, Martín V, Prat-Gonzalez S, et al.Benefits of chronic total coronary occlusion percutaneous intervention in patients with heart failure and reduced ejection fraction: insights from a cardiovascular

magnetic resonance study.J Cardiovasc Magn Reson,2016,18(1): 78.

[13] Hoebers LP, Claessen BE, Elias J, et al.Meta-analysis on the impact of percutaneous coronary intervention of chronic total occlusions on left ventricular function and clinical outcome.Int J Cardiol,2015,187 : 90-96.

[14] Henriques JP, Hoebers LP, Råmunddal T, et al.Percutaneous intervention for concurrent chronic total occlusions in patients with STEMI: the explore trial.J Am Coll Cardiol,2016,68(15): 1622-1632.

[15] Valenti R, Migliorini A, Signorini U, et al.Impact of complete revascularization with percutaneous coronary intervention on survival in patients with at least one chronic total occlusion.Eur Heart J,2008,29(19): 2336-2342.

[16] Jones DA, Weerackody R, Rathod K, et al.Successful recanalization of chronic total occlusions is associated with improved long-term survival.JACC Cardiovasc Interv,2012,5(4): 380-388.

[17] Toma A, Gick M, Minners J, et al.Survival after percutaneous coronary intervention for chronic total occlusion.Clin Res Cardiol,2016,105(11): 921-929.

[18] Lee PH, Lee SW, Park HS, et al.Successful recanalization of native coronary chronic total occlusion is not associated with improved long-term survival.JACC Cardiovasc Interv,2016,9(6): 530-538.

[19] Christakopoulos GE, Christopoulos G, Carlino M, et al.Meta-analysis of clinical outcomes of patients who underwent percutaneous coronary interventions for chronic total occlusions.Am J Cardiol,2015,115(10): 1367-1375.

[20] Khan MF, Wendel CS, Thai HM, et al.Effects of percutaneous revascularization of chronic total occlusions on clinical outcomes: a meta-analysis comparing successful versus failed percutaneous intervention for chronic total occlusion.Catheter Cardiovasc Interv,2013,82(1): 95-107.

[21] Tamburino C, Capranzano P, Capodanno D, et al.Percutaneous recanalization of chronic total occlusions: wherein lies the body of proof.Am Heart J,2013,165(2): 133-142.

[22] Pancholy SB, Boruah P, Ahmed I, et al.Meta-analysis of effect on mortality of percutaneous recanalization of coronary chronic total occlusions using a stent-based strategy.Am J Cardiol,2013,111(4): 521-525.

[23] Safley DM, House JA, Marso SP, et al.Improvement in survival following successful percutaneous coronary intervention of coronary chronic total occlusions: variability by target vessel.JACC Cardiovasc Interv,2008,1 (3): 295-302.

[24] Claessen BE, Dangas GD, Godino C, et al.Impact of target vessel on long-term survival after percutaneous coronary intervention for chronic total occlusions.Catheter Cardiovasc Interv,2013,82(1): 76-82.

[25] Szwoch M, Ambroch-Dorniak K, Sominka D, et al.Comparison the effects of recanalisation of chronic total occlusion of the right and left coronary arteries on the autonomic nervous system function.Kardiol Pol,2009, 67(5): 467-474.

[26] Takagi K, Ielasi A, Chieffo A, et al.Impact of residual chronic total occlusion of right coronary artery on the long-term outcome in patients treated for unprotected left main disease: the Milan and New-Tokyo registry. Circ Cardiovasc Interv,2013,6(2): 154-160.

[27] Hoebers LP, Claessen BE, Dangas GD, et al.Contemporary overview and clinical perspectives of chronic total occlusions.Nat Rev Cardiol,2014,11(8): 458-469.

[28] Lexis CP, van der Horst IC, Rahel BM, et al.Impact of chronic total occlusions on markers of reperfusion, infarct size, and long-term mortality: a substudy from the TAPAS-trial.Catheter Cardiovasc Interv,2011,77 (4): 484-491.

[29] Claessen BE, Dangas GD, Weisz G, et al.Prognostic impact of a chronic total occlusion in a non-infarct-related artery in patients with ST-segment elevation myocardial infarction: 3-year results from the HORIZONS-AMI trial.Eur Heart J,2012,33(6): 768-775.

[30] Shaw LJ, Berman DS, Maron DJ, et al.Optimal medical therapy with or without percutaneous coronary intervention to reduce ischemic burden: results from the Clinical Outcomes Utilizing Revascularization and Aggressive Drug Evaluation(COURAGE)trial nuclear substudy.Circulation,2008,117(10): 1283-1291.

［31］ Safley DM，Koshy S，Grantham JA，et al.Changes in myocardial ischemic burden following percutaneous coronary intervention of chronic total occlusions.Catheter Cardiovasc Interv，2011，78（3）：337-343.

［32］ Flameng W，Schwarz F，Hehrlein FW.Intraoperative evaluation of the functional significance of coronary collateral vessels in patients with coronary artery disease.Am J Cardiol，1978，42（2）：187-192.

［33］ Jang WJ，Yang JH，Choi SH，et al.Long-term survival benefit of revascularization compared with medical therapy in patients with coronary chronic total occlusion and well-developed collateral circulation.JACC Cardiovasc Interv，2015，8（2）：271-279.

［34］ Yang JH，Kim BS，Jang WJ，et al.Optimal medical therapy vs.percutaneous coronary intervention for patients with coronary chronic total occlusion - a propensity-matched analysis.Circ J，2016，80（1）：211-217.

［35］ van der Schaaf RJ，Claessen BE，Hoebers LP，et al.Rationale and design of EXPLORE：a randomized，prospective，multicenter trial investigating the impact of recanalization of a chronic total occlusion on left ventricular function in patients after primary percutaneous coronary intervention for acute ST-elevation myocardial infarction.Trials，2010，11：89.

［36］ Banerjee S，Master RG，Peltz M，et al.Influence of chronic total occlusions on coronary artery bypass graft surgical outcomes.J Card Surg，2012，27（6）：662-667.

［37］ Widimsky P，Straka Z，Stros P，et al.One-year coronary bypass graft patency：a randomized comparison between off-pump and on-pump surgery angiographic results of the PRAGUE-4 trial.Circulation，2004，110（22）：3418-3423.

［38］ Colmenarez HJ，Escaned J，Fernández C，et al.Efficacy and safety of drug-eluting stents in chronic total coronary occlusion recanalization：a systematic review and meta-analysis.J Am Coll Cardiol，2010，55（17）：1854-1866.

［39］ Patel VG，Brayton KM，Tamayo A，et al.Angiographic success and procedural complications in patients undergoing percutaneous coronary chronic total occlusion interventions：a weighted meta-analysis of 18，061 patients from 65 studies.JACC Cardiovasc Interv，2013，6（2）：128-136.

［40］ Kim BS，Yang JH，Jang WJ，et al.Clinical outcomes of multiple chronic total occlusions in coronary arteries according to three therapeutic strategies：Bypass surgery，percutaneous intervention and medication.Int J Cardiol，2015，197：2-7.

［41］ Zhang QB，Chen LM，Li M，et al.Influence of chronic kidney disease on the outcome of patients with chronic total occlusion.Am J Transl Res，2016，8（1）：196-208.

第19章 STEMI患者慢性闭塞病变的预后及策略

在STEMI患者中,少数存在慢性闭塞病变(chronic total occlusion, CTO)的现象,其中,绝大多数患者为非靶血管存在CTO病变。但是,在极少见的情况下,存在支配ST段抬高区域的靶血管是CTO的现象,这可能是因为供应CTO血管的侧支血管突发斑块内出血,产生严重的狭窄,使得CTO区域的血供迅速而严重地降低,出现灌注的绝对不足,形成ST段的抬高所致。这种情况稀少,小心识别,适当处理罪犯血管即可。在此,我们主要讨论的是非靶血管CTO病变的预后及相应的策略。

一、流行病学

尽管STEMI患者进行急诊介入治疗已有多年,但是直到2006年,van der Schaaf等率先发表了非靶血管为CTO情况对STEMI患者预后的影响。入选了1417例接受急诊PCI治疗的STEMI患者,单支血管病变患者病死率为8%,多支血管非CTO病变者为16%,而多支血管CTO病变者为35%,校正相关因素后,多支血管病变仍是死亡的独立危险预测因素。但是,将CTO病变纳入模型中,多支血管病变不再是独立危险预测因素,相反的是,CTO病变是STEMI患者1年期死亡的独立危险预测因素(OR 3.8,95%CI 2.5~5.8)。

随后,更多的学者对STEMI患者CTO病变进行了观察。在最大规模CTO病变的注册研究——加拿大多中心CTO注册研究中,共观察了14 439例冠脉造影患者,2630例存在CTO病变,其中10%为STEMI患者的非靶血管CTO病变。2015年的荟萃分析显示,STEMI患者合并非靶血管CTO病变的发生率为11.7%。

二、对预后的影响

将666例多支血管病变的STEMI患者分为两组,非CTO组(462例,69%)和CTO组(204例,31%)。住院期间病死率分别为6.3%和21.1%,5年期病死率分别为22.5%和40.2%。校正相关因素后,多支血管CTO病变仍是5年期死亡的危险预测因素(HR 1.85 ; 95%CI 1.35~2.53 ; P=0.0001)。

在HORIZONS–AMI研究中,3283例急诊PCI患者,其中,1524例(46.4%)为单支血管病变,1477例(45.0%)为多支血管非CTO病变,283例(8.6%)为多支血管CTO病变。多支血管CTO病变者术后TIMI 3血流比例更低,缺乏组织水平灌注者更多,ST段完全回落比例更低。CTO病变不仅是30d内病死率的独立危险预测因素(HR 2.88,95%CI 1.41~5.88, P=0.004),也是3年期病死率的独立危险预测因素(HR 1.98,95%CI 1.19~3.29, P=0.009)。相反的是,多支血管非CTO病变仅是30d内死亡的独立危险预测因素,而不是3年期病死率的独立危险预测因素。

另一项纳入2020例STEMI患者的研究,根据血管病变特点分为3种: 单支血管病变、多支血管非CTO病变和多支血管CTO病变,分别为70%、22%和8%。预测CTO存在的因素有心源性休克,既往心肌梗死史,年龄 >65岁和心绞痛史。多处CTO者1年期病死率76.5%,单处CTO为28.1%,没有CTO者为7.3%(P < 0.0001)。但是,在校正LVEF和肾功能后,多支血管病变是死亡风险的独立危险预测因素,而CTO则不是(HR 1.07;95%CI 0.66~1.73, P=0.78)。

2015年进行的荟萃分析入选了1980年1月—2014年1月之间的文献。分析了非靶血管CTO病变对STEMI患者的短期和长期预后的影响。纳入7项研究,5项为观察性研究,2项为随机对照研究的亚组分析,总共有14 117例患者,其中1554例(11.7%)存在非靶血管CTO病变。中位随访25.2个月,与非CTO者相比,合并CTO者病死率更高,分别为9.0%和23.5%(OR 2.90,95%CI 2.09~4.01;$P < 0.0001$),30d短期病死率同样合并CTO者更高,4.7% vs 17.2%(OR 3.79,95%CI 3.13~4.59;$P < 0.0001$)。

三、合并心源性休克

尽管经过多年的研究,但是即使采用积极的治疗措施,合并心源性休克的STEMI患者的病死率依然居高不下。连续入选292例合并心源性休克的STEMI患者,接受了急诊PCI治疗。单支血管病变1年期病死率为31%,多支血管非CTO病变为47%,多支血管CTO病变为63%。校正相关因素后,多支血管病变不再是死亡的独立危险预测因素。相反的是,CTO病变是死亡的独立危险预测因素(HR 2.1,95%CI 1.5~3.1,$P < 0.01$)。

一项纳入2020例STEMI患者研究中,其中141例(7%)发生心源性休克,28%合并非靶血管CTO病变,1处CTO为23%,>1处CTO为5%。与此对应的是,非心源性休克患者CTO发生率分别为6%和0.5%。发生心源性休克的危险因素有左主干,CTO(OR 4.20,95% CI 2.64~6.57,$P < 0.001$),肌酐清除率<60ml/min,前降支的心梗。没有合并CTO者30d病死率为40.2%,1处CTO者为65.6%,>1处CTO为100%。校正LVEF和肾功能后,CTO仍是30d死亡的独立危险预测因素(HR 1.83;95%CI 1.10~3.01,$P=0.02$)。

5018例接受急诊PCI治疗的STEMI患者,根据是否存在心源性休克分为两组,也根据病变特点分为多支血管病变、多支血管非CTO病变和多支血管CTO病变。在无心源性休克的患者中,仅多支血管CTO病变者是30d死亡(HR 2.8)和5年期死亡(HR 1.7)的独立危险预测因素,相反的是,多支血管非CTO病变则不是。在心源性休克患者(n=609),无论是否合并CTO,多支血管病变都是30d死亡的独立危险预测因素(合并者HR 2.2,$P < 0.01$,非合并者HR 1.8,$P < 0.01$)。在心源性休克30d幸存者中,仅多支血管CTO病变可能是病死率的预测因素(HR 1.7,$P=0.06$)。

仅有的这3项研究结果一致的结论是,CTO是STEMI合并心源性休克患者的短期和长期预后不佳的标志。SHOCK研究的结论支持,在STEMI合并心源性休克的患者亟需再血管化治疗,能够改善预后。但是,CTO病变不等同于非CTO病变,及时开通血管也未必能够迅速获益。

早在1998年,Simes等发现,CTO病变的开通能够改善LVEF,但是,闭塞的时间和LVEF值改善幅度之间没有相关性,提示冬眠心肌细胞的恢复是难以预测的。在缺血再灌注损伤的研究中,单次心肌缺血30min可能需要7d才能恢复收缩功能;相比而言,冬眠心肌细胞的受损程度更为严重,恢复功能的时间所需时间更长,从几周到几个月不等。在心源性休克患者中,寄希望于冬眠心肌恢复收缩功能改善血流动力学不太现实,但是,只要患者度过休克阶段,CTO开通后或多或少的冬眠心肌细胞或迟或早都能恢复收缩/舒张功能,能够实现获益。在目前的心源性休克救治中,超过50%患者短期内能够存活,等到CTO开通后冬眠心肌细胞的功能恢复。

2012年,在加拿大多中心CTO注册研究中,>50%CTO患者的LVEF是完全正常的(即LVEF≥55%),这意味着大多数患者的CTO区域心肌组织是有活力的,并非是冬眠心肌,这与既往的概念大不一样,可能是因为侧支循环的血供良好使得心肌仍然保持了相当的收缩功能,在这种情况下开通CTO病变能够迅速改善血流动力学状态的可能性较大。难题是如何判断CTO病变开通后是否能够迅速获益,在没有迅速获益的前提下,盲目增加操作时间和增大造影剂的用量对患者都是不利的。

简而言之,STEMI患者合并非靶血管CTO病变者容易发生心源性休克,这可能是因为CTO区域的心肌细胞处于冬眠状态,丧失收缩能力所致;反过来,即使开通CTO病变,冬眠心肌细胞恢复的过程也是漫长的,对短期的有益作用弱小。心肌细胞冬眠的程度和数量可能是这个恶性循环的关键,如何判断将影响策略的抉择。

四、合并心室功能障碍和心脏重构

3277例STEMI患者接受了急诊PCI治疗,其中2115例(65%)为单支血管病变,742例为多支血管非CTO病变(23%),420例(13%)为多支血管CTO病变。CTO病变是30d死亡的独立危险预测因素(HR 3.6,95%CI 2.6~4.7,$P < 0.01$),相对而言,多支血管病变的预测价值弱一点。剔除早期死亡患者后,在30d生存的患者中,CTO仍是独立危险预测因素(HR 1.9,95%CI 1.4~2.8,$P < 0.01$),但是,多支血管病变则不是独立危险预测因素。CTO的存在也是心功能更差(LVEF≤40%)的危险预测因素(术后即刻OR 1.9,95%CI 1.3~2.8,$P < 0.01$,1年内OR 3.5,95%CI 1.6~7.8,$P < 0.01$)。

在1176例STEMI患者中,125例存在非靶血管CTO病变,发生率为10.6%,其中79例位于血管的近段。平均随访了339d,64例(5.8%)患者死亡。CTO患者合并症更多、LVEF值更低,死亡风险更高(HR 2.79,95%CI 1.71~4.56),其中近段血管CTO者心源性死亡风险和非心源性死亡风险都更高。如果不纳入LVEF,则CTO是死亡的独立危险预测因素,但是,纳入LVEF参数后,CTO不再具有显著性意义(HR 1.76,95%CI 0.85~3.65,$P=0.166$)。

2015年,Hoebers等对CTO开通后心脏重构的影响进行了荟萃分析,纳入34项研究共2243例患者。结果显示,成功开通后LVEF较基线水平增加了4.44%。其中8项研究(412例患者)观察了左室重构的变化,LVEDV较基线降低了6.14 ml/m^2。

STEMI合并非靶血管CTO病变者发生左室功能障碍的可能性较大,一方面是因为靶血管心肌细胞死亡较多,收缩功能丧失;另一方面是CTO区域冬眠心肌细胞的收缩功能障碍。有理由相信,STEMI患者开通非靶血管CTO病变的意义较单纯CTO病变更大,这需要进一步研究的结果来支持。STEMI后心脏重构的进程被迅速激活,短时间内达到高峰,及时开通血管可能能够更好地抑制左室重构,因此,从理论上推测,STEMI患者非靶血管的CTO开通宜早不宜迟。

五、合并慢性肾病和心肾综合征

STEMI患者合并慢性肾病并非少见,STEMI患者也是心肾综合征的高风险人群。Bataille等将1873例STEMI患者根据eGFR < 60ml/(min·1.73m^2)分为两组,CKD患者非靶血管CTO发生率为13%,无CKD者发生率为7%。重要的是,CKD和CTO对30d病死率和1年期病死率的影响存在交互作用,在CKD患者中,CTO发生率高出一倍,但却并非是死亡的独立危险预测因素。相反的是,在非CKD患者中,多支血管CTO病变是死亡的独立危险预测因素(HR 3.30,95%CI 1.70~6.17)。CTO的危害可能被CKD的危害所掩盖了,换句话说,CTO的处理必须考虑到肾功能状态的影响。

无论是慢性肾病还是心肾综合征患者,造影剂的危害性都需多加考虑,因此,合并慢性肾病或者发生心肾综合征者都应该推迟CTO介入治疗时间,尤其是不宜起病后1周内进行,术前宜充分水化治疗,在心功能不全患者中使用水化需更加小心。

六、合并其他可能的影响因素

2020例STEMI患者,其中24%为女性,与男性患者相比,女性患者的年龄更大,高血压和肾功能不全比例更高,非靶血管CTO发生率相似,均为7%(单处)和1%(多处)。但是,女性患者的病死率更高,1处CTO者36.4%,>1处CTO病死率为100%。

在4506例接受急诊PCI治疗的STEMI患者中,539例(12%)合并存在糖尿病,根据PCI之前病变特点将患者分为单支血管病变,多支血管非CTO病变和非靶血管CTO病变。33%非糖尿病患者和51%糖尿病患者为多支血管病变,合并存在CTO者分别为12%和21%。生存曲线分析显示,5年病死率分别为单支病变25%,多支血管病变非CTO者为21%,多支血管病变合并CTO者为47%。非靶血管CTO病变为死亡的独立危险预测因素(HR 2.2,95%CI 1.3~3.5)。

七、治疗

在判断STEMI合并多支血管病变治疗策略的PRAMI和CvLPRIT研究中,CTO病变被排除在外。因此,直到最近几年才开始进行STEMI合并CTO病变的治疗性研究。

2013年,Yang等率先报道了STEMI合并非靶血管CTO病变治疗的效果。136例已经进行了急诊PCI治疗的STEMI患者,采用分步进行(术后7~10d)的方法对非靶血管CTO病变进行了介入治疗,87例(64%)患者成功开通闭塞血管,49例(36%)未能开通,平均随访了2年,开通组心源性病死率更低,无MACE事件生存率更高。校正相关因素后,CTO的成功开通是2年期死亡(HR 0.145,95%CI 0.047~0.446,P=0.001)和无主要心脏事件生存率(HR 0.430,95%CI 0.220~0.838,P=0.013)的独立危险预测因素。

随后,Valenti等观察了已经接受急诊PCI治疗的1911例STEMI患者,169例存在非靶血管CTO病变,在幸存1周后的患者中,74例患者尝试进行CTO的介入治疗,58例(78%)获得成功,植入药物洗脱支架,1年期心源性病死率为1.7%,与此相反的是,未开通组病死率为12%,包括失败者或者未尝试者。成功开通CTO病变也是3年期心源性死亡风险的独立危险预测因素(HR 0.20,95%CI 0.05~0.92,P=0.038)。

在CAPITAL研究1038例STEMI患者中,259例(25%)采用的是分步介入治疗,779例(75%)仅对靶血管进行了介入治疗。180d时,分步介入治疗组病死率为0.8%,而仅靶血管介入治疗组病死率为5.0%(P=0.003),即使校正相关因素后,分步介入治疗的获益也是相似的。此外,住院期间再发心梗率、支架内血栓发生率、卒中发生率两组间均没有显著的差异。

到目前为止,仅有的这些资料显示,STEMI合并非靶血管CTO病变采用的是分步进行介入治疗的方法,一致的结论是,成功开通者的预后较未开通者为佳,这与常规CTO的研究结果是相似的。2015年进行的荟萃分析纳入25项研究,共28 486例,29 315次CTO PCI。成功率为71%,介于51%~87%。平均随访3.11年,成功开通血管者死亡风险更低(OR 0.52),MACE也更低(OR 0.59)。

2013年,Patel等报道一例下壁STEMI患者在进行急诊PCI时正向导丝误入内膜下,采用逆向技术成功处理闭塞段的个例。这个极端的个例表明,在STEMI患者中,进行逆向导丝操作可能是可行的。

在SHOCK研究中,128例严重心力衰竭患者进行了紧急再血管化治疗。选择PCI还是CABG由医生自行决定,结果对63.3%患者进行PCI治疗,而36.7%患者进行CABG治疗。尽管基线有所不同,但是30d时生存率(55.6% vs 57.4%)和1年时生存率(51.9% vs 46.8%)均没有显著的差异。PCI或者CABG均是可行的选择。

八、建议

首先,需要判断患者是否合并心源性休克,如果是,及时完全再血管化治疗,根据当地的条件选择CABG或者PCI治疗。优先选择CABG治疗；如果没有条件，可以根据J-CTO评分再进行筛选，在准备转院的同时进行简单的尝试；最后，复杂的或者简单尝试未能成功者迅速转院。

其次，如果患者LVEF值低下、有缺血症状，那么及时开通血管获益可能性大，确定分步介入治疗的时间点需要根据肾功能和心肾综合征的可能性来判断，如果危险性小，宜早不宜迟。

再次，如果没有循环障碍或者心脏重构的证据，根据客观检查判断缺血心肌面积的大小来判断是否需要进行手术。毫无疑问的是，如果缺血面积超过10%，需要及时开通血管；如果缺血面积超过5%，最好也要开通血管，因为STEMI后部分心肌已经坏死，剩余心肌的重要性被动提升；但是，如果缺血面积小，开通血管的意义仍有争议。STEMI起病28d后，这些患者的建议可以遵照稳定型心绞痛患者的建议来进行。

最后，让我们回顾指南的推荐意见。2012年欧洲STEMI指南推荐仅处理梗死相关血管。如果症状出现超过12h，或者疼痛及ECG改变不明显时，如果存在持续性心肌缺血证据，适宜再灌注治疗，首选直接PCI治疗（Ⅰ类推荐，证据级别C）。如果症状出现超过24h，无缺血症状的稳定患者，不推荐常规行PCI治疗（Ⅲ类推荐，证据级别A）。

在急诊PCI治疗推荐意见中，除了心源性休克患者在假定罪犯病变PCI后仍持续存在心肌缺血的情况外，直接PCI应仅限于罪犯血管（Ⅱa类推荐，证据级别B）。在血流动力学不稳定的患者中，仅心源性休克患者推荐进行紧急再血管化治疗，无论是PCI还是CABG，根据血管条件进行选择。

（王翔飞）

参 考 文 献

[1] van der Schaaf RJ, Vis MM, Sjauw KD, et al.Impact of multivessel coronary disease on long-term mortality in patients with ST-elevation myocardial infarction is due to the presence of a chronic total occlusion.Am J Cardiol,2006,98(9):1165-1169.

[2] Fefer P, Knudtson ML, Cheema AN, et al.Current perspectives on coronary chronic total occlusions: the Canadian Multicenter Chronic Total Occlusions Registry.J Am Coll Cardiol,2012,59(11):991-997.

[3] O'Connor SA, Garot P, Sanguineti F, et al.Meta-analysis of the impact on mortality of noninfarct-related artery coronary chronic total occlusion in patients presenting with ST-segment elevation myocardial infarction.Am J Cardiol,2015,116(1):8-14.

[4] Tajstra M, Gasior M, Gierlotka M, et al.Comparison of five-year outcomes of patients with and without chronic total occlusion of noninfarct coronary artery after primary coronary intervention for ST-segment elevation acute myocardial infarction.J Am Coll Cardiol,2012,109(5):208-213.

[5] Claessen BE, Dangas GD, Weisz G, et al.Prognostic impact of a chronic total occlusion in a non-infarct-related artery in patients with ST-segment elevation myocardial infarction: 3-year results from the HORIZONS-AMI trial.Eur Heart J,2012,33(6):768-775.

[6] Bataille Y, Dery J-P, Larose E, et al.Prevalence, predictors and clinical impact of unique and multiple chronic total occlusion in non-infarct-related artery in patients presenting with ST-elevation myocardial infarction. Heart(British Cardiac Society),2012,98(23):1732-1737.

[7] van der Schaaf RJ, Claessen BE, Vis MM, et al.Effect of multivessel coronary disease with or without concurrent chronic total occlusion on one-year mortality in patients treated with primary percutaneous coronary intervention for cardiogenic shock.Am J Cardiol,2010,105(7):955-959.

[8] Bataille Y, Dery J-P, Larose E, et al.Deadly association of cardiogenic shock and chronic total occlusion in acute ST-elevation myocardial infarction.Am Heart J,2012,164(4):509-515.

[9] Hoebers LP, Vis MM, Claessen BE, et al.The impact of multivessel disease with and without a co-existing

chronic total occlusion on short- and long-term mortality in ST-elevation myocardial infarction patients with and without cardiogenic shock.Eur J Heart Fail,2013,15(4): 425-432.

[10] Hochman JS, Sleeper LA, Webb JG, et al.Early revascularization in acute myocardial infarction complicated by cardiogenic shock.SHOCK Investigators.Should We Emergently Revascularize Occluded Coronaries for Cardiogenic Shock.N Engl J Med,1999,341(9): 625-634.

[11] Sirnes PA, Myreng Y, Molstad P, et al.Improvement in left ventricular ejection fraction and wall motion after successful recanalization of chronic coronary occlusions.Eur Heart J,1998,19(2): 273-281.

[12] Matsuzaki M, Gallagher KP, Kemper WS, et al.Sustained regional dysfunction produced by prolonged coronary stenosis: gradual recovery after reperfusion.Circulation,1983,68(1): 170-182.

[13] Claessen BEPM, van der Schaaf RJ, Verouden NJ, et al.Evaluation of the effect of a concurrent chronic total occlusion on long-term mortality and left ventricular function in patients after primary percutaneous coronary intervention.JACC Cardiovasc Interv,2009,2(11): 1128-1134.

[14] Ariza-Sole A, Teruel L, di Marco A, et al.Prognostic impact of chronic total occlusion in a nonculprit artery in patients with acute myocardial infarction undergoing primary angioplasty.Rev Esp Cardiol (Engl Ed), 2014,67(5): 359-366.

[15] Hoebers LP, Claessen BE, Elias J, et al.Meta-analysis on the impact of percutaneous coronary intervention of chronic total occlusions on left ventricular function and clinical outcome.Int J Cardiol,2015,187 : 90-96.

[16] Bataille Y, Plourde G, Machaalany J, et al.Interaction of chronic total occlusion and chronic kidney disease in patients undergoing primary percutaneous coronary intervention for acute ST-elevation myocardial infarction. Am J Cardiol,2013,112(2): 194-199.

[17] Bataille Y, Dery J-P, Larose E, et al.Incidence and clinical impact of concurrent chronic total occlusion according to gender in ST-elevation myocardial infarction.Catheter Cardiovasc Interv,2013,82(1): 19-26.

[18] Claessen BEPM, Hoebers LP, van der Schaaf RJ, et al.Prevalence and impact of a chronic total occlusion in a non-infarct-related artery on long-term mortality in diabetic patients with ST elevation myocardial infarction. Heart,2010,96(24): 1968-1972.

[19] Yang ZK, Zhang RY, Hu J, et al.Impact of successful staged revascularization of a chronic total occlusion in the non-infarct-related artery on long-term outcome in patients with acute ST-segment elevation myocardial infarction.Int J Cardiol,2013,165(1): 76-79.

[20] Valenti R, Marrani M, Cantini G, et al.Impact of chronic total occlusion revascularization in patients with acute myocardial infarction treated by primary percutaneous coronary intervention.Am J Cardiol,2014,114 (12): 1794-1800.

[21] Russo JJ, Wells GA, Chong AY, et al.Safety and efficacy of staged percutaneous coronary intervention during index admission for ST-elevation myocardial infarction with multivessel coronary disease (insights from the oniversity of Ottawa Heart Institute STEMI Registry).Am J Cardiol,2015,116(8): 1157-1162.

[22] Christakopoulos GE, Christopoulos G, Carlino M, et al.Meta-analysis of clinical outcomes of patients who underwent percutaneous coronary interventions for chronic total occlusions.Am J Cardiol,2015,115(10): 1367-1375.

[23] Patel VG, Zankar A and Brilakis E.Use of the retrograde approach for primary percutaneous coronary intervention of an inferior ST-segment elevation myocardial infarction.J Invasive Cardiol,2013,25(9): 483-484.

[24] White HD, Assmann SF, Sanborn TA, et al.Comparison of percutaneous coronary intervention and coronary artery bypass grafting after acute myocardial infarction complicated by cardiogenic shock: results from the Should We Emergently Revascularize Occluded Coronaries for Cardiogenic Shock (SHOCK)trial. Circulation,2005,112(13): 1992-2001.

[25] Morino Y, Abe M, Morimoto T, et al.Predicting successful guidewire crossing through chronic total occlusion of native coronary lesions within 30 minutes: the J-CTO (Multicenter CTO Registry in Japan)score as a difficulty grading and time assessment tool.JACC Cardiovasc Interv,2011,4(2): 213-221.

[26] Steg PG, James SK, Atar D, et al.ESC Guidelines for the management of acute myocardial infarction in patients presenting with ST-segment elevation.Eur Heart J,2012,33(20): 2569-2619.

第20章 经桡动脉路径处理CTO 病变的优势、问题与对策

一、经桡动脉路径处理CTO病变的优势

由于处理CTO病变时往往需要使用7F或8F指引导管,这时候大多数术者还是喜欢采用传统的股动脉路径。但经股动脉路径易造成穿刺部位的出血并发症,加上PCI围术期常常使用强化的抗凝及抗血小板治疗,因此加剧了出血的危险程度,严重的甚至造成患者死亡。此外,经股动脉路径冠脉介入治疗术后往往需要卧床休息,导致很多患者,特别是高龄患者并发背痛、尿潴留,甚至下肢深静脉血栓形成导致急性肺栓塞的死亡事件。

1989年Campeau等首先报道了人类历史上第一例经桡动脉途径的冠状动脉造影,论证了经桡动脉途径冠脉介入的可能性。随着荷兰医生Kiemeneij在1993年进行了世界上首例经桡动脉途径的支架植入术后,经桡动脉途径的PCI开始逐渐被人们认可和接受。由于经桡动脉途径的介入治疗(TRI)独特的优越性,如患者创伤小、恢复快、不受卧床的限制、住院周期大大减少、局部出血发生率较股动脉途径明显下降,因此在过去的10年里,经桡动脉途径的PCI(包括CTO的处理)愈来愈受到医患双方的欢迎,在某些中心甚至已占到PCI总数的绝大部分。

二、经桡动脉路径处理CTO病变的问题

但是, TRI也存在一些问题,如桡动脉的直径较股动脉细,桡动脉容易痉挛,因此桡动脉的穿刺较为困难。当然经桡动脉完成CTO病变时最大障碍是其所使用的器械往往较股动脉偏小,常规使用的6F指引导管限制了某些CTO技术的使用,而经股动脉途径可选择7~8F指引导管。

譬如IVUS指导下的CTO处理。对于开口部位不明确的齐头闭塞, IVUS可结合对侧造影寻找CTO开口部位并实时指导导丝穿刺斑块。当前向导丝技术进入假腔,反复操作包括使用多种技术仍未果时,可以在IVUS指导下穿刺进入血管真腔。在这种情况下选择7F指引导管显得更为合理,因为6F指引导管只能使用"光"导丝进行超声指导下的实时穿刺,不能同时使用微导管支持,这样在一定程度上会影响导丝的精准操作。另外7F或8F指引导管作为前向指引导管时可以提供较大的导管内径,便于逆向导丝的捕获及Reverse CART等技术操作。

另一方面,经桡动脉路径6F指引导管的支撑力较股动脉路径相对差也是不容忽视的问题。支撑力越强,越利于Finecross或Corsair等微导管逆向推送。

其他如血管径路迂曲,包括如桡动脉迂曲与前臂动脉分支异常,桡尺动脉环,锁骨下动脉和头臂干迂曲,食管后起源的右锁骨下动脉也无疑在一定程度上限制了经桡动脉路径在处理CTO病变中的应用。

此外,对于术者而言,穿刺双侧桡动脉不便于操作,同时由于更加靠近X线球管,增加了射线的暴露剂量。

三、经桡动脉路径处理CTO病变的策略

（一）入路困难

成功的桡动脉穿刺是进行TRI的首要关键操作。桡动脉穿刺前首先要评估患者的桡尺动脉之间的侧支循环。穿刺前可和患者适当交流以减轻紧张情绪。对于桡动脉细弱的患者可用利多卡因混合100μg/ml浓度的硝酸甘油表浅麻醉以增强桡动脉的搏动。桡动脉穿刺成功后鞘管内注入肝素5000U可以减少桡动脉闭塞的风险。

桡动脉易发生痉挛，究其原因，术者的操作水平、高龄和女性患者是主要因素。克服桡动脉痉挛重在预防，如对患者进行安抚、充分的麻醉、避免反复穿刺。长的、带亲水涂层的桡动脉鞘，亲水超滑导丝可以减少桡动脉痉挛的发生。但即使是最熟练的术者，特别是对于年轻女性，存在血管严重扭曲，冠脉开口异位需要反复操作导管等患者操作时，也不可能完全避免痉挛的发生。在绝大多数情况下，发生痉挛后采取适当的措施还是可以顺利完成手术操作。鞘管内注射异搏定等血管扩张药物是常用方法，但有时效果可能不佳，而且需要等待较长的时间。另外，需要注意的是，动脉内注射异搏定对血管的刺激性较大，可以回抽血与药液混合后推注以减少刺激。痉挛后有时左冠造影导管到位相对更加困难，可改用4F造影导管或指引导管以及亲水的5F EBU指引导管。发生桡动脉痉挛后TRI时推送6F指引导管往往在前臂部位受阻，此时切忌粗暴，否则易造成血管的夹层、穿孔。此时选用5F指引导管是一个比较不错的选择，但如果该患者是分支病变就不能在5F指引导管内完成常规球囊的对吻。我们在临床实践中灵活运用5-in-6F技术较好地解决了这个问题。就是在6F指引导管内套上稍长的5F直头指引导管或者猪尾导管往往能够顺利通过受阻处，5F猪尾导管相对更为经济。此时进入的6F指引导管还对破裂、夹层的前臂血管有压迫止血的作用。直接换用长血管鞘也是一个选择，但有时会导致拔鞘困难。另外要注意，如果推送指引导管困难要注意排除导丝进入小分支的可能，如副肱动脉，此时可以顺利完成造影。即使采用5-in-6F法，但推送指引导管很困难，此时应当进行及时的前臂血管造影。

严重的血管扭曲往往使导管不能顺利到位，从而使TRI失败。在造影时选用亲水导丝有助于通过扭曲的血管，而且可以使某些"loop"拉直。但也要注意某些少见的"loop"上有很多分支发出把"loop"固定，此时不宜尝试拉直血管，可更换对侧桡动脉。有时当亲水泥鳅导丝也很难通过扭曲血管，可尝试PTCA导丝。对于桡动脉扭曲病例有时可采用外部压迫改变血管走行的方法使导丝顺利通过。锁骨下动脉或头臂干迂曲时导丝有时容易通过，但在尝试深呼吸，转头等动作后6F指引导管仍然难于通过时，在6F指引导管内套上5F直头指引导管或者猪尾导管是可尝试的选择。

血管存在严重迂曲时操作导管应在导丝帮助下完成，切忌一个方向过度旋转造影导管或指引导管，以免引起导管打折。注意导管打折后不要后撤，如果在近心端大血管内打折可以试着往前送，在上肢血管内打折可以嘱助手固定上肢，然后在透视下小心反方向旋转导管以解折。导丝支撑力差，导管难于到达窦底可换用普通J型导丝或加硬导丝。对于严重的血管扭曲时建议左冠采用EBU指引导管，一方面到位后支撑力好，另一方面EBU指引导管相对容易到位。我们曾对数例食管后右锁骨下动脉的患者TRI时采用EBU指引导管最后均取得了成功。当然对于食管后右锁骨下动脉的患者如果反复尝试导管不能到位，此时改穿左侧桡动脉是相对明智的选择。

（二）经桡动脉路径处理CTO病变时指引导管内径问题

早在1999年就有日本学者Saito S报道在经选择的日本患者中使用7F或8F的桡动脉鞘是可行的，有高达71.5%和44.9%的男性患者，40.3%和24.0%的女性患者的桡动脉的内径大于7F或8F。因此，如果患者的身材高大，特别是男性，可以尝试经桡动脉途径直接使用7F甚至8F指引导管处理CTO病变。

对于那些身材矮小，特别是女性患者，无鞘指引导管是比较好的选择。7.5F的无鞘指引导管外径2.49mm，要小于普通6F鞘的外径2.62mm，但内径0.081in，与普通7F鞘的内径相仿，较好地解决了经桡动脉路径7F指引导管的使用问题。

但对于绝大多数患者来说最常用的指引导管为6F。6F指引导管的内径可达0.070~0.071in，可以满足球囊切割、球囊对吻，≤1.50mm直径磨头的旋磨、抽吸导管的使用。能容纳一根IVUS导管及另外一根导引导丝，满足IVUS指引下的导丝穿刺进入血管真腔。其管腔内径亦能同时满足两根微导管操作，如2根Finecross微导管，或1根Finecross+1根Corsair微导管。对于复杂分叉病变，由于不能同时将2枚支架放置在6F指引导管中，因此不能经6F指引导管完成标准的Crush、V或SKS操作，但6F的大腔指引导管中可以容纳支架和小外径球囊，因此可以完成T支架术、step crush术、balloon crush、modified balloon crush、DK crush、Reverse crush术及Culottes支架术。有时对于三分叉病变而需要三球囊同时对吻时可另穿刺对侧桡动脉，选用4F、5F和6F双指引导管便可完成三球囊、四球囊的同时对吻，甚至是三四个非顺应性球囊的同时对吻。

我们对V、SKS支架术进行了改良，适合经桡动脉6F指引导管下完成，称为Step kissing stents技术，具体操作如下：常规送2根软导丝到达两分支血管远端，选用与较小分支血管参考直径相近的球囊分别预扩张两分支血管，再退出球囊。先送入支架至相对较小分支血管的远端，再送入原预扩球囊至另外一支血管，调整位置行支架-球囊的第一次对吻扩张。退出2个球囊后，再先送入第二个支架至相对较大血管的远端，依次再送入原预扩球囊至另外一支血管，调整位置行支架-球囊的第二次对吻扩张，这样完成了2枚支架的植入。

（三）经桡动脉路径处理CTO病变时指引导管强支撑处理

指引导管足够的支撑力是决定经桡动脉处理CTO成功的关键因素。如果选用6F指引导管，应该选用强支撑力、同轴性好的指引导管。由于Judkins导管位于乏氏窦上方或部分位于乏氏窦内，它只提供微弱的支撑，尤其是在经桡动脉途径时，其支撑力更差。因此在经桡动脉路径处理CTO病变时Judkins指引导管基本不予考虑。对于LAD CTO首选EBU、XB、AL、Voda-left或CSL等指引导管；对于LCX CTO及RCA CTO，AL系列指引导管宜首选。为减少造影剂造成的右冠开口与升主动脉夹层，建议选带侧孔的指引导管。

在手术过程中，也要考虑患者冠脉开口方向。开口方向在一定程度上影响手术的选择，一般多倾向于选择支撑强的导引导管。术中常见的冠脉开口方向有水平开口、向下开口和向上开口3种，对于正常开口的（水平开口），任何系列指引导管都比较好进入，支撑力较强；向下开口的有些导管支撑力显得较弱；而向上开口的冠脉，也有一些指引导管支撑力非常好。新近我们发现用于处理左冠的导管，用在右冠常规开口和向上的羊角型开口，可以提供非常好的支撑力。

经桡动脉指引导管的支撑力相对股动脉较弱，在处理CTO病变的时候单纯依靠指引导管提供的被动支撑力显然是不够的，还需要使用导管深插，或者可在6F指引导管中插入5F直头指引导管，即所谓母子指引导管技术，也称5-in-6技术。5-in-6技术在TRI起了很重要的作用,可以在不改变原指引导管及导丝的前提下大大增加原PCI系统的支撑力。此外,使用微导管或Guidezilla提高导管的支撑力往往可以弥补不足。在邵逸夫医院用微导管来增加支撑较为常用,有时还可借助微导管进行造影或推送导丝进远端分叉血管。另外一个常用的增加支持力的方法是锚定技术,即在闭塞近段的分支血管内放置一导引导丝,然后用直径小于或者等于该分支血管直径的球囊,以较小压力(2~4atm)充盈,从而固定指引导管,增加其支撑力。TRI时系统的支撑力强弱不光与指引导管相关,还与导丝、球囊、支架的配合操作密切相关。

随着介入技术水平的不断提高,新型的介入器械不断涌现,许多CTO病变可以经6F,甚至较小的slender导管完成。

(四)导丝的选择

导丝的选择是手术成功进行的第二个关键步骤。临床常见的类型包括:"滑"技术导丝(又称为亲水涂层导丝),如Polymer-jacket/锥形导丝;"钻"技术导丝,如Miracle系列、Cross-it系列;"穿刺"技术导丝,如Conquest系列;"综合型"技术导丝,如Crosswire-NT,这些导丝应用在某些中心有非常好的经验。导丝的选择一般是根据冠脉解剖结构及个人经验决定。

临床上分支较多的病变,首选"滑"型导丝,有些医生手术时形成了个人习惯,但操作时需要强调速度要慢,不可过快;临床上非常复杂、无法识别内腔具体解剖结构的血管病变,选择"钻"系列的导丝可能比较适合;前降支完全闭塞,不能确认开口来源,应该在血管造影或IVUS技术指导下,利用"穿刺"型导丝更好。还有更重要的一点:如果采用经桡动脉途径进行CTO手术,要有充分的导丝准备,充分考虑到手术中各种可能的情况,准备好导丝才能确保手术成功。

(五)微导管选择

在桡动脉进行CTO病变手术时,微导管选择也是不可忽视的一环。一个较好的微导管应该具备:①增强支撑力,增强可操作性;②便于将需要的导丝塑形送到病变处;③方便更换导丝;④方便头端注射,判读真假腔。

在进行CTO病变手术时,要充分显示侧支循环,在桡动脉双侧造影时,何时需要双侧造影显示侧支循环,需注意:可以适当延长造影时间,认真读片,逐帧回放,通过多投照位分析推测血管行走路线。如CTO病变,造影时间短,来不及看清血管病变,适当延长造血管影时间有可能发现远端血管病变。

四、结束语

经桡动脉路径处理CTO病变时相对以往熟悉的股动脉途径来说会遇到各种各样的困难,但只要小心、耐心、有心,绝大多数复杂冠脉病变可以得到顺利解决,相信TRI的成功率会随着术者经验的不断积累和新器械的持续发展获得大幅提升,桡动脉路径处理CTO病变会成为越来越多术者的第一选择。

最后,我们附上几例经桡动脉途径处理CTO病变的手术病例。

【病例1】三球囊对吻技术

患者,男性,68岁,因"反复胸闷胸痛2年,加重半个月"入院。2年前出现活动后胸闷痛,程度较重,持续1h左右,当地医院诊断"急性心肌梗死",予阿司匹林、阿托伐他汀、美托洛尔、单硝酸异山梨酯等药物治疗后缓解,此后仍反复有胸痛发作,持续3~5min,休息后可以缓解。

半个月前自觉胸痛程度较前加重,持续时间久,10~15min。再次就诊当地医院,冠脉造影示冠脉三支病变,前降支开口完全闭塞,患者拒绝行冠脉搭桥术,为行支架植入术转入院。否认高血压、糖尿病。吸烟30年,20支/天,已戒2年。心脏超声:左室舒张末内径58mm,余房室内径正常,EF 45%。入院后穿刺双侧桡动脉,双侧6F动脉鞘,选6F EBU 3.5指引导管及6F JR 4.0指引导管行冠脉造影:左主干轻度狭窄,前降支开口闭塞,回旋支、中间支开口轻中度狭窄,右冠中段轻中度狭窄,远段可见侧支逆灌注支前降支近段(图20-1-1~图20-1-4)。对该患者,前降支开口呈齐头闭塞,并且与左主干角度大,前向开通前降支难度大。相反,右冠无严重狭窄,远段侧支血管好,逆灌注至前降支近段,逆行开通前降支闭塞病变的可能性较大。故选择尝试逆行开通前降支闭塞病变。

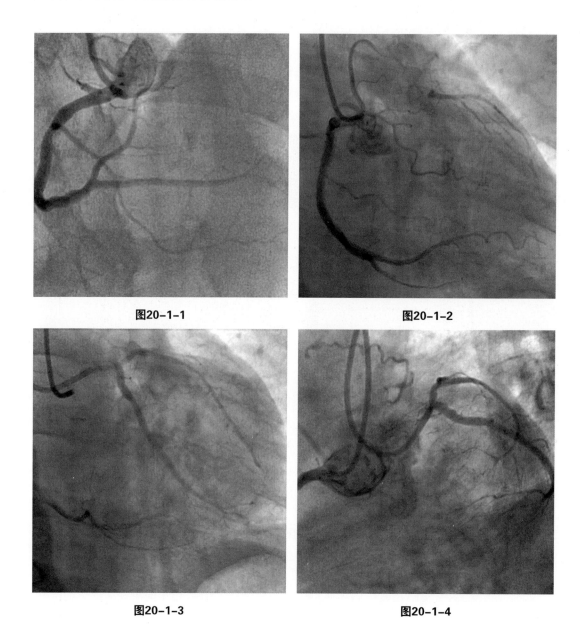

图20-1-1

图20-1-2

图20-1-3

图20-1-4

　　选Runthrough导丝进入回旋支远段避免左冠嵌顿，在另一根Runthrough导丝帮助下将Finecross微导管进入右冠后降支（图20-1-5，图20-1-6）。尝试Crosswire NT, Conquest Pro等导丝均未能逆行通过间隔支进入前降支（图20-1-7，图20-1-8）。

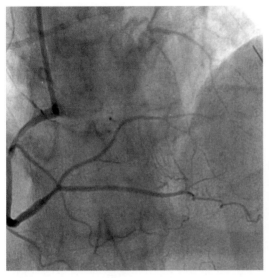

图20-1-5

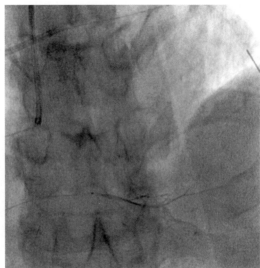

图20-1-6

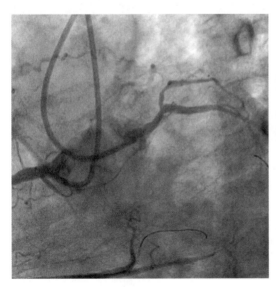

图20-1-7

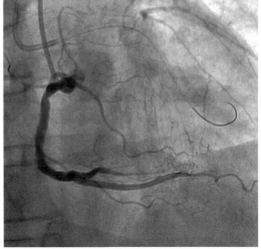

图20-1-8

　　仔细复习冠脉造影以寻找更合适的侧支血管,选择锐缘支—间隔支—前降支的心外膜侧支血管(图20-1-9,图20-1-10),顺利将导丝进入前降支近段,但导丝难以逆行进入左主干真腔内,而多次轻易进入回旋支(图20-1-11~图20-1-14)。采用球囊低压扩张回旋支近段,Fielder FC 300导丝顺利进入左主干(图20-1-15,图20-1-16)。通过微导管,前向送Fielder导丝进入前降支远段,球囊预扩张,采用Culotte技术在前降支近段至左主干处植入Xience V 3.0mm×28mm,药物支架左主干至回旋支近段植入 Cypher Select 3.0mm×33mm药物支架(图20-1-17,图20-1-18)。患者中间支粗大,支架植入后造影结果提示对中间支开口有挤压(图20-1-19),如果行三球囊对吻,可能取得更满意的结果。经对侧桡动脉将5F EBU 3.5 guiding指引导管送到左冠状动脉开口处,送入Quantum2.25mm×15mm球囊至中间支,经6F EBU指引导管送入Quantum3.0mm×15mm球囊至前降支,Quantum3.0mm×15mm球囊至回旋支,分别高压扩张后,行三球囊最终Kissing Balloon术(图20-1-20)。

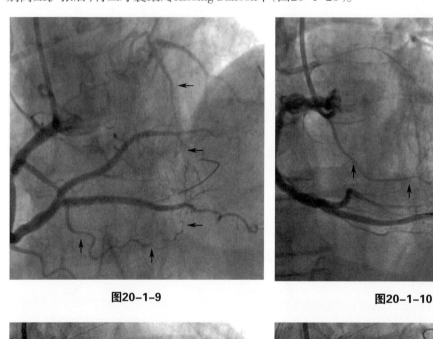

图20-1-9　　　　　　　　　　　　　　　　图20-1-10

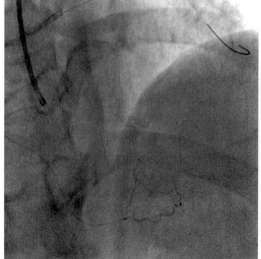

图20-1-11

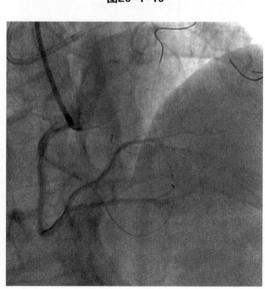

图20-1-12

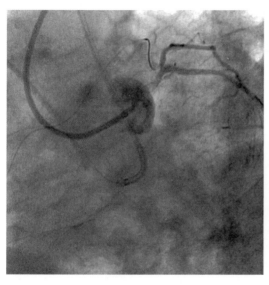

图20-1-13

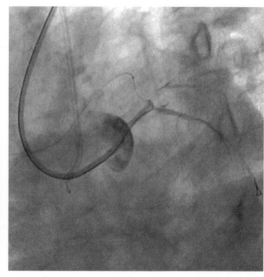

图20-1-14

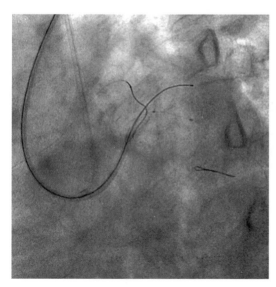

图20-1-15

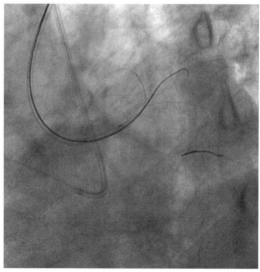

图20-1-16

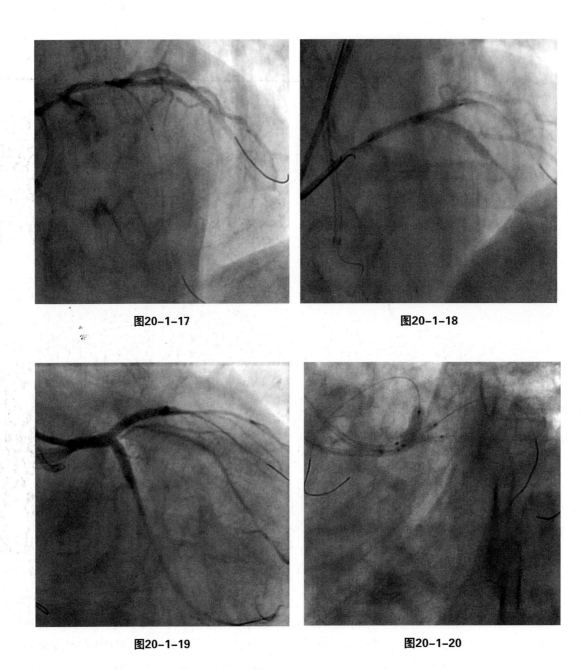

图20-1-17

图20-1-18

图20-1-19

图20-1-20

1年后复查冠脉造影前降支,回旋支支架通畅,未见明显狭窄,中间支开口轻度狭窄(图20-1-21,图20-1-22)。

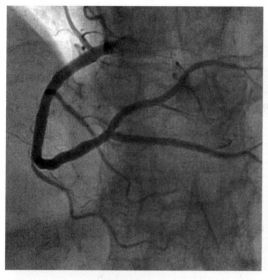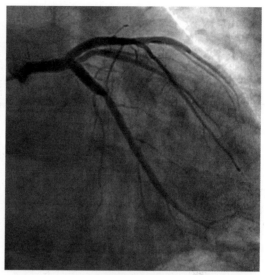

图20-1-21　　　　　　　　　　　　　　　图20-1-22

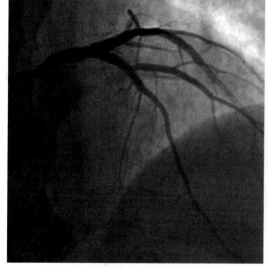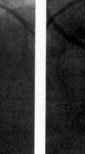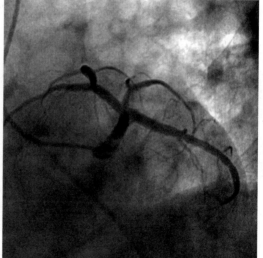

图20-1-23　　　　　　　　　　　　　　　图20-1-24

经桡动脉途径行PCI时,指引导管内腔最大匹配为6F,因此,分叉病变需要双支架/多支架/多球囊技术时经桡动脉途径存在一定局限性。6F指引导管下无法完成的三球囊对吻。在本例患者中,我们采用6F+5F/4F双指引导管技术,顺利完成三球囊对吻,很好地克服了经桡动脉途径的局限性。

【病例2】Guidezilla Reverse CART技术在逆行导丝技术开通闭塞病变应用

患者,男性,52岁,因"活动后胸闷1年余,再发1个月"入院。1年前当地医院冠脉造影及IVUS检查示左主干至前降支近段轻度狭窄,回旋支开口及近段重度狭窄,右冠中段重度狭窄,远段闭塞。于回旋支开口及近段植入支架。术后服用阿司匹林、氯吡格雷及他汀治疗。1个月前再次出现活动后胸闷,查肌钙蛋白0.16ng/ml。心脏超声:左室壁节段性运动异常,左室舒张末内径50mm, EF 58%。既往高血压病15年,糖尿病10年,吸烟25年,戒烟1年。入院后急诊冠脉造影示:左主干尾部90%狭窄,回旋支支架通畅,右冠中段中段重度狭窄,远段闭塞。患者急性心肌梗死,罪犯血管应该是左主干尾部病变,应急诊行左主干PCI。但由于右冠中段完全闭塞,故在处理左主干病变时,一旦发生无复流,手术风险显著升高。在与家属充分沟通后, IABP支持下,充分抗血小板治疗后(术中冠脉内推注替罗非班0.75mg),经桡动脉途径,采用6F EBU 3.5指引导管于左主干至前降支近段植入3.5mm×32mm药物洗脱支架1枚,高压球囊后扩张及前三叉双球囊对吻。

1个月后再次入院行右冠CTO PCI。同样采用桡动脉途径,造影示左主干至前降支,回旋支支架通畅,前降支远段侧支循环至右冠后三叉处(图20-2-1~图20-2-3)。

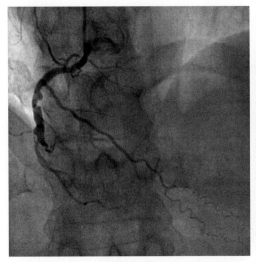

图20-2-1

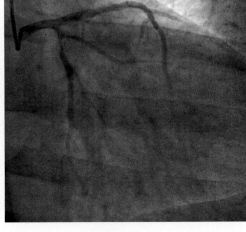

图20-2-2

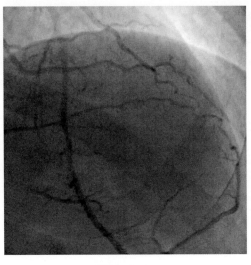

图20-2-3

6F AL 1.0指引导管到右冠,在Finecross微导管支持下,选Sion, Fielder FC, Gaia 2nd等导丝多次前向开通右冠CTO病变,均未能成功。穿刺左侧桡动脉,6F血管鞘,90cm 6F EBU 3.5指引导管到左冠,Sion导丝顺利经前降支远段侧支血管进入右冠左室后支近段,推送Corsair微导管至左室后支近段(图20-2-4),ULTIMATEbros 3, Pilot 200, Gaia 2nd等导丝前向、逆向多次尝试均未能通过闭塞段进入血管真腔均(图20-2-5)。采用Reverse CART技术成功将Gaia 2nd导丝逆向进入右冠真腔至右冠Guidezilla内(图20-2-6,图20-2-7)。但由于经前降支远段侧支循环逆向进入右冠,路径长,150mm Corsair的长度仍不足以满意其逆向进入右冠指引导管,再次采用Reverse CART技术将Guidezilla前向推送至右冠远段(图20-2-8)。逆向Gaia 2nd导丝入Guidezilla,正向球囊锚定导丝后将逆向Corsair送入Guidezilla内(图20-2-9),撤出Gaia 2nd导丝,逆向送入RG3导丝,并体外化。前向球囊扩张右冠病变,依次由远至近植入2.5mm×38mm、3.5mm×38mm及3.5mm×32mm Promus Element药物洗脱支架,最后造影结果见图20-2-10~图20-2-12。

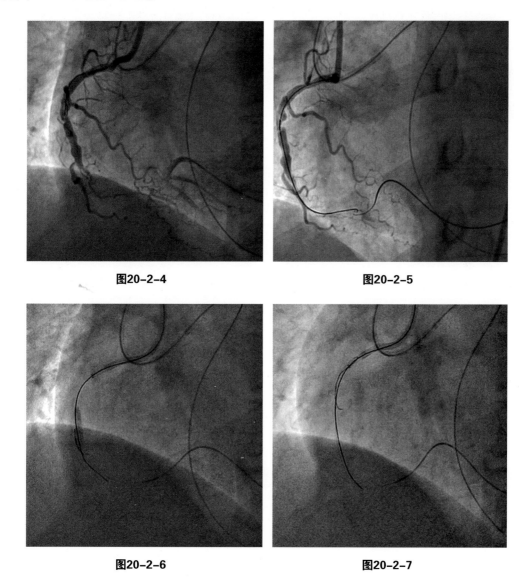

图20-2-4　　　　　　　　　　　　图20-2-5

图20-2-6　　　　　　　　　　　　图20-2-7

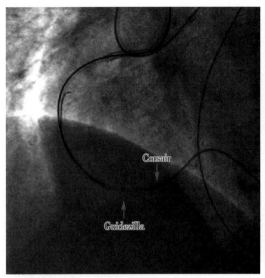
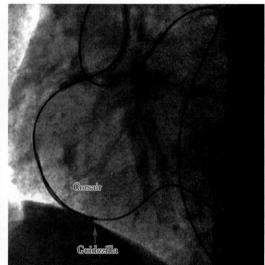

图20-2-8

图20-2-9

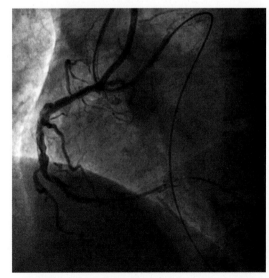
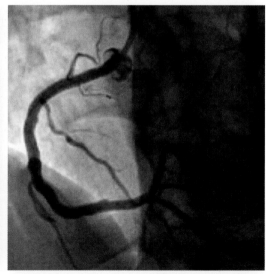

图20-2-10

图20-2-11

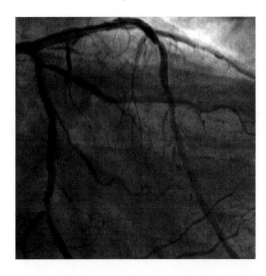

图20-2-12

【病例3】IVUS指导下、逆行导丝技术处理前降支完全闭塞病变

（医学网 转载http://www.365heart.com/show/34757.shtml）

患者，男性，78岁，因"反复活动后胸痛1年余，加重2周"入院。既往有高血压病史5年。入院时查心电图示窦性心律、完全性右束支传导阻滞。心脏超声检查LVEF 69%，结构大小无殊。血肌钙蛋白（-）。入院后予以负荷氯吡格雷和阿司匹林治疗后予以冠脉造影检查，选用的是右侧桡动脉径路，6F血管鞘。造影发现：右冠近端95%狭窄，左主干正常，前降支第1对角支处完全闭塞（图20-3-1~图20-3-3）。对该患者，引起此次症状的罪犯血管应该是右冠脉的病变，但目前尚无心肌坏死的依据，不存在急诊干预的情况。处理右冠脉病变可能会遇到无复流，慢回流，虽然概率不高，但由于同时存在前降支的完全闭塞，一旦发生，手术的风险将明显升高。于是我们首先选择尝试处理前降支CTO病变，但由于闭塞起始段位于前降支对角支分叉处，经过反复尝试导丝不能正确穿刺闭塞段起点。术中患者出现胸痛，放弃前降支PCI，对右冠实行了PCI（图20-3-4）。为防止可能出现的慢血流现象，干预前给予冠脉内注射替罗非班、植入IABP处理，右冠PCI过程平稳。

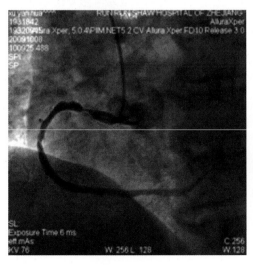

图20-3-1   图20-3-2

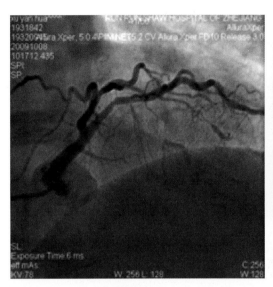
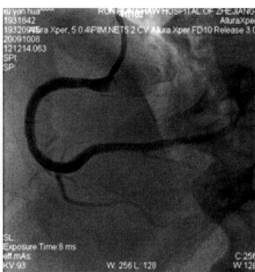

图20-3-3　　　　　　　　　　　　　　　　　图20-3-4

　　1个月后再次对前降支行PCI术。同样采取的是右侧桡动脉径路,6F EBU 3.5指引导管,经IVUS检查可以清楚地看到前降支闭塞段的起点部位,这样导丝就能方便地识别正确的穿刺点,并经IVUS证实(图20-3-5~图20-3-6)。可惜后来导丝未能到达远端血管真腔,考虑到RCA经间隔支到前降支的侧支循环较好,于是我们选择了逆行导丝技术。

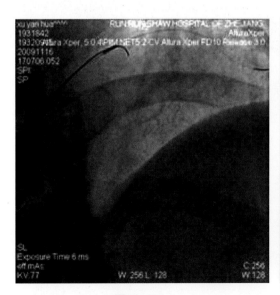
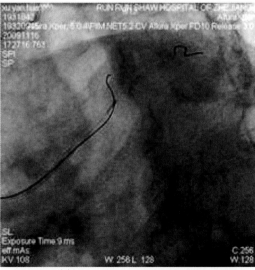

图20-3-5　　　　　　　　　　　　　　　　　图20-3-6

穿刺左侧桡动脉,6F血管鞘,90cm 6F JR4指引导管,Fielder导丝在微导管的支持下经后降支到间隔支(图20-3-7)。换用Miracle 6导丝在微导管支持下经右冠后降支的侧支到达前降支,微导管不能通过间隔支,Ruyjin1.25mm×15mm 3atm扩张间隔支后得以通过(图20-3-8)。经反复寻找,导丝进入前向6F EBU 3.5指引导管内,采用导管内铆锭技术将微导管送入指引导管,换用3m BMW长导丝(图20-3-9)。采用Back-end技术送入Ruyjin1.25mm×15mm扩张LAD病变(图20-3-10~图20-3-12)。选用Fielder导丝前向通过前降支病变处到达前降支远端,选用2.0mm×20mmVOYAGER球囊以预扩张前降支中段病变。回撤逆行导丝后造影结果(图20-3-13),前降支近中段植入2.75mm×36mm Partner药物支架(图20-3-14),选用3.0mm×8mm POWERSAIL高压球囊后扩张支架近段(图20-3-15),最后造影结果(图20-3-16~图20-3-18)。

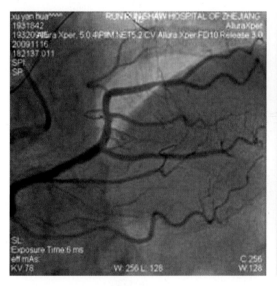

图20-3-7

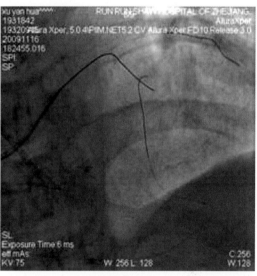

图20-3-8

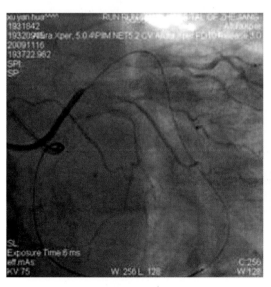

图20-3-9

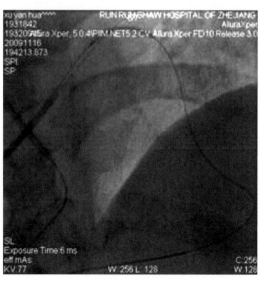

图20-3-10

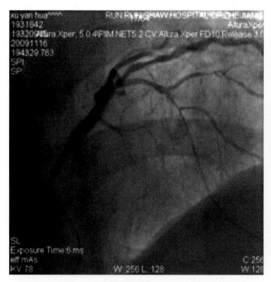
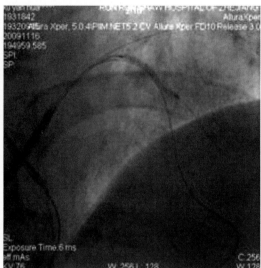

图20-3-11   图20-3-12

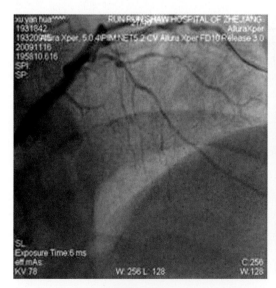
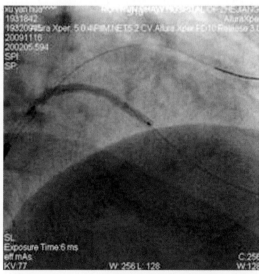

图20-3-13   图20-3-14

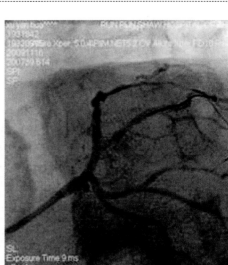

图20-3-15

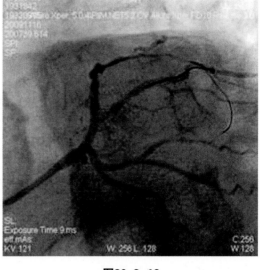

图20-3-16

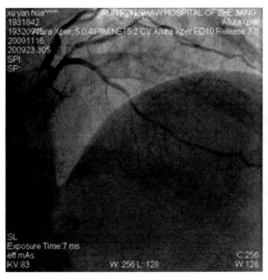

图20-3-17

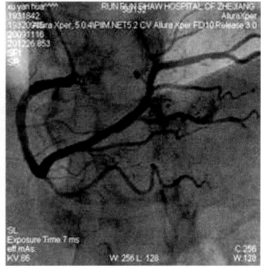

图20-3-18

该病例对前降支CTO采用了IVUS引导，对侧造影，逆行导丝等多项技术。对于存在分支处的闭塞病变，IVUS有较大的价值，注意Volcano的超声探头距离导管头部约1cm左右；宜尽早行对侧造影；在使用CTO导丝时配合使用微导管；可经双侧桡动脉行闭塞病变的逆行导丝技术，术后即可拔鞘，出血并发症少。

（郑　浩）

第21章 生物可降解支架在CTO病变中的应用

生物可吸收支架（bioresorbable scaffold，BRS）是介入心脏病学在21世纪早期的伟大进步之一，被誉为冠心病介入治疗史上的第四次革命性进展。自BRS（主要指可吸收聚乳酸支架，BVS，美国雅培医疗器械公司）在国外上市以来，越来越多的患者接受了BRS植入，与BRS有关的文献量也呈井喷式增长。国外曾有学者预言，至2020年，大多数需要接受介入治疗的冠心病患者都将接受BRS植入（PW Serruys）。现有的临床实践表明，BRS已取得了不劣于金属药物洗脱支架（drug-eluting stent，DES）的疗效，即使是冠心病合并糖尿病、小血管或是急性心肌梗死，BRS也有满意的结果。然而不可否认的是，多数接受BRS植入的病变为非闭塞血管，对于BRS在慢性完全闭塞（chornic total occluded，CTO）病变中的效果则少有文献报道。最近的一项调查结果表明，仅有43%的术者曾将BRS用于CTO病变。相比而言，有68%的术者将BRS用于B2/C型病变，有64%的术者认为中度钙化病变不是BRS的使用禁忌。即使是分叉病变，55%的术者也认为BRS是可行的。由此可见，大多数术者仍对CTO病变中使用BRS有所顾虑，担心主要来自于对BRS径向支撑力的不确定。

一、BRS用于CTO病变处理

2013年，国内相继开展了两项关于BRS的临床研究（BVS和XINSORB），但目前国内BRS的临床实践仍处于起步阶段，适应证仅限于A/B1型病变，目的在于探讨BRS用于治疗中国冠心病人群的有效性和安全性。真实世界中更多见的复杂病变并不属于目前国内BRS治疗的适应证，因此国内并无BRS治疗CTO病变的经验。相比而言，国外BRS临床试验开展较早，植入病例数更多，因此操作更加规范、经验更加丰富，对BRS性能的把握更加到位。国外已有学者对BRS在CTO病变中使用的可行性进行了研究。

从目前已有的经验来看，DES可治疗的CTO病变通常均能使用BRS进行治疗。但因BRS在机械性能和制造工艺上的特殊性，严重扭曲、钙化病变和极其粗大的血管（管腔直径大于4.0mm）不是BRS治疗的适应证。可使用J-CTO Score来评价CTO病变的难易程度（有无锥形残端、钙化、45°以上成角、病变长度大于20mm、既往曾尝试过介入治疗）。如J-CTO Sccore≥3分则提示CTO病变难度较大、介入治疗成功率不高。介入术前需完善患者的常规评估，如病史采集、体格检查、血液检查、心电图、心脏超声等。心脏MR和冠脉CTA有助于评估患者心肌细胞活力和冠脉解剖走行，对CTO病变介入治疗有指导意义，并能预测介入治疗后患者获益情况。如术前有条件，应尽可能完成这两项检查。此外，研究尚需获得所在单位伦理机构的批准，术前患者必须签署知情同意书。

术前按介入治疗常规给予抗血小板治疗。术中使用普通肝素抗凝，维持ACT在300s以上。放置指引导管后建议多体位双侧同时造影明确闭塞病变的解剖结构。CTO病变的介入治疗策略由术者决定（正向或逆向、导丝选择、是否需要血管内超声辅助等）。血管入路可选择桡动脉或股动脉，建议使用6F或以上的指引导管，不建议经5F或以下的导管（如TERUMO HeartRail 5F子母导管或Boston Scientific Guidezilla导管）输送BRS。原因在于BRS通常外径较大,经5F导管输送BRS可能会遇到困难,严重者可导致支架变形甚至脱载等。一旦导丝通过CTO病变成功,建议使用血管内超声(intravascular ultrasound, IVUS)明确靶血管大小。如决定植入BRS,建议选择与血管直径匹配的球囊进行1:1预扩张。也可先使用直径稍小的球囊预扩张,再使用与血管直径匹配的球囊进行1:1预扩张。BRS外径通常较DES大、支架梁较DES厚、通过性较DES差、支撑力较相同厚度的DES弱,因此充分的预扩张对顺利植入BRS非常重要,尤其是对于有轻—中度钙化的病变。预扩张后可自靶血管远段起至近段植入支架。串联植入BRS时需注意近段支架的远端marker与远段支架的近端marker对齐,以免重叠过多或遗留未覆盖病变。BRS植入后建议常规使用非顺应性球囊进行后扩张以使支架充分扩张、减少早期弹性回缩。按照不同BRS的使用建议,可选择与原支架直径相同,或比原支架直径大0.25mm或0.5mm的非顺应性球囊进行后扩张。最后,除常规冠脉造影外,建议使用IVUS评价BRS的植入效果,尽早发现可能的支架贴壁不良并及时处理。部分有条件的导管室,建议使用光学相干断层成像(optical coherent tomography, OCT)评价BRS植入效果。OCT径向分辨率是IVUS的10倍(10~20μm vs 100μm),能清晰显示支架梁结构、支架贴壁情况、是否有支架断裂、支架近端和远端血管是否存在造影未发现的夹层等。术后常规二联抗血小板治疗至少12个月。术后应有专人对这部分患者进行临床随访(电话或门诊),记录可能发生的主要不良心脏事件(major adverse cardiac events, MACEs),包括死亡、心梗、卒中等。术后1年、2年、3年、5年时建议进行有创性血管影像学检查,如冠脉造影、IVUS和OCT,可通过IVUS-VH、OCT评价支架降解过程。

二、相应临床研究

目前BRS用于治疗CTO病变仍限于少数有经验的术者,且多为个案报道。但随着术者经验积累,接受BRS治疗的CTO病变患者越来越多。Weibe等初步探讨了BRS在CTO病变中应用的可行性。他们在2012年10月—2013年12月间对成功植入BVS的23例CTO病变患者进行了临床随访。入选患者平均年龄60.4岁,J-CTO Score为1.7±1.0(30.4%无锥形残端、65.2%有钙化、13.0%血管弯曲大于45°、52.2%闭塞长度大于20mm,87%为第二次尝试介入治疗),病变长度为21.6mm±10.4mm,使用BVS个数为(2.8±1.0)枚/例,支架直径3.1mm±0.2mm(最多一个患者植入了5枚BRS,支架总长度104mm)。所有患者均使用球囊预扩张,69.6%的患者BVS植入术后使用球囊进行后扩张。术中有60.9%的患者接受了IVUS检查,26.1%的患者接受了OCT检查。平均手术时间70min,造影剂用量213.5ml,透视时间19.1min,平均住院日2.0d。所有患者术后均接受二联抗血小板治疗(阿司匹林+氯吡格雷/替格瑞洛/普拉格雷)。术后平均随访时间108d,1例患者于术后第4天发生支架内血栓(与未服用抗血小板药物有关)而再次接受介入治疗,因此该研究的MACEs发生率为4.3%(1/23),TLR4.3%(1/23),TVF4.3%(1/23),TLF4.3%(1/23),无死亡发生。

Ojeda等使用冠脉CTA考察了BRS治疗CTO病变6个月后支架的通畅性。2013年2月—2014年6月间,共有116例患者121处CTO病变接受了介入治疗,其中42例患者共46处病变成功植入了BRS,其余病变植入了DES。接受BRS治疗的患者平均年龄58岁,J-CTO Score有46%大于等于3分;靶血管直径为3.03mm±0.4mm,病变长度为35mm±19mm。所有患者均从股动脉入路,放置8F鞘,74%的患者使用正向技术成功开通CTO病变,另有26%患者使用了逆向技术。所有46处病变于支架植入术前后均以球囊预扩张病变或后扩张支架,植入的BRS支架长度为43mm±21mm,每例患者使用的支架个数为2.6枚±1.9枚。所有46处CTO病变中包括了11处分叉病变（24%），其中5例（45%）使用了边支血管扩张+主支支架植入，另有6例（55%）在主支支架植入后扩张了边支开口。术中11%使用了IVUS，使用OCT的比例为30%。术后6个月所有患者均接受了冠脉CTA检查，对冠脉CTA显示严重狭窄并有再发心绞痛症状的患者进行了冠脉造影检查。术后1年（13个月±5个月）随访，BVS组中有2例因再发心绞痛而接受了血运重建治疗（其中1例支架内局限性再狭窄，以球囊扩张治疗；另外1例为支架闭塞，再次植入1枚DES），另有1例患者6个月时冠脉CTA发现支架闭塞，但患者无缺血症状，未再进一步处理，其余以BVS治疗的CTO病变支架均通畅（95.2%），MACEs发生率为4.8%（2/42）。与此相对，DES组MACEs发生率为8%，有2例患者（2.7%）死于心衰，另有4例患者（5.4%）再次接受血运重建治疗。

Costopoulos等比较了BRS和Xience支架在真实世界中治疗冠脉复杂病变的疗效。他们考察了2012年5月—2013年8月间所有接受BVS植入的患者（$n=92$）和2007年10月—2012年1月间所有接受Xience支架植入的患者（$n=1296$）。通过对基线特征的匹配，入选了BRS植入的患者（共植入137枚支架）和Xience支架植入的患者（共植入124枚支架）各92例。两组间B2/C型病变比例分别为83.9%和77.4%（$P=0.18$），分叉病变比例分别为45.2%和40.3%（$P=0.42$），严重钙化病变比例分别为20.4%和16.1%（$P=0.37$）。其中BRS组有10处为CTO病变（7.3%），而在Xience组则为7处（5.6%，$P=0.59$）。术后6个月临床随访，BRS组和Xience组MACEs发生率分别为3.3%和7.6%（$P=0.19$），其中后者有心源性死亡和非心源性死亡各1例，围术期心梗在两组间无差异（8.7% vs 8.7%，$P=1.0$），TLR分别为3.3%（3/92）和5.4%（5/92，$P=0.47$），两组间均无支架内血栓事件。对比两组数据发现，BRS组球囊预扩张和后扩张比例明显高于Xience组（97.8% vs 75.8%，$P<0.01$和99.3% vs 77.4%，$P<0.01$），BVS组也更频繁地使用IVUS（82.5% vs 16.8%，$P<0.01$）和OCT（21.2% vs 0%，$P<0.01$）。

通过以上几项研究发现，BRS用于治疗CTO病变完全是可行的，术后MACEs和支架血栓的发生率与DES相似。BRS在植入血管后早期可支撑病变，待血管负性重构完成后即开始加速降解，2~3年后可完全吸收。BRS在完全吸收后，能完成DES不能完成的任务，如恢复血管正常的生理功能、缓解血管壁炎症、不会禁锢边支血管、可在同一病变部位反复介入治疗以及与磁共振检查兼容等。此外，长期随访尚可发现晚期管腔扩大现象（来源于粥样斑块退缩而非血管正性重构）。目前，BRS已可用于各种复杂冠脉病变的介入治疗，但因CTO病变有其特殊性，BRS在CTO病变中应用的病例数仍相对较少。CTO病变闭塞时间长，病变长度通常较长，且多数病变常合并扭曲和钙化；而BRS本身支架梁较厚、外径较大，径向支撑力不如同等厚度的DES，通过性能也不能和后者相比，也限制了BRS在CTO病变中的使用。然而，BRS的出现时PCI史上第四次里程碑式进展，是血管修复治疗的主要执行者，毫无疑问，BRS是未来的发展方向，终将在CTO病变治疗中发挥重要作用。

三、BRS用于CTO病变潜在的问题

1. 径向支撑力　现有研究表明，BRS的径向支撑力并不弱于DES。理论上来讲，冠脉支架至少需要30kPa的径向支撑力，才能较好地支撑病变血管。而目前临床使用的DES均能满足此要求。即使是BRS（聚乳酸支架），也能产生200kPa以上的径向支撑力，因此BRS的机械性能是完全不弱于DES的。临床研究也发现，BRS植入血管后支架弹性回缩程度与金属支架相当，无须过度担心BRS在CTO病变中的机械性能。

2. 支架串联植入　由于CTO病变较长，常需串联植入支架。而BRS支架梁较厚，可能

有术者对支架重叠部位的血管反应存在顾虑。此前有动物实验以OCT作为研究手段考察了BVS重叠植入和Xience支架重叠植入部位的内皮化和血管炎症情况。结果显示,术后28d BVS重叠部位内皮化程度低于Xience支架(80.1% vs 99.4%, $P<0.01$)。而在术后90d,这一差异已消失,两组支架重叠部位内皮覆盖率均>99%,病理显示支架重叠部位无显著的炎症反应。因此重叠植入BRS在OCT病变中也是可行的。因BRS本身透视下不可见,支架在血管内定为需依靠支架两端的marker。重叠植入BRS时需要近段支架的远端marker与远段支架的近端marker对齐。使用支架影像增强技术(enhanced stent visualization system)有助于对齐支架marker。对于某些病变可能需要同时重叠植入BRS和DES,此时有两种情况:先植入BRS,随后串联植入DES(BRS-DES);或先植入DES,随后串联植入BRS(DES-BRS)。理论上来讲,对于前者(BRS-DES),在两支架重叠部位,DES支架梁覆盖于BRS支架梁上。BRS因支架梁较厚,在BRS完全吸收后DES支架梁可能发生贴壁不良等情况。在拟行BRS和DES重叠植入时建议谨慎操作,注意避免支架重叠太多或支架间存在空隙导致病变未完全覆盖,从而引起潜在的支架内血栓等并发症。

3. 对分支的影响 BRS植入对边支血管的影响也不容忽视。研究发现,对于直径≤0.5mm的边支血管,BVS植入术后边支血管闭塞发生率(10.5%)高于Xience支架。而对于直径≥1.0mm的边支血管,两者边支闭塞发生率相似(1.7% vs 2.2%, $P=0.61$)。导致边支血管闭塞的原因除了常见的分支开口狭窄、夹层、斑块负荷较重或分叉嵴突移位等,还需考虑BRS较厚的支架梁覆盖了边支血管开口而导致的边支闭塞可能。而一旦BRS植入后导致边支血管闭塞,重置边支导丝,并使用直径1.5mm的球囊扩张支架网孔和边支开口可能是可行的。

4. 优化植入技术 充分的预扩张对BRS植入非常重要。BRS如未充分扩张,将有可能导致支架塌缩或弹性回缩,最终导致支架内血栓等严重并发症。而病变未充分预扩张(残余狭窄>20%)也是支架弹性回缩的预测因素($\beta=0.217$, $P=0.027$)。因此在CTO病变开通后,强烈建议按血管:球囊直径比1∶1预扩张病变,减少最终支架弹性回缩程度,降低支架内血栓的发生率。既往临床实践中,对于狭窄程度不重的软斑块,部分术中常不进行预扩张而直接植入DES,术后也不后扩张。但是对于BRS,应尽可能避免直接支架植入。BRS植入时有不同于DES的要求。以国产XINSORB支架为例,XINSORB支架要求在送入体内前先在生理盐水中浸泡5s,在送入体内后至少90s后才能释放。支架释放时应先慢后快,先使用10s扩张至4atm,随后再快速释放至命名压,并维持压力至少30s。这样做的目的是使支架在植入前充分浸润,避免支架在释放时断裂。BRS植入后球囊后扩张塑形同样重要。即使是对于软斑块,BRS支架释放时也达到了支架球囊命名压,造影或IVUS仍有可能发现支架扩张不充分,可能与支架梁较厚有关。在BRS植入后,应常规使用非顺应性球囊进行后扩张,使支架充分释放,进一步降低支架弹性回缩,减少支架内血栓发生。由于BRS在透视下不可见,术中使用IVUS或OCT评价BRS植入效果非常重要。OCT可清晰显示造影未发现的支架边缘夹层,也能发现BRS的不充分释放(最小支架面积<5mm^2、支架内残余狭窄>20%、支架贴壁不良面积>支架面积的5%等),并能早期发现支架断裂、支架形态异常等,从而优化BRS植入。灰阶IVUS因分辨率较低,不适合用于观察支架形态,但可用于测量管腔和支架面积。此外,OCT、IVUS-echogenicity和IVUS-VH均可用于检测BRS支架梁的降解过程,但三种影像学方法检测结果相关性较低,可能与它们探测BRS材料的不同性质有关。

5. 术后抗血小板策略 按照目前冠心病血运重建指南要求,对于植入DES的患者,术后二联抗血小板治疗（dual anti-platelet therapy，DAPT）至少12个月。而对于BRS（BVS），还没有术后DAPT疗程的推荐。目前关于BRS临床试验中使用的DAPT方案是至少6个月，长期随访并未观察到BRS支架内血栓的发生率高于DES。而已有文献报道的与BRS有关的支架内血栓多数与支架扩张不充分或支架弹性回缩有关，再次确认了BRS植入时充分预扩张和后扩张的重要性。根据现有临床实践的经验和PCI指南要求，多数专家（91%）仍推荐BRS植入术后12个月的DAPT，仅有6%的专家认为6个月的DAPT就足够了，另有4%的专家认为DAPT疗程应大于12个月。

目前BRS用于治疗CTO病变的经验仍有限，国内在这方面的临床实践更是一片空白。现有的几项临床研究病例数较少、随访时间较短，尚未显示BRS的远期疗效，但从已有的结果来看，BRS在CTO病变中的疗效并不劣于DES。虽然国内BRS的临床应用尚处于起步阶段，但发展极为迅速。现阶段国内有多家厂商致力于研发和生产BRS（聚乳酸支架、镁支架），预期3~5年内将有更多的BRS产品上市。我们应在现有PCI经验的基础上，尽早开展BRS用于治疗国人CTO病变的临床研究，让BRS造福于广大CTO病变患者。

（吴轶喆 葛雷 葛均波）

参 考 文 献

［1］ Purcell S, Arroyo D, Corpataux N, et al.Comparison of everolimus- and biolimus-eluting coronary stents with everolimus-eluting bioresorbable vascular scaffolds.J Am Coll Cardiol,2015,65(8): 791-801.

［2］ Ormiston JA, Serruys PW, Onuma Y, et al.First serial assessment at 6 months and 2 years of the second generation of absorb everolimus-eluting bioresorbable vascular scaffold: a multi-imaging modality study.Circ Cardiovasc Interv,2012,5(5): 620-632.

［3］ Serruys PW, Ormiston JA, Onuma Y, et al.A bioabsorbable everolimus-eluting coronary stent system (ABSORB): 2-year outcomes and results from multiple imaging methods.Lancet,2009,373(9667): 897-910.

［4］ Serruys PW, Chevalier B, Dudek D, et al.A bioresorbable everolimus-eluting scaffold versus a metallic everolimus-eluting stent for ischaemic heart disease caused by de-novo native coronary artery lesions (ABSORB Ⅱ): an interim 1-year analysis of clinical and procedural secondary outcomes from a randomised controlled trial.Lancet,2015,385(9962): 43-54.

［5］ Wiebe J, Gilbert F, Dörr O, et al.Implantation of everolimus-eluting bioresorbable scaffolds in a diabetic all-comers population.Catheter Cardiovasc Interv.2015 Aug 13.doi: 10.1002/ccd.26140.[Epub ahead of print].

［6］ Muramatsu T, Onuma Y, van Geuns RJ, et al.1-year clinical outcomes of diabetic patients treated with everolimus-eluting bioresorbable vascular scaffolds: a pooled analysis of the ABSORB and the SPIRIT trials. JACC Cardiovasc Interv,2014,7(5): 482-493.

［7］ Diletti R, Farooq V, Girasis C, et al.Clinical and intravascular imaging outcomes at 1 and 2 years after implantation of absorb everolimus eluting bioresorbable vascular scaffolds in small vessels.Late lumen enlargement: does bioresorption matter with small vessel size? Insight from the ABSORB cohort B trial.Heart, 2013,99(2): 98-105.

［8］ Kochman J, Tomaniak M, Kołtowski Ł, et al.A 12-month angiographic and optical coherence tomography follow-up after bioresorbable vascular scaffold implantation in patients with ST-segment elevation myocardial infarction. Catheter Cardiovasc Interv.2015 May 25.doi: 10.1002/ccd.26006.[Epub ahead of print].

［9］ Brugaletta S, Gori T, Low AF, et al.Absorb bioresorbable vascular scaffold versus everolimus-eluting metallic stent in ST-segment elevation myocardial infarction: 1-year results of a propensity score matching comparison:

the BVS-EXAMINATION Study (bioresorbable vascular scaffold-a clinical evaluation of everolimus eluting coronary stents in the treatment of patients with ST-segment elevation myocardial infarction).JACC Cardiovasc Interv, 2015, 8(1 Pt B): 189-197.

[10] Cortese B, Valgimigli M.Current know how on the absorb BVS technology: an experts' survey.Int J Cardiol, 2015, 180 : 203-205.

[11] Morino Y, Abe M, Morimoto T, et al.Predicting successful guidewire crossing through chronic total occlusion of native coronary lesions within 30 minutes: the J-CTO (Multicenter CTO Registry in Japan)score as a difficulty grading and time assessment tool.JACC Cardiovasc Interv, 2011, 4(2): 213-221.

[12] Cockburn J, Shaw E, Bhindi R, et al.Treatment of a left anterior descending artery chronic total occlusion using a bio-absorbable scaffold, utilising optical coherence tomography.Int J Cardiol, 2013, 167(5): e123-e126.

[13] Naganuma T, Basavarajaiah S, Latib A, et al.Use of BVS in a chronic total occlusion with bifurcation lesion. Int J Cardiol, 2013, 167(5): e129-e131.

[14] Gori T, Guagliumi G, Münzel T.Absorb bioresorbable scaffold implantation for the treatment of an ostial chronic total occlusion.Int J Cardiol, 2014, 172(2): e377-e378.

[15] Naganuma T, Latib A, Panoulas VF, et al.One-year follow-up optical coherence tomography after implantation of bioresorbable vascular scaffolds for a chronic coronary total occlusion.JACC Cardiovasc Interv, 2014, 7(10): e157-159.

[16] Dautov R, Abdul Jawad Altisent O, Rinfret S.Stumpless chronic total occlusion with no retrograde option: Multidetector Computed Tomography-Guided Intervention via Bi-Radial Approach Utilizing Bioresorbable Vascular Scaffold.Catheter Cardiovasc Interv.2015 May 22.doi: 10.1002/ccd.25938.[Epub ahead of print].

[17] Wiebe J, Liebetrau C, Dörr O, et al.Feasibility of everolimus-eluting bioresorbable vascular scaffolds in patients with chronic total occlusion.Int J Cardiol, 2015, 179 : 90-94.

[18] Ojeda S, Pan M, Romero M, et al.Outcomes and computed tomography scan follow-up of bioresorbable vascular scaffold for the percutaneous treatment of chronic total coronary artery occlusion.Am J Cardiol, 2015, 115(11): 1487-1493.

[19] Costopoulos C, Latib A, Naganuma T, et al.Comparison of early clinical outcomes between ABSORB bioresorbable vascular scaffold and everolimus-eluting stent implantation in a real-world population.Catheter Cardiovasc Interv, 2015, 85(1): E10-15.

[20] Onuma Y, Serruys PW.Bioresorbable scaffold: the advent of a new era in percutaneous coronary and peripheral revascularization? Circulation, 2011, 123(7): 779-797.

[21] Khattab AA, Windecker S.Vascular restoration therapy: what should the clinical and angiographic measures for success be? EuroIntervention, 2009, 5 Suppl F: F49-53.

[22] Rieu R, Barragan P, Masson C, et al.Radial force of coronary stents: a comparative analysis.Catheter Cardiovasc Interv, 1999, 46(3): 380-391.

[23] Onuma Y, Serruys PW, Gomez J, et al.Comparison of in vivo acute stent recoil between the bioresorbable everolimus-eluting coronary scaffolds (revision 1.0 and 1.1)and the metallic everolimus-eluting stent. Catheter Cardiovasc Interv, 2011, 78(1): 3-12.

[24] Tanimoto S, Serruys PW, Thuesen L, et al.Comparison of in vivo acute stent recoil between the bioabsorbable everolimus-eluting coronary stent and the everolimus-eluting cobalt chromium coronary stent: insights from the ABSORB and SPIRIT trials.Catheter Cardiovasc Interv, 2007, 70(4): 515-523.

[25] Wu Y, Shen L, Wang Q, et al.Comparison of acute recoil between bioabsorbable poly-L-lactic acid XINSORB stent and metallic stent in porcine model.J Biomed Biotechnol, 2012;2012:413956.doi: 10.1155/2012/413956.Epub 2012 Oct 3.

[26] Farooq V, Serruys PW, Heo JH, et al.Intracoronary optical coherence tomography and histology of overlapping everolimus-eluting bioresorbable vascular scaffolds in a porcine coronary artery model: the

potential implications for clinical practice.JACC Cardiovasc Interv,2013,6(5)：523-532.

［ 27 ］ Hassell ME, Grundeken MJ, de Bruin DM, et al.Successful treatment of a long tapered lesion with two overlapping ABSORB bioresorbable vascular scaffolds of different diameters：evaluation by three-dimensional optical coherence tomography.Int J Cardiol,2013,165(2)：e26-27.

［ 28 ］ Ielasi A, Anzuini A.Guide-catheter extension system facilitated multiple bioresorbable vascular scaffolds (ABSORB®)delivery in a very long and resistant coronary artery lesion.Cardiovasc Revasc Med,2014,15(2)：117-120.

［ 29 ］ Meincke F, Kuck KH, Bergmann MW.Delivery of a bioresorbable vascular scaffold to complex lesions. Catheter Cardiovasc Interv,2014,84(5)：774-778.

［ 30 ］ Biscaglia S, Secco GG, Tumscitz C, et al.Optical coherence tomography evaluation of overlapping everolimus-eluting bioresorbable vascular scaffold implantation guided by enhanced stent visualization system.Int J Cardiol,2015,182:1-3.

［ 31 ］ Yew KL.Overlapping technique for hybrid percutaneous coronary intervention strategy utilising drug eluting stent and ABSORB bioresorbable vascular scaffold.Int J Cardiol,2015,178 : e8-e10.

［ 32 ］ Muramatsu T, Onuma Y, García-García HM, et al.Incidence and short-term clinical outcomes of small side branch occlusion after implantation of an everolimus-eluting bioresorbable vascular scaffold：an interim report of 435 patients in the ABSORB-EXTEND single-arm trial in comparison with an everolimus-eluting metallic stent in the SPIRIT first and Ⅱ trials.JACC Cardiovasc Interv,2013,6(3)：247-257.

［ 33 ］ Xu J, Hahn JY, Song YB, et al.Carina shift versus plaque shift for aggravation of side branch ostial stenosis in bifurcation lesions：volumetric intravascular ultrasound analysis of both branches.Circ Cardiovasc Interv, 2012,5(5)：657-662.

［ 34 ］ Aliabadi D, Tilli FV, Bowers TR, et al.Incidence and angiographic predictors of side branch occlusion following high-pressure intracoronary stenting.Am J Cardiol,1997,80(8)：994-997.

［ 35 ］ Sato K, Panoulas VF, Kawamoto H, et al.Side branch occlusion after bioresorbable vascular scaffold implantation：lessons from optimal coherence tomography.JACC Cardiovasc Interv,2015,8(1 Pt A)：116-118.

［ 36 ］ van Geuns RJ, Gogas BD, Farooq V, et al.3-Dimensional reconstruction of a bifurcation lesion with double wire after implantation of a second generation everolimus-eluting bioresorbable vascular scaffold.Int J Cardiol,2011,153(2)：e43-45.

［ 37 ］ Gogas BD, van Geuns RJ, Farooq V, et al.Three-dimensional reconstruction of the post-dilated ABSORB everolimus-eluting bioresorbable vascular scaffold in a true bifurcation lesion for flow restoration.JACC Cardiovasc Interv,2011,4(10)：1149-1150.

［ 38 ］ Capodanno D, Gori T, Nef H, et al.Percutaneous coronary intervention with everolimus-eluting bioresorbable vascular scaffolds in routine clinical practice：early and midterm outcomes from the European multicentre GHOST-EU registry.EuroIntervention,2015,10(10)：1144-1153.

［ 39 ］ Danzi GB, Sesana M, Arieti M, et al.Does optimal lesion preparation reduce the amount of acute recoil of the absorbe BVS? Insights from a real-world population.Catheter Cardiovasc Interv.2015 Aug 13.doi: 10.1002/ccd.26148.［ Epub ahead of print ］.

［ 40 ］ Naganuma T, Latib A, Panoulas VF, et al.Why do we need post-dilation after implantation of a bioresorbable vascular scaffold even for a soft lesion? JACC Cardiovasc Interv,2014,7(9)：1070-1072.

［ 41 ］ Liang M, Kajiya T, Lee CH, et al.Initial experience in the clinical use of everolimus-eluting bioresorbable vascular scaffold(BVS)in a single institution.Int J Cardiol,2013,168(2)：1536-1537.

［ 42 ］ Gomez-Lara J, Diletti R, Brugaletta S, et al.Angiographic maximal luminal diameter and appropriate deployment of the everolimus-eluting bioresorbable vascular scaffold as assessed by optical coherence tomography：an ABSORB cohort B trial sub-study.EuroIntervention,2012,8(2)：214-224.

［ 43 ］ Gómez-Lara J, Brugaletta S, Diletti R, et al.Agreement and reproducibility of gray-scale intravascular ultrasound and optical coherence tomography for the analysis of the bioresorbable vascular scaffold.Catheter Cardiovasc Interv,2012,79(6): 890–902.

[44] Onuma Y, Serruys PW, Perkins LE, et al.Intracoronary optical coherence tomography and histology at 1 month and 2,3, and 4 years after implantation of everolimus–eluting bioresorbable vascular scaffolds in a porcine coronary artery model: an attempt to decipher the human optical coherence tomography images in the ABSORB trial.Circulation,2010,122(22): 2288–2300.

[45] Brugaletta S, Gomez–Lara J, Bruining N, et al.Head to head comparison of optical coherence tomography, intravascular ultrasound echogenicity and virtual histology for the detection of changes in polymeric struts over time: insights from the ABSORB trial.EuroIntervention,2012,8(3): 352–358.

[46] Diletti R, Serruys PW, Farooq V, et al.ABSORB Ⅱ randomized controlled trial: a clinical evaluation to compare the safety, efficacy, and performance of the Absorb everolimus–eluting bioresorbable vascular scaffold system against the XIENCE everolimus–eluting coronary stent system in the treatment of subjects with ischemic heart disease caused by de novo native coronary artery lesions: rationale and study design.Am Heart J,2012,164(5): 654–663.

[47] Ormiston JA, Serruys PW, Regar E, et al.A bioabsorbable everolimus–eluting coronary stent system for patients with single de–novo coronary artery lesions (ABSORB): a prospective open–label trial.Lancet,2008 Mar 15,371(9616): 899–907.

[48] Gori T, Schulz E, M ü nzel T.Immediate, acute, and subacute thrombosis due to incomplete expansion of bioresorbable scaffolds.JACC Cardiovasc Interv,2014,7(10): 1194–1195.

[49] Cortese B, Piraino D, Ielasi A, et al.Very late bioresorbable vascular scaffold thrombosis due to late device recoil.Int J Cardiol,2015,189 : 132–133.

[50] Karanasos A, Van Mieghem N, van Ditzhuijzen N, et al.Angiographic and optical coherence tomography insights into bioresorbable scaffold thrombosis: single–center experience.Circ Cardiovasc Interv,2015,8(5). pii: e002369.doi: 10.1161/CIRCINTERVENTIONS.114.002369.

第22章 冠状动脉CTO介入治疗的并发症

冠状动脉慢性完全性闭塞病变（chronic total occlusion，CTO）是PCI领域最难攻克的堡垒之一，是低成功率、高并发症的雷区。早年，即使是富有经验的介入中心，CTO介入病死率也高达1%，院内心肌梗死率更是高达5%。近年来，CTO干预的策略、技术、器械均有质的飞跃，CTO开通率提高，并发症下降。但是相比非CTO病变，CTO病变的PCI并发症可以说是"人无我有，人少我多"（表22-1）。

表22-1　CTO和非CTO病变PCI并发症的比较

并发症	CTO PCI（前向）	CTO PCI（逆向）	非CTO PCI
大血管穿孔	++	++	+
远端导丝穿孔	++	+	+
侧支穿孔	-	++	-
主动脉夹层	++	++	±
分支闭塞	++	+	±
空气栓塞	++	+	±
供血血管血栓	+	++	-
支架脱载	+	++	±
导丝嵌顿	+	++	±
心脏标志物升高	++	++	+
外周栓塞	+	++	±
放射性损伤	++	++	+
支架内再狭窄	++	++	+
支架内血栓	++	++	+
冠状动脉瘤	+	++	-
造影剂肾病	+	++	±

迄今主要有两个大型荟萃分析统计了CTO介入并发症的具体发生率，结果类似。第一个分析纳入65个研究，共计18 061例患者，18 941个CTO血管：病死率0.2%，紧急CABG 0.1%，卒中0.01%，MI 2.5%，造影剂肾病3.8%。第二个分析纳入26个研究，共计3482例患者，3493个CTO血管：死亡0.7%，紧急CABG0.7%，心脏压塞1.4%，侧支穿孔6.9%，冠脉穿孔4.3%，供侧

血管夹层2%,卒中0.5%,心肌梗死3.1%,Q波 MI0.6%,外周血管入路并发症2%,造影剂肾病1.8%,导丝断裂或器械脱落嵌顿1.2%。

一、冠脉穿孔

冠脉穿孔是CTO介入治疗的第一大并发症,个别研究报道发生率高达27.6%。幸亏大部分并不导致严重后果,心脏压塞发生率约0.5%。在罕见情况下,冠状动脉穿孔会呈现迟发性形式,即PCI过程中并无造影剂外渗,但患者送回病房后进展为心脏压塞,临床易被误诊为心肌缺血再发。表22-2为冠状动脉穿孔的分型标准。

表22-2 冠状动脉穿孔的Ellis分型

分型	描述
Ⅰ型	局限于外膜下,局部溃疡状或蘑菇状突出,无外渗
Ⅱ型	心肌内或心包内局限性片状造影剂外渗,穿孔口 < 1mm
Ⅲ型	造影剂喷射状持续外流、心包腔迅速显影,穿孔口 > 1mm
Ⅳ型	造影剂外渗进入心包、冠状窦或心腔
Ⅴ型	导丝相关的血管末梢端穿孔

CTO介入中发生冠脉穿孔常见于以下情形(图22-1-1~图22-1-4):①CTO病变伴钙化迂曲成角;②硬导丝反复尝试穿刺至血管外,或亲水性硬导丝穿出血管末梢端;③未确定远端导丝在真腔内就进行球囊扩张;④球囊过度扩张或球囊破裂导致血管全层撕裂;⑤逆向导丝技术时采用Reverse CART或者Knuckle wire技术,内膜下假腔过大穿孔。

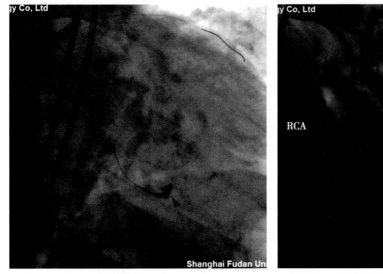
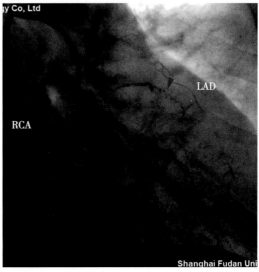

图22-1-1 CTO病变+导丝引导微导管通过极度扭曲侧支=冠脉穿孔

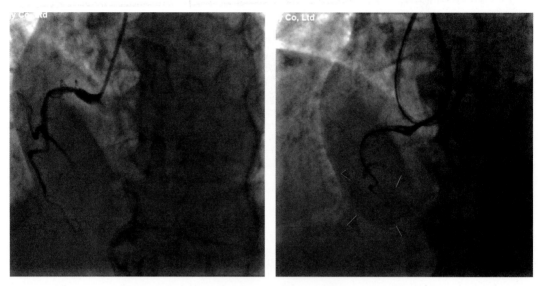

图22-1-2 CTO病变+超滑硬导丝进入血管外=房室沟血肿

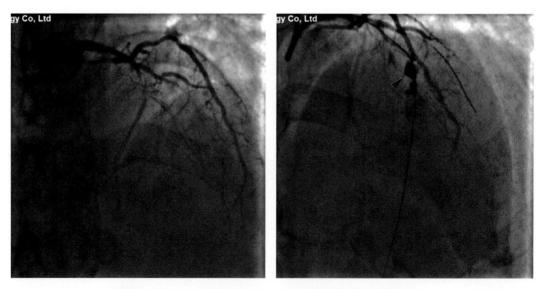

图22-1-3 CTO病变+导丝进入假腔球囊贸然扩张=冠脉穿孔

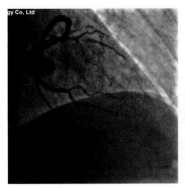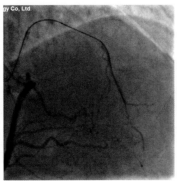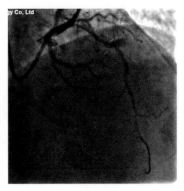

图22-1-4 CTO病变+导丝假腔段球囊扩张=冠脉穿孔

冠脉穿孔重在预防,常规操作动作要细腻,"不要成为粗人"。表22-3总结了避免冠状动脉穿孔的常见PCI操作要点。

表22-3 预防PCI冠状动脉穿孔的操作要点

1. 双侧造影或多体位造影,时刻警惕导丝位置,尤其是亲水性硬导丝。

2. 球囊和支架输送困难时,注意导丝和指引导管的相对运动,避免导丝过度深插。

3. 导丝前端卷曲只是相对安全,过度深插同样可导致末梢段血管穿孔。

4. CTO导丝一旦通过闭塞段,尽早换用普通导丝。

5. 球囊扩张后造影时,保留负压球囊于原位,一旦发现穿孔可低压封闭。

6. 球囊和支架直径不能过大,尤其注意前降支中段(常为心肌桥部位),钙化伴成角病变等。

7. 导丝通过CTO病变,球囊预扩遵循"从小到大"原则,真腔假腔判断不准时避免盲目扩张。

8. 预扩张球囊扩张压不能超过爆破压;对于难以扩张的病变或支架,可用小一号非顺应性球囊超高压扩张。

9. 对于难以扩张的病变或支架,也可尝试延长球囊扩张时间,而不是持续增加压力,所谓"时间换空间"策略。

10. 钙化病变必要时应用旋磨术预处理,避免球囊强行盲目扩张。

11. 小心进行高风险的PCI操作,包括旋磨、旋切等。

冠脉穿孔发生后,如果是Ⅰ型穿孔,多需保守治疗。Ⅳ型穿孔一般无须干预。对于Ⅱ型或Ⅲ型穿孔的处理,我们绘制了处理流程图(图22-1-5)。

在整个流程中,长时间低压球囊扩张处于首要地位。也就是说,一旦确认冠状动脉穿孔,应该立即低压扩张球囊,然后稳定情绪,整理思路,思考下一步对策。何为低压?如血管直径和球囊直径相当,一般2~6atm即可。何为长时间?理论上,球囊封堵时间越长,穿孔处血凝块越易形成,一般为10~15min。尽管CTO病变有慢性侧支供血,缺血耐受能力较强,但长时间扩张仍有可能诱发剧烈胸痛和血流动力学异常,甚至导致恶性心律失常、急性左心衰等次生性灾难。所以微导管远端灌注技术可有效解决该问题:经另一导丝将微导管送至穿孔部位远端,在球囊低压扩张同时向微导管注射自身血液。

对球囊封堵后心包持续渗出或不能耐受球囊封堵治疗的患者,可行带膜支架和栓塞治疗。它们的应用极大降低了心脏压塞发生率和紧急CABG手术比例,已经成为严重冠状动脉穿孔的关键性处理手段：

（1）若穿孔位于冠状动脉近中段，可行带膜支架植入治疗。带膜支架的柔顺性和通过性远远低于普通支架，常常难以到达严重钙化或严重扭曲部位，支架"卡壳"成为带膜支架的致命伤。双指引导管辅助下带膜支架植入技术（最好7F）、Guidezilla导管（带膜支架体外预载）、5-in-6导管有助于支架到位，但仍有部分病例难以成功。

（2）若穿孔位于血管远端（V型穿孔），可行栓塞治疗。可用于封堵的血栓形成物质包括弹簧圈、凝血酶、明胶海绵、胶原、纤维蛋白胶、氰基丙烯酸酯胶、三丙烯微球、聚乙烯醇颗粒、无水乙醇、自体血凝块和自身皮下脂肪组织等。栓塞物质的选择原则是"有什么，用什么"，尽量不用致炎性较强的明胶海绵等物质。目前临床最常用的为弹簧圈。假如导管室未配备任何栓塞材料，自体脂肪/血凝块是不二选择。

必须指出，冠状动脉穿孔的处理不能只顾低头处理穿孔本身，还要侧身询问患者症状主诉，更要侧目监护仪关注血流动力学状态。静脉输液可能有助于防治心脏压塞和低血压，但疗效有限。及早床旁心脏超声监测心包积液状态和心脏压塞征象。即使积液量不多，一旦有心脏压塞倾向，应立即心包穿刺。另外，紧急外科手术是冠状动脉穿孔最后的治疗手段，一旦球囊封堵出现严重心肌缺血后果，或者带膜支架失败，立即转外科手术。必须指出，"最后"并不意味着要拖延患者到心脏压塞状态；也不是说一定要尝试所有方法失败才转外科手术。对于较大穿孔，可直接紧急外科治疗。

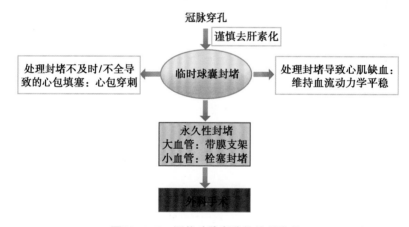

图22-1-5 冠状动脉穿孔的处理流程

二、主动脉夹层

尽管主动脉夹层可见于任何类型的PCI操作，但CTO PCI更为常见。好发于右冠。研究显示，医源性主动脉夹层心脏压塞发生率更低，较少累及弓上及髂动脉，但病死率和自发夹层相似。夹层按其严重性分为三个等级：1级局限于同侧冠状窦，2级延伸至升主动脉近段（<40mm），3级超出升主动脉近段（>40mm）。发生医源性主动脉夹层的常见原因有：①导管深插后用力造影，尤其是采用Amplatz导管；②逆向导丝致冠脉夹层后逆向至主动脉；③球囊扩张后破裂致逆向夹层累及至主动脉。

指引导管到位后发现嵌顿压力曲线，应避免造影剂用力注射。轻轻冒烟或带侧孔导管可以减少该并发症发生。一旦发生冠脉-主动脉夹层,如范围局限于同侧冠状窦或累及升主动脉<40mm,可以观察随访,或者冠脉开口部位植入普通支架(图22-2-1)或带膜支架。超出升主动脉根部40mm以上的夹层、累及弓部血管、出现主动脉瓣反流需要紧急外科手术。

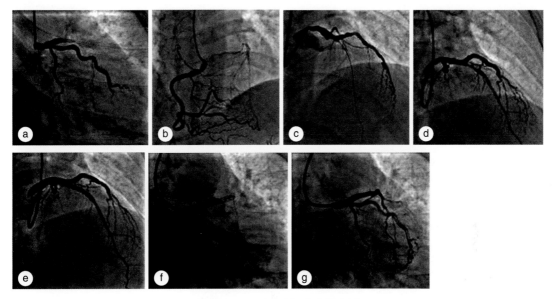

图22-2-1 左主干-主动脉夹层

冠脉造影示前降支中段CTO(a),右冠提供良好侧支(b)。正向导丝顺利通过闭塞段(c),2.5mm×12mm球囊预扩张(d),前降支近中段植入3.0mm×24mm DES支架后出现左主干夹层,并逆向扩展到主动脉窦(e)。左主干-前降支近段植入4.0mm×23mm DES支架,封闭夹层入口(f),非顺应性球囊后扩后最后造影结果良好(g)

三、器械嵌顿和脱落

器械的脱落和嵌顿发生率比较低,包括导丝断裂、支架脱载以及旋磨头、血管内超声导管及Tornus导管等的嵌顿等。

导丝嵌顿常见于knuckle技术时导丝过度旋转而不是前送,导致导丝打结。逆向技术操作导丝时,切忌单方向转动导丝>180°,这是避免导丝缠绕、嵌顿的有效方法。一旦发生导丝嵌顿,通过微导管超选择性注射硝酸甘油或维拉帕米后,经微导管或小球囊回撤导丝可能有效。图22-3-1为导丝嵌顿断裂案例。

导丝断裂常由于操作不当所致,包括导丝夹在两支架之间;导丝被支架压在钙化管壁上;分叉病变处理过程中忘记交换导丝,然后高压球囊扩张塑形支架后导丝嵌顿,暴力回拉后导丝断裂等。预防的方法主要是时刻保持头脑清醒,注意导丝操作要规范,比如及时交换导丝;采用导丝支撑时,释放支架前撤出支撑导丝,尤其是钙化病变。一旦发生导丝断裂,可以采用导丝缠绕、网篮套取或者支架挤压技术,一般首选前两种方法进行处理,如果导丝断裂在血管中段,适合植入支架时,可以采取支架挤压技术。

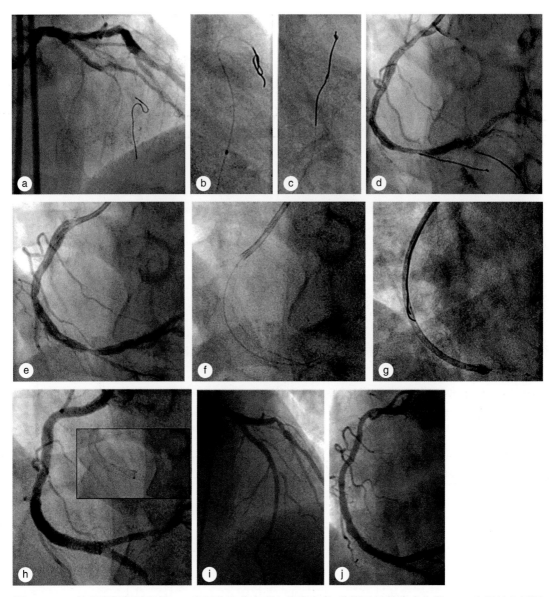

图22-3-1 导丝嵌顿断裂案例。68岁恶化性劳力型心绞痛患者,造影显示前降支中段CTO,右冠经室间隔侧支提供远段血流,回旋支近段狭窄80%。前向尝试失败,改用逆向。Fielder 导丝成功通过间隔侧支送至前降支闭塞远端(a),微导管支撑下导丝反复尝试,均无法穿过闭塞段。期间导丝远段打折(b),微导管和打折导丝一起回撤期间末梢段缠绕(c),最终嵌顿于后降支发出间隔支处(d)。用力回撤后导致导丝缠绕段部分拉伸(e),然后完全拉伸(f),直至导丝断裂,残段遗留于右冠全程和指引导管口部。深插指引导管至右冠后三叉前以提高支撑力,同时用力旋转两根BMW导丝,将断裂导丝近段拉断回撤(g)。在IVUS指导下,自后降支远段至右冠中段植入两支架,将残留导丝贴壁(h)。前向法开通前降支CTO病变(i)和回旋支病变。12个月随访显示血管通畅(j)

支架脱落常发生在钙化、扭曲、成角的病变中,遇到阻力后反复推拉致支架脱载;旋磨头嵌顿常由于操作时过于用力推送,旋磨头通过病变后嵌顿在狭窄部位;血管内超声的嵌顿可以发生在支架术后扭曲、成角的血管内,支架膨胀不全时支架网丝的阻挡或者嵌顿所致。导丝的断裂一般不会引起严重并发症,但支架脱载、旋磨头或血管内超声的嵌顿则有可能引起严重的并发症,有时需要外科手术处理。血管充分预扩张是预防支架脱载的前提。可先尝试通过2.5mm直径、已经使用的预扩球囊,如球囊无阻力通过,提示支架等也能顺利通过。一旦发生支架脱载,脱载支架可用各种抓捕器取出,有时也可尝试双导丝缠绕技术、小球囊远端扩张回撤技术。但更为方便的方法是原位释放或挤压。支架挤压技术需要保证支架充分贴壁,并尽量覆盖脱落支架的近端和远端;支架释放技术需要从小球囊开始扩张,直至完全贴壁为止,同时需要保证导丝在支架中间而不是从支架网孔中通过。如果上述方法失败,或者长时间尝试仍未成功,需尽早行外科手术治疗。旋磨头和血管内超声导管嵌顿和断裂虽然非常少见。一旦发生,后果非常严重,常需要外科手术治疗。如果患者病情许可,可以尝试逆向开通血管然后撤出嵌顿的旋磨头;如果旋磨导管及血管内超声断裂,需及时采取外科治疗。病情许可的条件下,可以尝试网篮套取技术。

另外,在体外化导丝上送入前向微导管时,切忌和同一导丝上的逆向微导管会合,否则容易发生顶端嵌顿。

四、前向法真腔再入技术的并发症

内膜下寻径及重入真腔(subintimal tracking and reentry,STAR)技术是CTO PCI的核心技术,一般指当导丝进入假腔后,将导丝头端在假腔中形成环状,在某一分支前形成钝性分离,往往同时使用双腔微导管,然后操纵导丝进入血管真腔。也有人从微导管内以较高压力注射造影剂,使得CTO病变近端产生夹层,从而使导丝通过病变(contrast-guided STAR 技术)。

STAR技术存在三大问题:①STAR技术开通血管后,需要长程支架植入,因此发生穿孔和再狭窄的风险增加。甚至有报道STAR技术开通CTO血管后再狭窄率高达57%。②STAR技术常导致分支闭塞,导致围术期心肌梗死风险增加。特别是前降支分支众多,STAR技术并非最优方案。③内膜下血肿形成导致真腔受压,远端血管显影困难。为防止内膜下血肿过大,应避免前向注射造影剂、暴力操作导丝、行程过长。

波科公司新近研发了CTO病变正向策略新利器CTO专用器械——Crossboss和Stingray导管系统。Crossboss可通过两种方式通过闭塞段:一种方式是真腔—真腔,有1/3病例Crossboss经过血管真腔到达远端血管真腔,避免了夹层产生;另一种是Crossboss经过内膜下到达远端血管,一旦穿过闭塞段,利用Stingray球囊调整导丝方向穿刺,使导丝远端重新进入真腔,避免长程夹层产生。由于血管外膜张力约为血管内膜张力的3倍,Crossboss无创钝圆头端的穿透力难以穿出血管外膜,有效避免冠脉穿孔的发生。由于Crossboss的穿透力有限,难以穿透钙化组织,因此对于钙化严重CTO病变,不建议应用Crossboss。当病变血管迂曲时,会消减Crossboss前进的推送力,且头端容易进入内膜下或穿出冠脉外膜,应小心使用。另外,需特别关注Crossboss是否在主支内,若Crossboss头端进入分支,继续旋转推送则极有可能导致Crossboss穿出分支,导致冠脉穿孔及心脏压塞的发生。

不管是正向或逆向开通血管后,正向造影可能导致夹层形成。远端支架定位可借助于IVUS 检查或逆向造影,应尽量避免正向造影剂注射,以免夹层形成(图22-4-1~图22-4-3)。

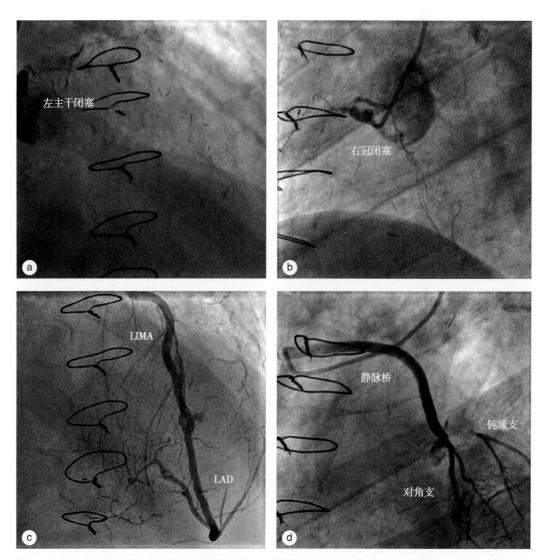

图22-4-1 CTO介入并发夹层病例：造影结果。58岁男性，CABG术后，劳力性心绞痛。造影发现自身左主干开口（a）和右冠（b）开口闭塞，右冠远段经迂曲圆锥支侧支显影。LIMA–LAD动脉桥通畅，静脉桥–D1桥血管通畅，逆向血流供应回旋支和钝缘支。决定干预右冠CTO病变

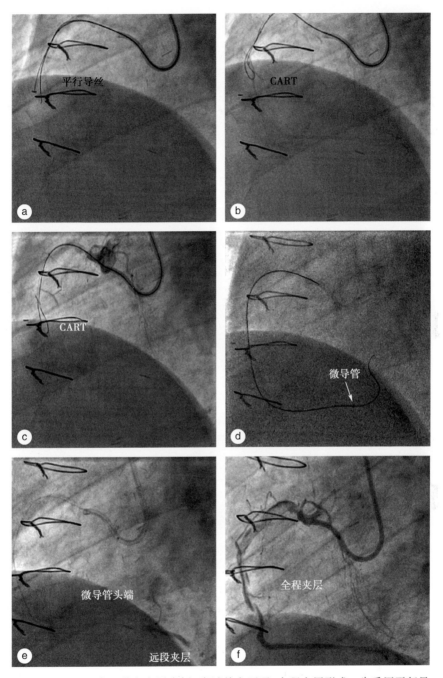

图22-4-2 CTO介入并发夹层病例：尝试前向开通，全程夹层形成。先采用平行导丝技术（a），然后采用Crusade微导管联合Knuckle技术将Pilot200导丝送至右冠中段（b、c），由于缺乏对侧侧支，凭手感前送微导管和Sion导丝至左室后支（d），经微导管注射少量造影剂后出现远段血管夹层（e），经指引导管注射少量造影剂后出现右冠全程弥漫性夹层形成（f）。结束手术，决定3个月后再行干预

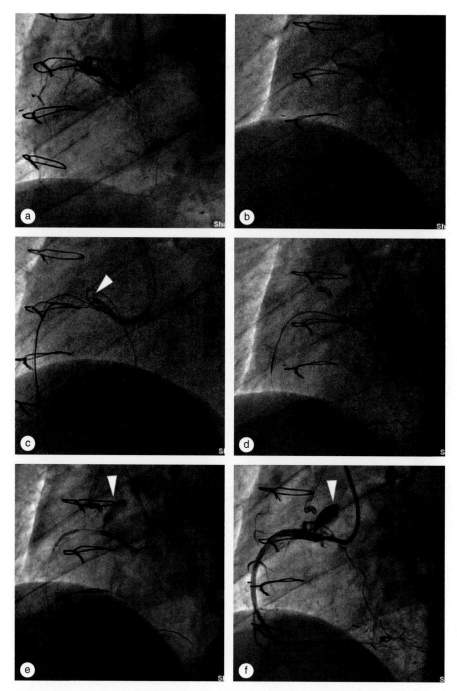

图22-4-3 CTO介入并发夹层病例：逆向开通右冠CTO，主动脉夹层形成。3个月后，再次造影发现夹层消失，经隐约显影的迂曲圆锥支侧支为右冠远段提供血供（a）。决定尝试自身侧支逆向导丝技术。右冠口送入双指引导管，采用Reverse CART技术，逆向Conquest Pro反复尝试成功通过闭塞段（b），然后送至正向Guidezilla内，期间逆向导丝似有穿出右冠开口部位之嫌疑（c，箭头）。但逆向Corsair无法送入Guidezilla。Corsair微导管支撑下，正向FielderXTR导丝送至左室后支（d），球囊扩张后IVUS证实导丝位于真腔，串联植入支架（e）。右冠造影发现主动脉根部右冠窦夹层形成（f，箭头）。估计主动脉夹层与逆向导丝进入内膜下有关。鉴于范围局限，患者无症状，保守治疗

五、空气栓塞

冠状动脉内气体栓塞,罕见但严重。这是一种纯属医源性失误的并发症,是一种完全可以预防和避免的并发症。CTO介入治疗时,由于器械交换频繁、操作时间延长,比一般PCI更为多见。冠脉空气栓塞常见于以下情形:①导管没有充分排气和冲洗;②注射造影剂时,注射器尾部没有翘起,导致气体注入导管;③球囊或导丝进入或撤出导管时速度过快,Ventur效应将空气夹带进入血管引发气体栓塞;④球囊扩张时发生破裂引发气体栓塞;⑤主动脉球囊反搏装置的气囊破裂引起氦气栓塞。防止气体栓塞最好的方法就是对介入器械进行严格的排气和冲洗,并正规操作。

对无症状的空气栓塞,一般继续观察即可,无须特殊处理。尽管研究表明,冠脉内空气栓塞大多在5~10min内自行消散,但是,对大量冠脉内空气栓塞或症状严重者,安然度过这生死攸关的5~10min并非易事。除对症支持(100%纯氧吸入、吗啡止痛、IABP和血管收缩药物维持血压、阿托品和临时起搏维持心率等)外,必须主动干预。主动干预气泡可采取回吸、前冲、原位破坏等方法,"想尽办法搞破坏,就是不让气泡安生",最高原则是尽快恢复冠脉血流!

六、逆向法相关急性并发症

逆向技术处理CTO病变是该领域治疗的重大技术飞跃,逆向技术也逐渐被介入医生了解,应用越来越广泛。但由于供血动脉操作及过侧支循环等特点导致其并发症有自身特点。

(一)供血血管损伤

供血血管损伤主要包括夹层、痉挛和血栓形成。逆向介入治疗过程中,当导丝建立轨道完成支架植入后,逆向撤出导丝时需要耐心,并需要保护提供侧支循环的供血血管。若回撤过于用力而又未用微导管或者Corsair等保护,可能会造成供血血管或者侧支血管夹层形成。

逆向供血冠脉或逆向指引导管内血栓形成是逆向操作中最为严重的、灾难性的并发症。常见原因如下:①由于CTO长时间操作、血管内微导管长时间留置等原因,导致CTO介入本身容易血栓形成。尤其是逆向指引导管使用率不高时,导管内血流瘀滞容易血栓形成。②手术室护士遗忘定时补充肝素,或者静脉途径肝素漏到皮下。③手术医生精力集中于CTO病变本身,容易忽视导管曲线压力下降、回血不畅等导管内血栓征象。一旦操作导管内血栓形成而未被发现,注射造影剂将引发冠脉内血栓栓塞,甚至猝死。主要预防措施是每隔30min检测ACT,维持在250~500s,每隔15~30min冲刷导管。任何器械回撤或注射对比剂前均应强调抽回血,如果没有血液回流就要怀疑血栓形成可能,必要时撤出整个系统。一旦发生冠脉内血栓形成或血栓栓塞,及时血栓抽吸,并静滴Ⅱb/Ⅲa受体抑制剂。

(二)侧支血管损伤

逆向CTO介入时,导丝、微导管可引起侧支血管损伤,包括夹层、血栓和破裂等,引起围术期心肌梗死发生率增加,部分患者可以导致心脏压塞。

近年来,复旦中山医院进行的相关研究显示,采用间隔支侧支血管行逆向介入手术要比心外膜侧支并发症少。其主要原因在于间隔支侧支虽然有时血流不好,但由于走行在心肌内,侧支血管破裂的风险相对较小,即使发生,也常常破入心室腔或引发室间隔血肿,一般不会导致严重后果(图22-6-1)。而心外膜侧支血管虽然血流较好,但常见扭曲,导丝或微导管不容易通过,反复尝试过程中容易发生侧支血管的夹层或者破裂,常导致心脏压塞。所以,逆向介入治疗时应首先选择间隔支侧支血管以降低手术并发症。对于有CABG或其他需要切开心包的外科手术史的患者,心外膜侧支血管途径也比较安全,原因在于一旦发生血管穿孔,心包内积血往往比较局限。

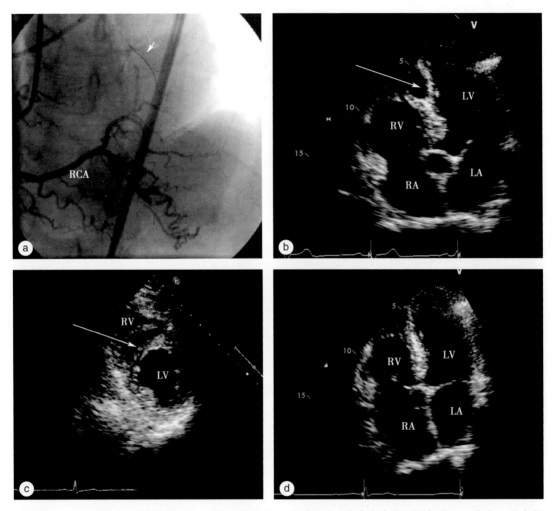

图22-6-1　自行吸收的室间隔血肿。73岁不稳定型心绞痛患者,前降支中段严重钙化CTO病变。逆向导丝经过迂曲间隔支侧支时送至前降支闭塞远端,Corsair导管前送时间隔支侧支穿孔,造影剂残留(a)。超声发现室间隔无回声区(b.心尖四腔切面; c.左室短轴切面)。患者无症状,血流动力学稳定。5周后复查心超示血肿吸收(d.心尖四腔切面)

　　侧支穿孔主要预防措施为导丝的小心操作,前送微导管前确保导丝位于血管内,超选择造影前确认微导管有血液回抽,回撤导丝前确认远端无穿孔。微小的侧支穿孔甚至可以通过微导管继续操作,待手术结束后可自行闭合(图22-6-2);较小的侧支穿孔可先尝试微导管负压吸引,有时可闭合穿孔点;但大部分穿孔可能需要封堵治疗(包括弹簧圈等)。由于侧支血管的血液来源具有双源性,因此需要后退微导管后,经正向、逆向同时造影,看清穿孔双向来源血管的详细解剖结构,以便确定栓塞位置。图22-6-3为侧支穿孔后正向和逆向的双向经微导管弹簧圈封堵的案例。

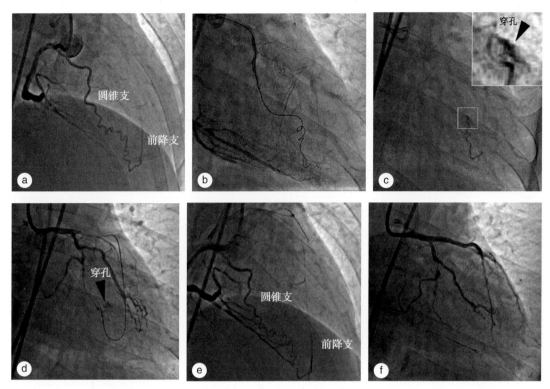

图22-6-2 侧支血管小穿孔自愈。43岁男性,稳定型心绞痛,前降支近段完全闭塞,右冠锐缘支为前降支中远段提供迂曲侧支血供(a)。直接采用逆向策略,150cm Finecross微导管支撑下, Sion Blue换用Feilder XT-R导丝通过锐缘支侧支,阻力较大(b),微导管造影显示侧支通道Ellis Ⅱ型小穿孔(c),造影剂残留时间较长(d),估计出血量不大。继续操作,顺利逆向开通前降支。退出锐缘支微导管和逆向导丝,右冠造影发现侧支小穿孔自愈(e)。左主干—前降支植入支架后最终造影结果良好。术后即刻和术后12h心脏超声均未发现心包积液,次日出院

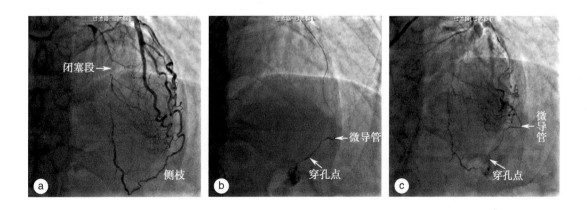

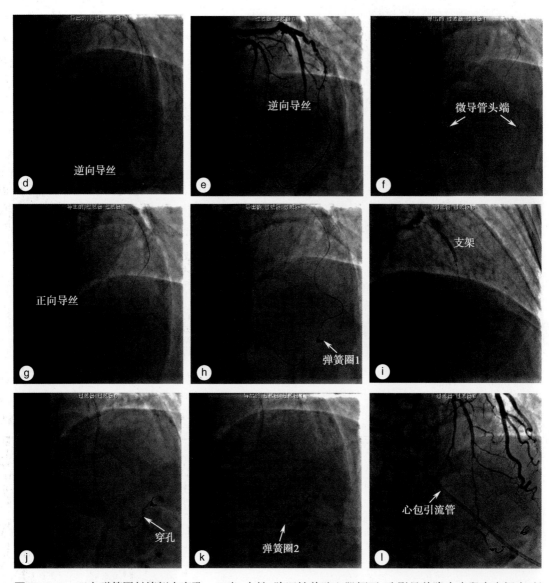

图22-6-3 双向弹簧圈封堵侧支穿孔。62岁,女性,陈旧性前壁心肌梗死,造影见前降支中段完全闭塞,钝缘支向前降支中远段提供侧支循环(a)。采用逆向技术,Corsair微导管在Sion导丝引导下成功送至前降支远端,微导管造影见侧支穿孔(b),指引导管造影见穿孔点双向供血(c)。穿孔外渗不多,无症状,决定继续逆向干预。更换Gaia1导丝成功逆向通过闭塞段,送入RG3导丝体外化(d、e),正向送入130cm Finecross微导管至前降支远端(f),撤出RG3导丝(g),经逆向Finecross微导管送入弹簧圈一枚封堵穿孔部位(h)。正向送入Sion导丝,球囊预扩张后植入2.25mm×18mm DES(i)。复查造影远端侧支仍有造影剂外渗(j),正向送入Finecross微导管送入弹簧圈一枚封堵穿孔部位(k)。床旁心超见中等量心包积液,行心包穿刺引流术,引出新鲜血液240ml。最后造影未见造影剂外渗(l)。观察6d后患者顺利出院

（三）导丝体外化相关注意事项

逆向开通CTO时，当逆向微导管送至前向指引导管后，需要将导丝体外化。延长导丝容易分离或扭结，不主张使用。一般首选330cm的RG 3。导丝体外化或撤离体外化导丝时，正向和逆向指引导管容易对冲深插，损伤冠脉开口，需要后撤双侧指引导管3~4cm，使其脱离冠脉开口，游离于主动脉内。同时，由于导丝张力过高，容易对侧支血管和间隔心肌产生切割损伤，因此必须在微导管保护下才能外拉或撤离体外化导丝，尤其注意撤离体外化导丝时，逆向微导管应重新送至正向指引导管内。

七、非冠脉心脏并发症

CTO病变介入治疗后心肌梗死发生率比较高。常见机制包括闭塞段侧支丢失、闭塞段远端分支丢失（内膜下血肿或支架植入）、侧支损伤或闭塞、供血血管损伤（夹层、血栓或空气栓塞）等在采用Reverse CART或者Knuckle wire技术时，其发生率可以高达40%。多数患者无临床症状，无须特殊处理。

八、心外并发症

（一）造影剂肾病

CTO介入时造影剂用量较大，造影剂肾病的风险也随之增加。造影剂肾病的定义为血管内注射碘造影剂后3d内，在排除其他病因的前提下，肾功能发生损害，血清肌酐水平升高0.5mg/dl（44.2μmol/L）或比基础值升高25%。一项18 061例患者的荟萃分析显示，造影剂肾病的发生率为3.8%。

预防造影剂肾病需要记住6字方针：分层、水化、限量。①分层：术前甄别造影剂肾病的高危患者，包括高龄、糖尿病、基础状态肾功能不全、心力衰竭、贫血及血流动力学不稳定等。②水化：对高危人群术前进行水化，术前12h采用等渗生理盐水1ml/（kg·h），维持到术后12~24h。③限量：术中尽量减少造影剂用量，避免短时间内重复使用造影剂。

（二）放射性损伤

放射性损伤包括皮肤灼伤、肿瘤发生风险增加、脱发、白内障等。放射性皮肤灼伤往往是同一体位长时间曝光所致，在CTO介入中发生率大约为1.5%。放射性皮肤损伤具有以下几个特点：不易感知；常在手术后数天发生，个别患者甚至在数月后发生；常发生在背部；最常见的症状是轻度红斑。放射性皮肤坏死是一种无菌性坏死，伤口难自愈，有时需要外科手术植皮治疗。

减少放射损伤的基本原则有：防护设备要充分利用；导管床要升高（离机头最少80cm），平板或影像增强器要尽可能贴近患者。减少透视和电影时间；影像不要过度放大；采用最小帧频；避免长时间同一体位曝光；曝光角度不要过小；一次性操作时间不要过长；第二次介入手术与第一次相距1个月以上等。

总之，CTO介入治疗的宗旨是并发症最小化，获益最大化。CTO介入术者要胆大心细，料敌于先，出现并发症后要冷静合理地选择处置对策，最大限度降低并发症造成的损害。目前，我国慢性完全闭塞冠状动脉病变术者的介入治疗技术水平差异较大。为减少术中并发症风险，介入医师应熟练掌握CTO PCI的适应证，尽量做到规范化处理CTO病变，避免并发症的发生。

（黄浙勇）

参 考 文 献

［1］ Stone G W, Reifart N J, Moussa I, et al.Percutaneous recanalization of chronically occluded coronary arteries: a consensus document: part Ⅱ.Circulation,2005,112：2530-2537.

［2］ Dash D.Complications encountered in coronary chronic total occlusion intervention: prevention and bailout. Indian Heart J,2016,68：737-746.

［3］ Patel V G, Brayton K M, Tamayo A, et al.Angiographic success and procedural complications in patients undergoing percutaneous coronary chronic total occlusion interventions: a weighted meta-analysis of 18,061 patients from 65 studies.JACC Cardiovasc Interv,2013,6：128-136.

［4］ El Sabbagh A, Patel V G, Jeroudi O M, et al.Angiographic success and procedural complications in patients undergoing retrograde percutaneous coronary chronic total occlusion interventions: a weighted meta-analysis of 3,482 patients from 26 studies.Int J Cardiol,2014,174：243-248.

［5］ Rathore S, Matsuo H, Terashima M, et al.Procedural and in-hospital outcomes after percutaneous coronary intervention for chronic total occlusions of coronary arteries 2002 to 2008：impact of novel guidewire techniques.JACC Cardiovasc Interv,2009,2：489-497.

［6］ De Marco F, Balcells J, Lefèvre T, et al.Delayed and recurrent cardiac tamponade following distal coronary perforation of hydrphilic guidewires during coronary intervention.J Invasive Cardiol,2008,20：E150-153.

［7］ Chin Yong A, Wei Chieh J T.Coronary perforation complicating percutaneous coronary intervention - a case illustration and review.ASEAN Heart J,2013,21：3.

［8］ Shimony A, Joseph L, Mottillo S, et al.Coronary artery perforation during percutaneous coronary intervention: a systematic review and meta-analysis.Can J Cardiol,2011,27：843-850.

［9］ Muller O, Windecker S, Cuisset T, et al.Management of two major complications in the cardiac catheterisation laboratory: the no-reflow phenomenon and coronary perforations.EuroIntervention,2008,4：181-183.

［10］ Ishihara S, Tabata S, Inoue T.A novel method to bail out coronary perforation: Micro-catheter distal perfusion technique.Catheter Cardiovasc Interv,2015,86：417-421.

［11］ Copeland K A, Hopkins J T, Weintraub W S, et al.Long-term follow-up of polytetrafluoroethylene-covered stents implanted during percutaneous coronary intervention for management of acute coronary perforation. Catheter Cardiovasc Interv,2012,80：53-57.

［12］ Al-Mukhaini M, Panduranga P, Sulaiman K, et al.Coronary perforation and covered stents: an update and review.Heart Views,2011,12：63-70.

［13］ Dunning D W, Kahn J K, Hawkins E T, et al.Iatrogenic coronary artery dissections extending into and involving the aortic root.Catheter Cardiovasc Interv,2000,51：387-393.

［14］ Sianos G, Papafaklis M I.Septal wire entrapment during recanalisation of a chronic total occlusion with the retrograde approach.Hellenic J Cardiol,2011,52：79-83.

［15］ Valenti R, Vergara R, Migliorini A, et al.Predictors of reocclusion after successful drug-eluting stent-supported percutaneous coronary intervention of chronic total occlusion.J Am Coll Cardiol,2013,61：545-550.

［16］ Kahn J K, Hartzler G O.The spectrum of symptomatic coronary air embolism during balloon angioplasty: causes, consequences, and management.American heart journal,1990,119：1374-1377.

［17］ Fairley S L, Donnelly P M, Hanratty C G, et al.Images in cardiovascular medicine.Interventricular septal hematoma and ventricular septal defect after retrograde intervention for a chronic total occlusion of a left anterior descending coronary artery.Circulation,2010,122：e518-521.

［18］ Dash D.Guidewire crossing techniques in coronary chronic total occlusion intervention: A to Z.Indian Heart J, 2016,68：410-420.

第23章 CTO PCI中造影剂急性肾损伤的预防与治疗

尽管成功的慢性闭塞病变（chronic total occlusion，CTO）血运重建具有显著的临床获益，如缓解疼痛、提高生活质量、减少外科搭桥进行血运重建的需要和提高左室功能等，然而对比非CTO手术，CTO手术往往需要更长时间的X线暴露和更大剂量的造影剂，因此仔细挑选病例、评估患者相关风险并采用相关措施对预防造影剂相关并发症至关重要。

一、CTO经皮冠状动脉介入治疗中的造影剂急性肾损伤

造影剂急性肾损伤（contrast-induced acute kidney injury，CI-AKI）的定义是注射碘化造影剂后短时间内肾功能下降，CI-AKI已成为接受经皮冠状动脉介入治疗（percutaneous coronary intervention，PCI）患者肾损伤和继发死亡的主要原因。CI-AKI在原有慢性肾脏病（chronic kidney disease，CKD）的患者中更为普遍，并且和高病死率、长住院时间和高医疗费用相关。造影剂剂量已经成为CI-AKI的一个独立预测指标，而CTO PCI常常需要大剂量的造影剂和重复操作，因而接受CTO PCI的患者自然成为高危人群。

二、造影剂急性肾损伤的定义

CI-AKI 广义定义为注射造影剂后24~72h内血清肌酐水平升高或估算肾小球滤过率（estimated glomerular filtration rate，eGFR）下降，临床中常根据实验室检查对CI-AKI进行具体判定。在近期发表的一项meta分析中，CI-AKI定义为血清肌酐水平绝对升高0.3~0.5mg/dl（1mg/dl=88.4 μmol/L）或相对升高25%~50%，目前CI-AKI最常用的定义，见表23-1。

表23-1　CI-AKI最常用的定义

血清肌酐72h内从基线值升高≥0.5mg/dl或≥25%
血清肌酐48h内升高≥0.3mg/dl或
血清肌酐1周内比基线值升高≥150%或
连续6h尿量＜0.5ml/（kg·h）

临床上广泛应用的CI-AKI定义是注射造影剂后24~72h内血清肌酐升高≥0.5mg/dl，Barrett等人建议注射造影剂后72h内血清肌酐绝对升高≥0.5mg/dl或相对升高≥25%可诊断为CI-AKI。最新一版改善全球肾脏病预后行动组（Kidney Disease: Improving Global Outcomes，KDIGO）指南中的CI-AKI定义也被广泛采用，根据指南，诊断CI-AKI至少需要满足以下标准中的一条：①48h内血清肌酐绝对升高≥0.3mg/dl；②注射造影剂1周内血清肌酐相对升高≥1.5倍；③6h及以后尿量＜0.5ml/（kg·h）。

在CI-AKI的定义不断优化的同时,相关学术团体还对CI-AKI的严重程度提出了相应的分级标准。急性透析质量倡议(acute dialysis quality initiative, ADQI) RIFLE分级和急性肾损伤网络(acute kidney injury network, AKIN)分期系统已经表明AKI分期越高,死亡风险越高。分期标准总结,见表23-2。

表23-2 CI-AKI分期的RIFLE和AKIN标准

AKIN	分期	血清肌酐	尿量
	1期	≥0.3mg/dl或≥150%~200%	<0.5ml/(kg·h) × >6h
	2期	>200%~300%	<0.5ml/(kg·h) × >12h
	3期	>300%或≥4.0mg/dl,且急性升高至少0.5mg/dl或使用肾脏替代治疗(RRT)	<0.3ml/(kg·h) × 24h 或无尿×12h

RIFLE	分期	血清肌酐或GFR	尿量
	危险	血清肌酐升高1.5倍或GFR下降>25%	<0.5ml/(kg·h) × >6h
	损伤	血清肌酐升高2.0倍或GFR下降>50%	<0.5ml/(kg·h) × >12h
	衰竭	血清肌酐升高3.0倍或>4.0mg/dl且急性升高至少0.5mg/dl或GFR下降>75%	<0.3ml/(kg·h) × 24h或无尿×12h
	肾功能丧失	持续急性肾衰竭=肾功能完全丧失>4周	
	终末期肾病	终末期肾病>3个月	

数据来自急性肾损伤的KDIGO临床实践指南

AKIN和RIFLE标准仅需满足一项标准即可诊断。使用AKIN标准时,肌酐升高需在48h以内发生; 使用RIFLE标准时, AKI需突然发生(1~7d内)且持续存在(24h以上),如基线值已高于正常,则满足肌酐急性升高至少0.5mg/dl至>4.0mg/dl即可诊断。

三、CTO手术中造影剂急性肾损伤的发病率

接受CTO介入治疗的患者CI-AKI发病率在不同注册中心因使用的诊断标准不同而有所不同。近期发布的一项大规模meta分析结果包括了19 000个CTO病例,其中20%的研究有造影剂肾病的相关数据,根据相关数据估计CI-AKI发病率为3.8%。在另一项包括3493个CTO病例的meta分析中, CI-AKI的发病率较低,为1.8%。在最近出版的注册研究中, CI-AKI的发病率波动于0.9%~5.4%(表23-3)。相比造影剂剂量,经股动脉途径和经桡动脉途径、支架内再狭窄和原发病灶、伴和不伴冠状动脉旁路移植术(coronary artery bypass grafting, CABG)病史等不同亚组之间, CI-AKI发病率无明显不同。

表23-3 最近的CTO注册中心和meta分析中CI-AKI的患病率和造影剂剂量

	研究类型	年份	CTO病变(n)	CI-AKI(%)	造影剂(ml)
Lin et al.	回顾性研究	2014	516	5.4	296 ± 225^a 277 ± 121^b
El Sabbagh et al.	meta分析	2014	3493	1.8	350 ± 71
Christopoulos et al.	注册研究	2014	496	NR	250 (180~360)[c]
Karmpaliotis et al.	注册研究	2012	462	NR	345 ± 177
Michael et al.	注册研究	2013	1361	NR	294 ± 158
Tsuchikane et al.	注册研究	2013	801	NR	307 ± 137
Patel et al.	meta分析	2013	18 941	3.8	NR
Danzi et al.	注册研究	2013	249	NR	400 (300~500)[c]
Galassi et al.	注册研究	2011	1983	0.9	313 ± 184
Morino et al.	注册研究	2010	528	1.2	293 (53~1097)[c]
Aguiar-Souto et al.	回顾性研究	2010	227	0.88~6.16[d]	260 (200~350)[c]

CTO.慢性闭塞,NR.未报道,CI-AKI.造影剂急性肾损伤

[a]CI-AKI组

[b]非CI-AKI组

[c]中位数(范围)

[d]依赖于诊断CI-AKI所用的标准

四、CTO治疗中造影剂急性肾损伤的危险因素

接受PCI治疗的患者患CI-AKI的风险可以通过评分系统进行预测。最常用的评分系统是Mehran评分,它包括年龄、性别、eGFR或血清肌酐、红细胞压积、糖尿病(diabetes mellitus,DM)、是否有充血性心力衰竭、使用造影剂剂量、是否有低血压和使用主动脉内球囊反搏(intra-aortic balloon pump,IABP)进行血流动力学支持等变量。

术前已明确存在肾功能不全是CTO术后出现CI-AKI最重要的危险因素。据报道,尽管术前已充分水化,原有慢性肾脏病的患者接受PCI术后CI-AKI的发病率高达55%。CTO PCI术中使用的造影剂剂量和CI-AKI发病的关系已在数个研究中被很好地证实。CTO PCI术中使用造影剂≥400ml的患者CI-AKI的发病率几乎是造影剂<400ml患者的2倍。然而,如果患者不是同时患有CKD和DM,即使使用较大剂量造影剂,CI-AKI的发病率依然较低。尽管目前的数据有限,但CTO病变特点和CI-AKI的发病之间没有显著联系。Lin等人的研究表明,CTO病变严重迂曲是CI-AKI的独立预测指标,但没有其他J-CTO标准中的病变特点(钙化、病变长度、纤维帽模糊不清)与CI-AKI无独立相关。同一个研究表明,Mehran评分>11分

与CTO PCI术后CI-AKI的发病明确相关。但是，Aguiar-Souto等人的研究表明，临床参数、手术特点、靶血管和Mehran评分都不是CTO介入治疗后发生CI-AKI的预测指标。CTO术后CI-AKI的危险因素总结，见表23-4。

表23-4　CTO介入治疗后发生CI-AKI的危险因素

患者相关	手术相关
慢性肾脏[eGFR < 60ml/(min•1.73m²)]	高造影剂剂量
肾移植	多次手术
高龄(> 75岁)	复杂病变(CTO节段迁曲)
女性	IABP
充血性心力衰竭	血流动力学不稳定
左室功能不全	
容量不足	
使用肾毒性药物(利尿剂, NSAIDs)	
贫血	
低血清白蛋白(< 35g/L)	

五、造影剂急性肾损伤的预后

CI-AKI的发生与短期及长期预后不良相关,其中包括心血管病病死率。CI-AKI患者的病死率是非CI-AKI患者病死率的5倍,且CI-AKI可作为1年病死率的独立预测指标。在大多数病例中, CI-AKI是暂时性的,3个月内肾功能可完全恢复或接近完全恢复。然而,所有冠脉介入治疗后患急性肾损伤的患者都有较高风险出现进行性长期肾功能损害。

Alberta注册中心对大样本冠状动脉血管成形术患者的观察显示,相比于非CI-AKI患者,CI-AKI患者的病死率升高2倍,终末期肾病的风险升高4倍,因心力衰竭住院治疗的风险升高1.5倍,因急性肾衰竭住院治疗的风险升高2倍。需要说明的是,除了CI-AKI本身,高血压病、糖尿病、左室功能不全或心力衰竭等合并症也会影响临床预后。CI-AKI的患者在缺血性肾小管损伤急性发作后更易出现持续性的微血管性肾功能不全,而频繁的造影剂暴露和反复的急性临床事件所致的CI-AKI反复发作也可导致肾功能慢性恶化而进展至终末期。

六、CTO术中造影剂急性肾损伤的预防

相关文献描述了数种预防措施,但大多数预防措施仍然富有争议。目前,除甄别高危患者、减少造影剂剂量和充分水化外,没有其他预防措施被证实有效。预防方式可分为术前、术中和术后。CI-AKI的预防方式如表23-5所示。

（一）术前预防措施

1. 甄别高危患者　预防CI-AKI的第一步是识别高危患者。计划接受CTO PCI的所有患者应常规进行危险因素的全面评估并利用相应评分系统对风险进行量化预测,高危患者在术前应咨询肾内科医生就预防措施进行充分沟通。

2. 水化　CI-AKI高风险的患者术前需对容量状态进行全面评估并适当补充液体。在预防CI-AKI方面,静脉输注0.9%的氯化钠溶液比0.45%的氯化钠溶液或口服水化效果更好。尽管大多数试验未直接提出理想方案,目前最广泛使用的方案是注射造影剂前12h以1ml/(kg·h)的速度持续静脉输注0.9%的氯化钠溶液24h,目标是维持尿量 > 150ml/h。该方案似乎优于术中大量补液或不限量口服液。左室功能中度至重度不全的患者应用0.45%的等渗盐水小心水化并密切监测尿量以保持等容积状态。

3. 计算造影剂最大可接受剂量　1989年,Cigarroa等人报道了计算造影剂最大可接受剂量(maximal acceptable contrast dose, MACD)的经验公式:

$$MACD=5ml \times 体重(kg)/血清肌酐基线值(mg/dl)$$

造影剂使用剂量超过MACD会增加CI-AKI的风险,而相关研究还证实限制造影剂剂量以控制造影剂剂量与肌酐清除率比值低于3.7是预防CI-AKI的有效方法。

表23-5　CTO介入治疗相关CI-AKI的预防方式

	所有患者	eGFR≤60	eGFR≤30或eGFR≤60伴单一功能肾
术前	风险评估(Mehran评分) 计算MACD	风险评估(Mehran评分) 计算MACD 生理盐水静脉水化 停用肾毒性药物	风险评估(Mehran评分) 计算MACD 生理盐水静脉水化 停用肾毒性药物 肾病医生会诊 考虑使用碳酸氢盐 考虑预防性肾脏替代治疗
术中	等渗造影剂 避免正向注射 使用杂交技术 IVUS/合适时通过微导管进行高选择性造影 直径更小的逆向导管 其他病变分期处理	等渗造影剂 避免正向注射 使用杂交技术 IVUS/合适时通过微导管进行高选择性造影 直径更小的逆向导管 其他病变分期处理	等渗造影剂 避免正向注射 使用杂交技术 IVUS/合适时通过微导管进行高选择性造影 直径更小的逆向导管 其他病变分期处理
术后		48~72h血清肌酐水平	48~72h血清肌酐水平

MACD(maximal acceptable contrast dose).最大可接受造影剂剂量

4. N-乙酰半胱氨酸　有研究表明,N-乙酰半胱氨酸(N-Acetylcysteine, NAC)可通过抗氧化和血管舒张机制减轻造影剂的肾毒性作用。Tepel等发表的研究展示了NAC在预防CI-AKI方面的良好作用,并引起广大研究者对NAC的研究热情,然而经历大量的临床研究和meta分析后,该研究热度已逐渐下降。最近一项大型的随机临床试验表明,NAC并不能减小患CI-AKI的风险,也不能影响行PCI治疗的高危患者的临床转归。目前没有具有说服力的证据支持常规使用NAC来预防CI-AKI。

5. 碳酸氢钠　碳酸氢钠通过抑制自由基的产生从而预防CI-AKI。近期数个临床试验,包括一项大型meta分析表明,静脉输注碳酸氢钠溶液来扩充容量效果比生理盐水更好。然而,也有研究不支持碳酸氢钠预防CI-AKI的有效性。不过,尽管还没有更多令人信服的数据支持,静脉输注碳酸氢钠溶液仍可作为所需CTO手术时间较长但左室功能不全或有心衰的患者的另一种选择方案。

6. 血液透析和血液滤过　有研究表明,2~3h的血液透析可滤过约高达90%的造影剂。血液滤过可减少少尿和容量超负荷的发生,并维持电解质平衡。然而,目前仅有少量数据支持血液滤过可有效预防行PCI术的高危患者患CI-AKI。在没有进行大型随机临床试验前,不推荐使用血液滤过作为标准预防措施。

7. 他汀类药物　他汀类药物具有多种作用,包括减轻系统炎症反应,改善内皮细胞功能等。因此,他汀类药物可通过减轻造影剂引起的炎症反应和提高肾小管内皮细胞功能来有效预防CI-AKI。事实上,现已有数个研究展示,肾功能不全的患者接受他汀类药物治疗后再行PCI手术可减小CI-AKI的发病率。Giacoppo等人进行的包括8项临床试验的meta分析表明,无论患者有没有基础肾功能不全,使用他汀类药物预治疗可显著减少CI-AKI的发生。然而,目前PCI术前使用他汀类药物预防CI-AKI仍不是常规措施。

8. 根据CT制订CTO PCI策略　CT冠状动脉成像(computed tomography coronary angiography,CTCA)在制订CTO治疗方案时起重要作用,它提供诸如血管闭塞段的长度、迂曲度及钙化程度等重要信息。更重要的是,它可识别模糊不清的近端纤维帽,评估潜在的可作为介入途径的侧支循环。数个前瞻性研究表明,术前使用CTCA测量病变长度和钙化程度与手术成功率相关。尽管大多数病例一次性注射100ml造影剂即可获得足够信息,根据CT提供的信息对病变特点进行准确评价,往往可以显著减少围术期造影剂用量。

(二)术中预防措施

1. 一般措施　CTO血管再通过程中预防CI-AKI的一般原则包括:使用最低剂量的造影剂,使用等渗造影剂和维持血流动力学稳定以保持肾灌注足够。原有肾功能不全的多支病变患者,应采用分期的方式对CTO和非CTO病变进行介入干预。

2. 手术技术　所有CTO术者应熟练掌握正向导引钢丝技术、正向夹层再进入技术、逆向技术CTO PCI相关技术。术前进行多种手术方案的准备,一种方案失败后及早更换方案可使手术成功的可能性最大化,并减少手术时间、放射暴露和造影剂使用。尽管手术步骤无特定的时间限制,但当某项技术在合理时间内未能取得明显进展时,术者不应坚持使用同一种技术。此外,使用Knuckle导丝技术和特殊导管如CrossBoss导管(Boston Scientific,USA)可在不使用造影剂的情况下通过解剖结构不清的长血管段。

现已证明,血管内超声技术(intravascular ultrasound,IVUS)在CTO PCI中可起到重要的辅助作用。IVUS可减少放射暴露、造影剂使用剂量和手术时间。它在识别无残端闭塞的近端纤维帽、引导导丝从血管内膜下再次进入真腔、评价病变段支架覆盖是否适合及支架扩张贴壁的效果等方面作用明显。在反向控制正向-逆向内膜下寻径(reverse controlled antegrade and retrograde tracking,反向CART)技术中,它可用于评估逆向导丝在内膜下的位置及内膜下空间面积以选择最佳的球囊扩张方式。另外,在IVUS直视下采用CART或反向CART技术使导丝进入真腔可避免造影剂使用。

评估逆向侧支循环是否可用于介入途径时,使用更小的5Fr诊断性导管行逆向造影和通过逆向微导管进行高选择性造影可减少造影剂使用,对于高危患者应考虑采用该方法。Uehara等人曾报道一例高危患者采用反向CART技术行右冠CTO血管再通术时仅使用了10ml造影剂。该手术成功使用了逆向Corsair微导管进行高选择性造影,并使用IVUS指导球囊扩张、选择支架大小和支架释放后扩张。

（三）术后随访

行复杂CTO PCI的患者短时间内应避免重复注射造影剂,术后48~72h内应常规检查肾功能以确保肾功能稳定。

CTO治疗过程中预防CI-AKI的关键措施,见表23-6。

表23-6 CTO介入治疗过程中预防CI-AKI的措施

术前	术中
患者挑选和风险评估	限制造影剂剂量
计算MACD	等渗造影剂（碘可沙醇）
静脉水化	维持血流动力学稳定
NAC	CTO杂交策略
碳酸氢钠	其他病变或多发CTO采用分期手术
血液透析或血液滤过	IVUS
他汀类药物	微导管进行高选择性造影
抗氧化剂	反向CART技术
茶碱	小直径逆向导管
停用肾毒性药物	强迫利尿（新型流体管理系统）
CTCA	冠状窦造影剂抽吸

CTO.慢性闭塞; MACD.最大可接受造影剂量; NAC.N-乙酰半胱氨酸; CTCA.CT 冠状动脉成像; IVUS.血管内超声技术; 反向CART.反向控制性正向—逆向内膜下寻径

（陈纪言）

第24章 CTO介入治疗的放射损伤与防护

冠状动脉慢性完全闭塞(chronic total occlusions, CTO)病变是经皮冠状动脉介入治疗(percutaneous coronary intervention, PCI)领域最大的障碍和挑战,此类患者接受PCI治疗开通闭塞血管可缓解症状、改善心脏功能情况、减少主要心血管事件、改善预后。近几年,CTO病变介入治疗领域不断革新,得到迅猛发展,心血管医师多关注如何成功开通病变血管,但CTO病变PCI治疗所需时间较非闭塞病变明显延长,放射线剂量增大,由此导致的对患者和介入医师的放射性损伤等并发症尚未引起心血管医师足够重视。

一、慢性完全闭塞病变与非闭塞性病变PCI治疗放射剂量的比较

与非闭塞性病变的治疗相比,CTO治疗时通常需要更长的透视时间,摄像次数也明显增加,因此患者所接受的放射剂量也明显增加。Suzuki等对多个介入中心CTO治疗放射剂量进行了研究,发现CTO进行PCI治疗时透视时间(fluoroscopic time, TFT)约为42.6min,约是单支血管病变治疗所需TFT(14.6min)的3倍,CTO治疗中放射剂量面积乘积(dose area product, DAP)为245.6Gy cm^2,约为冠心病介入治疗平均值的2.5倍。他们的另一项研究发现CTO治疗中最大皮肤入射剂量(entrance skin dose, ESD)为4.5 Gy ± 2.8Gy,约是单支血管病变治疗所需ESD的3倍。可见,CTO患者进行PCI治疗中所接受的放射剂量较普通的PCI治疗明显增加。

二、影响患者放射剂量吸收的因素

(一)操作相关因素

操作相关因素主要取决于介入医生如何应用放射线,手术医生应该知道操作因素如何影响患者的辐射量以及如何处理这些因素,主要包括以下三点:

1. 曝光持续时间 在同一皮肤入射区的曝光时间是最重要的手术相关放射剂量吸收的影响因素,手术医生应该合理地控制曝光时间以减少皮肤的累积放射剂量,将其损害降到最低。Suzuki等在一项多中心的研究中发现,TFT、DAP以及投射角度对ESD产生较大影响。可择期手术的患者尽量避免30~60d内反复进行放射检查及介入治疗。在长时间的手术过程中,尤其是CTO病变的处理过程中,手术医师应该注意改变透视的投射角度,从而改变光束的入射位置,减少在皮肤同一部位的照射。

2. 曝光辐射强度 Abdelaal等的一项研究表明,较15帧/秒(fps)的高透视剂量而言,低剂量透视(7.5fps)在保证有效性的同时,可显著减少经桡动脉造影或介入治疗过程中患者及介入医生的辐射剂量,并且低透视强度并不增加手术的曝光时间,因此在CTO介入治疗中,可以选择相对低剂量的曝光强度,能够有效减少辐射剂量,并且简单易行。

3. 合理调整射线管、患者和增强器的距离 医生在手术中如何调节X线设备与患者的位置是影响辐射的重要因素。射线管和增强器的距离越近,X射线的辐射量越大;射线管与患者的距离越近,辐射量也越大;增强器与患者的距离越远,患者辐射量也越大,对工作人员的散射剂量也增大。在实际工作中,应尽量加大射线管和患者的距离,患者应尽量靠近增强

器,这样既能减少散射线,也能提高图像质量。降低总辐射剂量的方法可同时降低辐射对患者以及手术医生的影响。

(二)设备相关因素

设备相关因素主要包括设备特性和控制X线剂量率的多用操作模式。由于操作设备不断发展,在选择操作设备时应该确保所选设备可以在不同用途下调整合适的辐射剂量率。研究显示,设备操作因素的微小改变可以明显改变患者辐射入射的照射率。根据X射线设备的不同设计和功能,操作者可选择多种设备相关的剂量控制功能,手术医生应该了解这些功能应该如何选择,从而可以将患者和工作人员的放射剂量降到最低。通常可选择调节的功能有设备的透视脉冲和剂量率以及摄像采集的帧速,而其他一些因素操作者一般不能调节,包括摄像的剂量率、X线光束能量和光束滤光性。

(三)患者相关因素

患者相关因素主要是患者体积的大小。患者体积越大,射线穿透至影像增强器所需的入射量就越大。因此肥胖患者通常需要更高级别的入射量,且易产生更多的散射辐射,造成了图像对比度和信噪比的下降,图像质量也下降,这也增加了肥胖患者手术操作的技术难度,从而延长了手术时间,进一步增加了辐射的入射量。此外,虽然放射损伤程度与接受辐射剂量呈正比,但也与患者体质相关。基础疾病影响患者对射线的敏感性,如结缔组织系统疾病、糖尿病、甲状腺功能亢进和运动失调性毛细血管扩张症等均会增加放射性损伤的风险。

除此之外,影响患者辐射剂量的因素还包括患者病变的特点以及手术医生的临床经验和手术的熟练程度。近年来,桡动脉途径的PCI治疗因其外周血管并发症少、患者痛苦小以及介入器械和技术的发展,桡动脉PCI越来越受到心血管介入医生的青睐,但多项研究显示与经股动脉途径PCI治疗相比,经桡动脉途径PCI治疗明显增加了患者和手术医生的辐射剂量,既往桡动脉途径术中使用延长管以减少术者辐射剂量,但有研究表明其防护作用有限。

三、CTO病变行PCI过程中放射线对人体的损伤

X线可穿透细胞,释放活动电子而产生电离作用,并能打开分子键,同时电离体内广泛存在的水分子,形成自由基,通过自由基的间接作用来损伤机体,从而在分子水平、细胞水平引起一系列生物化学变化,此外还可产生一系列继发作用,最终导致器官水平功能障碍,在临床上便可出现放射损伤的体征和症状。其典型表现为无温度升高,无感觉障碍,当引起的生物化学变化很小时不易被人们觉察。在CTO治疗中,放射损伤主要表现有以下两个方面:

(一)确定性损伤效应

确定性损伤通常与剂量相关,在阈剂量以下一般不会发生,当放射剂量超过阈剂量时,放射损伤的可能性及严重程度均随着剂量的增大而增加,如放射线导致皮肤损害、晶状体损伤、白内障等。

皮肤是分化活跃组织,对放射线较为敏感,易被放射线损伤,也是目前最常见的放射性损伤的临床表现,背部是常见损伤部位,放射性皮损的主要表现见表24-1。皮损可表现为红斑、永久性脱发、迟发型皮肤坏死等多种形式,其放射剂量的阈值分别为2Gy、7Gy、12Gy,当皮肤接受的峰值射线剂量(peak skin dose, PSD)超过10~15Gy时会出现大面积皮肤损伤。放射性皮肤损伤具有以下特点:①不易感知;②可能不在照射后立即发生,会延迟到术后数天、数周甚至数年,医生通常忽视皮肤损伤与放射线之间的联系;③迁延不愈,尚无有效治疗

方法,部分皮肤溃疡患者甚至需要皮肤移植治疗。

表24-1 不同皮肤损伤的皮肤入射剂量的阈值

临床表现	阈值(Gy)	发作时间
早期一过性红斑	2	数小时
大片红斑	6	10d
晚期红斑	15	6~10周
一过性脱发	3	约3周
永久性脱发	7	约3周
干性脱皮	14	约4周
湿性脱皮	18	约4周
继发性溃疡	18	10周后
皮肤萎缩(1期)	10	14周后
皮肤萎缩(2期)	10	1年后
硬结	10	未知
毛细血管扩张	10	1年后
迟发型皮肤坏死	>15	1年后
皮肤癌	未知	5年后

研究表明,CTO病变PCI治疗所需放射线照射量较高,最大ESD为4.5Gy±2.8Gy,CTO治疗的新技术如逆行导丝技术往往需要更长时间的TFT,放射线照射量更大,因此应注意皮肤损伤的防护。PCI术前应告知患者此并发症发生率、风险及处理措施,签署知情同意书。PCI术中对X射线照射的位置进行定位,缩小照射范围,减少图像采集频率和时间等均可有效减少放射线照射剂量。通常1min摄像时间所发出的放射线剂量相当于透视10~15min所发出的射线剂量。如果患者多次接受的放射线总剂量高于单次照射放射线域值,而每次剂量低于单次照射放射线域值,则出现副作用的概率要低于单次剂量超过域值者。单次放射线阈值超过2Gy,术后数小时即可出现早期红斑;单次放射线阈值超过15Gy,6~10周可出现晚期红斑;单次放射线阈值超过3Gy,大约3周可出现暂时性脱发。实时监控患者接受放射线剂量和放射时间,有利于术者评价损伤风险,有效平衡效益和风险关系。由于CTO患者PCI后皮肤延迟损伤效应可至术后数周甚至数月,故在PCI术后2~3周应对CTO病变患者皮肤尤其是背部皮肤进行检查。

介入医护人员的晶状体放射线损伤也不容忽视,如无保护暴露于射线中,多于数年内出现永久性损伤。CTO病变PCI术中,随着曝光时间增加,晶状体放射损伤概率也增加,建议在加强防辐射教育,并在术中使用铅眼镜等设备。

(二)随机损伤效应

随机效应损伤的发生率及严重程度与放射剂量无关,该损伤没有阈剂量,如放射线导致肿瘤或先天发育异常。辐射有效剂量是辐射暴露人群随机损伤的有效预测因素。辐射照射剂量与肿瘤的关系并不明确,因为这种作用需要数年甚至数十年的时间来观察,并且很难区分肿瘤的发生是否由辐射照射引起。目前这两者关系的流行病学资料主要来源于原子弹爆炸中接受小剂量辐射照射的幸存者,研究显示放射线暴露与实体瘤发生率具有线性关系。人体吸收放射线剂量≤100mGy时,肿瘤的风险仅轻度增加;人体吸收放射线有效剂量等于10mSv(1 rem)时,致命性肿瘤的风险增加0.04%~0.12%。在常规PCI治疗中,人体吸收放射线有效剂量为1~10mSv,因此放射线致肿瘤风险较低。但Suzuki等研究发现,部分介入中心CTO治疗的放射线有效剂量平均值可达50mSv,发生致命性癌症的可能性增加了0.25%,这足以引起心血管介入医生的重视。而且研究证明放射线易导致女性乳腺癌发生,因此术中应注意防护。另外,也要减少性腺暴露于放射线下的时间。

四、CTO病变PCI治疗如何减少患者的放射性损伤

CTO病变PCI治疗减少患者放射性损伤的措施包括以下几方面(表24-2):

1. 估测最大皮肤入射剂量(ESD) 在CTO进行PCI治疗时,当ESD超过阈剂量时可导致皮肤损伤,因此术中应该估测最大ESD。但是很多型号的DSA设备都无法实时监测ESD,TFT及DAP可以用来代替CTO治疗时的ESD值,尤其是在X线束角度在术中不经常改变时。但TFT与ESD的相关性不及DAP,因为在体积大的患者中,辐射的剂量率增大,DAP及患者的ESD蓄积加快,而用TFT估测ESD并不能反映患者体积对最大ESD的影响,而且TFT并不能反映摄像所致的辐射量,而摄像导致的DAP占总DAP的38%~66%,因此推荐当DAP可监测时用DAP估测最大ESD值,在DAP不可用时可选用TFT做实时监测。

2. 设定TFT或DAP上限值 如上所述,DAP和TFT可以估测CTO行PCI治疗时的最大ESD值,因此设定DAP或TFT上限可以控制最大ESD,DAP及TFT的上限值与各介入中心的设备有关。设定上限值也有助于辐射有效剂量的控制,辐射有效剂量是全因随机损伤效应的重要预测因素,有研究者发现胸部DAP-辐射有效剂量的转换率为0.20mSv/Gycm^2,利用这一转换率,介入医生可以估测患者的辐射有效剂量,这在年轻患者预后尤为重要。

3. 改变X线线束角度 在长时间的介入治疗过程中,改变X线线束角度可以减少患者皮肤的辐射量。改变线束角度可以使皮肤的照射区域不重叠,减少达到或超过皮肤损伤的阈剂量的机会。Mizutani等采用仿真模型研究发现,X线射线管旋转40°以上可以避免X线照射在同一皮肤区域。

CTO病变往往需要同一血管或不同血管的多次PCI治疗,CTO病变PCI治疗的ESD明显增高,再次行PCI治疗时严重皮肤损伤的概率明显增大,在第一次PCI术中放射量较大的患者,应该将照射区域做好标记,第二次PCI时应尽量避免在该区域的再次长时间照射,而且对于需再次PCI的患者,1个月后可对不同血管进行治疗,而对于同一支血管则要延迟到2个月后。尽量将皮肤累积放射剂量控制在严重皮肤损伤的阈剂量以下。

4. 避免放射性皮肤损伤的原则 建立标准的手术操作规则,如果术中最大ESD明显增高,应找出原因并解决,如果患者发生放射性损伤可能性较大,PCI术前应告知患者此并发症的发生率及风险,若估测最大ESD达到1Gy及以上,应该记录最大ESD值及放射区域,当最大ESD值达到或超过3Gy,应嘱患者术后10~14d后随访。

五、工作人员的防护

CTO病变由于其复杂性,手术时间明显延长,对手术医生的身体及精力也是巨大挑

战,手术过程中手术医生及工作人员也应重视自身的放射防护(表24-2)。一些减少患者放射损伤的措施也可以减少工作人员的放射损伤。除此之外,合理使用床下铅吊帘、床上铅玻璃、骨盆防辐射铅板。0.125mmPb的铅衣可使散射线减少到1/500,工作人员应穿铅衣(0.125~0.15mmPb)、戴铅脖及铅眼镜。研究表明,一次性无菌防辐射板在防护中发挥显著作用,Politi等发现在经桡动脉途径PCI术中使用一次性无铅防辐射屏蔽板可显著减少术中受辐射剂量,或将在临床中广泛使用。此外,应加强对放射防护知识的学习,进行严格的放射防护培训和法规教育。另外应该合理掌握手术适应证,避免无谓的手术操作。

表24-2 减少术者及患者辐射量的方法

同时减少术者及患者放射暴露的措施
在临床操作中仅在需要时使用放射线
减少电影
减少X线球管投射角度
减少使用放大模式
减小透视及电影时图像帧数
让患者尽量靠近图像接收器
使用准直器
及时监测放射剂量,以评估患者操作过程中的风险/获益比值
减少术者放射暴露的措施
坚持使用合适的防护设备
尽量增加离X线源及患者的距离
手术全程合理使用床下及床上防辐射设备
身体各部分时刻注意避免暴露在摄影图像视野内
减少患者放射暴露的措施
在术者操作顺手的前提下,尽量增加床的高度
调整投射角度以最小化同一皮肤区域的放射暴露
患者四肢避免暴露在放射线中

(陆浩 陈佳慧 葛雷)

参 考 文 献

[1] Patel V G, Brayton K M, Tamayo A, et al. Angiographic success and procedural complications in patients undergoing percutaneous coronary chronic total occlusion interventions: a weighted meta-analysis of 18,061 patients from 65 studies. JACC Cardiovasc Interv, 2013, 6(2): 128-136.

[2] Tran P, Phan H, Shah S R, et al. Radiation safety during interventions of coronary chronic total occlusion. Curr Cardiol Rev, 2015 Sep 9. [Epub ahead of print].

［3］ Vargas A, Shroff A R, Vidovich M I.Reporting of radiation exposure in contemporary interventional cardiology trials.Catheter Cardiovasc Interv, 2012, 80(4): 570–574.

［4］ Suzuki S, Furui S, Kohtake H, et al.Radiation exposure to patient's skin during percutaneous coronary intervention for various lesions, including chronic total occlusion.Circ J, 2006, 70(1): 44–48.

［5］ Suzuki S, Furui S, Isshiki T, et al.Patients' skin dose during percutaneous coronary intervention for chronic total occlusion.Catheter Cardiovasc Interv, 2008, 71(2): 160–164.

［6］ Suzuki S F S I T, Abdelaal E.Methods to reduce patients' maximum skin dose during percutaneous coronary intervention for chronic total occlusion.Cathet Cardiovasc Interv, 2008 : 71, 298–792.

［7］ Abdelaal E, Plourde G, Machaalany J, et al.Effectiveness of low rate fluoroscopy at reducing operator and patient radiation dose during transradial coronary angiography and interventions.JACC Cardiovasc Interv, 2014, 7(5): 567–574.

［8］ Wagner L K, Mcneese M D, Marx M V, et al.Severe skin reactions from interventional fluoroscopy: case report and review of the literature.Radiology, 1999, 213(3): 773–776.

［9］ Brasselet C, Blanpain T, Tassan-Mangina S, et al.Comparison of operator radiation exposure with optimized radiation protection devices during coronary angiograms and ad hoc percutaneous coronary interventions by radial and femoral routes.Eur Heart J, 2008, 29(1): 63–70.

［10］ Lange H W, von Boetticher H.Randomized comparison of operator radiation exposure during coronary angiography and intervention by radial or femoral approach.Catheter Cardiovasc Interv, 2006, 67(1): 12–16.

［11］ Sciahbasi A, Calabro P, Sarandrea A, et al.Randomized comparison of operator radiation exposure comparing transradial and transfemoral approach for percutaneous coronary procedures: rationale and design of the minimizing adverse haemorrhagic events by TRansradial access site and systemic implementation of angioX – RAdiation Dose study (RAD–MATRIX).Cardiovasc Revasc Med, 2014, 15(4): 209–213.

［12］ Marque N, Jegou A, Varenne O, et al.Impact of an extension tube on operator radiation exposure during coronary procedures performed through the radial approach.Arch Cardiovasc Dis, 2009, 102(11): 749–754.

［13］ Feldmeier J J.Hyperbaric oxygen therapy and delayed radiation injuries (soft tissue and bony necrosis): 2012 update.Undersea Hyperb Med, 2012, 39(6): 1121–1139.

［14］ Valentin J.Avoidance of radiation injuries from medical interventional procedures.Ann ICRP, 2000, 30(2): 7–67.

［15］ Balter S, Hopewell J W, Miller D L, et al.Fluoroscopically guided interventional procedures: a review of radiation effects on patients' skin and hair.Radiology, 2010, 254(2): 326–341.

［16］ Hirshfeld J J, Balter S, Brinker J A, et al.ACCF/AHA/HRS/SCAI clinical competence statement on physician knowledge to optimize patient safety and image quality in fluoroscopically guided invasive cardiovascular procedures: a report of the American College of Cardiology Foundation/American Heart Association/American College of Physicians Task Force on Clinical Competence and Training.Circulation, 2005, 111(4): 511–532.

［17］ Balter S.Methods for measuring fluoroscopic skin dose.Pediatr Radiol, 2006, 36 Suppl 2 : 136–140.

［18］ Vano E, Kleiman N J, Duran A, et al.Radiation-associated lens opacities in catheterization personnel: results of a survey and direct assessments.J Vasc Interv Radiol, 2013, 24(2): 197–204.

［19］ Pierce D A, Preston D L.Radiation-related cancer risks at low doses among atomic bomb survivors.Radiat Res, 2000, 154(2): 178–186.

［20］ Ionizing N R C U, V R B.Health effects of exposure to low levels of ionizing radiation: Beir V.Washington (DC): National Academies Press (US), 1990.

［21］ Suzuki S, Furui S, Isshiki T, et al.Methods to reduce patients' maximum skin dose during percutaneous coronary intervention for chronic total occlusion.Catheter Cardiovasc Interv, 2008, 71(6): 792–798.

［22］ Boice J J, Monson R R.Breast cancer in women after repeated fluoroscopic examinations of the chest.J Natl Cancer Inst, 1977, 59(3): 823–832.

［23］ Best P J, Skelding K A, Mehran R, et al.SCAI consensus document on occupational radiation exposure to the pregnant cardiologist and technical personnel.EuroIntervention,2011,6(7): 866-874.

［24］ Katritsis D, Efstathopoulos E, Betsou S, et al.Radiation exposure of patients and coronary arteries in the stent era: A prospective study.Catheter Cardiovasc Interv,2000,51(3): 259-264.

［25］ Lange H W, von Boetticher H.Reduction of operator radiation dose by a pelvic lead shield during cardiac catheterization by radial access: comparison with femoral access.JACC Cardiovasc Interv,2012,5(4): 445-449.

［26］ Shorrock D, Christopoulos G, Wosik J, et al.Impact of a disposable sterile radiation shield on operator radiation exposure during percutaneous coronary intervention of chronic total occlusions.J Invasive Cardiol, 2015,27(7): 313-316.

［27］ Politi L, Biondi-Zoccai G, Nocetti L, et al.Reduction of scatter radiation during transradial percutaneous coronary angiography: a randomized trial using a lead-free radiation shield.Catheter Cardiovasc Interv,2012, 79(1): 97-102.

［28］ Duran A, Hian S K, Miller D L, et al.Recommendations for occupational radiation protection in interventional cardiology.Catheter Cardiovasc Interv,2013,82(1): 29-42.

［29］ Pavlidis A N, Jones D A, Sirker A, et al.Reducing radiation in chronic total occlusion percutaneous coronary interventions.Curr Cardiol Rev,2015.

［30］ Chambers C E, Fetterly K A, Holzer R, et al.Radiation safety program for the cardiac catheterization laboratory.Catheter Cardiovasc Interv,2011,77(4): 546-556.

第25章 CTO处理后血管愈合反应与CTO处理理念

当前主流慢性闭塞病变（CTO）开通技术大致可分为：正向导丝通过（AWE）、正向内膜下重回真腔（ADR）、逆向导丝通过（RWE）、逆向内膜下重回真腔（RDR）技术四大类。不难看出，其分类原理主要体现了导丝通过CTO病变的方式，按照是否经过内膜下，区分为直接导丝真腔通过与内膜下重回真腔两大类。前者无须多言，可以理解为最大限度保留了原始血管的结构，故为很多术者所推崇。然而在实际操作过程中这却只是一种理想状态，当导丝进入内膜下时，无论是进一步采用平行导丝技术，还是See-saw技术等，由于已经撕裂的内膜往往较闭塞病变内的斑块松软，故很难保证新的导丝能够进入血管真腔。采用重入真腔技术即是在导丝进入内膜下空间后，继续依靠外膜显著大于内、中膜弹性的特点，对这一内膜下空间进行人为的进一步扩张、撕裂，直至远端正常段，而后再调整导丝进入远端真腔，这一操作方式带来了更高的CTO开通成功率及更短的手术操作时间。但是，采用这种方法进行开通却也存在一些争议，即该种CTO开通方式将最终使得支架部分节段实际在血管内膜下形成"隧道"而构成新的管腔，这种情况对于患者的远期预后与直接导丝真腔通过技术相比是否存在着差异？

CTO开通后病变及其前后血管段内往往存在着夹层、壁内血肿、内膜撕裂等情况，随着支架的完整覆盖，多数夹层会由于支架的压迫而闭合，血肿逐步消退。而对于其后的血管愈合情况，血管造影由于其较低的分辨率，往往仅可观察晚期管径丢失等指标。采用腔内影像技术尤其是高分辨率的OCT成像技术可以较好地判断CTO开通后的内膜愈合情况。ALSTER-OCT-CTO注册研究纳入了105例患者的111个病变，其中19例患者的20个病变为CTO病变，平均随访6.5个月 ± 2.1个月。随访期的OCT检查显示，相较于普通病变，CTO病变植入药物涂层支架（DES）后其支架小梁内膜覆盖率要显著低于普通病变（68.9% ± 21.9% vs 89.6% ± 10.4%，P < 0.001），新生支架内膜厚度也更低（92.0m ± 61.2m vs 109.3m ± 39.2m，P=0.033）。该研究由于样本量的关系，不同的CTO开通方式之间上述指标未见差异。直接比较导丝真腔通过技术与重回真腔技术的腔内影像学相关研究尚未见报道，不过已有一些个例报道了对于内膜下寻径技术开通CTO病变后，管腔出现了所谓"双管样"结构，分别对应血管的原始真腔及开通闭塞病变后植入支架形成的新管腔，提示内膜下寻径的开通方式可能会产生更多的非生理性结构。

鉴于腔内影像学对于CTO开通方式与预后关系缺乏大型的临床研究，故我们更多地把着眼点放在临床预后的差异上。对于ADR技术而言，早期主要有内膜下寻径及重入真腔技术（STAR）及其变种（对比剂指导的STAR、miniSTAR）、限制性正向内膜下寻径技术（LAST），近来则以CrossBoss结合Stingray的重回真腔技术为主流。在逆向开通技术中，除了逆向导丝直接真腔通过技术外，CART和Reverse CART技术无疑是最为重要的RDR开通技术。

STAR技术可说是当代ADR技术的鼻祖，最早由Colombo等于2005年提出，技术方法是将内膜下Knuckle(弯曲)的导丝强行向前推送,造成钝性撕裂,直至远端撕裂回真腔。2013年发表在JACC主刊上来自意大利的一项Florence CTO注册数据研究纳入了2003—2011年间接受CTO PCI治疗的共计1035例患者,其中共有54例患者采用了STAR技术,但仅34例患者在手术结束即刻最终获得了TIMI 3级血流。该研究数据显示,STAR技术开通CTO具有极高的再闭塞率(57% vs 5.1%,非STAR技术,$P < 0.001$)。多因素分析显示,STAR技术本身是造成晚期再狭窄的独立危险因子(OR 29.5,$P < 0.001$)。Carlino M等回顾性分析了221例采用STAR技术开通CTO病变的患者数据,其中119例患者接受了造影随访,研究发现在随访人群中再狭窄的比率达到了63%,而血管开通后即刻的TIMI血流分级是再狭窄的独立预测因子。

STAR技术之所以会带来较差的远期预后,一个主要原因在于其产生的夹层距离往往较长,丢失的边支相对较多,需要植入支架的长度因而也更长。意大利研究者Visconti G等发现,成功采用该技术开通CTO病变后,延迟支架植入(开通后3个月再行支架植入)相比即刻支架植入,延迟支架植入前的造影显示夹层段的距离较开通即刻明显缩短(40mm ± 35mm vs 83mm ± 31mm,$P < 0.001$),延迟植入组的支架总长度更短(22mm ± 33mm vs 56mm ± 28mm,$P < 0.001$),6个月随访发现,MACE及支架内血栓发生率延迟组也低于即刻植入组(P值分别为0.049与0.10)。进一步提示STAR技术暴力撕裂内膜产生过长的夹层是造成远期预后不佳的主要原因。故此,目前STAR技术通常仅作为其他技术失败时的备选技术方案。

有关LAST技术长期预后的相关研究结论较少,其本质与miniSTAR技术相似,可看作是一种对STAR技术的改良产物。目前主流的ADR技术正是热门的Bridge Point技术,即使用专用的CrossBoss导管配合Stingray系统进行前向内膜下重回真腔的CTO开通。采用该系统同样进行内膜下重回真腔的操作,与STAR技术相比,其主要区别在于重回真腔的相对可控。操作者通常可以在闭塞病变远端相对正常的血管段以Stingray系统进行较为精确的重回真腔操作,从而避免无效夹层的扩大。有关该系统的应用效果的早期研究是Fast-CTOs研究。总计147例患者的150个CTO病变有77%成功开通,其中59例采用了内膜下重回真腔技术,采用该技术CTO开通的成功率很高且并发症发生率较以往并无显著升高,但有关其远期随访的结果则未见公布。

UK Hybrid CTO注册研究共纳入了欧洲14家中心共计1389例患者,其中高达45.3%的患者最终采用了内膜下重回真腔技术开通CTO病变。30d随访显示在死亡、心梗、靶血管再次血运重建及再闭塞复合终点上,AWE、ADR与RWE三种技术相差不大,而RDR技术的终点事件则显著增加(12.1% vs 4.8% RDR,5.6% AWE,5.3% ADR,$P < 0.001$),提示对于内膜下重回真腔技术而言,RDR技术可能具有较高的事件率。由于该注册研究重点关注Hybrid策略的成功率,有关其RDR相对于其他三种技术在病变特征、植入支架情况方面的数据暂未见报道,故对于该研究中RDR技术表现出来的相对高MACE事件率的原因尚难以分析。

J-Proctor研究首次利用IVUS确认了导丝开通CTO病变的方式究竟是直接真腔通过还是内膜下重回真腔,研究设计时拟纳入27家中心共计150例CTO病例进行分析,主要终点是随访1年时的靶血管血运重建(TVR)发生率,次要终点是随访9个月时的造影QCA结果及随访1年时的MACE事件发生率。研究最后纳入了59例前向及104例逆向开通CTO病变的患者,除外无法分析的病例,前向开通者87.7%为真腔内通过,12.3%为内膜下开通,而逆向开通者中这一比例分别为75.3%与25.7%。1年随访显示其主要终点TVR在直接真腔通过组与内膜下重回真腔组之间无显著差异(11.4% vs 12.9%,$P=0.94$),进一步按照前向与逆向开通进行亚组分析,结果仍显示直接真腔通过与内膜下重回真腔技术在预后上无显著差异。然而,对随访9个月时的造影数据回顾可发现,内膜下重回真腔组的支架节段内晚期管径丢失要显著高于直接真腔通过组(0.57mm ± 0.93mm vs 0.21mm ± 0.52mm, $P=0.016$)。研究者认为其原因可能为基线期内膜下重回真腔开通技术所使用的支架长度要明显长于直接真腔通过组(60.5mm ± 23.0mm vs 50.5mm ± 23.8mm, $P=0.040$),尽管基线期两组间的闭塞病变长度无显著差异。该结果暗示了内膜下重回真腔技术可能会具有更高的晚期再狭窄率以及TVR发生率。

J-Proctor2研究可看作是对J-Proctor研究的样本扩大版本。研究团队从日本CTO注册数据库中以相同的标准选择了以IVUS确认了导丝是否位于真腔或内膜下的病例共计323例,其中242例采用了前向技术,81例采用了逆向技术。结果显示,前向技术中有88.4%的病例实际采用了直接真腔通过技术,而在逆向技术中该比例显著降低至69.1%。基线分析显示内膜下重回真腔组较直接真腔通过组具有更多的支架植入个数(2.2 ± 0.8 vs 1.8 ± 0.8, $P=0.002$),更长的支架植入长度(62.5mm ± 27.0mm vs 49.2mm ± 22.9mm, $P < 0.0001$)。随访12个月时其相应的MACE和TVR比率分别为11.3% vs 4.8%($P=0.07$)以及9.4% vs 3.7%($P=0.08$)。虽然统计学无显著差异,但进一步按照正向和逆向操作技术进行亚组分析,结果显示对于逆向开通而言,使用RDR技术(研究中主要是使用Reverse CART技术)其TVR率显著高于RWE(16% vs 7.1%, $P=0.03$)。事后分析显示,对于这两种逆向通过技术而言,尽管CTO病变本身的长度并无显著差异,但RDR组较RWE组却有更多的支架植入个数(1.8 ± 0.8 vs 1.7 ± 0.7, $P=0.03$),更长的支架植入长度(74.0mm ± 24.4mm vs 59.7mm ± 24.4mm, $P=0.02$)。与想象不符合的是,研究者分析了全部4例出现TVR的RDR病例,发现其再狭窄仅有1例发生于内膜下节段,其余均发生于真腔节段,提示更长的支架植入可能才是造成RDR技术高再狭窄率的真正原因。有关这一猜测的证实还有赖于其他前瞻性设计的研究。

Consistent CTO研究是一项前瞻性观察性队列研究,拟纳入215例患者,CTO开通成功后进行IVUS检查,按照导丝是否通过内膜下分为直接真腔通过组与内膜下重回真腔组(1 : 1),比较1年随访时的造影、OCT结果及临床事件率,主要终点为随访1年时的TVF,次要终点包括1年时的MACE、TVR、TLR、晚期管径丢失、再狭窄率等(NCT02227771)。研究预计2018年完成所有患者招募,其结果将有助于我们更好地理解不同CTO开通方式对预后的影响。

综上所述,当前对于4种主要的CTO开通方式而言,直接真腔通过技术与内膜下重回真腔技术的远期预后相比在前向开通技术中似乎差别不大,而对于逆向操作而言,RDR技术在远期TVR、再狭窄率方面均显著高于RWE技术,同时也较当代ADR技术更高,后者的远期预后则与直接真腔通过技术相当。造成该结果的原因可能与RDR技术相对更长的夹层、更多的支架植入个数和植入长度有关,类似STAR技术可带来同样的困惑。故此,在CTO开通过程中,适当追求更高的导丝直接通过比例,避免更多更长的夹层,特别是避免逆向操作时的夹层,对于远期预后可能具有积极的意义。对于RDR而言,当前主流学者更倾向于采用Contemporary Reverse CART技术,正是因为该技术造成的夹层相对较少也更可控,其真实的结论有待于进一步的临床研究来证实。

（金重赢　傅国胜）

参 考 文 献

［1］ Sherbet DP, Christopoulos G, Karatasakis A, et al.Optical coherence tomography findings after chronic total occlusion interventions: Insights from the "AngiographiC evaluation of the everolimus-eluting stent in chronic Total occlusions"（ACE-CTO）study（NCT01012869）.Cardiovasc Revasc Med, 2016, 17（7）: 444-449.

［2］ Wu W, Zhang S, Shen Z, Xie H, et al.Late acquired double lumina in a sirolimus-eluting stent recanalized chronic total occlusion lesion: angiographic and optical coherence tomographic findings.Int J Cardiol, 2013, 165（1）: 206-208.

［3］ La Manna A, Ohno Y, Attizzani GF, et al.Fate of coronary chronic total occlusion recanalization via subintimal tracking with bioresorbable vascular scaffolds: a temporary cage for a permanent new lumen.JACC Cardiovasc Imaging, 2015, 8（9）: 1114-1115.

［4］ Watanabe Y, Fujino Y, Ishiguro H, et al.Double-barrel coronary artery after subintimal stenting for chronic total occlusion.Cardiovasc Revasc Med, 2016 .

［5］ Colombo A, Mikhail GW, Michev I, et al.Treating chronic total occlusions using subintimal tracking and reentry: the STAR technique.Catheter Cardiovasc Interv, 2005, 64（4）: 407-411; discussion 412.

［6］ Valenti R, Vergara R, Migliorini A, et al.Predictors of reocclusion after successful drug-eluting stent-supported percutaneous coronary intervention of chronic total occlusion.J Am Coll Cardiol, 2013, 61（5）: 545-550.

［7］ Carlino M, Figini F, Ruparelia N, et al.Predictors of restenosis following contemporary subintimal tracking and reentry technique: The importance of final TIMI flow grade.Catheter Cardiovasc Interv, 2016, 87（5）: 884-892.

［8］ Visconti G, Focaccio A, Donahue M, et al.Elective versus deferred stenting following subintimal recanalization of coronary chronic total occlusions.Catheter Cardiovasc Interv, 2015, 85（3）: 382-390.

［9］ Whitlow PL, Burke MN, Lombardi WL, et al.Use of a novel crossing and re-entry system in coronary chronic total occlusions that have failed standard crossing techniques: results of the FAST-CTOs（Facilitated Antegrade Steering Technique in Chronic Total Occlusions）trial.JACC Cardiovasc Interv, 2012, 5（4）: 393-401.

［10］ Wilson WM, Walsh SJ, Yan AT, et al.Hybrid approach improves success of chronic total occlusion angioplasty.Heart, 2016, 102（18）: 1486-1493.

［11］ Muramatsu T, Tsuchikane E, Oikawa Y, et al.Incidence and impact on midterm outcome of controlled subintimal tracking in patients with successful recanalisation of chronic total occlusions: J-PROCTOR registry.EuroIntervention, 2014, 10（6）: 681-688.

［12］ Hasegawa K, Tsuchikane E, Okamura A, et al.Incidence and impact on midterm outcome of intimal versus subintimal tracking with both antegrade and retrograde approaches in patients with successful recanalisation of chronic total occlusions: J-PROCTOR 2 study.EuroIntervention, 2017, 12（15）: e1868-e1873.

第26章 CTO介入治疗患者术后管理

随着冠状动脉介入技术（percutaneous coronary intervention，PCI）的日益推广和进步，术后管理也逐渐受到人们的重视。临床实践表明，优质的PCI术后管理可以明显提高患者生存率，降低复发心脏事件并提高患者生活质量。与非闭塞病变相比，慢性完全闭塞性病变（chronic total occlusion，CTO）介入治疗成功率相对较低，需多次更换器械，耗时长，并发症发生率较高，因此对此类患者术后管理的要求也更高。

CTO患者因其疾病的特殊性，术后管理除了PCI术后的常规处理之外，有其特殊之处，以下将逐一阐述。

一、常规处理

所有介入治疗术后的处理重点在于早期发现穿刺部位的并发症、可能出现的造影剂肾病及抗血小板药物引起的血小板减少；诊断与处理术后发生的胸痛，监测术后复发心肌缺血等问题。术后需常规监测心电、血压、呼吸，保持静脉通路，随时调整给液量，记录尿量，严密观察心律失常，及时识别和处理拔管时出现的迷走反射。

二、CTO患者术后处理的特殊性

1. CTO患者术中常会同时开通双侧桡动脉或者双侧股动脉行对侧造影以提高CTO成功率，而且往往手术时间较长，使用肝素等抗凝药物剂量较多，穿刺伤口更容易出现渗血、血肿甚至关节僵硬等并发症。术后患者要密切观察其手术入路（股动脉或桡动脉）伤口有无渗血、血肿及假性动脉瘤，观察下肢颜色、温度、足背动脉搏动情况，或注意手掌颜色、温度及活动等情况及桡动脉搏动情况。

2. CTO患者很多合并慢性缺血性心脏病，心功能不全，病情较重，除了术前综合评估患者情况改善心功能等外，术中术后也需特别注意患者的心功能情况，如术中有无出现胸闷气急、不能自主的咳嗽咳痰以及不能平卧、血压不稳定等，需酌情加用洋地黄、利尿剂、扩血管剂、ACEI类药物，必要时术中术后均需备用IABP、无创呼吸机等抢救设备。

CTO病变好发于老年人，且常伴有心功能不全；而介入治疗需时较长、造影预防及护理术前给予心理护理，避免患者在术中出现情绪紧张或波动，尽可能配合完成手术；术中控制造影剂用量，尽量缩短操作时间，对于高危患者可选择桡动脉入路；术中严密观察患者的血压、心率和症状，一旦出现气短、胸闷、咳嗽、大汗、血压升高或降低、心率增快、肺部听诊出现湿啰音等，及时报告术者，采取相应措施，如取坐位、吸氧、无创呼吸机支持，应用扩血管剂和利尿剂等。术后对于发生心力衰竭的高危患者应严密观察，记录出入量。

3. CTO患者术中出血较多或术后消化道出血者，消化道出血可给质子泵抑制剂，酌情输血。常规监测CBC、大便OB等。

4. CTO患者手术时间长，患者心理压力较大，术中及术后容易出现迷走反射。一般出现于术后或拔管过程后，表现为乏力、大汗、面色苍白、血压下降、心率降低。应快速输液，多巴胺升压,阿托品提升心率等对症处理。

5. CTO未开通患者,继续加强抗血小板抗缺血治疗等,并告知患者手术实情以及疾病本身的特殊性,并给予适当的安慰,部分患者可建议几个月后择期再次处理,也可建议患者行冠脉搭桥术。

三、CTO常见并发症防治及处理

(一)冠状动脉穿孔和心脏压塞

这是CTO介入治疗最常见的并发症,当闭塞段长、伴有钙化或桥状侧支血管时易于发生,CTO病变PCI时使用中度、硬度导引钢丝或亲水涂层导引钢丝,钙化病变支架术时高压扩张,球囊(支架)直径与血管大小不匹配,可能增加冠状动脉穿孔、破裂的危险。当然钢丝的选择和操作者的技术和经验有关。但是困难的CTO病变,发生冠状动脉穿孔的概率大。一般术者对CTO病变介入完成后会反复常规造影,观察远端末梢有无造影剂渗漏。

大多的穿孔经术中处理(经球囊封闭、注射鱼精蛋白等),可以不发生心脏压塞,但术后应继续严密监护。少数穿孔虽经术中封闭破口,但术后仍有可能发生心脏压塞。心脏压塞分早期(导管室内发生)和延期(导管室外发生)。延期心包压塞多由于破口较小,压力较低,血液缓慢渗出使心包腔压力逐渐增高引起。通常迟发性心脏压塞初期症状不明显,很易漏诊;后期心包腔大量积液,出现症状时易与原发病症状相混淆而误诊。冠脉介入治疗并发心脏压塞的愈后与早期发现,处理有密切的关系。因此强化诊断意识、识别心脏压塞的早期临床表现(胸闷,头晕,心率、血压突然下降,经阿托品和多巴胺治疗后出现心动过速但血压不能恢复至原水平)和行急诊超声心动图检查是快速诊断的关键。因此对于术中高度怀疑可能有穿孔但是造影剂渗漏不明显的患者,除了严密监护外,建议术后30min至2h常规床边心脏超声观察。诊断后除给予患者吸氧,备血,快速补液,必要时输注血制品的同时应尽早行心包穿刺引流,心包腔注射鱼精蛋白。上述处理无效时及时行外科处理。此外,对于封闭穿孔成功的患者,还应警惕术后有无心肌梗死的发生,密切观察患者有无胸痛、胸闷、气短等症状以及心电图的变化,必要时进行心肌肌钙蛋白I(或T)或心肌酶学检测。

(二)急性心肌梗死

术中发生急性心肌梗死主要原因常为边支闭塞、严重撕裂或夹层、无复流及支架内急性血栓形成(术后1h内的血栓形成)等;术后多为支架内亚急性血栓形成(术后1~24h的血栓形成)。PCI术后胸痛则是临床上常见的问题。约50%的患者术后出现不同程度的胸痛。其病因谱从可能为对支架的不良感受到高度危险的急性支架内血栓。心电图(ECG)是评价PCI术后早期胸痛的重要手段,支架植入后持续的轻微胸痛而ECG正常者基本可以排除缺血原因所致,而急性支架内血栓形成的ECG改变与心肌梗死(MI)相同。同时PCI术前和术后24h内连续检查心肌酶有助于发现小面积MI。术后患者出现下列表现要警惕患者发生急性心肌梗死:突发的胸痛、胸闷、气短,烦躁不安,血压突然下降,心电监护显示ST段突然抬高或压低。针对CTO术后患者,CCU术后监护应常规配备硝酸甘油、维拉帕米、乌拉地尔、三磷酸腺苷等药物,必要时行冠状动脉内注射,做到早发现、早处理。

(三)造影剂肾病

造影剂肾病(CIN)是排除了其他肾脏损害因素的使用造影剂后2~3d发生的急性肾功能损害。通常认为血清肌酐(Cr)水平较使用造影剂前升高25%~50%,或升高50~100mg/dl

便可诊断本病。CTO患者PCI手术持续时间长,术中需要多次造影以判断导丝和球囊的位置是否在真腔内。同时CTO手术中双侧造影、逆向导丝技术等都比常规的PCI手术增加造影剂的用量,故应警惕造影剂肾病的发生。一般会在术前就充分水化,术后仍需要适量扩容补液、必要时加用静注利尿剂以促进造影剂排出。每天监测肾功能,如肾功能持续恶化应及时行透析。文献报道,使用碘造影剂后48h,血浆肌酐水平可升高0.5~1.0g/L,或者比基础值升高25%~50%;由造影剂肾病引起的肾功能不全占医院获得性肾功能不全的11%,病死率为14%。常见的危险因素有:造影剂用量>300ml,糖尿病肾病,年龄>60岁,充血性心力衰竭,高尿酸血症,低血容量,脱水,高血压肾脏改变,合用肾毒性药物,双侧肾动脉狭窄导致造影剂排泄延迟等。尽量选用肾毒性较小的造影剂,如碘克沙醇(非离子型二聚体造影剂,与血浆等渗);术前24~48h停用有潜在肾毒性的药物,如氨基糖苷类抗生物素、抗排斥药物、非甾体类抗炎药等;术前、术后补液100~150ml/h,还可以给小剂量盐酸多巴胺扩张肾血管以增加肾血流量;术后鼓励患者多饮水,并观察患者的尿量,保持尿量>150ml/h;同时检测血肌酐水平48h以上,防止发生造影剂肾病。

CTO病变由于其自身的特殊性,其手术成功率和术后并发症发生率受很多因素影响,除了术者PCI技术因素外,术前对容易出现的并发症进行重点预防,术后加强管理,严密监护,是降低并发症发生率、减轻并发症严重程度的有效措施,是提高PCI治疗效果的重要环节。

(吴黎莉　张杰芳)

参考文献

[1] Tsai TT, Patel UD, Chang Tl, et.al.Contemporary incidence predictors, and outcomes of acute kidney injury in patients undergoing percutaneous coronary interventions: insights from the NCDR cath-PCI registry.JACC Cardiovasc Interv,2014,7(1):1-9.

[2] Boukhris M, Tomasello SD, Marzà F, et al.Iatrogenic aortic dissection complicating percutaneous coronary intervention for chronic total occlusion.Canadian Journal of Cardiology,2015,31:320-327.

[3] Park KW, Hwang SJ, Kwon DA, et al.Characteristics and predictors of drug-eluting stent thrombosis-results from the multicenter' Korea stent thrombosis(KoST)'registry.Circulation Journal,2011,75:1626-1632.

[4] Yuichi Ozaki, Hironori Kitabata, Takashi Akasaka.Unusual case of coronary perforation which developed delayed cardiac tamponade due to collateral flow from contralateral coronary artery.Cardiovasc Interv and Ther,2012,27:205-209.

[5] Brilakis ES, Karmpaliotis D, Patel V, et al.Complications of chronic total occlusion angioplasty.Interventional Cardiology Clinics,2012,1:373-389.

[6] Brilakis, E.S.Manual of coronary chronic total occlusion interventions.A step-by-step approach.Waltham: Elsevier,2013.

[7] Brar SS, Shen AY, Jorgensen MB, et al.Sodium bicarbonate vs sodium chloride for the prevention of contrast medium induced nephropathy in patients undergoing coronary angiography a randomized trial.JAMA,2008, 300(9):1038-1046.

[8] Gunning MG, Williams IL, Jewitt DE, et al.Coronary artery perforation during percutaneous intervention: incidence and outcome.Heart,(2002),88:895-898.

[9] Brilakis ES, Karmpaliotis D, Vo MN, et al.Advances in the management of coronary chronic total occlusions.J of Cardiovasc.Trans.Res,2014,7:426-436.

[10]陈纪林.高立建.经皮冠状动脉介入治疗术后双联抗血小板治疗研究进展.中国循环杂志,2014,29(3):

161-163.

[11] 乔树宾.经皮冠状动脉介入治疗术后出血的预防策略.心血管病学进展,2012,33(5): 573-576.

[12] 葛均波.冠状动脉慢性完全闭塞病变介入治疗.北京: 人民卫生出版社,2009: 7-8.

[13] 韩雅玲,李成洋,荆全民,等.86例慢性完全闭塞冠状动脉病变介入治疗并发症及处理.中国循环杂志, 2008,23(1): 22-25.

[14] 李建军.重视冠心病介入术后管理切实提高冠心病诊治水平.中国循环杂志,2007,22(6): 403-404.

第27章 慢性闭塞病变再次干预的策略

慢性闭塞病变(CTO)是心血管介入治疗难点。临床工作中常见由基层医院上送的CTO病变,特别是复杂CTO病变患者,往往有首次介入失败经历,对于这类患者,采取合适的再次介入策略尤其重要。

一、介入适应证再评估

欧洲专家共识认为,CTO病变患者应存在缺血症状,并有足够的心肌缺血证据才需要开通血管。小血管闭塞、血管毁损、患者一般情况差、术后强化抗血小板治疗耐受性差或出血风险高、罪犯血管供血面积有限、侧支循环稳定、患者术后获益有限,都是再次行CTO相对禁忌证。因此,对于需再次介入治疗的CTO病变患者,本中心首先进行介入适应证再评估。

CTO介入适应证为:①左主干及前降支近端CTO;②CTO血管直径超过2.5mm且供血面积大;③存在有确定证据的CTO血管相关缺血症状;④患者一般情况可,术后强化抗血小板治疗耐受性好的患者。

二、病变影像资料及介入难易程度再评估

需要仔细评估前次手术影像学资料,分析可能失败的原因,同时术前可结合冠脉CTA评估CTO病变的解剖特点,计算CTO病变的J-Score或Progress Score,判断CTO病变开通难度,选择合适的手术策略。

影响再次手术开通的因素有如下:

(1)CTO病变形态: CTO病变形态如为钝头者开通成功率低,锥状闭塞成功率较高。对于钝头闭塞病变建议首选锥形硬导丝如Conquest系列,可用IVUS辅助判断CTO病变近端的准确位置。

(2)病变血管扭曲钙化: 扭曲钙化严重者开通困难。建议先用硬度强的导丝穿刺,其后用超滑导丝通过迂曲段,如遇困难可再用硬度强的导丝及超滑导丝交替使用,可增加开通概率。

(3)CTO病变离冠脉口部较近或病变过于位于远端: 此两种情况常导致指引导管支撑力差,建议参考首次介入失败的情况,更换支撑力强的指引导管、子母导管或采用锚定技术等。

(4)CTO病变近端夹层: CTO近端常因近期手术导丝误入假腔出现夹层,增加再次PCI手术难度。因此建议再次干预时间距离首次手术3个月以上的,建议首选亲水、软或中硬导丝(Fielder、Pilot150-200、PT2MS等),尽量使用微导管辅助,可采取在双腔微导管支持下平行导丝技术,当平行导丝技术也无法进入真腔时,可考虑使用IVUS引导穿刺进入真腔或采用Crossboss、Stingray等Bridgepoint技术再入真腔。

三、再次介入策略制订

术前仔细阅读首次影像资料,必要时结合冠脉CTA结果,再次手术干预时尽量选择双侧造影了解近端纤维帽情况、远端血管情况及闭塞长度,根据上述影像资料,制订介入策略:

(1)如近段纤维帽清晰,闭塞处无大分支、远端血管清晰可见并且闭塞段较短(<20mm),

首选正向导丝升级技术。建议最初选择导丝尖端为锥形如Fielder XT、Fielder XT-A等去寻找CTO病变中的微孔道。CTO病变的微孔道直径大多为200~500μm，Fielder XT-A锥形尖端直径为260μm，因此，Fielder XT、Fielder XT-A导丝能够通过微孔道到达闭塞远端。如果闭塞部位钙化或者纤维化较重，导丝尖端出现扭曲或者通过困难，则应立即更换较硬、穿透力较强的导丝，如pilot 150、pilot 200、GAIA Ⅱ、GAIA Ⅲ或者Conquest Pro。在导丝穿透近段纤维帽通过闭塞段后，微导管应在闭塞病变内前进一定距离后更换其他尖端较为柔软的导丝。

（2）如果闭塞段较长（>20mm），远段纤维帽后血管清晰可见，首选正向导丝再进入（ADR）策略；但需注意的是，当采用夹层再进入技术时，需要避免过多的分支丢失，因此ADR技术比较适合用于右冠CTO及支架内闭塞的情况下。

（3）当近端纤维帽不清晰时，建议选择逆行技术干预，如果闭塞段不长（<20mm），首选导丝升级技术，若闭塞段过长，可考虑行Reverse CART或Knuckle技术。尽管有时近端纤维帽起始难以确定，但正向导丝再进入策略仍可以作为初始策略，此时导丝进入近段纤维帽时应当谨慎，避免导丝进入血管假腔而出现夹层，增加手术困难及相关风险。可以通过IVUS协助确定CTO病变进入点。

因此，用孙子兵法中的三句话来总结再次介入处理CTO病变的重点及策略（图27-3-1）。

1. "途有所不由，军有所不击，械有所不攻，地有所不争，君命有所不受。"需要结合患者的临床状况、缺血负荷、药物治疗情况及存活心肌情况进行综合判断，评估CTO病变是否需要处理。

2. "知己知彼，百战不殆；不知彼而知己，一胜一负；不知彼不知己，每战必败。"处理前需认真掌握患者的综合情况，仔细读图，术前拟定手术方案及备选方案，做好充足手术准备及策略制订。

3. "兵无常势，水无常形。能因敌变化而取胜者，谓之神。"在CTO病变的处理中，需结合实际情况采取不同策略，在同一个患者的处理过程中，不同策略之间可以相互转换，方能取得致胜关键。

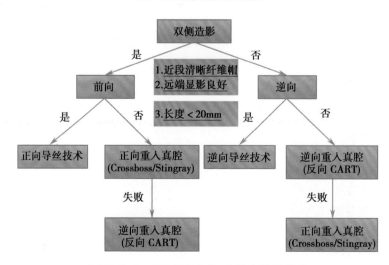

CTO-PCI综合治疗策略流程

图27-3-1 CTO病变中的PCI综合治疗策略

（罗永百　高渊　郭宁）

第28章 慢性闭塞病变介入治疗经典技术应用病例

病例1 前向技术开通右冠CTO病例

【简要病史】

患者陈某某,男性,48岁,因劳累后胸闷2周于2014年3月24日住院。

心血管危险因素:高血压病,糖尿病史多年。

心电图:窦性心律,下壁异常Q波。

心脏超声:LVEDD 52mm,左室假腱索,左室射血分数70%。

实验室检查:肌钙蛋白I 0.09ng/ml。

入院后予负荷量波立维、阿司匹林后行冠状动脉造影检查。

【冠状动脉造影结果】

选用右侧桡动脉径路,6F血管鞘。造影发现:左主干未见明显狭窄或阻塞性改变,前降支中段弥漫性狭窄,最重约90%,累及第一对角支,第一对角支近段弥漫性狭窄约80%;右冠近段始100%闭塞,远端可见来自自身及左冠的侧支循环(图28-1-1~图28-1-4)。

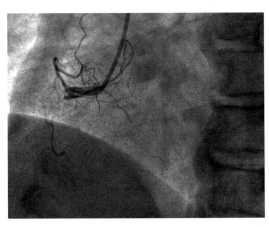

图28-1-1 右冠造影

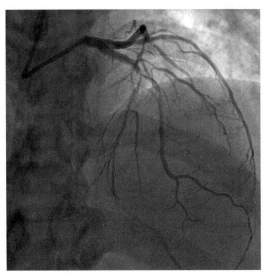

图28-1-2 左冠正头位造影

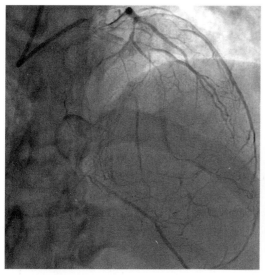
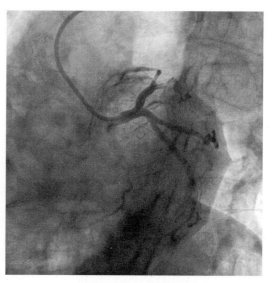

图28-1-3　左冠对右冠的侧支循环　　　　　　　　图28-1-4　左冠蜘蛛位

【病史分析及操作策略】

该患者引起此次症状发作的罪犯血管应该是左前降支中段严重病变所致,但其对右冠有较好的侧支循环,且回旋支相对较小,如果先处理左前降支,术中一旦出现无复流、慢血流等情况,则可能造成低血压、心搏骤停等灾难性后果。右冠闭塞段比较长(达7cm左右),闭塞端又为平头闭塞,附近有一较大的分支,处理右冠有一定的难度,但即使失败还可选择外科搭桥或冒一定风险在先处理前降支的前提下采用逆行导丝技术。况且右冠闭塞处远端第一转折后依稀可见岛状侧支循环,对导丝的走行路径有一定的指引作用,后三叉可见来自左冠非常好的侧支循环,也可以采用对侧造影技术。所以我们采用先处理右冠闭塞病变,然后二期处理前降支的策略。

【PCI过程】

选用强支撑指引导管6F AL0.75导管,先选用Sion导丝在Asahi Corsair微导管支持反复尝试不能前行,改Crosswair NT导丝利用第一转折后的岛状侧支循环作指引反复尝试前行至第一转折后,并多体位造影证实在真腔,继续前行并再次多体位造影提示导丝远端进入假腔,反复调整导丝方向均不能进入真腔,退出导丝后再次造影见近中段冠脉已有依稀显影,继续送导丝在微导管支持下前行仍不能进入真腔,考虑到Asahi Corsair微导管寻踪性较差,退出导丝和微导管。采用对侧造影技术,送6F JL3.5造影导管行左右冠脉同时造影,基本了解闭塞段远段的大致走行,并观察有没有良好的侧支循环存在,为行逆向技术做准备,改Finecross微导管循导丝逐渐前行,并在多体位投照下采用对侧造影技术确认导丝是否在真腔,根据导丝头端的舞动及触觉反馈情况,导丝在微导管支持下逐渐前行,最后进入右冠后降支,用兰度法交换Sion导丝至后降支,以2.5mm×20mm Sprinter Legend球囊对病变血管预扩张后,从后降支近段至右冠近段依次串联植入3.0mm×36mm、3.0mm×36mm及3.5mm×15mm支架三枚,并以3.5mm×15mm支架球囊对中段支架进行顺次高压后扩张,再以4.0mm×12mm NC Sprinter球囊对近段支架内行高压后扩张,重复造影支架无残余狭窄,半个月后二期处理前降支(图28-1-5~图28-1-24)。

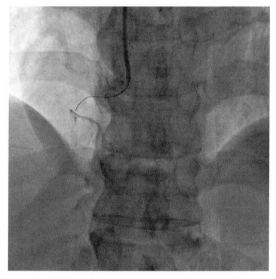

图28-1-5 岛状侧支循环

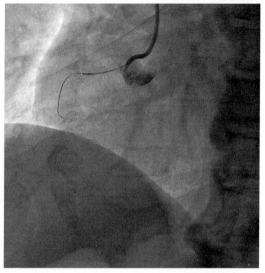

图28-1-6 Corsair微导管支持下导丝前行

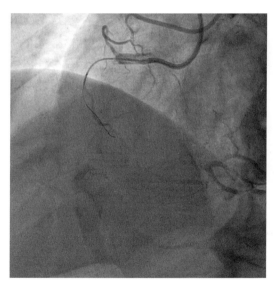

图28-1-7 多体位投照提示导丝远端在假腔

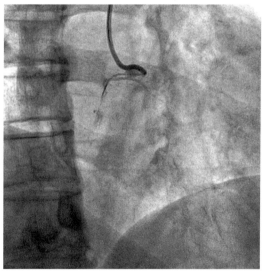

图28-1-8 退出导丝右冠造影

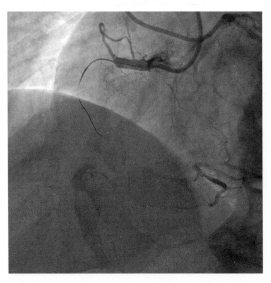

图28-1-9 双侧同时多体位造影见导丝远端在假腔

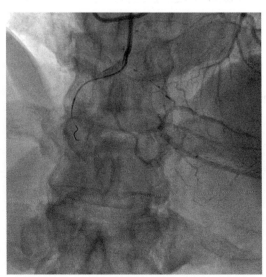

图28-1-10 双侧同时多体位造影见导丝远端在假腔

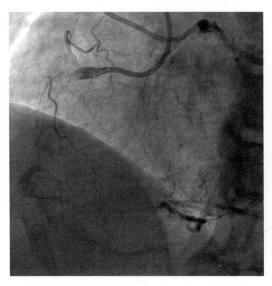

图28-1-11 退出微导管和导丝双侧多体位造影观察闭塞段的走行路径

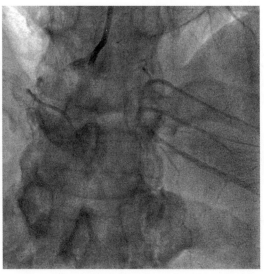

图28-1-12 退出微导管和导丝双侧多体位造影观察闭塞段的走行路径

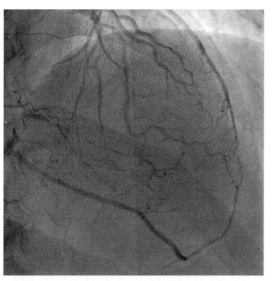

图28-1-13 观察有无合适的侧支循环,必要时采用逆向技术

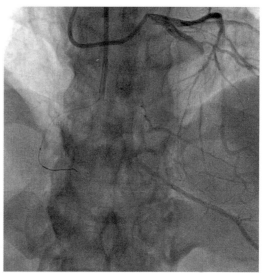

图28-1-14 更换Finecross微导管

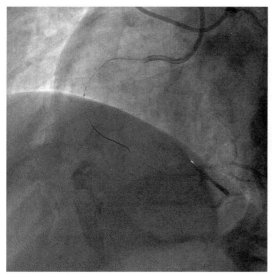

图28-1-15 多体位造影提示导丝基本在真腔

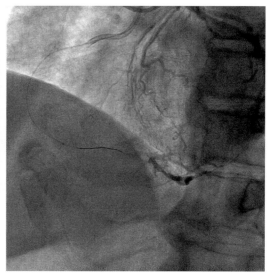

图28-1-16 多体位造影提示导丝远端偏血管上方(一)

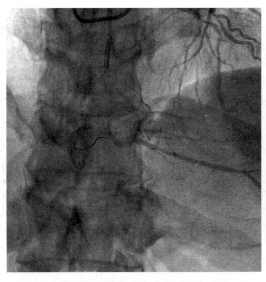

图28-1-17 多体位造影提示导丝远端偏血管上方(二)

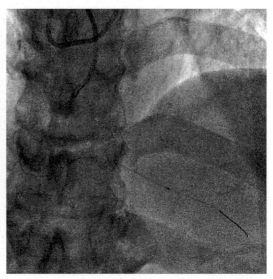

图28-1-18 调整导丝方向后导丝进入后降支

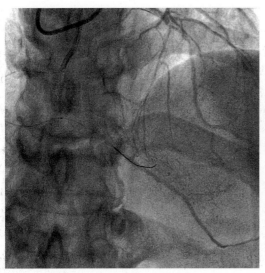

图28-1-19 交换软导丝到后降支

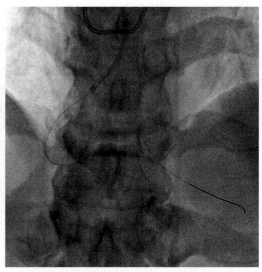

图28-1-20 预扩远段病变

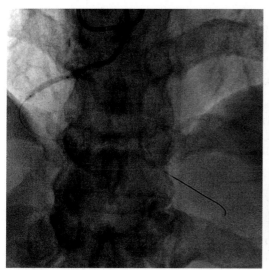

图28-1-21 预扩近段病变

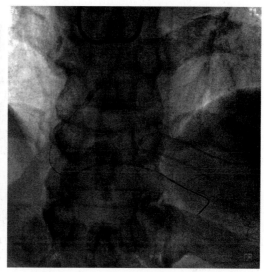

图28-1-22 从后降支近段开始植入支架

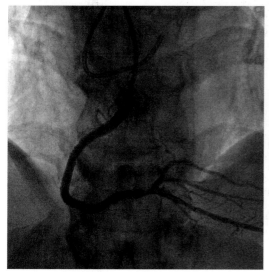

图28-1-23 支架植入后造影

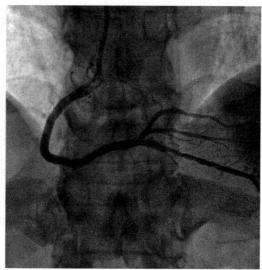

图28-1-24 后扩后造影结果

【该病例教学点】

1. 该患者为长段CTO病变,且侧支循环非常好,说明病变时间比较长,处理难度大,对于该类病变最好采用强支撑指引导管。

2. 对于长段闭塞病变要反复仔细读片,尤其在手术不顺利时非常重要,有时利用闭塞段隐约可见的岛状侧支循环可以使闭塞段明显缩短,并利用侧支循环预先判断血管的大致走行。

3. 在处理CTO病变时微导管的使用非常重要,有人形容犹如战场上的航空母舰,可使导丝的操控更加稳定、准确,力量的传递更加直接,触觉反馈更加可靠,方便导丝的更换和塑形,另外,理论上Asahi Corsair微导管的穿透力比Finecross微导管强,但当导丝的支撑不够时其寻踪性则不如后者,在不同的情况下要有不同的选择。

4. 导丝的选择一般要从软到硬,并根据个人的经验,根据笔者的经验使用Crosswire NT处理CTO病变成功率较高,其为中等硬度,操作相对安全,有很好的扭控性和跟踪性。

5. 及时的多体位投照和对侧造影非常重要,有助于判定导丝是否行走在真腔,并调整导丝的走行方向,达到事半功倍的效果。

（傅慎文）

病例2　Crusade导管在慢性完全闭塞病变中的应用病例

【简要病史】

患者,男性,64岁。因"反复活动后胸痛心悸3年"入院。

有吸烟史40年。

实验室检查:血红蛋白156g/L,空腹血糖5.4mmol/L,糖化血红蛋白5.7%,血清肌酐97μmol/L,低密度脂蛋白2.47mmol/l,肌钙蛋白T 0.016ng/ml,氨基末端利钠肽前体1015.0pg/ml。

心电图提示窦性心律,左房肥大,左室肥大伴ST-T改变。

超声心动图示:左房左室扩大伴左室下壁后壁及部分侧壁收缩活动减弱至消失(LVEF49%),轻中度二尖瓣反流。

入院后给予负荷量阿司匹林和氯吡格雷治疗后决定行冠脉造影检查。

【冠状动脉造影结果】

予2%利多卡因局部浸润麻醉,穿刺右侧桡动脉成功后经导丝置入6F动脉鞘。在长导引钢丝引导下,用5F TIG导管行左右冠状动脉造影,见左主干未见明显狭窄,前降支近中段狭窄30%~40%,第一对角支狭窄40%,回旋支近段分出第一钝缘支后完全闭塞,闭塞段可见钙化影,右冠细小,近中段狭窄80%,前降支和右冠均提供侧支循环供应回旋支远段(图28-2-1~图28-2-3)。

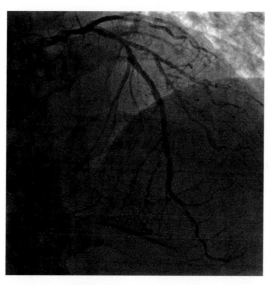

图28-2-1 左冠头位造影

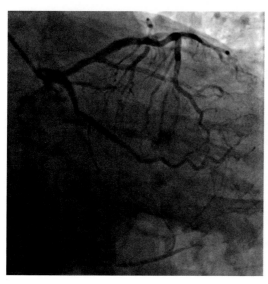

图28-2-2 左冠右足位造影

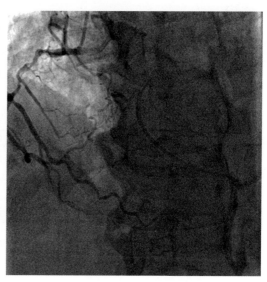

图28-2-3 右冠造影

【病例分析及初始策略选择】

根据患者冠脉造影结果,尤其是根据侧支循环情况,考虑为回旋支优势型血管,右冠细小,决定首先尝试开通回旋支完全闭塞病变。虽然闭塞段不长,但介入治疗的困难在于:①闭塞近端没有锥形残端;②闭塞近端有分支,远端有分支;③闭塞段有钙化。由于前降支通过穿隔支提供良好侧支循环供应回旋支后降支,暂不需要对侧右冠造影,首先尝试正向技术,若失败再改为经穿隔支逆向介入治疗。

【PCI过程】

经右侧桡动脉送入6F EBU3.5指引导管至左冠口,首先在135cm Corsair微导管支撑下选择0.009＂Fielder XT导丝进入回旋支闭塞段假腔（图28-2-4），换用0.011＂Gaia2导丝反复尝试通过闭塞段进入第二钝缘支分支远端真腔（图28-2-5），由于多次尝试无法将导丝调整进入回旋支远端主支，遂推送Corsair导管通过闭塞段送至钝缘支交换为0.014＂Runthrough导丝（图28-2-6），取Sprinter 2.0mm×20mm球囊于闭塞处以6atm扩张（图28-2-7），复查造影提示回旋支恢复前向血流，主支血管粗大，闭塞段有夹层形成，并累及远端分叉（图28-2-8），取0.014＂Sion导丝尝试通过闭塞段进入回旋支主支，但进入假腔（图28-2-9），经钝缘支导丝送入Crusade微导管，成功经导管侧孔送Sion导丝至回旋支主支远端（图28-2-10），再以Sprinter 2.0mm×20mm球囊于回旋支分叉主支以8~10atm扩张（图28-2-11），于回旋支主支植入Helios 2.5mm×38mm雷帕霉素药物支架以12 atm扩张释放，再以Hiryu 2.5mm×15mm高压球囊于支架内钙化处以18atm扩张塑形，复查造影显示支架扩张满意，未见残余狭窄，回旋支血流TIMI-3级（图28-2-12）。

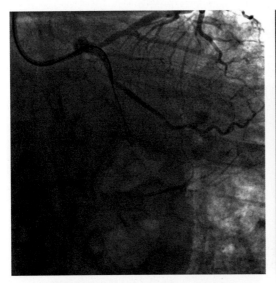

图28-2-4　Fielder XT导丝进入假腔

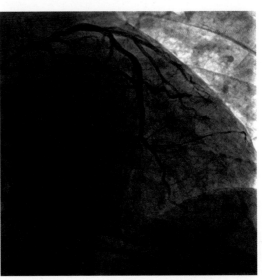

图28-2-5　Gaia 2nd导丝进入钝缘支

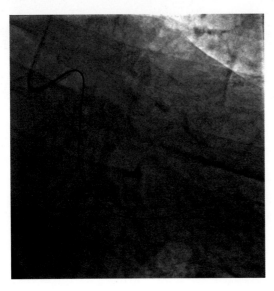

图28-2-6　Corsair导管通过闭塞段送至钝缘支进行导丝交换

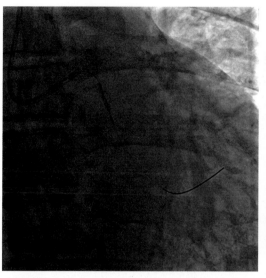

图28-2-7 Sprinter 2.0*20mm球囊扩张闭塞段

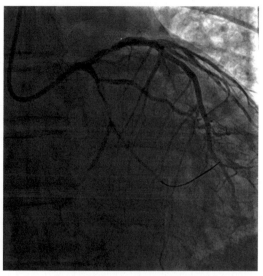

图28-2-8 球囊扩张后造影

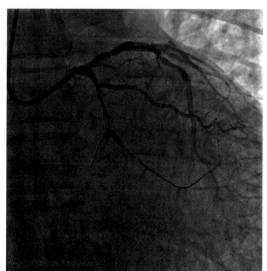

图28-2-9 Sion导丝进入回旋支主支假腔

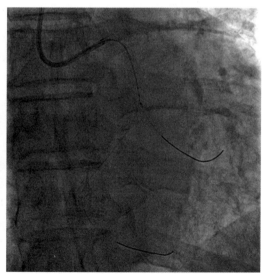

图28-2-10 通过Crusade导管调整Sion导丝进入回旋支主支真腔

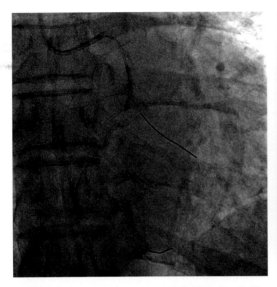

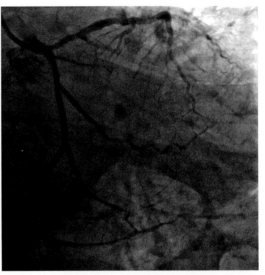

图28-2-11 Sprinter 2.0*20mm球囊扩张分叉部位　　　　**图28-2-12** 最终造影结果

【该病例的教学点】

1. 该患者根据病史和辅助检查结果诊断考虑缺血性心肌病,心功能不全;冠脉造影提示右冠细小,回旋支远端粗大,考虑优势型的回旋支是导致患者出现下后壁和侧壁心肌收缩功能下降的罪犯血管;虽然未做核素心肌代谢等检查,但患者有心绞痛症状、心电图未见病理性Q波,考虑心肌仍存活,因此血运重建可改善患者心绞痛症状,结合积极药物治疗可改善患者心功能。

2. 该患者手术的主要难度在于闭塞段近端和远端均有分支,而没有锥形残端。闭塞段近端分支常常会使正向导丝难以精确攻击近端纤维帽,尤其是没有锥形残端的情况下,若没有血管内超声的指导,使用Miracle或Conquest系列等硬导丝会增加分支损伤的风险。预塑形的Gaia系列导丝由于具备精准操控和良好穿刺力,目前已逐渐成为日本术者首选的CTO通过导丝。该患者第一根Fielder XT导丝可能在入口时即已进入假腔,换用Gaia2导丝后成功调整方向进入真腔。

3. 闭塞远端的分支也是CTO正向技术的难点之一,它会增加导丝进入主支的难度,增加分支闭塞的风险。该患者的正向导丝进入钝缘支分支后反复调整无法进入回旋支主支,而且导致分支部位夹层形成,增加了导丝进入主支的难度,这在随后的Sion导丝进入主支假腔可以反映出来。因此若导丝未进入主支血管,大部分情况下不主张球囊扩张分叉位置。该患者在球囊扩张后出现闭塞段和分叉位置的夹层形成,导致后续导丝进入困难。由于此时患者主支的开口仍可见,因此选择Crusade双腔微导管通过闭塞段夹层后,取Sion导丝调整成功进入主支。

4. 在分叉病变中,Crusade双腔微导管可明显增加分支导丝的通过性。而在CTO正向介入治疗中,由于Crusade微导管可通过闭塞段夹层到达分叉部位,因此可降低导丝进入夹层的风险。但值得注意的是,由于Crusade导管外径较大,因此常需在球囊扩张狭窄部位后方能通过,若扩张不充分会影响造影图像质量,导致无法判断分支开口位置,而过分扩张会导致分叉部位夹层加重影响分支开口,因此球囊选择和扩张压力需适度。

(黄 东)

病例3　IVUS指导下前向技术开通无残端迂曲CTO

【简要病史】

患者,男性,63岁。因"阵发性胸痛伴气短2年,加重2个月"入院。

心血管危险因素: 高血压史5年,吸烟30余年。

心电图: 大致正常心电图。

心脏超声: 左房轻大; 二尖瓣少量反流,LVEF 56%。

实验室检查: LDL 3.41mmol/L; 生化、血常规、凝血项、心肌酶等未见异常。

入院后经抗血小板、降脂、扩冠等治疗后,进行冠状动脉造影检查。

【冠状动脉造影结果】

LM正常,LAD内膜不光滑,近段瘤样扩张,并在动脉瘤远端存在80%狭窄,LCX开口闭塞

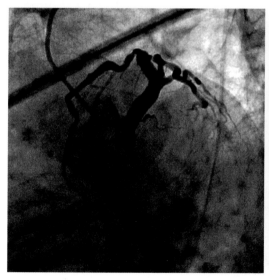

图28-3-1 左冠蜘蛛位造影

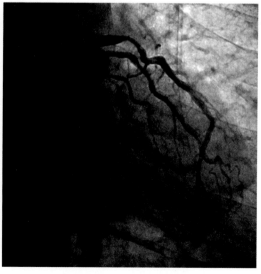

图28-3-2 左冠右足位造影

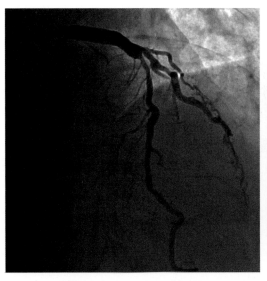
图28-3-3 左冠正头位造影

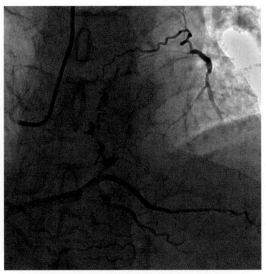
图28-3-4 右冠远端侧枝供应回旋支

无残端,无法判断LCX起源,可见RCA给予LCX远端提供良好的侧支循环。RCA内膜不光滑,多发斑块形成,无明显狭窄(图28-3-1~图28-3-4)。

【病例分析及初始策略选择】

该患者无心肌梗死病史,心电图大致正常,心脏彩超提示无左室节段性运动异常,患者胸痛症状可能源于LCX闭塞后,血流储备降低,加之前降支近段狭窄导致,LCX远端具有良好的侧支循环,考虑供血区域为存活心肌,故应积极开通,该患者LAD瘤样扩张伴远端重度狭窄,由于管径相差较大,支架植入困难,且可能预后不佳,因此策略上选择先开通LCX。该LCX病变特点:

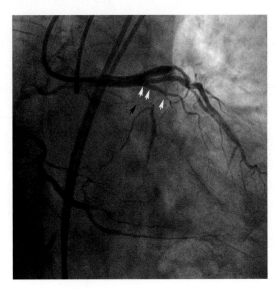
图28-3-5 双侧造影
分析回旋支开口

268

1. 造影结果未能显示LCX开口起源的任何信息,手术难度增加。

2. 从侧支循环观察回旋支远端存在重度狭窄,闭塞段远端着陆点也可见右冠给予的侧支循环(图28-3-5黑箭头),结合病史应为CTO病变。

3. 从侧支观察闭塞段不是很长,虽然存在中间支,但未见钝圆支,考虑可能的开口位置是图28-3-5白色细箭头的位置,对于大部分术者来说由于角度过大可能不会考虑到白色粗箭头的位置。

4. 中间支下方存在的分支可以容纳IVUS导管,拟采用IVUS指导下的正向策略,如正向失败,由于良好的侧支存在,可选择逆向技术。

【PCI过程】

右股动脉7F VL3.5导引导管至左冠脉口,左股动脉6F JR4.0导引导管至右冠脉口。两根BMW导丝分别送入中间支及下方分支(图28-3-6),先将IVUS超声导管探头送至中间支回撤观察LM是否有回旋支开口,但未能寻及,再将IVUS超声导管送至下方分支,提示在分支中段弯曲处(图28-3-7)可见一血管开口,IVUS图像上11点处,近端纤维帽无钙化(图28-3-8)。应用Fielder XT导丝在超声指导下在11点部位穿刺近端纤维帽(图28-3-9),IVUS证实导丝进入闭塞口(图28-3-10)。发现开口恰在图28-3-5白色粗箭头的位置,如向侧支给予的远端着陆点前行需要通过极大的成角弯曲,且微导管无法给予支撑,跟进微导管更使导丝无法通过迂曲病变部位,撤出微导管,继续应用Fielder XT找寻真腔走行(图28-3-11),对侧造影提示进入假腔(图28-3-12)。换用Gaia Ⅱ导丝操作,由于无法借助微导管支撑,在距离头端约3cm处做一个大弯,可以让导丝顶住左主干内壁(图28-3-13白箭头),最终成功通过闭塞病变(图28-3-14),可见自闭塞近端至远端导丝几乎做了180°转向。

经对侧造影证实导丝在真腔后,应用Corsair微导管旋转通过迂曲的闭塞段后,应用BMW导丝更换Gaia Ⅱ导丝送至LCX远端,顺序应用Push(1.5mm×15mm)球囊及Sapphire(2.5mm×15mm)球囊在回旋支近中段扩张(图28-3-15、图28-3-16),轻推造影剂可见近中段出现夹层(图28-3-17),于LCX顺序植入Xience V(2.75mm×33mm)支架、Excel

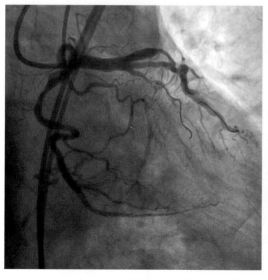

图28-3-6 导丝进入中间支

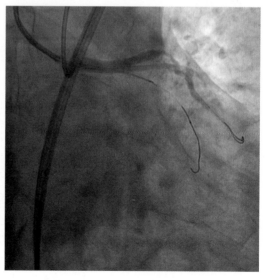

图28-3-7 IVUS寻找回旋支开口

（2.75mm×36mm）支架及Partner（2.5mm×15mm）支架。在应用Sapphire NC（3.0mm×15mm）后扩球囊在支架近中段充分扩张后，最终造影结果显示支架膨胀良好，无残余狭窄，TIMI血流3级（图28-3-18）。

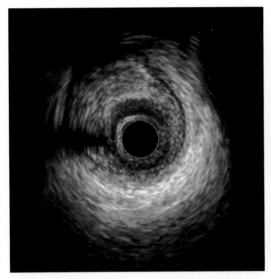

图28-3-8 IVUS显示11点方向为回旋支闭塞开口

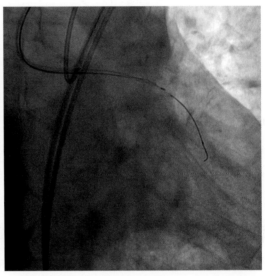

图28-3-9 IVUS指导下导丝穿刺近端纤维帽

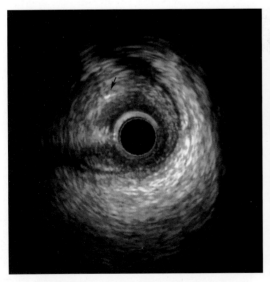

图28-3-10 IVUS判断导丝进入闭塞段

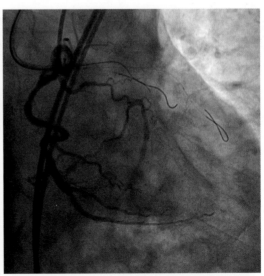

图28-3-11 Fielder XT导丝在闭塞段内

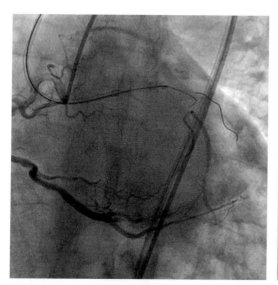

图28-3-12 对侧造影证实Fielder XT导丝在假腔

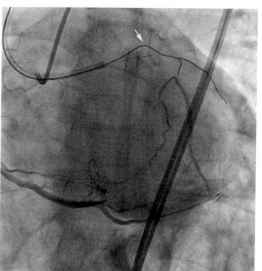

图28-3-13 Gaia 2nd 导丝在闭塞段内寻找真腔

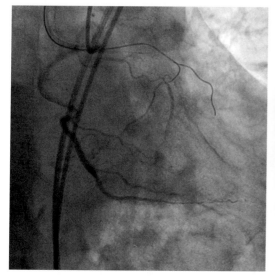

图28-3-14 对侧造影证实Gaia 2nd 导丝通过闭塞段

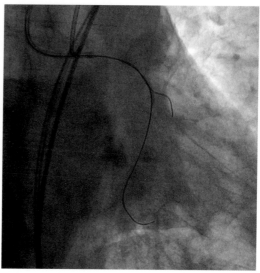

图28-3-15 交换软导丝后,小球囊扩张闭塞段

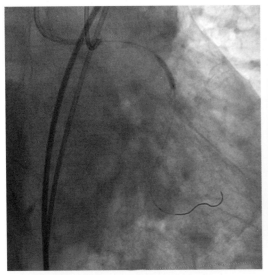

图28-3-16 大球囊扩张病变

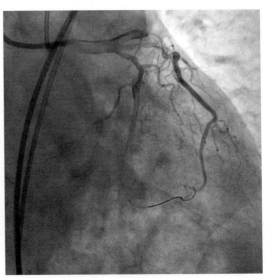

图28-3-17 血管中段夹层形成

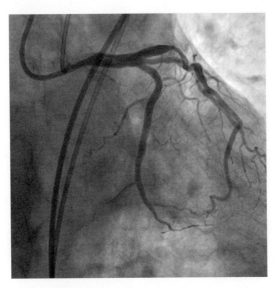

图28-3-18 植入支架后最终造影

【本病例的教学点】

1. 对于无残端闭塞病变,尤其是该病例无法判断起源位置的病变,IVUS的应用尤为重要,通过解剖结构分析后,在邻近边支送入IVUS,反复确认闭塞病变开口位置,并可指引导丝穿刺,为调整导丝走行提供较大帮助。另外,IVUS还可判断导丝是否位于真腔,帮助扩张后确定病变性质及范围,指导支架选择及释放后的贴壁情况等。

2. 该病变迂曲成角严重,IVUS观察闭塞口处无钙化,较为疏松,头端较硬的导丝可以很容易通过这些部分，但当病变迂曲时，该导丝经常会沿血管切线方向行走，从而导致进入假腔及并发症的发生。因此初始选择Fielder XT导丝，其头端呈锥形，直径仅有0.009″，具有Slip Coat涂层技术，并有多聚物保护套，头端硬度仅0.8g，且具有主动沿血管走行调整自己头端方向的能力，但其毕竟头端较软，在无微导管支持下穿透力差，扭矩传递尚待提高，因此本例用其穿刺后，前行困难且进入假腔，换用Gaia Ⅱ导丝，该系列导丝为主动控制导引钢丝，具有较长的亲水涂层，Gaia Ⅱ导丝头端硬度3.5g，且也呈锥形设计，其穿透力与Conquest Pro相似，该导丝的扭力传递性能优于目前已有的所有导丝，因此是一款兼顾穿透力和灵活性的导丝，对于本例病变的开通至关重要。

3. 该病变的解剖结构使得导丝前行困难，由于无法应用微导管支撑，导丝塑形与平常病变不同，由于Gaia Ⅱ本身头端已预塑形，因此在3cm处做一个角度较大的陡弯曲，刚好顶住LM上壁，使得头端力量集中，并利用导丝优秀的操控性成功通过极度扭曲的闭塞段，因此当遇到较特殊情况时，在对导丝性能充分理解的基础上，针对特定情况巧妙塑形也是提高CTO开通率的重要因素。

4. 当然，CTO前向技术中采用合适的导丝穿刺纤维帽后借助多体位及对侧造影耐心轻柔的操作也是尤为重要的，尽可能保证在血管真腔内走行。如果单导丝反复进入假腔，应使用平行导丝技术和交替前送导丝技术，但应尽可能减少假腔范围，如再入真腔困难，应尽快转换策略，尝试逆向技术，或在夹层范围不长的情况下应用Stingray快速进入真腔，在保证血管开通的情况下减少患者造影剂使用量及放射剂量，减少并发症。

（金恩泽　刘炳辰）

病例4　自身侧支循环的反向CART治疗回旋支长闭塞病变

【简要病史】

患者，男性，42岁，因"反复胸闷，气喘半月"入院。

入院诊断：冠心病，亚急性下壁心肌梗死，Killip Ⅰ级。

心血管病危险因素：否认高血压、糖尿病史，无抽烟史。

心电图：窦性心律，Ⅱ、Ⅲ、aVF导联呈Qr型，Ⅲ、aVF导联ST段抬高0.05mV。

实验室检查：LDL-C 4.38mmol/L，Cr 9μmol/L。

入院后负荷剂量阿司匹林和氯吡格雷。

当地冠脉造影及介入处理：右冠状动脉中远段高度狭窄95%，TIMI血流2级，并行介入治疗，植入3.5mm×24mm DES支架；左冠状动脉前降支高度狭窄病变，回旋支完全闭塞病变，转来东南大学附属中大医院进一步介入治疗。

【冠状动脉造影结果】

左主干无明显管腔狭窄；左前降支中段长病变，最重90%狭窄；左回旋支近端完全闭塞，可见自身侧支显影远段；右冠状动脉原支架内无再狭窄，第二后降支开口90%狭窄（图28-4-1~图28-4-3）。

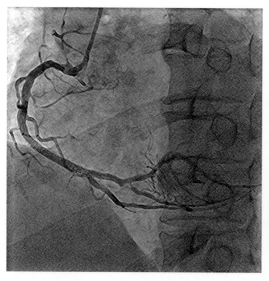

图28-4-1　右冠支架植入术后

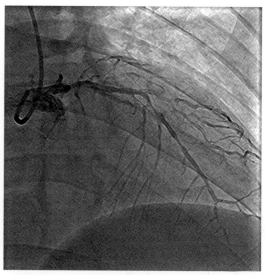

图28-4-2　前降支中段长病变,最重90%狭窄

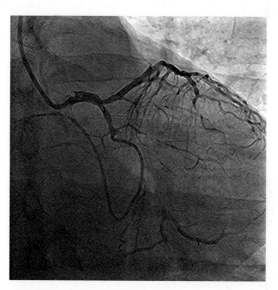

图28-4-3　回旋支近端完全闭塞,通过自身侧支提供良好的侧支循环

【病例分析及初始策略选择】

　　冠脉造影提示三支血管严重病变,靶病变为右冠状动脉已处理,前降支中段严重病变,回旋支完全闭塞。前降支病变不复杂,处理成功率高,可先处理前降支,再开通回旋支。回旋支近端通过自身侧支提供良好的侧支循环,可尝试前向开通,如不成功则选择逆向方式。

【PCI过程】

　　右侧桡动脉路径,6F EBU3.5指引导管,分别送入 BMW, Sion导引导丝至 LAD, D2远端,用球囊 Sprinter Legend 2.5mm × 20mm预扩张前降支病变,前降支近中段串联植入Excel

2.75mm×33mm、2.75mm×18mm支架(图28-4-4、图28-4-5),继以NC Sprinter 2.75mm×12mm球囊后扩张。

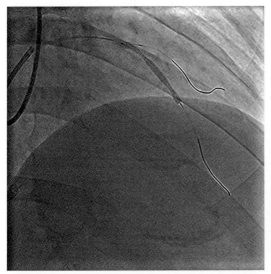 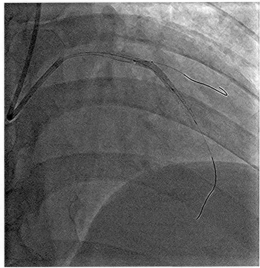

图28-4-4　LAD中段植入Excel2.75*33mm支架　　**图28-4-5**　LAD近段植入Excel2.75*18mm支架

穿刺左侧桡动脉,双侧桡动脉径路,在 Corsair 微导管支持下尝试前向开通回旋支闭塞病变,使用多根、多种导丝均未成功。后经左侧桡动脉通过回旋支自身侧支尝试送Fielder、Rinato、Sion blue、GaiaFirst、Ub3导丝至回旋支闭塞病变处远端,但无法逆向通过闭塞病变段(图28-4-6~图28-4-8)。前向在Corsair微导管支撑下,依次尝试Gaia second、Conquest Pro、

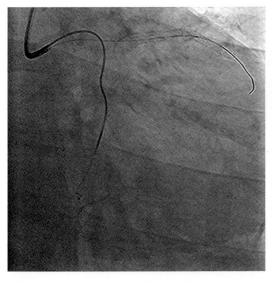 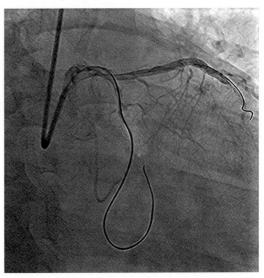

图28-4-6　微导管注射造影证实回旋支侧支具有较好连续可视性　　**图28-4-7**　Corsair微导管支持下导丝通过侧支远段因折弯存在较为困难,先后使用Fielder, Rinato, Sion blue, GaiaFirst至闭塞远端

Pilot 150至回旋支近端闭塞病变处，多角度证实Ub3和Pilot150相互靠近并有交汇（图28-4-9、图28-4-10）。采用反向CART技术，将Sprinter Legend 1.5mm×15mm球囊从前向送入闭塞段，并用8atm扩张（图28-4-11），逆向导丝寻找进入该腔，逆向进入近端真腔（图28-4-12），跟进Corsair微导管，并进入前向指引导管内，用RG3专用导丝体外化，建立逆向轨道。沿逆向钢丝使用2.5mm×20mm球囊扩张闭塞病变（图28-4-13），回旋支远段至开口顺序植入Excel 2.5mm×36mm、2.75mm×28mm支架，继以球囊NC Sprinter 2.75mm×12mm在左回旋支近段支架内后扩张（图28-4-14、图28-4-15）。复查造影，最终结果满意（图28-4-16）。

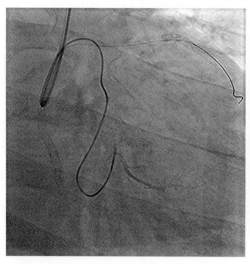

图28-4-8 微导管超选择造影，证实该途径具有较好连续可视性

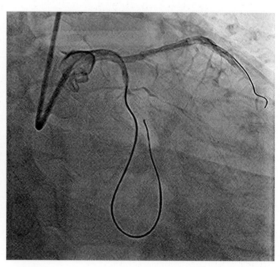

图28-4-9 Ub3导丝成功送至回旋支闭塞病变处远端

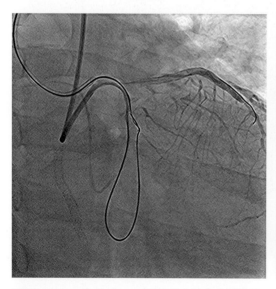

图28-4-10 前向Pilot 150导丝进入回旋支闭塞段，多角度证实和逆向导丝交汇

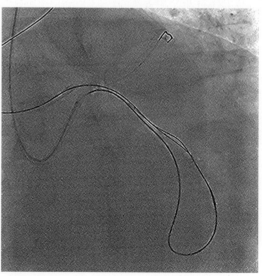

图28-4-11 正向送入Sprinter Legend1.25*15mm球囊以8atm扩张

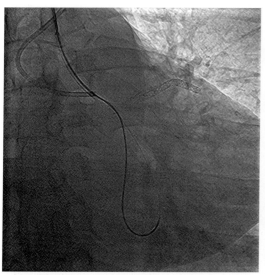

图28-4-12 逆向导丝进入近段真腔

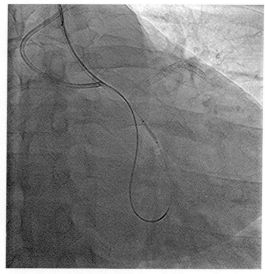

图28-4-13 沿 RG3 导 丝 使 用SprinterLegend 2.5mm×20mm 预扩张

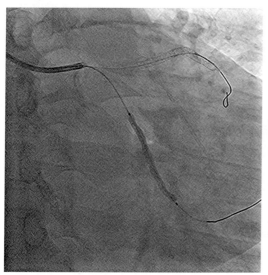

图28-4-14 回旋支中段植入Excel2.5mm×36mm 支架

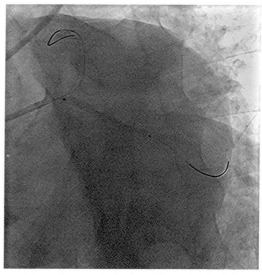

图28-4-15 回旋支近段植入Excel2.75mm×28mm 支架

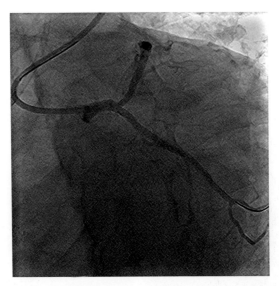

图28-4-16 最终造影结果

【该病例的教学点】

1. 认真阅读冠脉造影影像,制订合理的治疗策略。本病例存在回旋支闭塞病变的自身侧支循环,无须双侧造影了解闭塞血管段长度,血管走向,闭塞段病变等特点。该病例回旋支自身侧支提供了多支良好的较大较直的侧支循环,为逆向导丝技术提供了较好的解剖学条件。

2. 该病例钙化严重,逆向导丝 Ub3导丝穿透过闭塞病变远端纤维帽后,因闭塞病变段较长,存在明显的钙化斑块,不能抵达闭塞近端。通过对侧桡动脉径路,置入同向指引导管,前向导丝穿透近端纤维帽,相互接近,多角度证实两者有交汇,运用反向 CART 技术,成功建立逆向轨道,最后完成该闭塞病变的介入治疗。

3. 通过 RG3专用导丝体外化时,在牵拉导丝的同时由助手从对侧导引导管辅助推送导引导丝,过程中密切观察两侧导引导管头端的位置以及冠脉内压力,助手密切配合,防止过度牵拉导致导引导管嵌顿。

4. CTO血运重建后撤出导丝时,一定要复查冠状动脉造影,了解自身侧支是否受损。

（马根山）

病例5　多技术引导内膜下寻径重入真腔治疗复杂CTO病变一例

【简要病史】

患者男性,69岁。因"反复活动时胸痛胸闷1年余,加重1个月"入院。

既往无心肌梗死病史。

危险因素:发现"高血压"1年,否认吸烟史。

心电图:窦性心律,无病理性Q波。

心脏超声:左室壁增厚,左室舒张功能轻度减退左房轻度增大,升主动脉增宽。LVEDD

53mm，LVEF 65%。

实验室检查：LDL-C 3.35mmol/L，肌钙蛋白I(−)。

入院后予拜阿司匹林、氯吡格雷治疗，择期冠脉造影。

【冠脉造影结果】

冠脉造影示冠状动脉病变累及三支，其中右冠近端第一转折前齐头闭塞，远端可见侧支来源于左冠及右冠自身；回旋支钝缘支发出前狭窄90%，TIMI血流3级（图28-5-1、图28-5-2）。

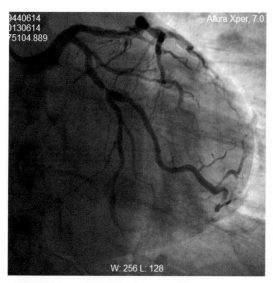 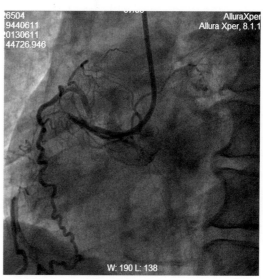

图28-5-1 回旋支钝缘支发出前狭窄90%，TIMI血流3级

图28-5-2 右冠近端第一转折前齐头闭塞，远端可见侧支来源于左冠及右冠自身

【病例分析及策略选择】

患者多支病变，右冠为慢性闭塞，此次症状加重罪犯血管应考虑回旋支病变加重，但目前无心肌梗死证据，尚不需急诊干预。患者心功能正常，RCA供血区收缩功能尚存，仍然有慢性闭塞开通指征。首先选择尝试处理右冠CTO病变是基于以下原因：①回旋支斑块负荷重，如处理回旋支过程中一旦发生慢复流、无复流，手术风险急剧升高；②右冠CTO病变若开通失败，仍可选择CABG实现完全血运重建；③右冠存在较好侧支循环，操作上不需牵涉左冠系统，避免操作中对回旋支病变造成影响。

【PCI过程】

选择6F SAL.75指引导管，在Finecross微导管支撑下先后尝试Sion、Conquest、Crosswire NT导丝均未能进入RCA真腔（图28-5-3）。复习造影，右冠自身侧支虽是心外膜血管，螺旋状改变明显，但血管直径较大，遂决定采取心外膜血管逆向导丝技术。更换AL1.0指引导管，在150mm Corsair微导管高选择造影下，操作Sion导丝到达侧支血管远端，谨慎操作Corsair微导管至侧支血管远端。微导管支撑下，操作Miracle3导丝穿刺右冠闭塞病变远端纤维帽，反复尝试，逆向导丝无法进入前向指引导管内（图28-5-4）。后撤微导管至侧支血管入口处造影示闭塞中段条索状造影剂滞留，考虑逆向导丝在CTO病变中段从真腔进入内膜下（图

28-5-5）。此时正向逆向导丝均偏离入内膜下，策略选择上考虑CART或Reverse CART风险较大，而本例右冠闭塞段血管较直，且无明显分支血管，内膜钙化亦不明显，遂决定采用内膜下寻径真腔重入技术（STAR）再次尝试。再次调整Miracle3于造影剂所示假腔内侧寻径，不断调整逆向导丝方向至闭塞近端，左前斜造影示头端仍位于近端闭塞断端上方假腔。保留逆向导丝作为路标，再次选用Crosswire NT导丝正向前进，借助对吻导丝技术不断调整方向，将微导管后撤至侧支血管与真腔血管分叉处作为路标（图28-5-6），最终进入右冠远端真腔（图28-5-7）。CTO病变处理的主要环节完成，之后常规使用1.5mm×15mm、2.5mm×15mm预扩球囊扩张，由远及近串联植入3.0mm×38mm、3.5mm×38mm、3.5mm×16mm DES。最终结果满意（图28-5-8）。3d后处理回旋支病变，复查右冠造影结果满意（图28-5-9）。

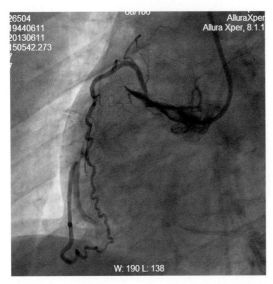

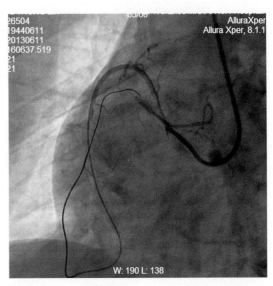

图28-5-3 先后尝试Sion、Conquest、Crosswire NT导丝均未能进入RCA真腔

图28-5-4 尝试同侧逆向，Miracle3导丝穿刺右冠闭塞病变远端纤维帽，反复尝试，逆向导丝无法进入前向指引导管内

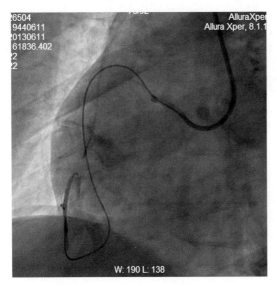

图28-5-5 后撤微导管至侧支血管入口处造影示闭塞中段条索状造影剂滞留

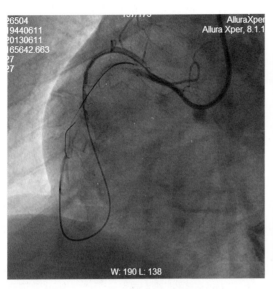

图28-5-6 尝试导丝对吻技术,保留逆向导丝,将微导管后撤至侧支血管与真腔血管分叉处作为路标,前向再次尝试Crosswire NT导丝

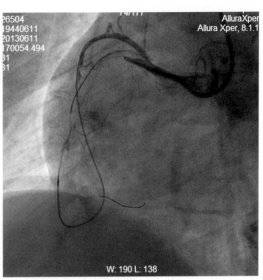

图28-5-7 Crosswire NT导丝进入真腔

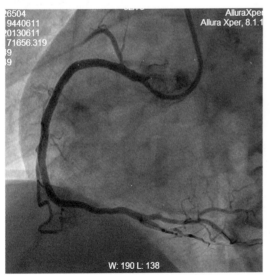

图28-5-8 最终结果满意

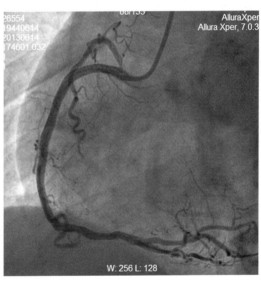

图28-5-9 二次处理回旋支时,复查右冠造影

【教学点】

1. 策略上分析 由于回旋支斑块负荷重,如处理回旋支过程中一旦发生慢复流、无复流,手术风险急剧升高,且右冠CTO病变若开通失败,仍可选择CABG实现完全血运重建,故对患者应用PCI方法先开通右冠CTO再处理回旋支病变以争取完全血运重建的治疗策略是合理的。

2. 器械上选择 150mm Corsair微导管头端无金属结构,与其他微导管相比其头端最为柔软和灵活,且具有优越的可视性,导管表层光滑,具有良好支撑力,可大大提高心外膜侧支血管逆向导丝技术的手术成功率。

3. 技术上分析 右冠为第一转折前齐头闭塞,未见残端,闭塞病变较长,正向开通困难,J-CTO评分3分;近端自身侧支虽是心外膜血管,但是侧支直径较大,造影剂充盈迅速、显影连续清晰,侧支循环Rentrop分级3级。故采取心外膜血管逆行导丝技术是合理的。当逆向前向导丝均进入假腔时,STAR技术并非首选,但反向CART技术仍存在穿孔和夹层进一步扩大导致破入真腔失败的风险。术者分析本例闭塞段具有血管较直、无明显分支血管和内膜钙化不明显的特点,STAR技术可行性较大,遂结合STAR技术、双向导丝对吻技术及正向导丝逆向微导管会和等综合技术,通过不断调整方向,凭借丰富的经验和耐心,最终成功开通闭塞病变。

（周 浩 施翔翔 葛均波）

病例6 IVUS引导下反向CART技术+心外膜血管逆向导丝技术处理RCA近端完全闭塞病变

【简要病史】

患者,男性,61岁。因"反复胸闷胸痛半年"入院。

心血管病危险因素: 高血压病史10余年、糖尿病史20余年。

心电图: 窦性心律,Ⅱ/Ⅲ/aVF导联见病理性Q波,V_1~V_3呈QS型。

超声心动图: LVEDD 55mm, LVEF 50%。

实验室检查: TNI(-), LDL-C 1.34mmol/L。

患者1个月前因前壁心肌梗死在外院行PCI术,LM-LAD植入1枚支架。半个月前在外院尝试正向开通RCA近端CTO病变失败。入院后予以负荷剂量氯吡格雷和阿司匹林、他汀调脂治疗,并行冠状动脉造影检查。

【冠状动脉造影结果】

穿刺双侧桡动脉,6F动脉鞘管,造影示RCA近段100%闭塞,近段见较大假腔影,LM-LAD支架通畅,LCX轻度病变,LAD-RCA,LCX-RCA侧支形成(图28-6-1~图28-6-3)。

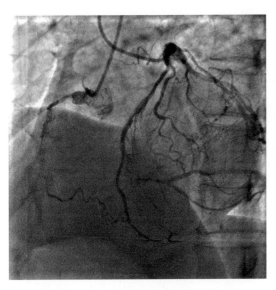

图28-6-1 左前斜位双侧冠状动脉造影

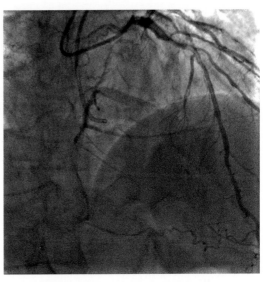

图28-6-2 正头位左冠状动脉造影

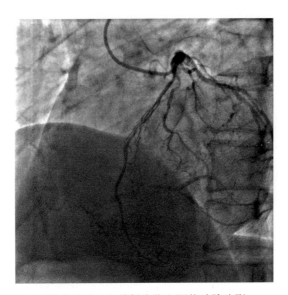

图28-6-3 左前斜头位左冠状动脉造影

【病例分析及初始策略选择】

1. 该患者老年男性，RCA近端慢性闭塞病变，LM-LAD支架通畅，因半个月前正向开通RCA-CTO失败，且有较大假腔，因此本次介入开通RCA-CTO拟选择逆向导丝技术。

2. 患者经间隔支—右冠未见明显侧支连接,可见前降支心外膜—右冠侧支细长扭曲,左旋支心外膜—右冠PL侧支相对较大,因此先尝试经LCX心外摸侧支,如失败再选LAD心外膜侧支。

【PCI过程】

选择双侧桡动脉路劲,选择6F动脉鞘。左冠指引导管选择6F EBU3.75,右冠指引导管选择6F AL1.0。经左冠状动脉指引导管送入Sion导丝及Finecross微导管,先尝试第一根LCX-RCA心外膜侧支,但经微导管造影显示此侧支与RCA远端连接不佳,再尝试另一根LCX外膜侧支,但此侧支太扭曲,故放弃LCX侧支改LAD远端外膜侧支(图28-6-4~图28-6-7)。逆向Sion导丝在Finecross支持下逆向通过LAD-RCA外膜侧支到达RCA近段闭塞段,换用Fielder XT、Pilot 50导丝反复尝试不能通过RCA近端闭塞段,考虑闭塞段较硬,换为Conquest Pro导丝(图28-6-8~图28-6-10)。通过RCA前向指引导管送入Runthrough导丝在前向假腔中,先后送入2.0mm×15mm及3.0mm×15mm球囊在假腔中扩张,并送入血管内超声(IVUS)Volcano导管在RCA近段假腔中引导逆向导丝由假腔进入真腔。最终Pilot 50导丝进入前向球囊扩张的假腔通道并进入RCA近端真腔,微导管跟进后逆向导丝换为RG3导丝由右冠指引导管拉出体外后,建立导丝轨道,沿此导丝送入微导管再交换为前向Runthrough导丝,并送入球囊预扩张(图28-6-11~图28-6-18)。因RCA开口有较大夹层,因此RCA开口至近段先植入3.5mm×29mm药物洗脱支架一枚,中远段支架通过困难,后送入子母导管中远段序贯植入3.0mm×33mm、2.5mm×33mm药物洗脱支架,以12~14atm释放(图28-6-19~图28-6-21),再行高压球囊18~20atm后扩张,最终造影显示无残余狭窄,远端TIMI血流3级(图28-6-22、图28-6-23)。

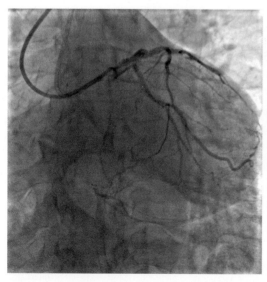

图28-6-4 正足位尝试逆向导丝未能通过第一根LCX-RCA外膜侧支

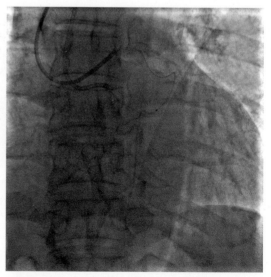

图28-6-5 正足位显示微导管造影第一根LCX-RCA心外膜侧支连接不佳

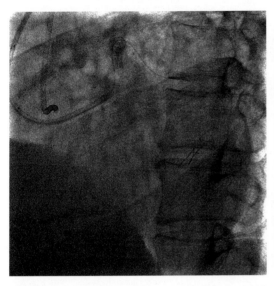

图28-6-6 尝试第二根LCX-RCA外膜侧支,因过度扭曲逆向导丝仍未能通过

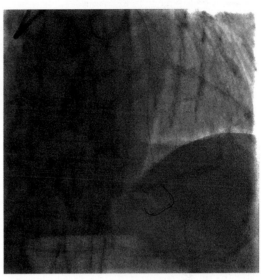

图28-6-7 再改逆向导丝通过LAD-RCA心外膜侧支

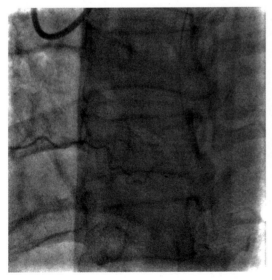

图28-6-8 微导管造影显示LAD-RCA侧支连接良好

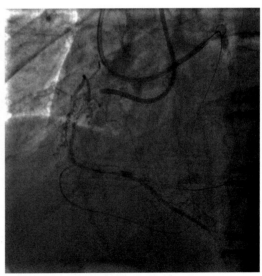

图28-6-9 逆向导丝在微导管支持下通过LAD远端侧支到达RCA远端

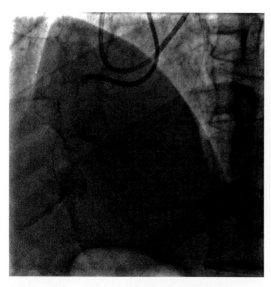

图28-6-10 调整逆向导丝方向，换用Fielder XT、Pilot 50导丝反复尝试不能通过RCA近端闭塞段

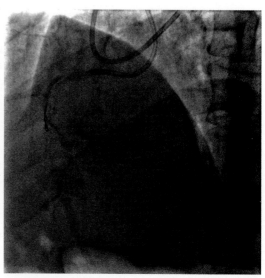

图28-6-11 用2.0mm×15mm球囊及3.0mm×15mm球囊在正向导丝假腔中扩张

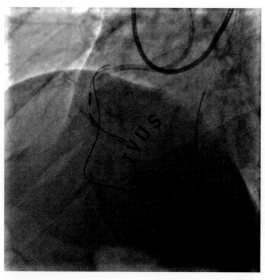

图28-6-12 送入Volcano超声导管在RCA近端假腔引导逆向导丝Conquest pro

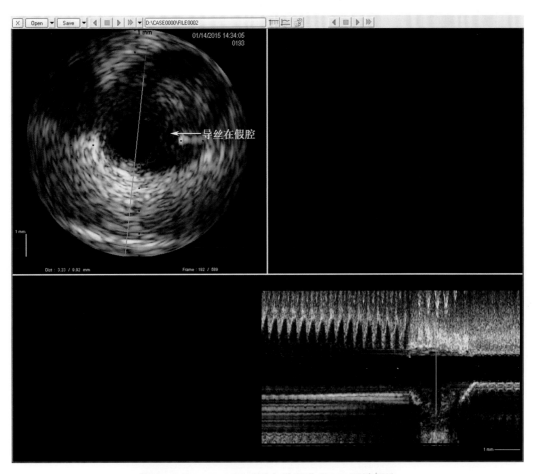

图28-6-13 IVUS显示逆向导丝进入RCA近端假腔

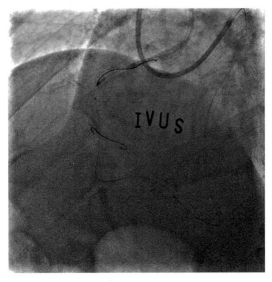

图28-6-14 逆向导丝Pilot 50在IVUS引导下成功
进入正向指引导管

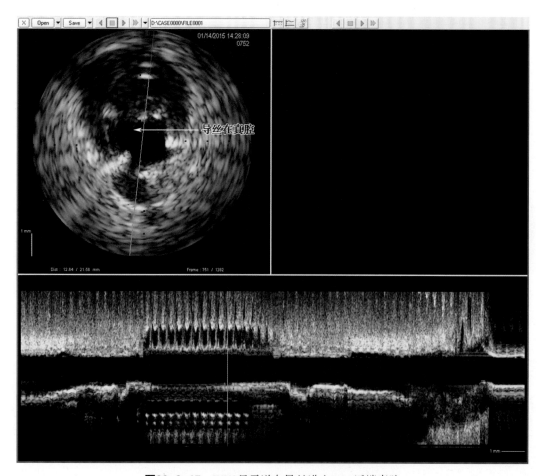

图28-6-15 IVUS显示逆向导丝进入RCA近端真腔

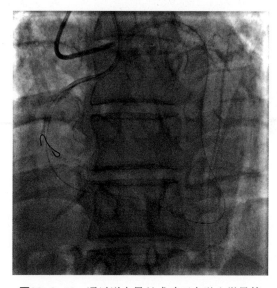

图28-6-16 通过逆向导丝成功正向送入微导管

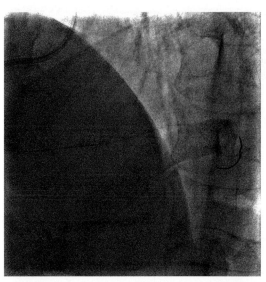

图28-6-17 正向微导管送入Runthrough导丝

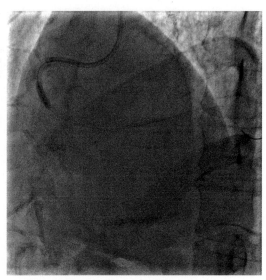

图28-6-18 送入球囊预扩张

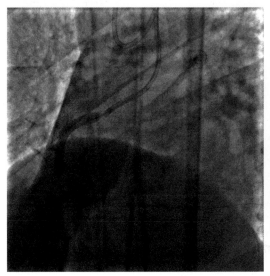

图28-6-19 因RCA开口夹层,开口—近端植入一枚支架

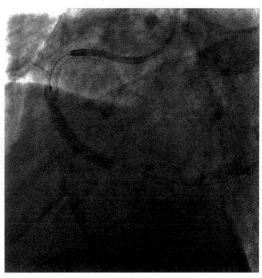

图28-6-20 通过子母导管RCA中段植入支架

289

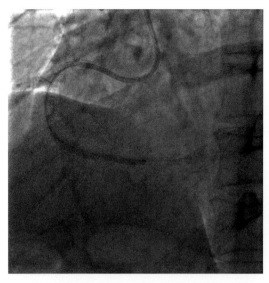

图28-6-21 RCA远段植入支架

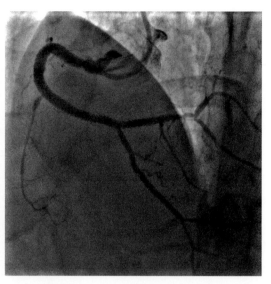

图28-6-22 左前斜位造影最终结果

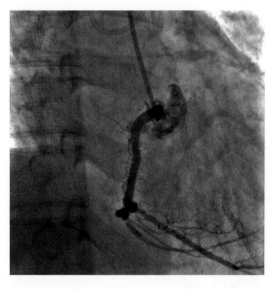

图28-6-23 右前斜造影最终结果

【该病例的教学特点】

1. 患者右侧冠状动脉为优势血管,1个月前LAD曾经闭塞过,因此开通RCA闭塞血管是必要的。

2. 由于该患者半个月前曾经在外院试图通过前向开通RCA但失败,并造成较大假腔,因此该病例本次RCA-PCI首选对侧逆向导丝技术。

3. 逆向侧支血管尽量避免选用心外膜血管,因心外膜血管常较扭曲,易造成穿孔引起心脏压塞,但该患者因经间隔支向右冠没有好的侧支形成,因此只有选择心外膜侧支血管路径,经心外膜侧支路径术者需谨慎操作预防冠脉穿孔引起心脏压塞。

4. 从患者影像上看似乎LCX到RCA的心外膜侧支较粗,但LCX的外膜侧支太扭曲,尝试两根均不能通过,遂再改为LAD远端的心外膜侧支。

5. 逆向到达RCA闭塞段后,该闭塞段较硬,逆向导丝通过非常困难,采用较少用的Conquest Pro逆向进入假腔,并选择IVUS引导逆向CART技术,造成假腔通道,再操控逆向导丝进入假腔通道,到达近端真腔,成功开通右冠闭塞病变。

6. 由于反复操作RCA指引导管造成RCA开口较大夹层,因此本例患者选择了RCA开口至近段先植入一枚支架,后因通过支架困难,再送入子母导管植入中远段支架,最终成功开通RCA闭塞血管。

(田万亮)

病例7 应用CrossBoss开通前降支支架内CTO

【简要病史】

患者,男性,74岁。因"阵发性胸痛7年,加重伴气短2周"入院。两次心肌梗死病史,曾行2次PCI手术,LAD植入支架1枚,右冠植入支架2枚。

心血管危险因素:高血压史10余年,吸烟50余年。

心电图:陈旧前壁下壁心肌梗死,胸前导联遗留ST段弓背向上抬高。

心脏超声:广泛前壁下壁运动减弱,心尖运动近消失;左室心尖室壁瘤形成;左室扩大、左房轻大;二尖瓣及主动脉瓣少量反流,LVEF 42%。

实验室检查:CHOL 5.98mmol/L,LDL 4.05mmol/L;生化、血常规、凝血项、心肌酶等未见异常。

入院后经抗血小板、降脂、扩冠、改善心功能等治疗后,进行冠状动脉造影检查。

【冠状动脉造影结果】

LM正常,LAD自支架近端完全闭塞,可见RCA给予LAD远端提供非常微弱的侧支循环。LCX内膜不光滑,无明显狭窄。RCA内膜不光滑,近中段两枚支架膨胀良好,无明显狭窄(图28-7-1~图28-7-4)。

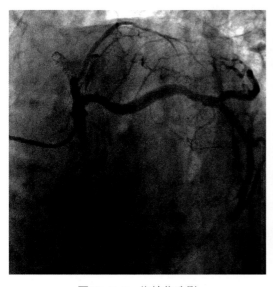

图28-7-1 蜘蛛位造影

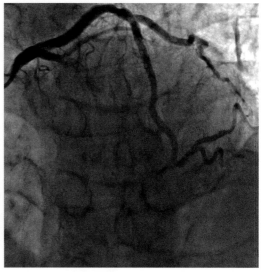

图28-7-2 正头位造影

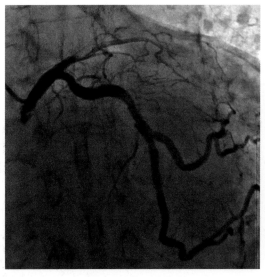

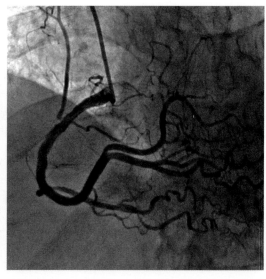

图28-7-3　足位造影　　　　　图28-7-4　右冠造影可见给予前降支远端微弱的
　　　　　　　　　　　　　　　　　　　　侧支

【病例分析及初始策略选择】

该患者有两次心肌梗死病史,7年前因广泛前壁心梗于LAD近段植入1枚支架,3年前复查造影已闭塞,心脏彩超提示大面积心肌坏死,且有室壁瘤形成,目前循证医学对于CTO开通已有积极的证据,可提高生存率及血流储备,并可能对于延缓心功能进一步恶化有益,因此还应积极开通。该CTO病变特点:

1. 支架内完全闭塞病变由于管腔内情况复杂,且平滑肌增生成份较多,导丝走行过程中不仅需要面对极大阻力,且易于进入支架与内皮之间。

2. 从侧支循环观察前降支远端存在严重的弥漫狭窄(图28-7-5),导丝向远端前行时,

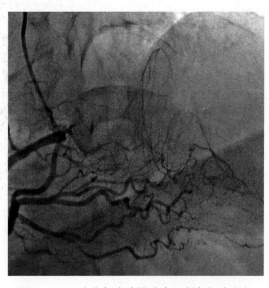

图28-7-5　头位侧支弥漫狭窄且判断闭塞段长

292

对侧造影给予的方向指导欠佳。

3. 从侧支循环观察除了支架内完全闭塞,支架远端还存在较长闭塞段(图28-7-5),总闭塞长度约50mm,且闭塞时间较长。

【PCI过程】

右股动脉7F EBU3.75导引导管至左冠脉口。Miracle 6导丝送入闭塞处,在Corsair微导管支撑下穿刺进入闭塞段(图28-7-6),应用球囊锚定技术撤出微导管后(图28-7-7),沿导丝送入CrossBoss微导管到达闭塞位置,快速旋转尾部的Fast-Spin扭控装置并推进,可见微导管快速通过支架内闭塞病变(图28-7-8、图28-7-9),到达支架远端,但继续旋转推进较难,转为导丝技术,但Miracle 6导丝进入假腔(图28-7-10),换用Rinato导丝仍未成功寻及真腔,采用平行导丝技术,应用Pilot 150成功进入真腔(图28-7-11),利用Corsair微导管旋转通过闭塞段后,将Pilot 150用Fielder换出并送至前降支远端,再经对侧造影证实导丝在真腔后(图28-7-12),撤出微导管,顺序应用Sprinter(2.0mm × 20mm)球囊及Sapphire(2.5mm × 15mm)球囊在LAD近中段扩张,可发现在支架远端闭塞段内存在较硬斑块(图28-7-13),扩张后造影见血管开通,几乎全程弥漫狭窄(图28-7-14),于LAD顺序植入Firebird 2(2.5mm × 29mm)支架及Firebird 2(3.5mm × 29mm)支架。最终造影结果显示支架膨胀良好(图28-7-15),TIMI血流3级,但LAD远端弥漫狭窄(图28-7-16黑箭头),但由于管径较细,未做进一步处理。

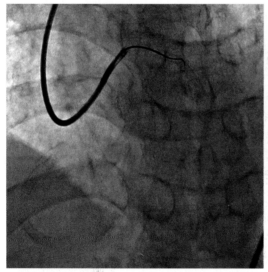

图28-7-6 Miracle 6导丝在Corsair微导管支撑下穿刺进闭塞段

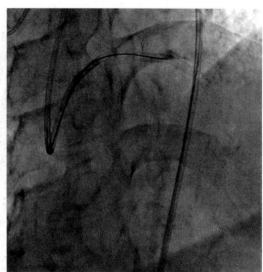

图28-7-7 锚定撤出微导管

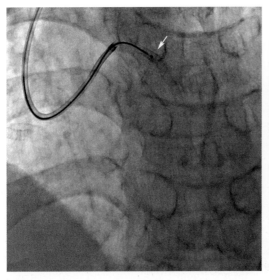

图28-7-8 CrossBoss导管在支架闭塞段内旋转推进

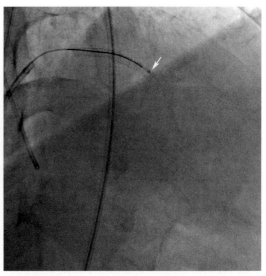

图28-7-9 CrossBoss导管到达支架远端

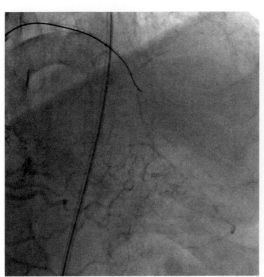

图28-7-10 Miracle 6导丝进入假腔

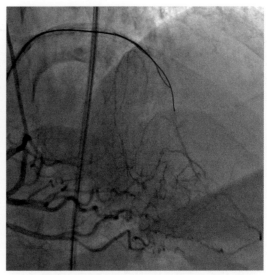

图28-7-11 Pilot 150导丝寻及真腔

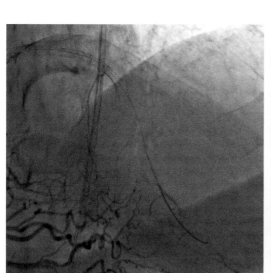

图28-7-12　交换软导丝送至前降支远端

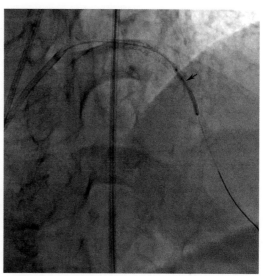

图28-7-13　球囊扩张支架远端血管可见支架远端血管存在严重狭窄

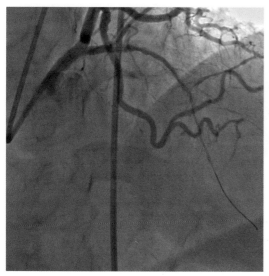

图28-7-14　顺序扩张后血管开通

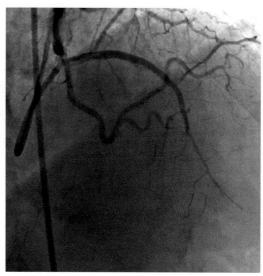

图28-7-15　植入支架后造影

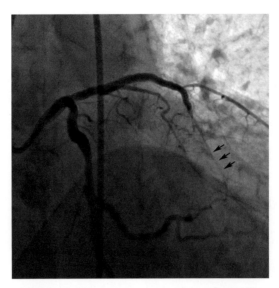

图28-7-16 远端弥漫狭窄但血流可以接受

【本病例的教学点及经验体会】

1. 由于DES时代的来临大幅度降低了支架内再狭窄（ISR）的发生率，可以保持在10%以下，然而随着DES的广泛应用，尤其是更多应用于复杂病变以及合并糖尿病、高血压等危险因素患者，使支架内再狭窄率不断升高，其中一部分进展至慢性完全闭塞。支架内CTO由于情况复杂，平滑肌增生成份较多，单纯导丝操作推进困难且极易进入支架网眼并在支架下方走行，一旦进入支架下方或假腔，即使再回真腔也无法进行后续操作，因此保持在支架内走行是开通支架内CTO的关键点，也是单用导丝操作的难点。CrossBoss由于钝性分离机制极大程度提高了支架内推进的成功率，国外已有多个单中心临床实践认为支架内CTO是应用CrossBoss的最佳适应证，可达到高手术成功率、较短的穿越时间和降低并发症。

2. 目前，应用CrossBoss微导管与Stingray球囊系统建立的"Bridgepoint"术式在FAST-CTO研究中使北美CTO开通成功率提高到了77%，最近已经超过80%。但由于我们的技术特点有别于欧美，所以在不断提高各种CTO技术能力的基础上，结合自身特点联合应用"Bridgepoint"系统可更有效地提高CTO开通成功率及减少辐射及对比剂用量。那么单独应用CrossBoss进行的前向技术可能是我们今后可以尝试的方法。那么利用CrossBoss进行前向开通的几个要点是：①对侧造影对闭塞段走行方向的鉴别；②适当的导丝选择及操作技巧；③当CrossBoss偏离血管走行时的重新导向。

3. 有效应用CrossBoss的前提是合适的导丝选择及操作，导丝技术是开通CTO的基础也是关键点，尤其是硬导丝的操作是关键一环，对于使用CrossBoss微导管比较适合的导丝是Miracle 6、Pilot200或Confianza Pro12。这些导丝在与CrossBoss合用时，不仅可以提高对于近端纤维帽的穿透力，还可以给予CrossBoss较好循迹性及支撑，必要时还可以相互转换向前推进，避免病变成角时CrossBoss过度偏离血管走行。

4. 对于CrossBoss本身的操作也十分重要，应该集中在一个方向快速用手指旋转尾部手柄，向前的推力要轻柔，并要求良好的Guiding支撑，有时当CrossBoss要通过弯曲时，利用延长导管提供额外支撑力也是需要的。如在闭塞前血管存在重度狭窄，也可以先用小球囊预扩张以便CrossBoss顺利到达闭塞口。如果CrossBoss无法旋转前行,我们需要将CrossBoss微导管撤回近端,然后寻找另一条通道,可以在真腔附近的位置开始重新导向,通过将硬钢丝反复重新导向后,CrossBoss再入真腔的成功率极高。

5. 我们知道在延长操作时间的同时并发症发生的概率也随之增加,我们应该注意射线及造影剂用量,如果CrossBoss进入假腔后,无论是导丝还是通过调节导丝引导CrossBoss前行难入真腔,可择期二次手术提高开通成功率,因为已经应用CrossBoss制造假腔明确了CTO的走行。

（金恩泽　刘炳辰）

病例8　Knuckle技术处理右冠支架内完全闭塞病变

【简要病史】

患者,男性,64岁,因"发作性胸闷气短11年,再发1个月"入院。

心血管病危险因素:高血压病史4年,口服硝苯地平控释片、厄贝沙坦治疗,血压控制可。糖尿病病史18年,口服阿卡波糖、注射胰岛素治疗;慢性肾脏病史7年,现透析治疗。11年前于外院冠脉CTA检查提示冠脉严重狭窄,植入支架3枚。

心电图示:窦性心律、75次/分,ST-T改变。

心脏超声心动图:LVEDD 74mm,LVEF 56%。

实验室检查:血肌钙蛋白I 0.002ng/ml, Pro-BNP 6665pg/ml, Mb 218.5ng/ml, CK-MB3.4ng/ml。尿常规:尿蛋白++++,尿糖+++;生化:肌酐485μmol/L,白蛋白30g/L,甘油三酯1.92mmol/L。

入院后予以负荷氯吡格雷和阿司匹林治疗后行冠脉造影检查。

【冠状动脉造影结果】

选用右侧桡动脉径路,造影发现:RCA近段60%~70%支架内狭窄,RCA中段支架内狭窄100%闭塞,LAD中段50%~60%狭窄,LCX近段100%狭窄,LMT30%狭窄(图28-8-1)。

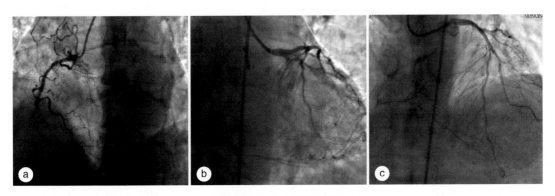

图28-8-1　冠脉造影结果

【病例分析及初始策略选择】

此患者LCX100%闭塞,但LCX相对细小。RCA优势,支架内闭塞且病变较长。前降支通过间隔支给右冠提供逆向侧支循环,故计划先处理右冠ISCTO病变。从造影形态分析,

ISCTO近端呈鼠尾状残端,主要闭塞体部在支架内,LAD间隔支逆向灌注仅到达RCA后三叉处,但从逆向灌注看支架远端血管腔无明显夹层等情况,故初始策略计划正向导丝技术,采用聚合物护套+亲水涂层导丝实施Knuckle技术通过ISCTO。如果失败改为逆向途径。

【PCI过程】

经股动脉逆行送入6F SAL1.0指引导管至RCA开口处,送BMW导丝进入右室支增加指引导管稳固性,Finecross支撑下Pilot200进入ISCTO残端,接近支架内时采用Knuckle技术向前推进导丝,确保导丝在支架内,到达闭塞段远端时调整导丝变直(图28-8-2)。对侧造影指导下导丝调整进入PL支,再送入BMW进入PD支保护(图28-8-3)。用1.5mm×20mm及2.5mm×10mm球囊扩张RCA病变,由PL-RCA及RCA中远段串联植入2.5mm×33mm、2.75mm×38mm药物涂层支架各1枚,于RCA近端植入3.5mm×33mm药物涂层支架1枚,多角度造影显示支架植入处血管狭窄消失、血流通畅(图28-8-4、图28-8-5)。

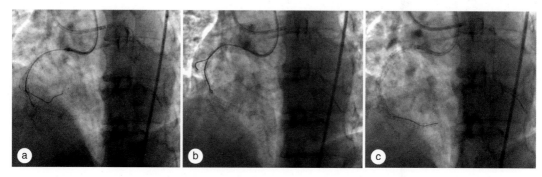

图28-8-2 6F SAL1.0指引导管至RCA开口处,送BMW导丝进入右室支增加指引导管稳固性,Finecross支撑下Pilot200进入ISCTO残端,接近支架内时采用Knuckle技术向前推进导丝,确保导丝在支架内,到达闭塞段远端时调整导丝变直

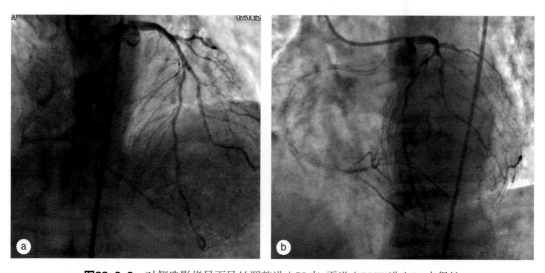

图28-8-3 对侧造影指导下导丝调整进入PL支,再送入BMW进入PD支保护

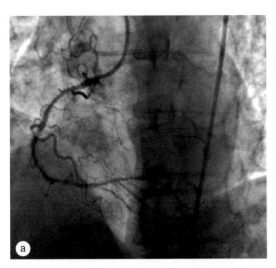 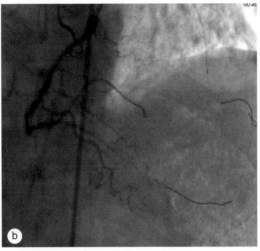

图28-8-4 球囊扩张后冠脉造影

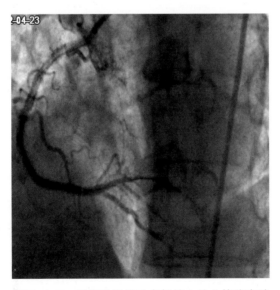

图28-8-5 最终造影显示支架植入处血管狭窄消
失、血流通畅

【该病例的教学点】

1. 此病例为ISCTO病变,局限于支架内,残端为鼠尾状,远端出口清晰无新的闭塞及夹层存在,对侧逆向灌注良好,是非常适合Knuckle技术的一例病变。

2. Knuckle技术最早为日本专家提出,主要是利用聚合物护套及亲水涂层的Pilot系列导丝,头端推进时形成U型头端,强支撑下推进导丝,在ISCTO病变使用时安全性比较高,不会穿出支架网眼外侧或嵌顿于膨胀不全的支架金属丝上,与Crossboss相比,更加灵活,跟踪血管走行能力更强。特别需要注意的是到达闭塞远端，不一定继续使用Knuckle技术，可以先尝试单纯正向导丝技术进入真腔，如果失败，也可继续使用Knuckle技术，但注意不要使假腔过大，丧失机会。

3. 宜尽早行对侧造影，有助于了解ISCTO远端的血管床情况，从而制订科学的策略。

（李　妍　孙冬冬　李　巍　满万荣）

病例9　Kissing wire技术开通CTO病变一例

【简要病史】

患者男性，54岁，主因"发作性胸痛10年，加重1个月"入院。

心血管病危险因素：高血压病史5年，高脂血症病史3年。

ECG：Ⅱ、Ⅲ、aVF导联ST段压低0.1mV；V_5~V_6导联ST段压低0.1mV，伴T波倒置。

心脏超声心动图：LVEDD 43mm，LVEF 60%。

实验室检查：cTnI（－）；CK-MB（－）；BNP（－）；eGFR 53ml/（min·1.73m²）入院后予以替格瑞洛和阿司匹林后行冠状动脉造影检查。

【冠状动脉造影结果】

选用右侧桡动脉径路，6F血管鞘，TIGER造影导管。造影发现：LM大致正常，LAD近段轻度动脉硬化，中段50%狭窄，LAD远端向RCA远端发出3级侧支循环，LCX近中段闭塞，血流TIMI 0级；RCA近中段闭塞，闭塞处可见大量桥侧支形成并向远端供血，后分叉前医院显影（图28-9-1~图28-9-4）。

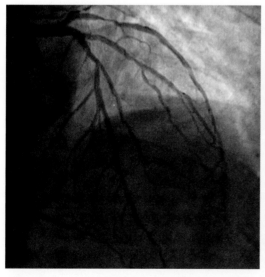

图28-9-1　左主干及前降支轻度动脉硬化，无明显狭窄，自前降支的间隔支向右冠远端发出3级侧支循环，血液供应可达到后三叉开口近端

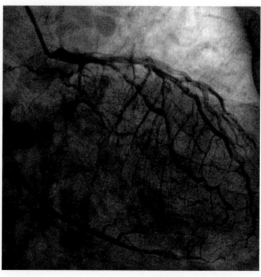

图28-9-2　回旋支近段闭塞，钝缘支近段85%狭窄

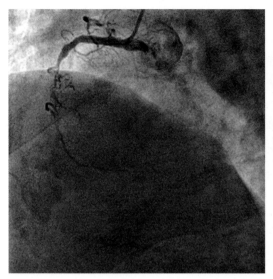
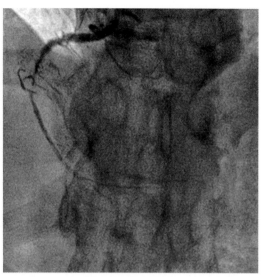

图28-9-3 右冠近段闭塞，自闭塞段周围有桥侧支形成使右冠远端轻度显影

图28-9-4 右冠近段闭塞，自闭塞段周围有桥侧支形成使右冠远端轻度显影

【病例分析及初始策略选择】

根据患者病史结合患者冠脉造影情况，考虑患者陈旧性心梗病史不除外，具体闭塞时间不详，考虑为CTO病变可能性大。

本病例治疗策略选择：患者及家属拒绝行CABG。患者 SYNTAX Score 21分。根据指南，该病例开通血管策略可首选PCI治疗。PCI策略选择：对于右冠状动脉的造影我们选择了三个体位：左前斜45°、正头位30°和右前斜30°，通过对图像的分析我们发现：右冠近中段闭塞，闭塞具体断端不明确，隐约存在前向血流；在断端处有一明显的分支血管，周围有明显的桥侧支形成；前降支通过大的间隔支向右冠远端发出的3级侧支循环，而且侧支血管较粗大、无明显迂曲、血供丰富，通过左、右侧的比较发现闭塞段并不长。因此，在对该病变进行处理时我们考虑可以首先用亲水涂层的导丝尝试正向，但是我们认为正向开通难度较大，如果开通失败则尝试逆向。所以策略是：先正向，后逆向，再双向结合。

【PCI过程】

RCA-PCI过程：沿超滑导丝送AL 1.0至右冠口，选择PT2MS导丝在OTW 1.5mm×10mm球囊的支撑下无法通过闭塞段，导丝易于滑向闭塞段的小血管分支（图28-9-5）。考虑闭塞处无明显断端、桥侧支较多，未进一步尝试选用穿透性导丝进行正向开通血管，于是选择逆向途径。选择EBU 3.5指引导管到达左冠口，经双侧造影进一步证实RCA侧支循环主要来自于前降支的间隔支（图28-9-6）。沿EBU 3.5指引导管送Runthrough导丝到达间隔支，沿Runthrough导丝推送OTW 1.5mm×10mm球囊到达间隔支，经OTW球囊选择性造影后筛选合适的侧支路径（图28-9-7），随后在OTW球囊辅助下推送Field FC导丝成功通过侧支血管进入RCA远端并到达闭塞段（图28-9-8），然而推送Field FC导丝仍反复进入闭塞端周围的分支血管。手术进行到这里，有两种选择：一种是保留逆向导丝作为路径通过正向选择更硬的导丝尝试开通；第二种选择是继续通过逆向送微导管到达闭塞段并交换为穿透性导丝。我们为简化操作，首先选择了第一种方法。此时保留逆向导丝作为指示路径，通过正向选择具有更强穿透力的Miracle 6.0导丝，在OTW 1.5mm×10mm球囊辅助下顺利通过闭塞段并成功与逆向导丝对接（图28-9-9），经逆向造影证实导丝到达RCA远端，撤出逆向导丝及球囊并造影判断间隔支血管无相应血管并发症发生。通过RCA正向推送OTW1.5mm×10mm球囊到达远端并交换为Runthrough导丝，应用OTW球囊从闭塞端开始从远端到近端依次预扩张，通过延长导丝撤出OTW球囊，推送Sprinter 2.0mm×15mm球囊再次预扩张（图28-9-10）。在前一个操作时通过AL 1.0导管"冒烟"已经明确正向血流恢复，为下一步合理选择支架型号，我们在给予了200μg硝酸甘油冠脉内注射后再次造影时发现自右冠近段开始出现螺旋型夹层（图28-9-11），此时患者逐渐出现胸闷不适、血压降低等现象，此时迅速自后降支近段开始由远端至近端先后植入Firebird2 2.5mm×23mm、Firebird2 2.5mm×29mm、垠艺2.5mm×28mm、垠艺3.0mm×28mm四枚药物洗脱支架，患者血液动力学逐渐稳定，造影发现右冠近段仍残留有夹层影未充分覆盖，遂在RCA近段再次植入垠艺3.5mm×15mm支架一枚，经NC Sprinter 2.75mm×15mm、3.5mm×15mm球囊后扩张后，复查造影示支架扩张良好，无残余狭窄、内膜撕裂、夹层及血栓形成，血流TIMI3级（图28-9-12、图28-9-13），撤出导丝、导管，手术结束。

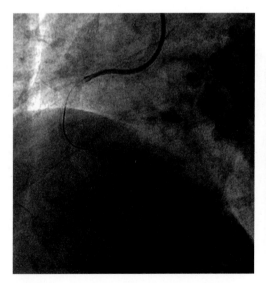

图28-9-5 初始从正向尝试开通闭塞病变，PT2MS导丝易于滑向闭塞处小分支

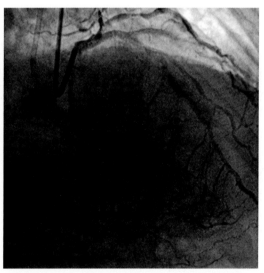

图28-9-6 左冠EBU 3.5指引导管到位后造影提示左冠LAD供应右冠的侧支循环主要来自于间隔支

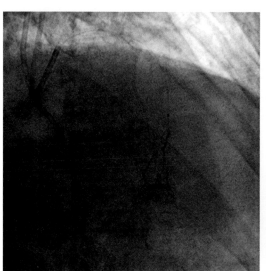

图28-9-7 经OTW球囊选择合适的侧支循环路径

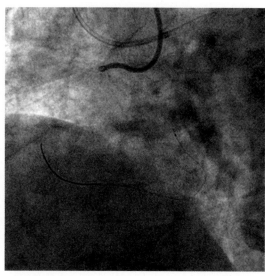

图28-9-8 Field FC导丝顺利通过侧支循环血管由逆向到达闭塞处

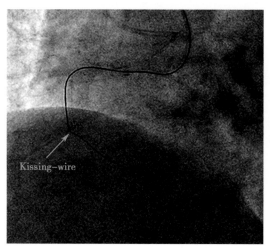

Kissing-wire

图28-9-9 正向与逆向导丝对接

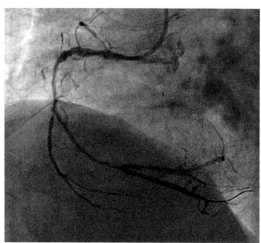

图28-9-10 经Sprinter 2.0mm×15mm球囊预扩张后"冒烟"

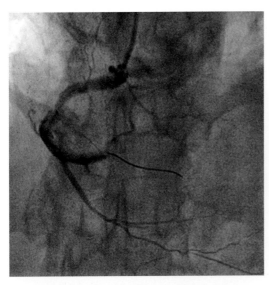

图28-9-11 右冠造影后出现螺旋型夹层

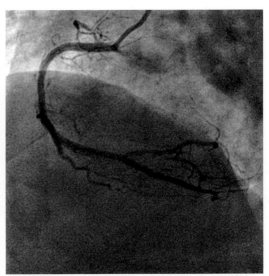

图28-9-12 右冠植入支架后造影（左前斜位）

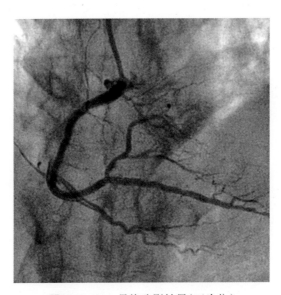

图28-9-13 最终造影结果（正头位）

【该病例的教学点】

1. 此例患者SYNTAX SCORE评分为21分,根据循证医学证据和指南要求,PCI为ⅠB类选择(2014ESC)。

2. CTO病变介入过程中双侧造影 CTO病变介入过程中从术前到术中,对造影影像的判读,特别是有规范的双侧造影至关重要。高质量的影像结果有助于介入治疗策略的选择。

3. 入路方向的选择 对于CTO病变一般情况介入治疗的顺序是从正向开始,在必要的时候逆向通过病变或作为路标,"双向夹击"以及根据病变特点和手术过程调整策略可提高CTO病变的开通率。

4. 导丝的选择和调整 该病例在闭塞段的正向和逆向起始部都存在有桥侧支或者分支血管,如果选用带有亲水涂层的导丝易于滑向分支,因此该病例在正向应用带有亲水涂层导丝开通失败后可尝试直接选用非亲水涂层穿透力更强的导丝,因为根据双侧造影来看闭塞段并不长。

5. 对于具有陈旧性心梗病史的患者,在行PCI术前必要时可行冠脉CT检查,有助于提前对闭塞部位的闭塞长度、闭塞处钙化情况、侧支循环情况等进行早期掌握和分析。

【经验教训】

1. 该患者在成功开通右冠过程中出现了严重的RCA螺旋形夹层,考虑主要原因在于应用强支撑力指引导管后,在导管同轴、指引导管深插技术以及与造影剂使用之间的配合过程中出现了问题,但由于及时发现,果断并正确地处理,迅速自保留导丝所在血管的远端开始植入支架,成功恢复血流,患者血液动力学趋于稳定,避免了不良事件的发生。

2. 对于行双侧造影、双向开通CTO病变的过程中,指引导管的到位和操作都较非闭塞性病变复杂,在PCI过程中病变血管、侧支血管等相应并发症发生率较高,谨慎操作、早期发现、及时处置是保障手术成功的关键。

（杨胜利　杨　勇）

第29章 慢性闭塞病变介入治疗复杂前向技术应用病例

病例1 CrossBoss & Stingray开通右冠完全闭塞病变

【简要病史】

患者,男性,73岁,因"活动时胸闷气促1个月"入院。

心血管病危险因素: 高血压病史30年; 糖尿病病史10余年; 脑梗死病史14年; 尿毒症病史3年,长期经右桡动脉造瘘管行血透治疗; 双下肢动脉硬化闭塞症1年余。

心电图示: 窦性心律、下壁异常Q波、左心室高电压、T波改变。

心脏超声心动图: LVEDD 46mm, LVEF 47.7%。

实验室检查: 高敏肌钙蛋白定量正常。

入院后予负荷波利维和阿司匹林抗血小板,立普妥调脂,血透维持治疗后予以冠脉造影检查。

【冠状动脉造影结果】

选用左侧桡动脉径路,6F血管鞘。造影发现: 右冠近开口处闭塞,远端由自身桥血管及左冠提供侧支,左主干可见斑块,前降支中段狭窄达90%(病变处有瘤样扩张,瘤样扩张后狭窄最重),回旋支可见斑块(图29-1-1、图29-1-2)。

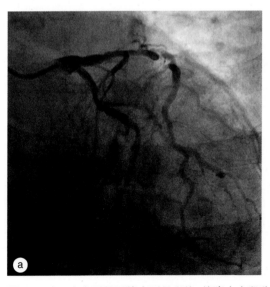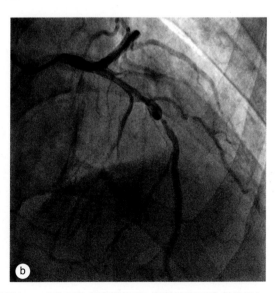

图29-1-1 左主干及回旋支可见斑块,前降支中段狭窄达90%(病变处有瘤样扩张,瘤样扩张后狭窄最重)

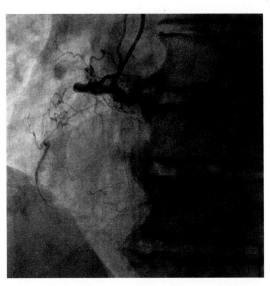

图29-1-2 右冠近开口处闭塞,远端由自身桥血管
及左冠提供侧支

【病例分析及初始策略选择】

结合病史及造影结果,该患者引起此次胸闷的罪犯靶血管应该是前降支中段病变,但目前尚无心肌坏死的直接证据,TIMI血流3级,不存在急诊干预的情况。RCA为CTO病变,是被供应血管;而LAD提供丰富血流到RCA,供血供范围大,病变不复杂,处理成功率高,但要考虑到处理LAD病变时一旦出现无复流、慢复流、急性闭塞等意外,手术风险将明显升高。因此我们首先选择尝试处理右冠CTO病变。

【PCI过程】

分析此病变的特点:近端纤维帽在造影下尚清晰,但闭塞段较长≥20mm,血管走行不明朗,闭塞远端显影欠佳,有良好的逆向侧支循环,似乎更适合行逆向导丝技术开通;但是在建立对侧造影时发现两侧股动脉均存在明显狭窄(图29-1-3A、B),植入6F GC有增加外周血管损伤并发症风险,故左桡动脉(图29-1-3C)是行介入治疗的唯一通路(右桡动脉已行血透造瘘),前向导丝开通是唯一选择。我们左桡动脉换用7F血管鞘,选用7F AL1.0指引导管到达RCA开口,5F JL3.5造影导管经右股动脉至左冠口行对侧造影(图29-1-4A、B)。在Finecross微导管的辅助下,先后尝试Fielder XT、Conquest Pro等导丝,均不能到达闭塞段远端真腔。考虑闭塞段血管走行不清晰,直接通过真腔进入远端血管腔内极为困难,拟采用ADR技术(antegrade dissection and reentry)。先用Fielder XT导丝进入病变少许,沿导丝送Tazuna 1.25mm × 10mm球囊到位闭塞处近端以6atm扩张2次(图29-1-5),推送Fielder XT导丝Knuckle样前行(图29-1-6A、B),通过病变到达闭塞段远端(图29-1-6C),同时沿钢丝操作CrossBoss导管到达闭塞段远端,更换Miracle 6钢丝,继续旋转CrossBoss导管(图29-1-7),通过逆向造影证实CrossBoss导管到达非闭塞血管节段内停止旋转(即Knuckle-Boss技术)。鉴于此为7F GC,不能采用指引导管内球囊锚定技术撤出CrossBoss,故使用延长导引钢丝退出CrossBoss导管。沿Miracle 6钢丝送入已经预处理的Stingray导管(包括整个系统内充分排气,纯造影剂充盈),使头端的两个标记到达非阻塞段,稍回撤Miracle 6钢丝(图29-1-8),以4atm充盈Stingray球囊(图29-1-9),调整投照体位,使Stingray球囊呈"单轨状"(图29-1-10),完全撤出Miracle 6钢丝,送入Stingray导丝,在对侧造影的指引下,拟行Stingray导丝穿刺,但此时患者突发咳嗽,体位改变致使整个GC系统脱位(图29-1-11),前功尽弃。不得已重新调整GC到位,送入Miracle 6钢丝希望到达原先路径,但导丝明显偏离血管路径(图29-1-12),所以重新进入新的Fielder XT导丝再次Knuckle样前行,远端到达第二转折处(图29-1-13),重复前面操作,送入CrossBoss导管并旋转到达第二转折以远(图29-1-14),送入Miracle 6钢丝,撤出CrossBoss导管,送入Stingray导管,撤出Miracle 6钢丝,充盈Stingray球囊,送入Stingray导丝,调整投照体位,使Stingray球囊呈"单轨状",在对侧造影的指引下,根据球囊上两个标记点和血管真腔的关系(图29-1-15),判断Stingray导丝朝向血管腔方向后进行穿刺并推送(图29-1-16),不同体位判断Stingray导丝在真腔后(图29-1-17),在延长钢丝下撤出Stingray导管,通过Finecross微导管交换Stingray导丝为BMW钢丝(图29-1-18),沿导丝

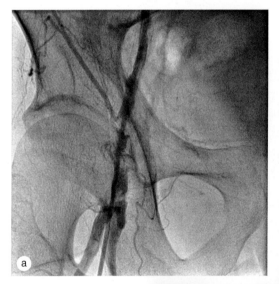
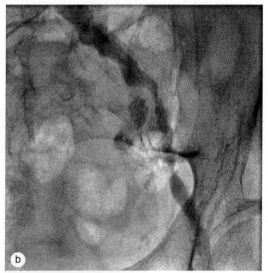
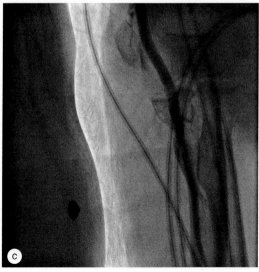

图29-1-3 双侧股动脉均存在明显狭窄,左桡动脉通畅,是行介入治疗的唯一通路

送 Maverick 2.5mm×20mm球囊在闭塞段以8atm扩张,送入Opticross超声导管行IVUS检查(图29-1-19),证实远端钢丝在真腔(图29-1-20),第二转折以近为假腔(图29-1-21),闭塞近端重回真腔(图29-1-22)。沿导丝先后送入Promus element 2.5mm×28mm、3.0mm×38mm、3.5mm×24mm支架到位,以10~12atm释放,之后沿导丝先后送入Quantum 3.0mm×15mm及3.5mm×15mm后扩球囊到位后扩,最大扩张压18atm。最后造影结果如图29-1-23所示。术后患者胸闷症状明显缓解,2个月后行前降支PCI术,植入Promus element 3.5mm×38mm,RCA造影见血管粗大,支架通畅,众多边支显影(图29-1-24)。

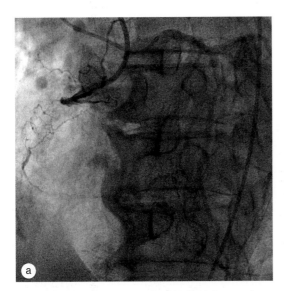
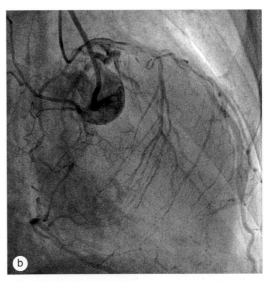

图29-1-4 7F AL1.0指引导管到达RCA开口,5F JL3.5造影导管经右股动脉至左冠口行对侧造影

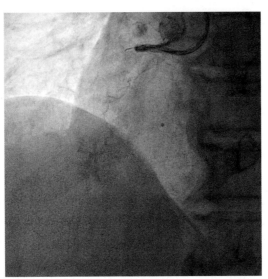

图29-1-5 用Fielder XT导丝进入病变少许,沿导丝送Tazuna 1.25mm×10mm球囊到位闭塞处近端以6atm扩张2次

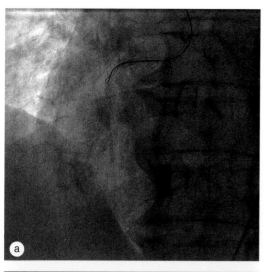

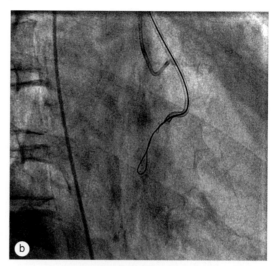

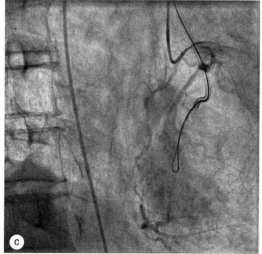

图29-1-6 推送Fielder XT导丝Knuckle样前行，通过病变到达闭塞段远端

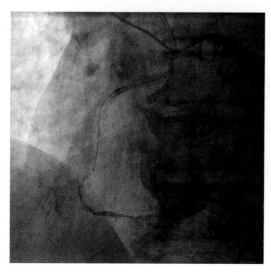

图29-1-7 沿钢丝操作CrossBoss导管到达闭塞段远端，更换Miracle 6钢丝，继续旋转CrossBoss导管

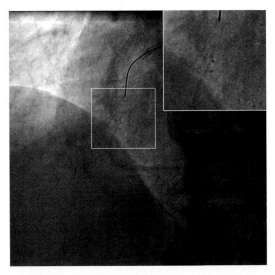

图29-1-8 沿Miracle 6钢丝送入已经预处理的Stingray导管,使头端的两个标记到达非阻塞段,稍回撤Miracle 6钢丝

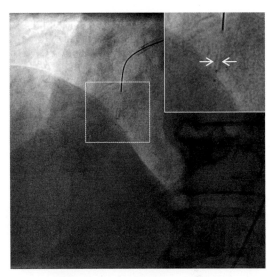

图29-1-9 4atm充盈Stingray球囊

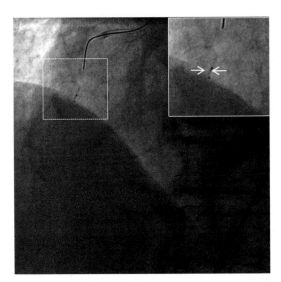

图29-1-10 调整投照体位,使Stingray球囊呈"单轨状"

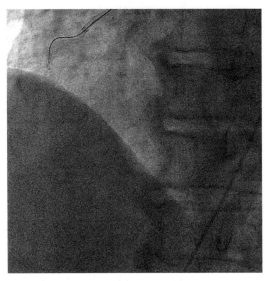

图29-1-11 送入Stingray导丝,在对侧造影的指引下,拟行Stingray导丝穿刺

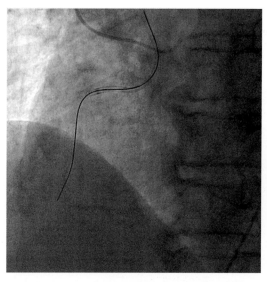

图29-1-12 送入Miracle 6钢丝希望到达原先路径,但导丝明显偏离血管路径

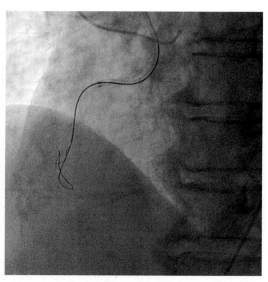

图29-1-13 重新进入新的Fielder XT导丝再次Knuckle样前行,远端到达第二转折处

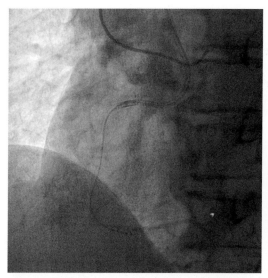

图29-1-14 送入CrossBoss导管并旋转到达第二转折以远

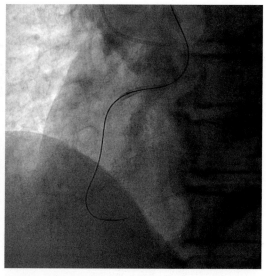

图29-1-15 充盈Stingray球囊,调整投照体位,使Stingray球囊呈"单轨状"

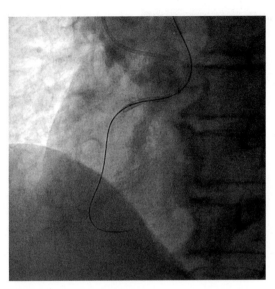

图29-1-16 在对侧造影的指引下,判断Stingray导丝朝向血管腔方向后进行穿刺并推送

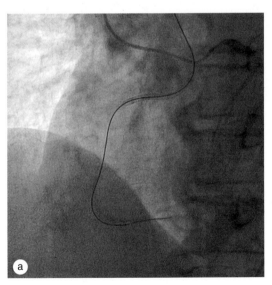

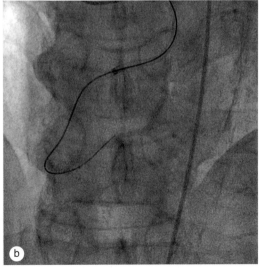

图29-1-17 不同体位判断Stingray导丝位于真腔

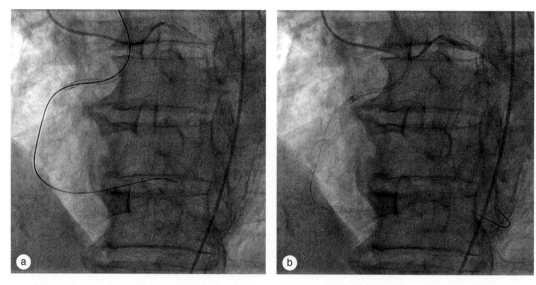

图29-1-18 在延长钢丝下撤出Stingray导管,通过Finecross微导管交换Stingray导丝为BMW钢丝

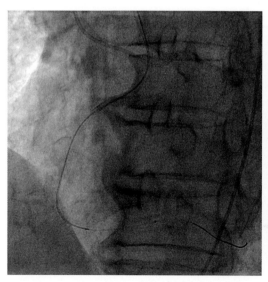

图29-1-19 Opticross超声导管行IVUS检查

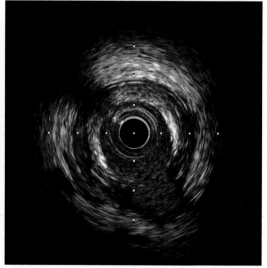

图29-1-20 右冠远段钢丝位于真腔

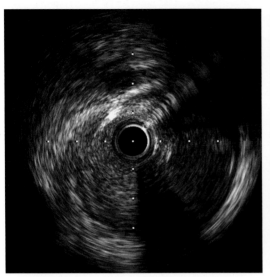

图29-1-21 右冠第二转折以近位于假腔

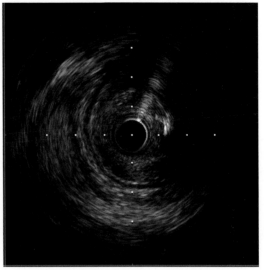

图29-1-22 右冠闭塞近段重回真腔

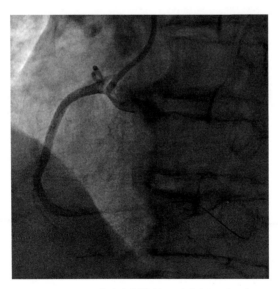

图29-1-23 最后造影结果显示右冠血流通畅

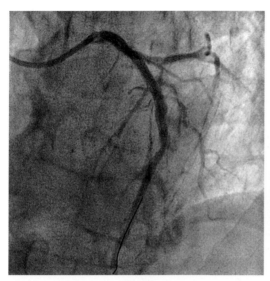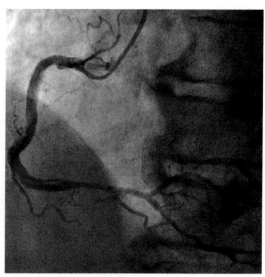

图29-1-24 2个月后前降支PCI,最后左右冠脉造影结果

【该病例的教学点】

1. 此例患者比较特殊,除了左桡动脉能容纳6~7F GC外,其余入路均不可行,这时候前向技术很关键,但再好的前向技术也不能保证钢丝直接到达远端真腔,而ADR技术,尤其BridgePoint技术,CrossBoss & Stingray器械的出现使前向技术成功率明显提高,且FAST-CTOs研究结果更是增加了介入医生的信心。

2. 操作CrossBoss & Stingray系统时,最好使用8F的指引导管,因为在退出这些导管时可以采用指引导管内球囊锚定技术,本例因为是桡动脉路径,所以只能通过使用延长导引钢丝或者300~330cm的长导丝完成,操作过程必须注意操作体系的Stabilization(固定性),包括CrossBoss & Stingray及钢丝的头端,如有移位,就会前功尽弃,本例患者在第一次Stingray钢丝穿刺时突发剧烈咳嗽,造成整个系统移位而需要重新操作就是一个例证。

3. Knuckle技术看似动作很粗暴,但由于其是钝性分离,较钢丝直接前进显得很安全、更有效,本例患者第二次Knuckle技术操作就是个证明,更能有效接近远端血管腔。

4. 采用ADR技术,尤其是这种近端使用Knuckle技术的操作过程中,避免前向造影,以免造成更大夹层撕裂,而是需要逆向造影,所以要及时行对侧造影。

5. Knuckle技术由于导引钢丝头端环的大小难以调控,因而它所产生的夹层或假腔往往较大;血肿越大,假腔越大,真腔就越小,Stingray钢丝穿回真腔的成功率就越低,而CrossBoss导管头端仅1mm,造成假腔较小,所以在行Knuckle Wire换用CrossBoss后,需再前一段距离,使Stingray钢丝穿刺点的位置不在Knuckle Wire行走过的节段,而是稍更远端的血管,同时也要选择血管较粗大,斑块较少的节段进行穿刺,提高成功率。

(单培仁 黄伟剑)

病例2 旋磨技术支持下前向开通前降支完全闭塞病变

【简要病史】

患者,女性,57岁,因"反复胸闷、胸痛2个月"收入院。

心电图: 窦性心律,正常心电图。

超声心动图: LVEF 60%,未见室壁运动异常。

实验室检查: 肌钙蛋白(−)。

入院后给予负荷氯吡格雷及阿司匹林后行冠脉造影检查。

【冠状动脉造影结果】

选择右侧桡动脉径路,6F动脉鞘。造影显示: 左主干未见异常,前降支近段完全闭塞伴有钙化,中远段侧支显影; 回旋支及钝缘支不规则。右冠弥漫性病变,中段两处狭窄,分别为狭窄80%伴有斑块破裂征象和狭窄60%,远段狭窄50%,右冠向前降支发出侧支循环,血流1级(图29-2-1 ~ 图29-2-4)。

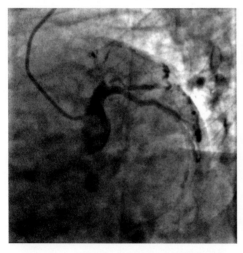

图29-2-1 前降支近段完全闭塞伴有钙化

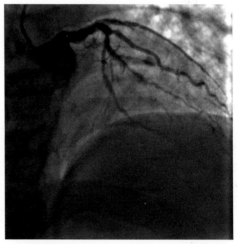

图29-2-2 回旋支及钝缘支不规则

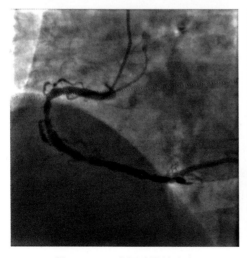

图29-2-3 右冠弥漫性病变

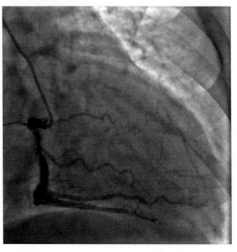

图29-2-4 右冠向前降支发出侧支循环

【病例分析及初始策略选择】

该患者为前降支完全闭塞,右冠状动脉中段斑块破裂征象,治疗策略上需要首选将右冠斑块破裂进行介入治疗,然后再考虑前降支完全闭塞病变介入治疗,这样如果前降支完全闭塞前向不能开通的时候可以考虑通过右冠逆向进行治疗,同时在做前降支完全闭塞病变介入治疗时也比较安全。

右冠处理策略选择:由于右冠存在斑块破裂征象,而且中段有一处狭窄为临界病变,所以我们决定首先进行IVUS检查,评估右冠管腔的大小及右冠中段临界病变,看是否需要处理。

前降支处理策略:首先尝试前向技术,考虑到前降支远端仍然可以通过左冠造影显影,可以直接前向技术进行介入。

【PCI过程】

6F JR4.0指引导管通过右侧桡动脉至右冠口,0.014" Rinato导丝至右冠远端,IVUS检查显示右冠临界病变管腔面积超过6.0mm²,决定不进行干预,右冠中段斑块破裂并严重狭窄。Sequent 3.0mm×15mm球囊预扩张,植入Promus Element 4.0mm×20mm依维莫司药物支架,16atm×8"扩张释放,Quantum 4.5mm×12mm高压球囊至支架内16～18atm×8"扩张塑形,复查造影示支架扩张充分,IVUS检查示支架扩张充分,贴壁良好(图29-2-5～图29-2-8)。

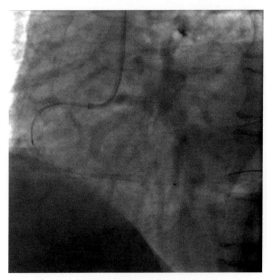

图29-2-5 IVUS检查

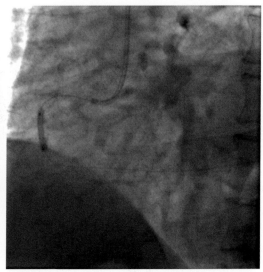

图29-2-6 Sequent 3.0mm×15mm球囊预扩张

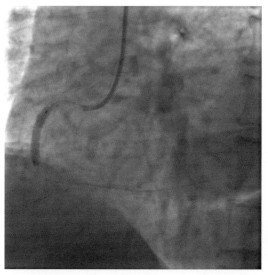

图29-2-7 植入PE 4.0mm×20mm支架

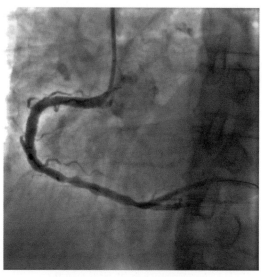

图29-2-8 最终右冠造影结果

　　然后6F EBU 3.5指引导管至左冠口，Corsair支持下反复尝试Fielder XT、Miracle 3导丝不能通过闭塞病变，换Gaia Second也不能通过闭塞处，Conquest Pro导丝穿刺闭塞处，然后换Gaia Second成功通过闭塞处，但在假腔内（图29-2-9 ～图29-2-12 ）。

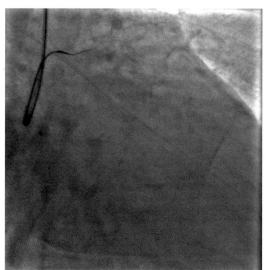

图29-2-9 Fielder XT未能通过闭塞

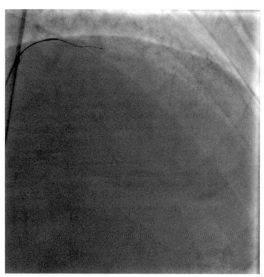

图29-2-10 Miracle 3未能通过闭塞

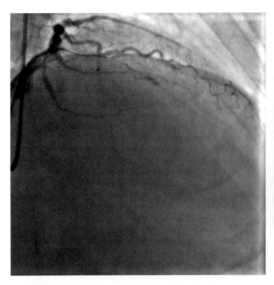

图29-2-11 Conquest Pro导丝穿刺闭塞处

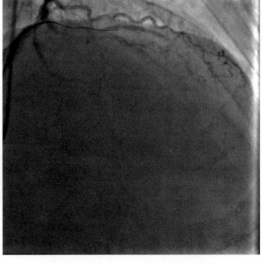

图29-2-12 Gaia Second在假腔内

将Gaia Second回撤后调整方向,再次前送终于至前降支真腔内,前送Gaia Second导丝,左冠造影示导丝至对角支内,前送Corsair,交换Sion导丝至前降支远端,撤出Corsair后尝试Sprinter 1.5mm×15mm球囊,不能通过闭塞处,反复尝试未成功(图29-2-13 ~图29-2-15)。

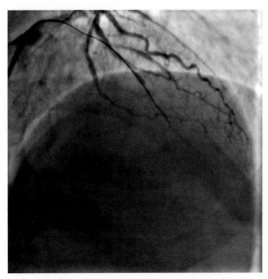

图29-2-13 Gaia Second进入真腔

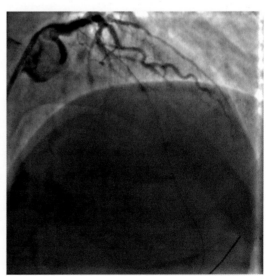

图29-2-14 更换Gaia Second为Sion

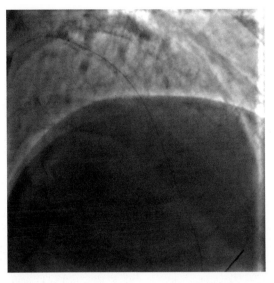

图29-2-15 Sprinter 1.5mm×15mm球囊不能通过

　　将Corsair送至前降支远端,送入旋磨导丝,退出Corsair,1.25mm的磨头旋磨2次后成功通过闭塞处,Sprinter 2.0mm×15mm球囊扩张后行IVUS检查示前降支狭窄严重,近中段处偏心钙化,前降支中段至近段串联植入Promus Element 2.75mm×20mm、3.5mm×38mm及4.0mm×12mm依维莫司药物支架,然后3.0mm×12mm及4.5mm×12mm高压球囊反复后扩张。复查造影及IVUS示前降支中段支架扩张不充分,Quantum 3.5mm×15mm高压球囊反复后扩张,最终在30atm时支架扩张较前显著好转,复查造影及IVUS示支架扩张尚可,贴壁良好(图29-2-16 ~ 图29-2-25)。

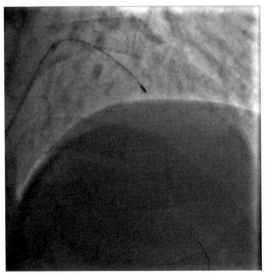

图29-2-16 1.25mm旋磨头旋磨

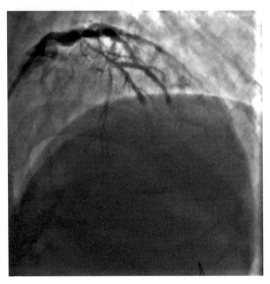

图29-2-17 旋磨后近段狭窄改善

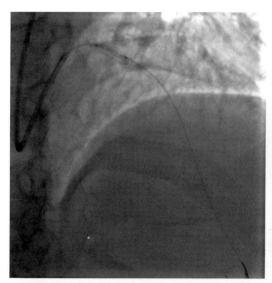

图29-2-18 Sprinter 2.0mm×15mm球囊扩张

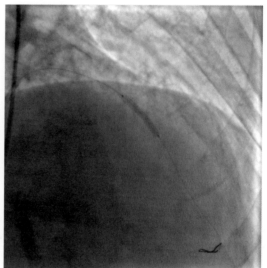

图29-2-19 植入PE 2.75mm×20mm支架

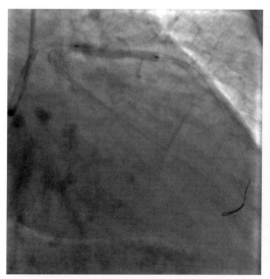

图29-2-20 植入3.5mm×38mm支架

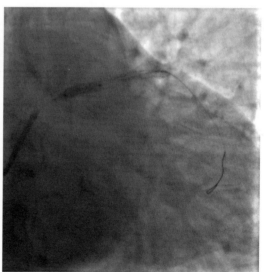

图29-2-21 植入4.0mm×12mm支架

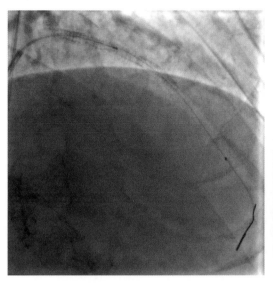

图29-2-22 复查IVUS

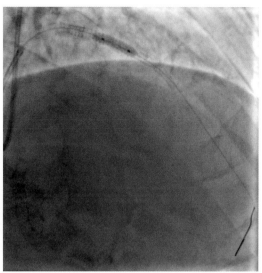

图29-2-23 Quantum 3.5mm×15mm球囊30atm扩张

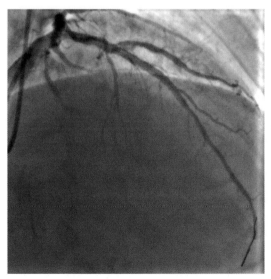

图29-2-24 头位造影结果

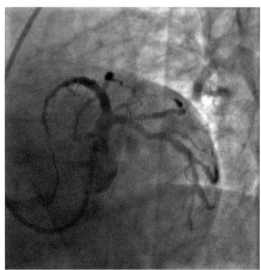

图29-2-25 蜘蛛位造影结果

【该病例的教学点】

1. 对于CTO病变的治疗,应当仔细评价患者的病变特点,反复阅读患者的造影结果,制订详细的手术计划,列出所有可能的步骤及解决方案,然后再开始手术治疗,这样可以最大限度地避免手术并发症并增加手术成功率。对于该患者,冠脉造影显示前降支完全闭塞伴有钙化,右冠狭窄并有斑块破裂征象,理论上需要先开通前降支然后再行右冠PCI更安全,但考虑到前降支前向开通比较困难,极有可能需要采用逆向技术。因此,最终手术策略选择了先进行右冠PCI,这就需要尽量缩短右冠PCI的时间,并注意预防无复流的发生及处理,患者右冠粗大,为了更好地了解血管管腔直径及支架贴壁的情况,右冠PCI时采用了IVUS指引的技术,这样效果就更好。

2. 前降支完全闭塞病变的介入治疗首先尝试前向技术,如果前向不成功时再考虑逆向进行介入治疗;而且前降支闭塞处为锥形残端,前向技术成功率比较高。在导丝选择上,由于是锥形残端,首选Fielder XT导丝,如果不成功就及时更换为Gaia second,在实际手术的时候,由于闭塞处钙化比较严重,这两根导丝都没有穿透纤维帽,因此此时需要选择更硬的导丝,实际操作时选择了Conquest pro导丝,通过该导丝将纤维帽扎破,由于Conquest pro导丝操控比较困难,而且采用Conquest pro导丝继续操作冠脉穿孔的风险会大大增加,因此在纤维帽扎破以后需要及时再更换为Gaia second导丝再继续介入治疗,因为Gaia second导丝穿透力比较强、操控更好,相对安全一些。这也是目前CTO前向技术里面非常好的一种策略,就是硬导丝扎破纤维帽,或者穿透钙化病变,然后更换Gaia系列的导丝通过闭塞病变后至远端真腔内。

3. 前向成功以后,需要及时将硬导丝交换为软导丝降低导丝穿孔的并发症,虽然Corsair也通过了闭塞段,但在球囊扩张时球囊很难通过闭塞段,这时候需要及时旋磨治疗,可以通过再次送入Corsair然后更换旋磨导丝,再进行旋磨,旋磨结束后需要IVUS评估是否仍然有360°的钙化存在,如果仍然有,就需要更大的旋磨头旋磨,直至病变准备好。然后球囊扩张,植入支架。

4. 支架植入后钙化地方的支架有时候会存在扩张不充分的情况,需要IVUS评估,根据情况进一步采取不同的高压球囊后扩张,后扩张的时候需要到达所需的压力后维持10s左右,以便高压球囊充分起作用,必要时需30atm后扩张使支架扩张尽量充分,有些时候采用各种方法以后偶尔也有支架扩张欠佳的情况,这需要术后加强抗血小板药治疗,以防支架内血栓的形成。

(马剑英)

病例3　序贯应用不同性能导丝前向开通极度迂曲的左旋支CTO病变

【简要病史】

男性,63岁,汉族。因"劳力性胸痛2年,加重半年"入院。
心电图及心脏超声无明显异常,平板运动试验阳性。

【冠状动脉造影结果】

选用右侧桡动脉径路,6F血管鞘。造影发现:右冠状动脉全程弥漫性病变,远段最狭窄处50%狭窄,右冠通过侧支循环使回旋支远段及前降支中远段显影。左冠状动脉:主干无狭窄;左冠状动脉前降支中段全闭,第一对角支开口80%狭窄,第二对角支开口90%狭窄;左冠状动脉回旋极度迂曲,近中段弥漫性重度狭窄,中段全闭,见前降支通过近心尖部侧支循环使左旋支远段显影,闭塞段长度在30mm以上(图29-3-1～图29-3-5)。

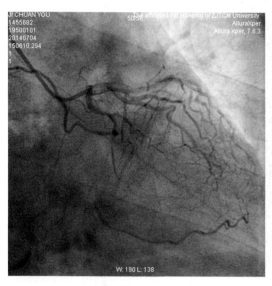

图29-3-1 左旋支重度迂曲,中段全闭,前降支经侧支循环使左旋支远段显影,闭塞段较长

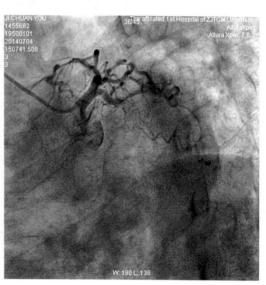

图29-3-2 左冠蜘蛛位造影

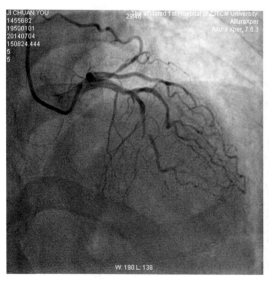

图29-3-3 左前降支中段全闭

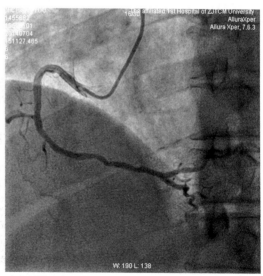

图29-3-4 右冠全程不同程度狭窄

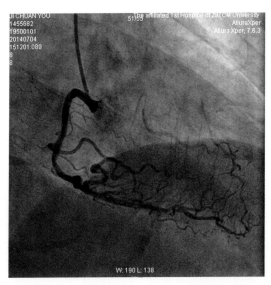

图29-3-5 右冠通过侧支循环使左旋支中远段及左前降支中远段显影

【病例分析及初始策略选择】

患者系3支血管病变,其中2支血管全闭。首先考虑处理完全闭塞病变,分次处理是合适的选择。如先处理左前降支,需要双侧造影。而回旋支全闭远端有前降支的侧支循环供血,可以减少手术步骤,故决定先处理回旋支全闭病变。手术的难点之一在于前降支也是完全闭塞病变,术中需要控制造影剂的用量,并注意心功能的变化。技术上的难点在于回旋支极度迂曲,会增加导丝操控的难度,消解导丝前向的推力,给后续支架的植入也会造成一定的困难。

【PCI过程】

选择EBU 3.5指引导管。先送入Runthrough导丝,1 ~ 2min尝试后,不能通过闭塞段(图29-3-6)。换Fielder XT导丝,在肝位透视下仔细操纵导丝前行,操作要点在于观察导丝头端的形态,并注意体会手上导丝头端的阻力反馈,导丝先后进入到2个分支(图29-3-7 ~ 图29-3-9)。回撤导丝将头端对准回旋支远段真腔(图29-3-10),操纵导丝头进入远段真腔影像内(图29-3-11),换左肩位造影见导丝头也在远段真腔影像内(图29-3-12),因感觉导丝头端有阻力,判断导丝头端不在真腔。回撤并调整Fielder XT导丝后继续前行,但前方仍有阻力,不能到达远端真腔(图29-3-13、图29-3-14)。考虑亲水导丝的特点,继续操纵Fielder XT导丝进入真腔的可能性不大。故换Miracle 6导丝,在肝位及左肩位之间反复转换进行透视及造影,以确定导丝头部的精确位置,同时仔细操纵Miracle 6导丝,重点关注导丝头端的形态、与回旋支远段真腔影像的关系以及体会导丝头端的阻力反馈。最后,虽然将Miracle 6送到了回旋支较远的位置,但未能到达真腔(图29-3-15 ~ 图29-3-25)。考虑继续操纵Miracle 6导丝前行,并在此过程中寻找真腔需花费不少时间,且即使在远段找到真腔,其价值也大大减少。而考虑到在前期Miracle 6寻找真腔的过程中,导丝沿着回旋支真腔附近前行,部分径路是与真腔呈藤缠树样交织前行的,不排除在其中某一点已经突破并进入真腔,但由于Miracle

6的特性,操纵者可能不能精确体会到这种突破。故再次选择Runthrough导丝,在Finecorss微导管的支持下顺利到达回旋支的分支,且前行无阻力(图29-3-26)。回撤Runthrough导丝,顺利将导丝送到回旋支远段,导丝前端无阻力感(图29-3-27)。之后,先用不同直径的球囊扩张(图29-3-28 ~ 图29-3-30),再依次植入 2.5mm×36mm及3.0mm×18mm Excel支架,结果非常理想(图29-3-31、图29-3-32)。

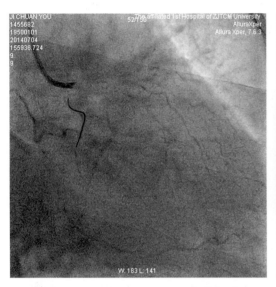

图29-3-6 送入Runthrough导丝但前行受阻

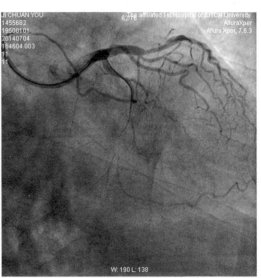

图29-3-7 换Fielder XT导丝前行

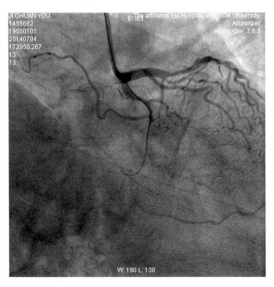

图29-3-8 Fielder XT导丝进入边支

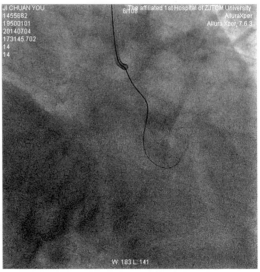

图29-3-9 Fielder XT导丝进入另一边支

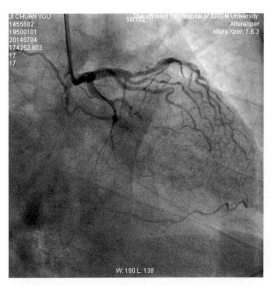

图29-3-10 将Fielder XT导丝对准远端真腔

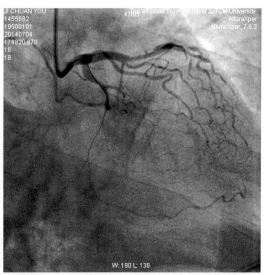

图29-3-11 将Fielder XT导丝送入远端真腔影像内,有阻力

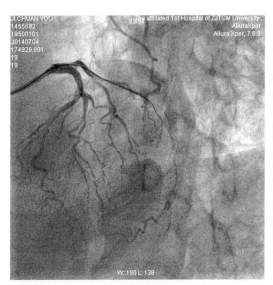

图29-3-12 左肩位造影确认Fielder XT导丝与远端影像重叠,但前行有阻力

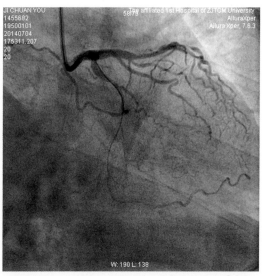

图29-3-13 回撤调整Fielder XT导丝后继续前行,但前方仍有阻力,不能到达远端真腔

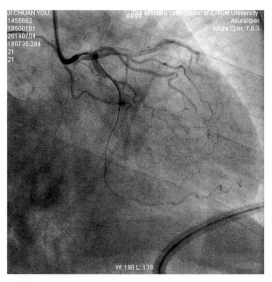

图29-3-14 将Fielder XT导丝送到更远段,但仍未能进入远段真腔

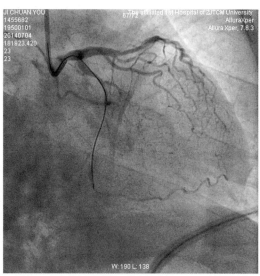

图29-3-15 改送Miracle 6导丝到稍远位置,但前方阻力仍大

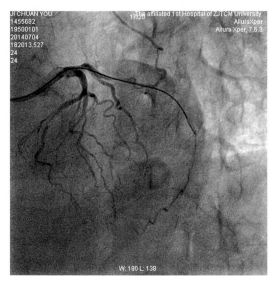

图29-3-16 左肩位造影见Miracle 6导丝与远端真腔影像有错位

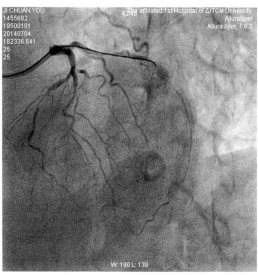

图29-3-17 在左肩位后撤并调节Miracle 6导丝

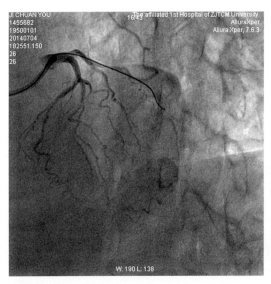

图29-3-18 在左肩位将Miracle 6导丝送到与远端真腔影像重叠位置

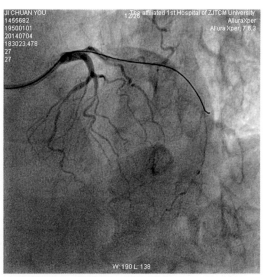

图29-3-19 左肩位下Miracle 6导丝进入边支,有阻力

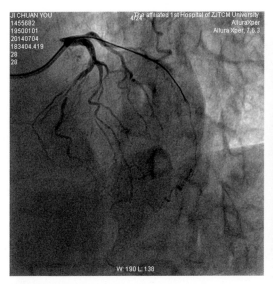

图29-3-20 继续在左肩位调节Miracle 6导丝并前行,有阻力

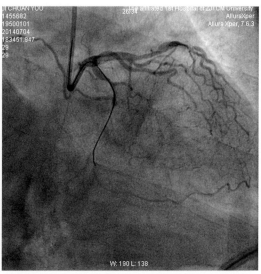

图29-3-21 肝位下确认Miracle 6导丝头端与远段真腔有错位

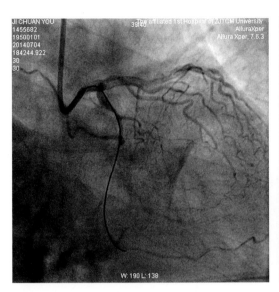

图29-3-22 肝位下调节Miracle 6导丝前行,有阻力

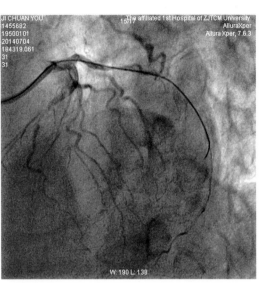

图29-3-23 左肩位下见Miracle 6导丝未在远段真腔影像内

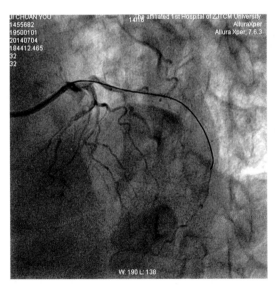

图29-3-24 左肩位下调节Miracle 6导丝循远段真腔影像前行,有阻力

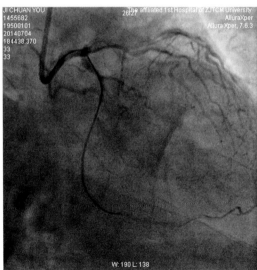

图29-3-25 肝位显示Miracle 6导丝与远段真腔影像重叠,但有阻力

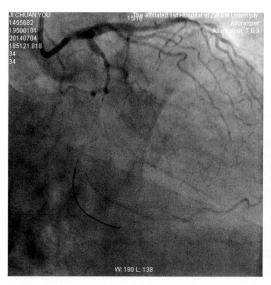

图29-3-26 在Finecorss微导管支撑下送Runthrough导丝到回旋支分支内,前行无阻力

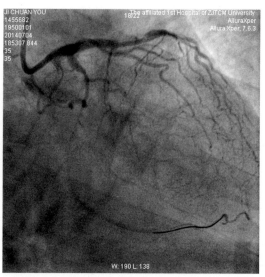

图29-3-27 在Finecorss微导管支撑下顺利送入Runthrough导丝到回旋支远段,前行无阻力

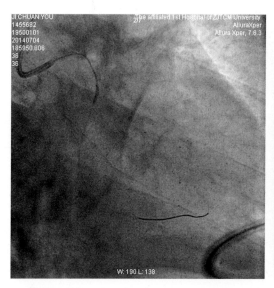

图29-3-28 循导丝送入Sprinter125球囊扩张

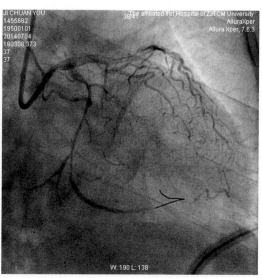

图29-3-29 循导丝送入Sprinter125球囊扩张

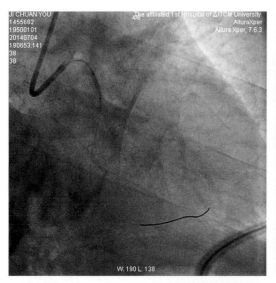

图29-3-30 循导丝送入Sprinter200球囊扩张

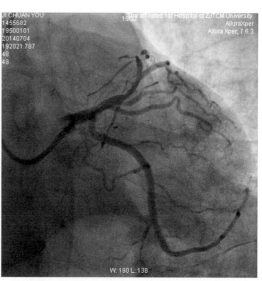

图29-3-31 2枚Excel支架植入后结果

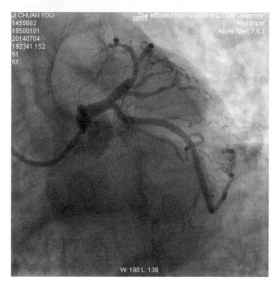

图29-3-32 2枚Excel支架植入后结果

【该病例的教学点】

1. 在决定是否对CTO病变进行干预时,首先要考虑患者的获益。在决定具体的手术策略时,更多地要考虑手术安全性。目前对CTO患者病变可采用前向或逆向策略,总体而言,前向策略操作上要简明,风险要少一些,对器械的要求要低一些;逆向策略一般操作上更复杂,对术者及器械的要求更高,风险更大,更需要心脏外科的强有力的支持。个人认为,处理CTO病变,多数情况下先尝试前向策略比较合适,具体在哪个时点转换为逆向策略,需要具体问题具体分析。当前我国开展PCI的医院呈爆发性增长,介入医生工作积极性很高,希望挑战高难度病变,从而获得成就感的心情可以理解,但多数基层医院介入病例数不多,术者培训不够充分,心脏外科的支持有待加强,故尝试开展逆向技术时应更加注重安全性。个人建议没有数千例PCI手术经验的术者不要轻易去尝试开展逆向技术,需要采用逆向技术开通

CTO的患者,完全可以转到更有经验的中心,由更有经验的术者实施更为安全。

2. 前向手术开始时先花1～2min时间,尝试用常规导丝通过全闭病变是可取的。首先是常规导丝安全,其次是确有常规导丝顺利通过闭塞病变的,当然,这些病变可能不一定是CTO病变。

3. 介入手术不是力气活,任何时候不要尝试用蛮力去操纵器械通过全闭、严重狭窄、迂曲、钙化或有阻力的病变。缺乏耐心、操作粗犷的术者不适合处理CTO病变。要注重导丝头部的塑形,在操纵导丝的过程中尤其要注重观察导丝头部的形态以感受前向的阻力,注意导丝与经侧支循环显示的远段真腔的关系,必要时采用双侧造影以了解闭塞远段血管的走行,并仔细体会导丝前行过程中的手感,体会导丝遇到的阻力大小及性质。往往提到具体的技术,如平行导丝技术、CART技术、反向CART技术等,比较直观且容易理解,提到操纵导丝的手感则难以具体表述,只可意会,不可言传,而且需要术者经验的不断积累才逐渐有所体会并不断深化,但这确实是每一个术者值得体会和提高的。操作器械的手感可能也是一个术者能够在介入领域所能达到的境界的一个决定性因素。

4. 适时更换不同性能的导丝。Fielder XT导丝经闭塞段内的微通道穿刺远端纤维帽进入真腔是可能的,但一旦进入到真腔侧面的假腔后,试图将Fielder XT穿刺真腔的侧壁进入真腔的成功率不高。此时选用硬导丝,如Miracle 6以上的导丝更容易成功,必要时在确保安全的前提下可选择Conquest系列导丝。

5. 考虑到在寻找真腔的过程中,导丝的部分行径是与冠脉真腔呈藤缠树样交织前行的,不排除在其中某一点已经突破并进入真腔,但由于硬导丝的特性,操纵者可能不能及时精确体会到这种突破。故更换一些性能良好、操作手感佳的导丝,如Runthrough导丝,可望顺利到达远端真腔,避免许多不必要的操作,缩短手术时间,减少并发症的发生。在许多需要寻找真腔的情况下,Runthrough导丝的表现都令人满意。

(邱原刚)

病例4　前向技术开通钝缘支有残端慢性完全闭塞病变

【简要病史】

患者,男性,63岁,因"活动后心悸伴胸部隐痛半年余"入院。

心血管病危险因素: 父亲有冠心病史,吸烟史30年。

心电图示: 窦性心律,未见明显ST-T改变。

心脏超声心动图: LVEDD 46mm, LVEF 64%。

颈动脉CTA: ①主动脉弓-颈肩动脉硬化,右侧颈总动脉分叉处管腔重度狭窄,余管腔轻度狭窄。②右侧椎动脉V1段下部闭塞。③两侧颈内动脉虹吸部管壁钙化斑块,管腔略窄。

实验室检查: 血肌钙蛋白I(－)。

入院后予以负荷波立维和阿司匹林治疗后予以冠脉造影检查。

【冠状动脉造影结果】

选用右侧桡动脉径路,6F血管鞘。造影发现: 左主干正常,前降支从开口至中段多节段狭窄,最严重中段处95%狭窄,回旋支开口至近中段长节段50%～70%狭窄,远段95%狭窄,钝缘支分出后即闭塞,有较短残端,回旋支及前降支远端有侧支供应钝缘支远段,回旋支有根侧支较粗,但有多个弯曲,可见闭塞段20～30mm,右冠细小,多处轻度狭窄(图29-4-1～图29-4-5)。

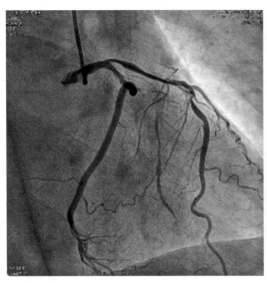

图29-4-1 肝位显示回旋支开口至近中段长节段50%～70%狭窄,远段95%狭窄,钝缘支分出后即闭塞,有较短残端

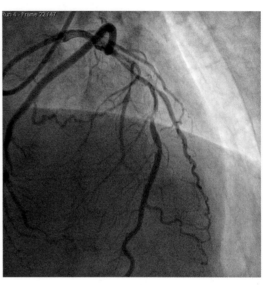

图29-4-2 头位显示前降支开口至中段多节段狭窄,最严重中段处95%狭窄

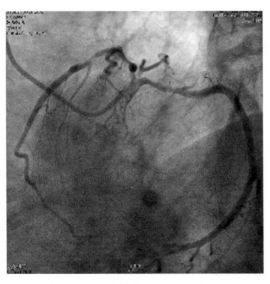

图29-4-3 蜘蛛位显示左主干正常

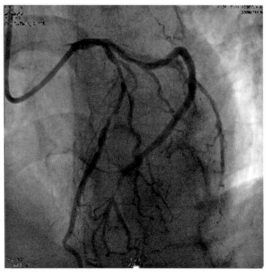

图29-4-4 回旋支及前降支远端有侧支供应钝缘支远段,回旋支有根侧支较粗,但有多个弯曲,可见闭塞段20～30mm

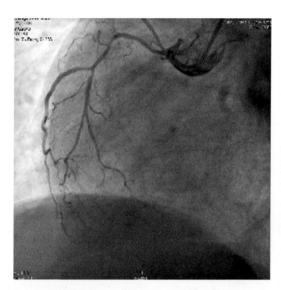

图29-4-5 右冠细小,多处轻度狭窄

【病例分析及初始策略选择】

该患者引起此次症状发作的罪犯血管应该是前降支病变,但目前尚无心肌坏死的依据,不存在急诊干预的情况。基于以下几点考虑,应该首先处理钝缘支病变:①患者右冠细小,回旋支为优势血管;②钝缘支供血区域较大,如果不能开通,仅处理LAD及LCX近段病变不能达到完全血运重建,对患者的长期预后不利;③LAD病变较长,一直到开口,是否累及LM,需要IVUS进一步评估;④LAD病变不复杂,处理成功率很高,但要考虑到处理LAD病变时一旦出现无复流、慢复流等意外,由于同时存在钝缘支的完全闭塞,手术风险将明显升高。因此我们首先选择尝试处理钝缘支CTO病变。

【PCI过程】

选择6F EBU指引导管,在微导管finecross的辅助下,先后尝试Runthrough、Fielder XT、Miracle3等导丝,由于钝缘支闭塞处残端短,有较大转角,伴有小分支,多次试探仍未能进入钝缘支主支(图29-4-6、图29-4-7)。

鉴于回旋支至钝缘支存在较粗但迂曲的心外膜侧支,考虑尝试逆向PCI。微导管finecross的辅助下,进Sion导丝,导丝前行缓慢,微导管跟进困难,并出现侧支血流减慢,局部少量造影剂滞留。遂再次尝试前向开通(图29-4-8、图29-4-9)。经过Fielder XT反复耐心寻找,导丝通过闭塞段,进入钝缘支远段一较大分支。微导管跟进,换成Runthrough,操纵Fielder XT进入钝缘支,maverick1.5mm×15mm、2.0mm×20mm球囊闭塞段扩张,更换Fielder XT为Sion导丝进入钝缘支主支,植入BOSTON PE 2.5mm×28mm支架,12atm扩张30s,无明显残余狭窄,边支血管血流良好,开口无明显狭窄(图29-4-10 ～图29-4-12)。

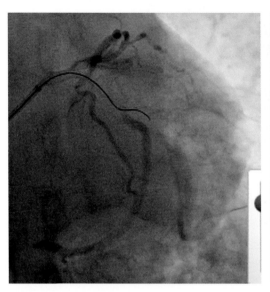

图29-4-6 在微导管finecross的辅助下,先后尝试Runthrough、Fielder XT、Miracle3等导丝,多次试探均未能进入钝缘支主支(一)

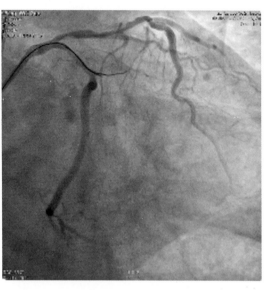

图29-4-7 在微导管finecross的辅助下,先后尝试Runthrough、Fielder XT、Miracle3等导丝,多次试探均未能进入钝缘支主支(二)

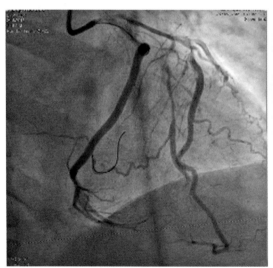

图29-4-8 尝试同侧逆向PCI,finecross辅助下,Sion导丝前行缓慢,微导管跟进困难,并出现侧支血流减慢,局部少量造影剂滞留(一)

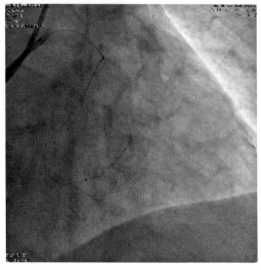

图29-4-9 尝试同侧逆向PCI,finecross辅助下,Sion导丝前行缓慢,微导管跟进困难,并出现侧支血流减慢,局部少量造影剂滞留(二)

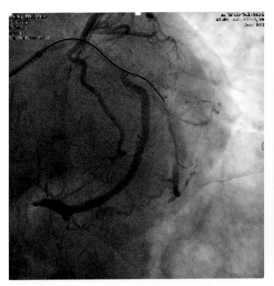

图29-4-10 Fielder XT导丝通过闭塞段,进入钝缘支远段一较大分支

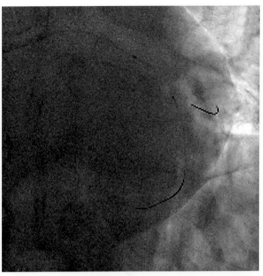

图29-4-11 微导管跟进,换成Runthrough,操纵Fielder XT进入钝缘支,maverick 1.5mm×15mm、2.0mm×20mm球囊闭塞段扩张

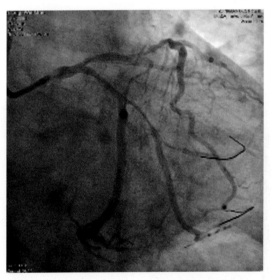

图29-4-12 更换Fielder XT为Sion导丝进入钝缘支主支,植入BOSTON PE 2.5mm×28mm支架,12atm扩张30s

接下来先处理LCX远段病变,再处理近段分叉病变。撤出边支Runthrough,调整进入LCX主支, maverick 2.0mm×20mm球囊8atm,60s扩张远端病变,残余狭窄＜20%,未植入支架(图29-4-13、图29-4-14)。LCX近段拟采用mini-crush术式,回旋支近段、钝缘支分别植入BOSTON PE 3.0mm×20mm、2.5mm×20mm支架,高压后扩张后, Quntum3.0mm×15mm、2.5mm×15mm对吻,最后LCX近段予Quntum3.0mm×15mm 20atm高压扩张后(图29-4-15 ～图29-4-19)结束第一阶段手术。

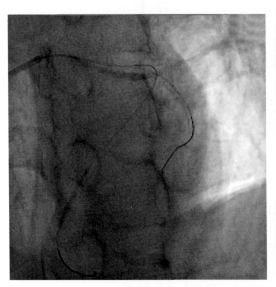

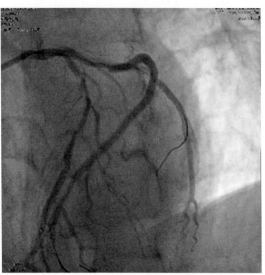

图29-4-13 撤出边支Runthrough,调整进入LCX主支,maverick 2.0mm×20mm球囊8atm,60s扩张远端病变,残余狭窄<20%,未植入支架(一)

图29-4-14 撤出边支Runthrough,调整进入LCX主支,maverick 2.0mm×20mm球囊8atm,60s扩张远端病变,残余狭窄<20%,未植入支架(二)

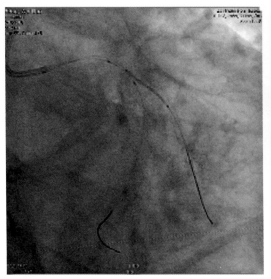

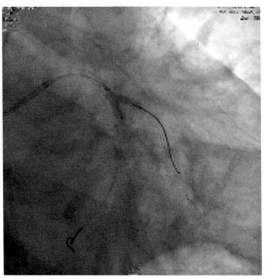

图29-4-15 LCX近段拟采用mini-crush术式,回旋支近段、钝缘支分别植入BOSTON PE 3.0mm×20mm、2.5mm×20mm支架

图29-4-16 Quntum3.0mm×15mm、2.5mm×15mm对吻,最后LCX近段予Quntum3.0mm×15mm 20atm高压后扩张(一)

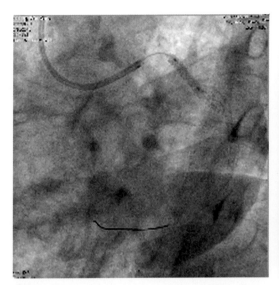

图29-4-17 Quntum3.0mm×15mm、2.5mm×15mm 对吻,最后LCX近段予Quntum3.0mm×15mm 20atm 高压后扩张(二)

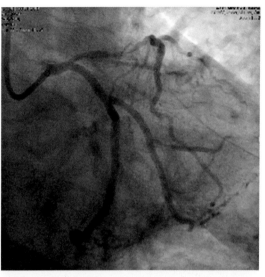

图29-4-18 Quntum3.0mm×15mm、2.5mm×15mm 对吻,最后LCX近段予Quntum3.0mm×15mm 20atm高 压后扩张(三)

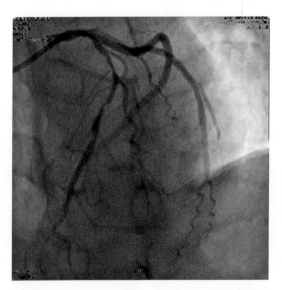

图29-4-19 LCX处理前图片与图29-4-18比较

1周后行LAD PCI。从LAD中段至LM行IVUS检查,见LAD开口狭窄重,最小管腔面积约 $4mm^2$,血管直径约3.5mm;左主干末端斑块负荷较轻,血管直径约6mm(图29-4-20),主干 和LAD的血管直径落差较大。拟采用IVUS指导下LAD开口精确定位植入支架。予maverick 2.5mm×20mm 8atm球囊预扩张,近中段植入BOSTON PE 2.75mm×28mm支架。近段开口处 应用IVUS在造影像图像上进行精确定位(图29-4-21),植入Medtronic resolute 3.0mm×30mm 支架,最后Quntum 3.25mm×15mm后扩张,复查造影及IVUS,支架定位准确,贴壁和扩张良好 (图29-4-22~图29-4-26),结束手术。

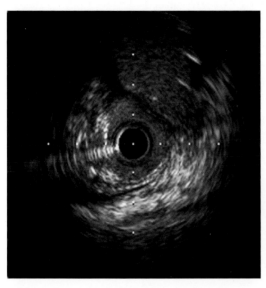

图29-4-20 IVUS检查示LAD开口狭窄重,最小管腔面积约4mm²,血管直径约3.5mm

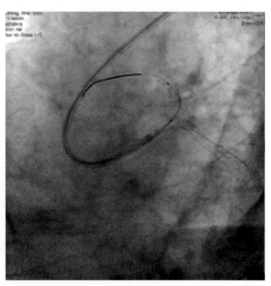

图29-4-21 LAD近中段予maverick 2.5mm×20mm 8atm球囊预扩张,近中段植入BOSTON PE 2.75mm×28mm支架

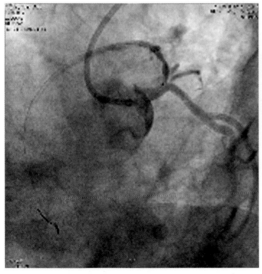

图29-4-22 LAD开口精确定位后,植入Resolute 3.0mm×30mm支架(一)

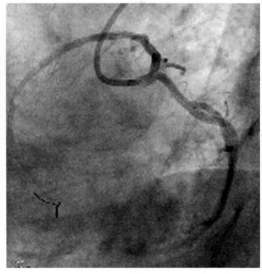

图29-4-23 LAD开口精确定位后,植入Resolute 3.0mm×30mm支架(二)

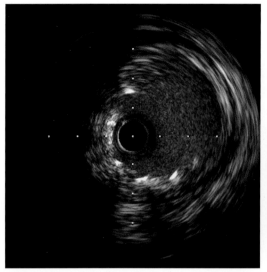 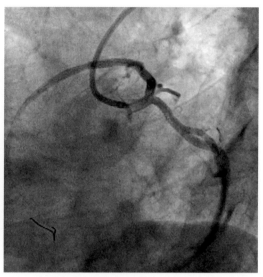

图29-4-24 复查造影及IVUS,支架定位准确,贴壁和扩张良好

图29-4-25 最终造影结果(一)

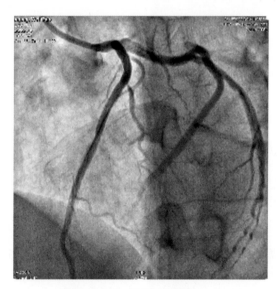

图29-4-26 最终造影结果(二)

【该病例的教学点】

1. 患者呈左冠脉优势型,钝缘支虽为慢性闭塞病变,但供血范围大,且有良好的侧支循环,提示有存活心肌,有血运重建的指征。

2. 对于残端短且转角,伴小分支的CTO病变,尝试前向技术开通时,导丝选择可先用亲水较软的CTO导丝试探病变,寻找微孔道,受阻后选用硬导丝穿刺;该CTO病变远端闭塞处也为分叉病变,增加手术难度,要求耐心操作,尽量在导丝进入两分支真腔后,再开始球囊扩张。

3. CTO介入治疗过程中可以灵活应用前向与逆向导丝技术。逆向导丝的选择上首选Sion导丝,容易通过迂曲侧支。心外膜侧支虽然较粗,但常较迂曲,采用surfing技术,操作谨慎,尽量避免损伤侧支。

4. IVUS对复杂PCI的治疗策略制订有重要指导意义,同时也是LAD开口支架精确定位的重要辅助工具。可以应用IVUS在造影图上定下LAD汇入分叉部位的起始点和完全汇入分叉部位点,有助于在造影图上的支架准确定位。

(叶红华)

病例5　前向导丝技术处理前降支开口无残端支架内完全闭塞病变

【简要病史】

患者,男性,74岁,因"间断心悸、胸闷16年,症状反复2个月"入院。曾于本科行CAG+PCI术,确诊为"冠心病 多支病变",于LAD近段植入支架1枚,术后症状改善,术后规律服用"阿司匹林、氯吡格雷、阿托伐他汀、美托洛尔、坎地沙坦酯片等"。2个月前上述症状反复,于外院行CTA示:RCA全程混合性斑块,狭窄40%～60%,左主干混合性斑块,狭窄20%～30%,前降支起始部支架留置,支架内再狭窄,支架远端显影浅淡,评估受限;LCX起始部混合性斑块,管腔轻度狭窄。为行进一步介入治疗,遂入院。

心血管病危险因素:16年前曾因"冠心病"在本科行PCI术,植入支架1枚。高血压病史。吸烟史20年。

心电图示:窦性心律,ST-T改变。

实验室检查:肌钙蛋白I 0.010ng/ml,肌红蛋白23.8ng/ml,CK-MB 1.7ng/ml;Pro-BNP 137.2pg/ml。

入院后予以负荷替格瑞洛和阿司匹林治疗后行冠脉造影检查。

【冠状动脉造影结果】

选用右侧肱动脉径路,6F血管鞘。造影发现:RCA中段狭窄30%;LCX近段狭窄90%,LCX-OM1狭窄80%,LMT狭窄30%,LAD近段狭窄100%,支架内增生(图29-5-1)。

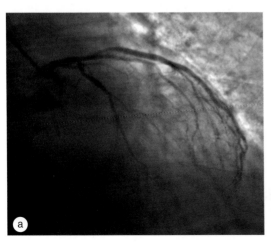
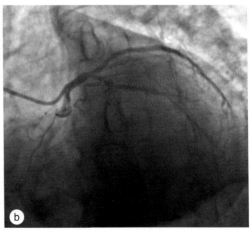

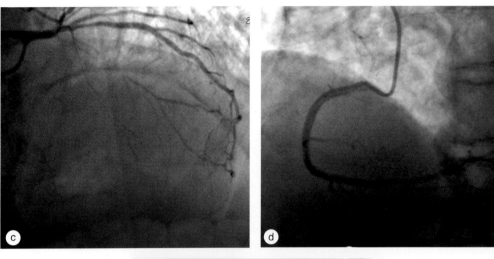

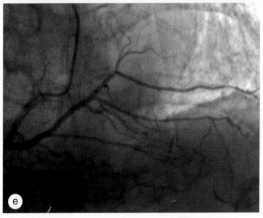

图29-5-1 冠脉造影结果

【病例分析及初始策略选择】

该患者LAD既往植入支架,此次复查造影显示LAD从开口处完全闭塞,中间支提供自身逆向灌注给对角支,RCA给LAD远端提供逆向灌注。本病例难点在于无残端、闭塞段较长、ISCTO以远仍存在一段CTO病变、闭塞远端为分叉部位、远端血管床细小。初始策略计划正向技术尝试开通LAD-ISCTO病变。因逆向侧支供血提供的逆向灌注有限,所以暂不行双侧造影。

【PCI过程】

逆行插管送6F EBU3.5引导管至LM开口处,直接选择锥形头端的穿刺型导丝Conquest Pro,顶住ISCTO入口处进行突破,导丝进入ISCTO体部,通过中间支提供的同侧逆灌侧支,显示导丝头端无限接近LAD远端真腔(图29-5-2、图29-5-3)继续调整导丝前行,多角度确认发现远端不在真腔(图29-5-4)。后经Finecross微导管更换pilot150导丝,尝试后进入真腔,但远端未显影。因导丝可以进入左右分支,遂送入微导管做tip injection确认(切记,不确认在真腔尽量不要使用此方法),最终确认导丝在LAD真腔(图29-5-5)。遂选1.5mm×20mm、2.0mm×20mm球囊预扩张(图29-5-6),从中段到近端串联植入2枚DES(图29-5-7、图29-5-8)。

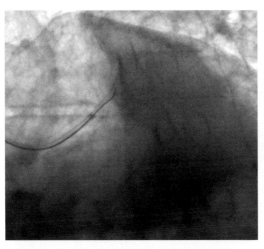
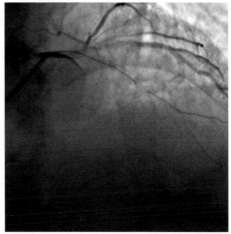

图29-5-2 Conquest Pro钢丝接近血管真腔(一) **图29-5-3** Conquest Pro钢丝接近血管真腔(二)

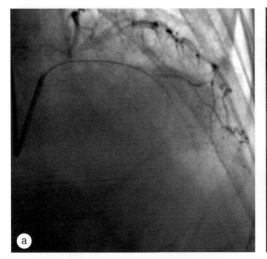
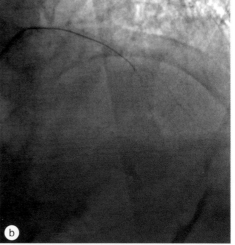

图29-5-4 Conquest Pro钢丝仍在假腔

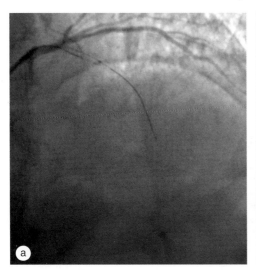
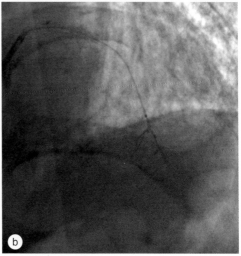

图29-5-5 Pilot 150钢丝在前降支真腔

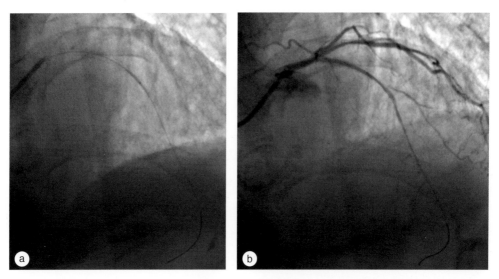

图29-5-6 球囊扩张

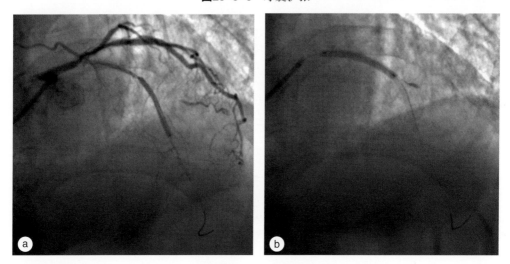

图29-5-7 支架植入

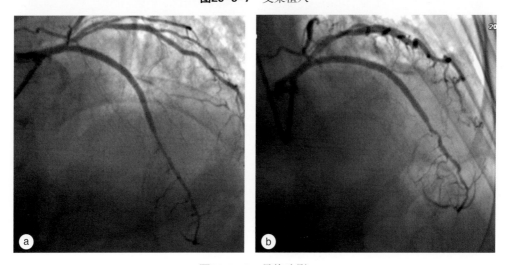

图29-5-8 最终造影

【该病例的教学点】

1. 本病变为典型ISCTO病变,局限在支架内,支架近端远端均无原位血管的CTO病变。

2. 对于开口部位闭塞的齐头ISCTO病变,由于有支架金属网的指引,使用IVUS指引寻找入口的必要性不是特别大。

3. 对于开口部位闭塞的齐头ISCTO病变,使用微导管支撑,锥形头端硬导丝穿刺突破是比较快捷有效的方法,硬导丝除了头端1～2mm小弯之外,有时还需做一个角度较大的第二弯以利于进入角度较大的LAD开口。但应注意虽然从造影影像上看行走于支架内,但硬导丝仍有穿出支架网孔的风险,仍需多角度造影确认,尤其是使用超滑Pilot系列导丝时更易发生。

4. ISCTO远端无新的CTO病变,硬导丝穿过ISCTO体部直接进入真腔是此类病变的难点之一。此病例远端血管床细小,同时恰好在LAD及D分叉处,因此导丝需要非常缓慢地前行,否则容易造成正向夹层的扩大,造成逆向侧支血流减慢无法显影,从而丧失机会。

5. 本病例有来自对角支及RCA的逆向侧支,必要时可通过同侧或对侧逆向侧支进行逆向操作,提高成功率。

（李妍　孙冬冬　李巍　满万荣）

第30章 慢性闭塞病变介入治疗复杂逆向技术应用病例

病例1 RCA长段CTO病变逆向PCI高效、高质量开通1例

【简要病史】

男性,32岁,因"阵发性活动后胸痛半年余"入院。

心血管病危险因素:吸烟史10余年(平均20支/日)。

心电图示:窦性心律、大致正常心电图。

心脏超声:各房、室内径正常范围,二尖瓣少量反流,左室舒张功能减低。

查体:心肺无显著阳性体征。

实验室检查:血肌钙蛋白(-)。

入院后给予阿司匹林、氯吡格雷、阿托伐他汀和硝酸酯类等药物治疗后,择期行冠状动脉造影检查。

【冠状动脉造影结果】

选用右侧桡动脉径路,6F鞘管。造影示:冠状动脉呈右优势型分布;LM未见异常,LAD近中段80%节段性狭窄,中段弥漫动脉硬化伴心肌桥,血流TIMI 3级(图30-1-1);LCX近段60%节段性狭窄,血流TIMI 3级(图30-1-2)。可见间隔支和心房支向RCA侧支循环(图30-1-1、图30-1-3)。RCA中段(锐缘支发出后)完全闭塞,无残端(图30-1-4、图30-1-5),闭塞段远端位于后三叉(图30-1-6)。

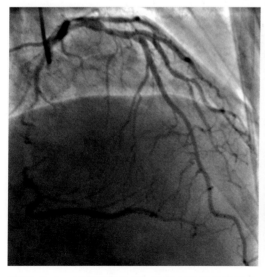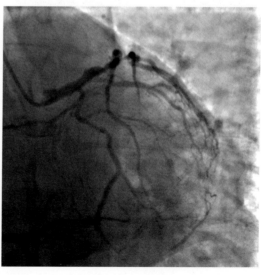

图30-1-1 左冠造影显示LAD近中段80%节段性狭窄,中段弥漫动脉硬化伴心肌桥,间隔支至RCA后降支侧支形成

图30-1-2 左冠造影显示LCX近段60%节段性狭窄

348

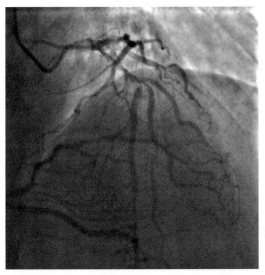

图30-1-3 左冠造影显示LCX远端至RCA侧支

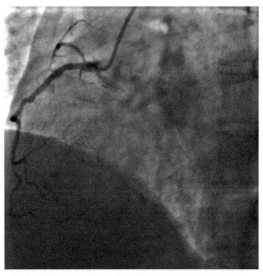

图30-1-4 RCA中段（右室支发出后）完全闭塞，无残端，闭塞段远端位于后三叉（一）

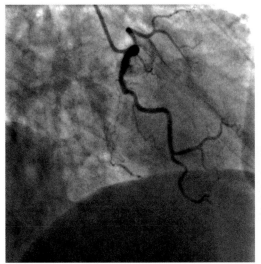

图30-1-5 RCA中段（右室支发出后）完全闭塞，无残端，闭塞段远端位于后三叉（二）

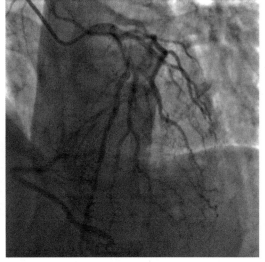

图30-1-6 RCA中段（右室支发出后）完全闭塞，无残端，闭塞段远端位于后三叉（三）

【病例分析及初始策略选择】

该病例CTO病变特点为：近端纤维帽辨识不清、闭塞处有分支发出、闭塞段较长和存在适合逆向PCI的侧支。因此首选逆向策略，由于闭塞段较长，拟采用夹层再入真腔技术，包括Knuckle wire技术和Guidezilla辅助的Contemporary Reverse CART技术，提高开通成功率和效率。近端纤维帽处有较大分支发出，应注意保护该分支。

【手术过程】

更换7F桡动脉鞘管,经桡动脉送入7F AL0.75(SH)指引导管到位RCA开口,经右侧股动脉送入7F BL3.5指引导管到达LM开口。首先尝试心房支侧支,经Runthrough NS导丝送入150cm Finecross微导管至心房支侧支近端,超声造影示无连续心房支侧支至RCA(图30-1-7)。

改为经间隔支侧支行逆向PCI,先处理LAD近中段病变,于病变部位植入Firehawk 3.5mm×23mm支架(图30-1-8)并充分后扩张。经微导管超声造影选择理想间隔支侧支(图30-1-9),Finecross微导管支持下操控Sion导丝通过间隔支侧支至RCA远端,但Finecross微导管无法通过侧支(图30-1-10)。换用150cm Corsair微导管仍不能通过侧支,但可走行至较Finecross到达更远侧支处发挥扩张侧支作用(图30-1-11),再送入Finecross微导管,微导管成功通过间隔支侧支至RCA远端。

交换为Fielder XT导丝,导丝不能穿透远端纤维帽(图30-1-12)。换用Gaia Third导丝穿刺远端纤维帽进入闭塞段(图30-1-13)。微导管跟进后交换成Fielder XT导丝行Knuckle wire技术(图30-1-14),在微导管支持下Fielder XT导丝走行一段距离后不能继续前行。换用Pilot 150导丝再次行Knuckle wire技术并成功送至RCA中段(图30-1-15)。为降低血管内膜下形成较大夹层风险、提高导丝再入真腔成功率,再次换回Fielder XT导丝行Knuckle wire技术,推进逆向导丝。沿正向指引导管送入Runthrough NS导丝至右室支远端,沿该导丝送入Crusade双腔微导管至RCA-右室支分叉处,经双腔微导管送入Conquest Pro导丝穿透近端纤维帽至闭塞段(图30-1-16)。采用球囊捕获技术退出双腔微导管及右室支导丝,送入Guidezilla至RCA中段,先沿Conquest Pro导丝送入Sprinter 1.25mm×15mm球囊预扩张,再送入Sprinter 2.0mm×15mm。将逆向导丝交换为Gaia Third导丝,将Sprinter 2.0mm×15mm球囊10atm扩张,行Guidezilla辅助的Contemporary Reverse CART技术,此时Gaia Third导丝逆向通过困难(图30-1-17)。再次交换逆向导丝为Pilot 150,在微导管支撑下行Knuckle wire技术至导丝接近Guidezilla子导管(图30-1-18);撤出逆向Pilot 150导丝,将尖端塑成小弯新的Pilot 150导丝经微导管逆向送入,顺利进入Guidezilla子导管内(图30-1-19)。正向送入球囊锚定逆向导丝,推送逆向微导管进入Guidezilla内。撤出逆向导丝,交换为RG3导丝完成导丝体外化。沿RG3导丝正向送入Sprinter 2.0mm×15mm球囊预扩张闭塞病变后(图30-1-20),行IVUS(Volcano)检查,确认右室支发出处主支导丝位于血管真腔(图30-1-21)。

沿RG3导丝正向送入Corsair微导管至后降支内,回撤逆向RG3导丝,正向送入Runthrough NS导丝至后降支内(图30-1-22)。撤出Corsair微导管,沿Runthrough NS导丝送入Crusade双腔微导管,经双腔微导管送入另一Runthrough NS导丝至左室后侧支内(图30-1-23)。对侧造影指导定位下于RCA远段植入Excel 3.0mm×36mm支架(图30-1-24),于RCA近、中段串联植入2枚Excel 3.5mm×36mm支架。采用后扩张球囊多次高压后扩张。造影示RCA支架内无明显残余狭窄和内膜撕裂,右室支未受累,血流TIMI 3级(图30-1-25)。复查IVUS示支架贴壁、膨胀良好。左冠造影显示侧支循环无损伤,撤出逆向导丝及微导管。

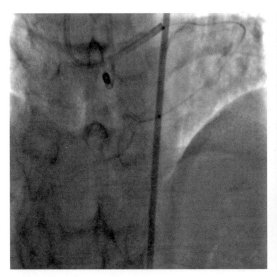

图30-1-7 微导管超选造影示LCX远端侧支不连续

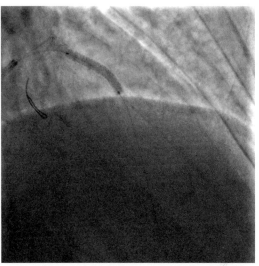

图30-1-8 于LAD近中段病变部位植入Firehawk 3.5mm×23mm支架

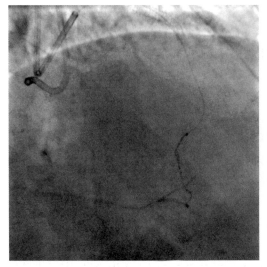

图30-1-9 微导管超选造影选择理想间隔支侧支

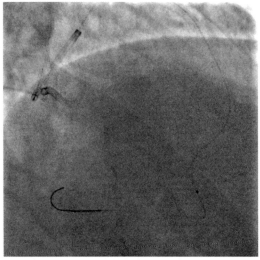

图30-1-10 Sion导丝通过间隔支侧支至RCA后降支,但Finecross微导管无法通过侧支

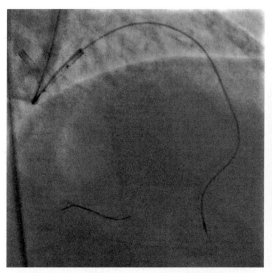

图30-1-11 换用150cm Corsair微导管仍不能通过侧支,但可走行至较Finecross到达更远侧支处发挥扩张侧支作用

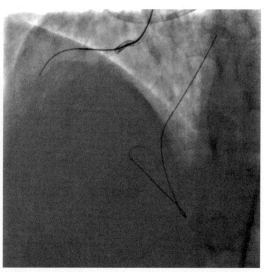

图30-1-12 交换为Fielder XT导丝,导丝不能穿透远端纤维帽

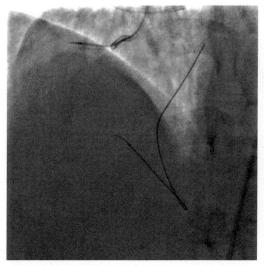

图30-1-13 换用Gaia Third导丝穿刺远端纤维帽进入闭塞段

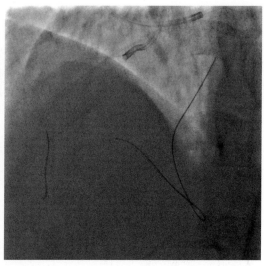

图30-1-14 微导管跟进后交换成Fielder XT导丝行Knuckle wire技术

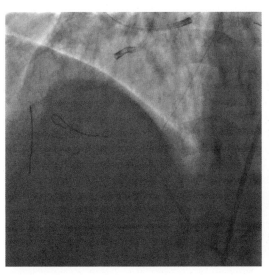

图30-1-15 换用Pilot 150导丝再次行Knuckle wire技术并成功送至RCA中段

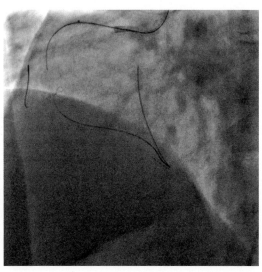

图30-1-16 逆向导丝再次换回Fielder X行Knuckle wire技术,沿正向指引导管经Crusade双腔微导管送入Conquest Pro导丝穿透近端纤维帽至闭塞段

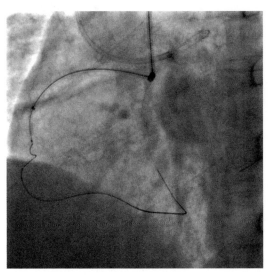

图30-1-17 行Guidezilla辅助的Contemporary Reverse CART技术,逆向Gaia Third导丝通过困难

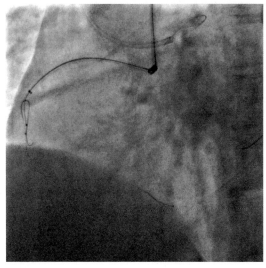

图30-1-18 再次交换逆向导丝为Pilot 150,在微导管支撑下行Knuckle wire技术至导丝接近Guidezilla子导管

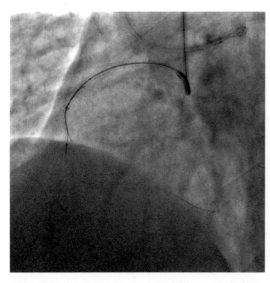

图30-1-19 撤出逆向Pilot 150导丝,将尖端塑成小弯新的Pilot150导丝经微导管逆向送入,顺利进入Guidezilla子导管内

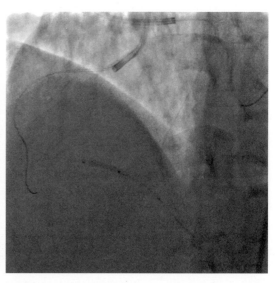

图30-1-20 RG3导丝完成体外化后沿导丝正向送入Sprinter 2.0mm×15mm球囊预扩张闭塞病变

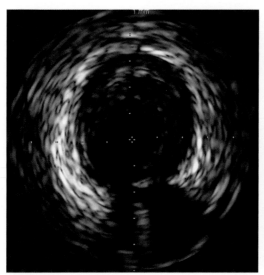

图30-1-21 行IVUS检查,确认右室支发出处主支导丝位于血管真腔

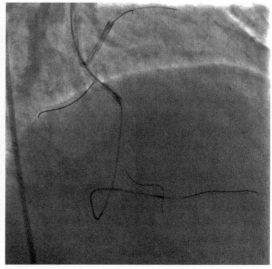

图30-1-22 沿RG3导丝正向送入Corsair微导管至后降支内,回撤逆向RG3导丝,正向送入Runthrough NS导丝至后降支内

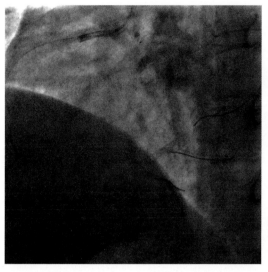

图30-1-23 沿Runthrough NS导丝送入Crusade双腔微导管,经双腔微导管送入另一Runthrough NS导丝至左室后侧支内

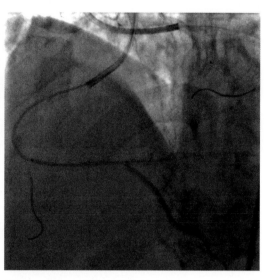

图30-1-24 对侧造影指导定位下于RCA远段植入Excel 3.0mm×36mm支架

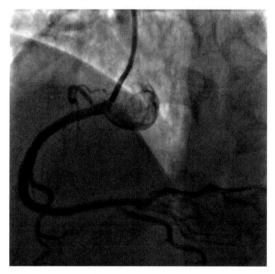

图30-1-25 造影示RCA支架内无明显残余狭窄和内膜撕裂,右室支未受累,血流TIMI 3级

【该病例的教学点】

1. 该患者心脏功能正常, RCA供血区域无结构及功能障碍,提示心肌存活,具备血运重建指征。

2. 该患者CTO病变近端纤维帽辨识不清,闭塞处有较大右室支发出,闭塞段较长,且远端纤维帽位于后三叉处。因此为提高开通质量,保证患者最佳预后,术中需避免右室支闭塞,并确保开通后左室后侧支和后降支均通畅。由于该患存在适合逆向PCI的侧支,因此首选逆向策略。

3. 当Finecross微导管无法通过间隔支侧支血管时,可更换锥形头端的Corsair微导管。即使Corsair微导管(体部外径较大)仍不能通过,也可发挥通道扩张效应,可以再送入体部外径较小的Finecross微导管通过(如此病例所示)。如仍不能通过,也可用小球囊(1.0 ~ 1.25mm)通过侧支或低压力(2 ~ 4atm)扩张侧支,再用微导管通过。

4. 该患闭塞段长度 >50mm,采用Knuckle wire技术和Guidezilla辅助的Contemporary Reverse CART技术提高开通效率。Knuckle wire技术可使导丝快速而安全(紧密的环形可降低血管穿孔风险)地通过闭塞段。Fielder XT导丝头端可形成更小弯曲,降低血管内膜下形成较大夹层风险。与Fielder XT导丝相比,Pilot系列导丝因其头端较硬,可提高导丝推送性。Contemporary Reverse CART是指当逆向导丝到达靶区域时,立即正向送入较小直径(≤2.0mm)球囊扩张,再操控逆向导丝通过。如逆向导丝反复操作引起较大假腔后再行Reverse CART,将导致逆向导丝精确操控困难,常需更大外径球囊行Reverse CART,降低手术成功率并可能加重血管损伤。

正向送入Guidezilla子导管可显著缩短逆向导丝进入正向指引导管的距离和操作时间,提高逆向PCI效率和成功率。术者采用Guidezilla辅助的Contemporary Reverse CART技术时,Gaia Third导丝逆向通过困难,此时可交换尖端硬度更高的锥形头端导丝如Conquest Pro导丝等。但根据逆向Gaia Third导丝走行推测该闭塞血管段可能较迂曲,因此术者再次送入Pilot 150导丝,在微导管支撑下继续行Knuckle wire技术使导丝进一步接近Guidezilla子导管,成功将尖端塑成小弯新的Pilot150导丝送入Guidezilla子导管。

5. 采用夹层再入真腔技术开通闭塞血管后,植入支架时支架定位宜采用IVUS指导或对侧造影指导,不宜采用正向造影,因其可能导致夹层、血肿延展。

6. 当远端纤维帽位于血管分叉处时,当已送入一根导丝进入分支后,送入第二根导丝进入另一分支血管时推荐使用Crusade双腔微导管辅助,提高成功率和减少操作时间。

(李 悦 公永太)

病例2 Modified CART技术处理LAD慢性闭塞病变

【简要病史】

患者,男性,63岁。因"反复胸痛2年,加重1天"于2011年2月15日急诊入院。

心血管病危险因素: 高血压病史20年,吸烟史 25年。

心电图: 无明显ST段抬高,胸前导联ST段压低。

心肌损伤标志物: TnI 0.6ng/ml, CK-MB 8.2ng/ml。

入院后常规顿服氯吡格雷300mg和阿司匹林300mg后,次日进行冠脉造影。

【冠状动脉造影结果】

选择右股动脉径路,6F血管鞘。造影发现:LM无异常,LAD发出粗大间隔支后慢性闭塞,见残端,闭塞段约10mm,同侧侧支循环可显示闭塞下游血管。中间支粗大,85%狭窄。LCX细小,50%狭窄。RCA强优势,粗大,中段80%狭窄,良好侧支循环至LAD(图30-2-1 ~ 图30-2-3)。

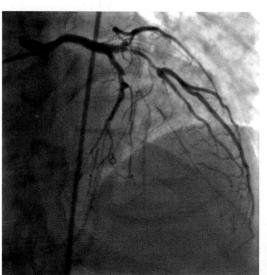

图30-2-1 LAD 中段CTO,中间支严重狭窄

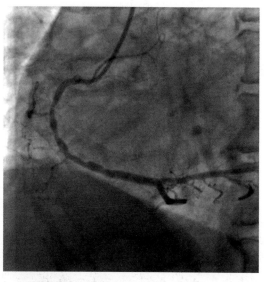

图30-2-2 RCA偏心病变80%狭窄(一)

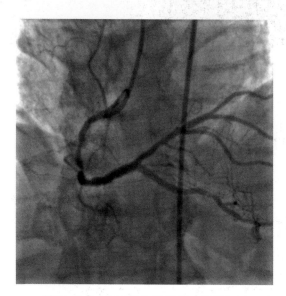

图30-2-3 RCA偏心病变80%狭窄(二)

【病例分析及初始治疗策略选择】

患者入院诊断为急性冠脉综合征,冠脉造影提示为三支病变,LAD为CTO。Syntax评分为35,首选CABG以达到完全血运重建,但患者坚决拒绝。故此,冠脉造影后先尝试前向技术处理LAD,如果失败,则处理中间支和RCA病变,择期处理LAD,必要时采用逆行技术。

LAD CTO有残端,闭塞段不长,远端血管走行可见,似乎前向技术开通可能性大。考虑先尝试正向介入治疗,如果失败,则选择逆行治疗。由于同侧间隔支侧支极度迂曲,几乎不可能通过,因此首选经过对侧RCA间隔支侧支逆行介入治疗。RCA有两条比较粗大的间隔支侧支,远心端的间隔支(S2)位于RCA端的迂曲程度更明显,且有小分支,通过可能较困难,但一旦通过,可以到达LAD闭塞段下游,逆行经过一段正常血管后进入CTO段,可以使用的技术有

357

retrograde crossing, kissing 导丝、Reverse CART等,成功率更高。而RCA近心端间隔支(S1)侧支通路也迂曲,且与LAD连接处为CTO段,角度刁,难以操控导丝进入CTO,导丝可能会进入LAD CTO下游血管,可以使用的技术为kissing导丝和Modified CART。因此逆行技术侧支首选S2。

【PCI过程】

2011年2月,右股动脉路径,7F EBU3.5GC,先尝试Finecross支撑下Fielder导丝和Miracle 3g导丝开通LAD CTO,导丝均进入内膜下(图30-2-4 ~ 图30-2-5)放弃;进而处理中间支和RCA:中间支植入一枚Resolute 2.5mm×24mm支架,并用2.75mm球囊补充扩张,RCA植入3.5mm×30mm和4.0mm×30mm Endeavor Resolute,并用4.0mm和4.5mm球囊补充后扩张,效果满意。可见RCA良好侧支至LAD(图30-2-6 ~ 图30-2-8)。

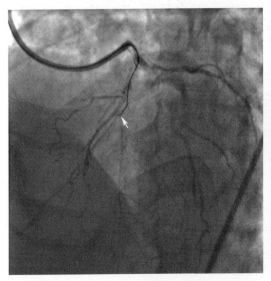

图30-2-4 LAD前向导丝进入内膜下(一)

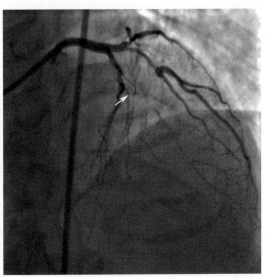

图30-2-5 LAD前向导丝进入内膜下(二)

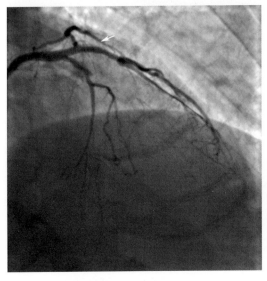

图30-2-6 中间支支架术后

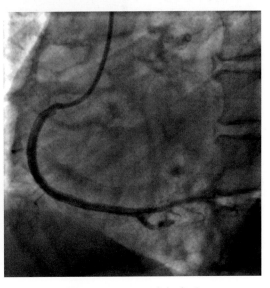

图30-2-7 RCA 支架术后

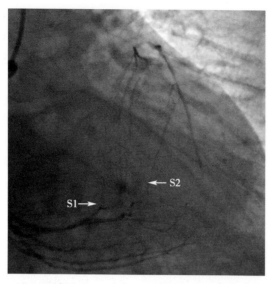

图30-2-8 RCA 支架术后右前足位,可见良好侧支至LAD

半年后(2011年8月)复查冠脉造影中间支和RCA均无再狭窄,再次尝试LAD CTO介入治疗。经股动脉径路,7F EBU 3.5指引导管,在Finecross微导管支撑下Pilot 150和Miracle 6g再次进入内膜下,放弃正向尝试,改逆行技术。6F AL 1.0指引导管进入RCA,Finecross支撑下使用Sion和Fielder 导丝、Fielder XT导丝,多种塑形,尝试进入S2,均进入S2的细小分支,无法进入LAD,尝试近1h,放弃(图30-2-9、图30-2-10)。

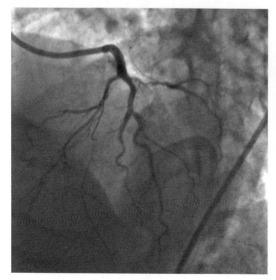

图30-2-9 LAD前向导丝进入内膜下

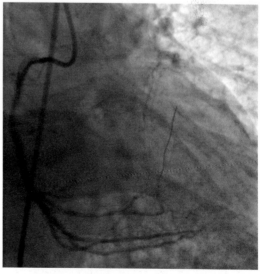

图30-2-10 逆行导丝进入侧支小分支

患者随后又到另外一家医院进行了前向技术，因"弥漫性夹层"再次失败。此次介入后患者症状明显加重，表现为劳力性心绞痛。

距离第一次入院1年半后（2012年9月）患者再次入院，拟再进行LAD CTO介入治疗。此次仍选择逆行技术。6F AL 1.0指引导管进入RCA，150cm Corsair导管支撑下，依旧尝试Sion和Fielder FC、Fielder XT导丝，多种导丝塑形在多个体位下，尝试进入S2，只能进入S2分支，无法穿越S2到达LAD（图30-2-11、图30-2-12）。迫不得已，改S1侧支。Sion最终经过迂曲的S1，进入LAD。由于侧支极度迂曲，Corsair无法跟进，1.25mm×15mm Ryujin球囊以2～3atm扩张整个侧支后，更换为Finecross，通过侧支通路（图30-2-13～图30-2-15）。此时由于间隔支和LAD角度接近90°，并且连接处紧挨着CTO，导丝无法朝着LAD的近心端，只能进入远心端LAD。确认导丝在真腔后将导丝送入心尖部，尝试正向Pilot 150导丝沿着该导丝的方向进行穿刺，失败（图30-2-16～图30-2-18）。决定改Modified CART技术：使用2.0mm×15mm Sprinter球囊锚定于RCA的锐缘支，再将1.20mm×6mm Mini Trek球囊通过侧支，在LAD CTO下游血管中18atm扩张，使用Pilot 150进入真腔失败，改Conquest Pro朝着球囊方向进行穿刺，最终进入血管真腔（图30-2-19～图30-2-21）。正向Corsair通过CTO段，交换为Fielder XT导丝，确认侧支未受损，撤除逆行系统，将前向Fielder XT导丝更换为Sion；预扩张后LAD植入3枚支架，分别为Partner 2.5mm×36mm、Xience V 2.75mm×28mm和Endeavor Resolute 2.75mm×30mm，使用3.0mm×10mm球囊以12～20atm补充扩张后血流正常，无夹层形成（图30-2-22～图30-2-24）。

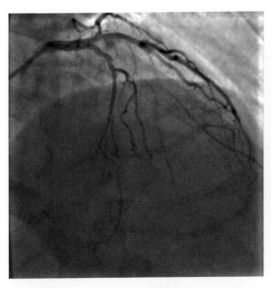
图30-2-11 LAD CTO下游弥漫性夹层可能

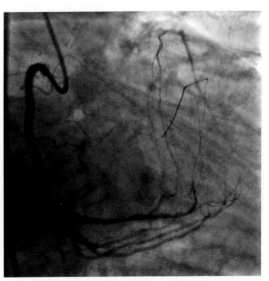
图30-2-12 逆行导丝再次进入侧支分支

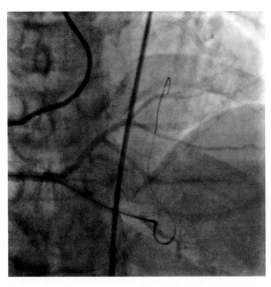

图30-2-13 逆行导丝进入另一条侧支走行迂曲(一)

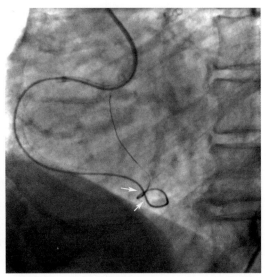

图30-2-14 逆行导丝进入另一条侧支走行迂曲(二)

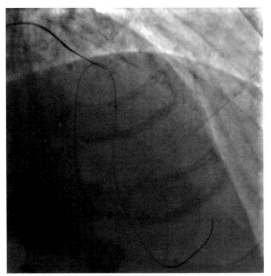

图30-2-15 逆行导丝和微导管到达LAD下游

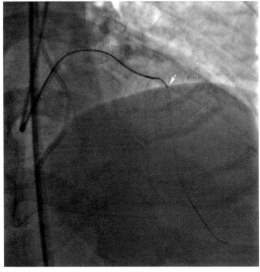

图30-2-16 前向导丝Pilot 150尝试进入LAD真腔

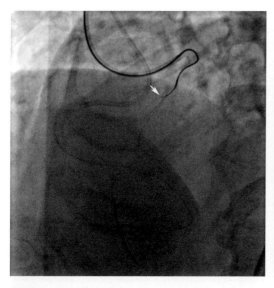

图30-2-17 前向导丝Pilot 150 尝试进入LAD,走行偏离真腔

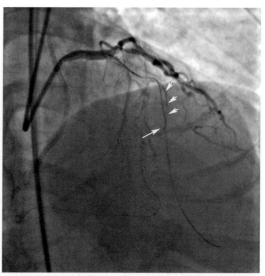

图30-2-18 前向导丝Pilot 150 尝试进入LAD,明显偏离真腔

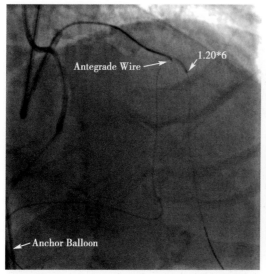

图30-2-19 逆行锚定技术 1.20mm球囊到达LAD ——Modified CART

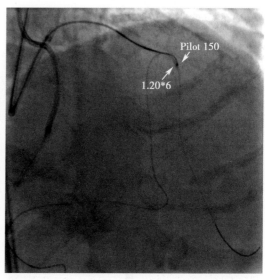

图30-2-20 前向导丝Pilot 150 ——Modified CART失败

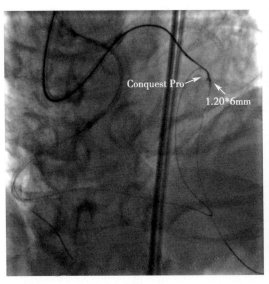

图30-2-21 前向导丝Conquest Pro——Modified CART成功

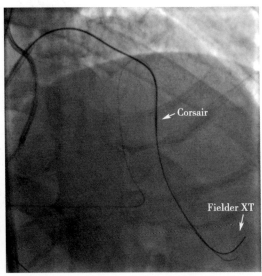

图30-2-22 Conquest Pro更换为Fielder XT，Corsair 通过闭塞段

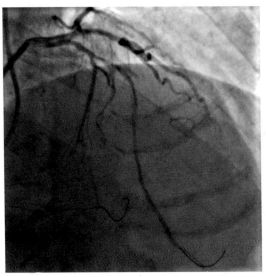

图30-2-23 预扩张后LAD见弥漫性夹层

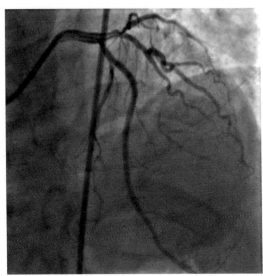

图30-2-24 LAD 最终结果

【随访造影结果】

2013年3月患者复查冠状动脉CTA,提示三支血管支架均通畅,无再狭窄。患者至今已经随访3年,无心绞痛再发,未再入院(图30-2-25)。

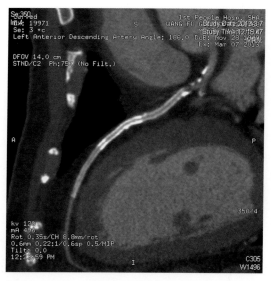

图30-2-25 LAD随访CTA提示支架通畅无再狭窄

【该病例的教学点】

1. 该患者为多支病变,LAD为CTO病变,Syntax评分35分,首选CABG,但患者坚决拒绝,才选择PCI。尽管经过多次PCI失败,患者仍拒绝CABG。

2. 该患者LAD的CTO病变有残端,闭塞段不长,理论上前向技术成功率较高,多次正向技术(包括外院专家)均失败,可能原因是第一次导丝进入内膜下,此后每次导丝均进入此假腔,难以回到真腔,或许IVUS指导下前向仍有成功的可能,但需要术者有非常丰富的IVUS读图经验。

3. RCA有两条比较粗大的间隔支侧支,远心端的间隔支(S2)和近心端的间隔支(S1)。如果通过难易程度相同,显然,S2更为理想。因为此侧支逆行到达LAD后,经过一段相对正常血管后才进入CTO段,可以使用的技术有retrograde crossing, kissing 导丝, Reverse CART等,难度小,成功率更高。而 S1 与LAD连接处太接近CTO段,角度刁,没有操作空间,导丝大部分情况下只能进入LAD CTO下游血管,可以使用的逆行技术很少,恐怕只有kissing 导丝和Modified CART,难度大,成功率大大降低。因此逆行侧支首选S2。仔细回顾,似乎同侧间隔支和中间支提供侧支至CTO下游,但根据侧支迂曲程度估计难以成功,所以未进行尝试。

4. 该患者前向失败后,曾经两次尝试选择S2进行逆行技术,均失败,虽然经过多个体位、多根导丝,多种塑形,但是均未能成功,提示侧支解剖比想象的复杂。虽然该侧支直径粗大,但可能过分迂曲且细小分支多,不容易进入侧支主支,或许,目前国内没有上市的新型逆行专用导丝,比如Fielder XT-R 导丝,Sion Blue或许可以提供成功率。

5. 最终选择S1侧支,Sion导丝可以通过,Corsair无法跟进,使用1.25mm小球囊低压力扩张后更换为Finecross通过。此病例在扩张侧支后没有再次尝试Corsair,或许Corsair也能通过,但对于迂曲严重且血管直径细小的侧支通路,Finecross 可能有一定的优势。

6. 与预料的差不多,导丝通过侧支S1后到达LAD,无法进入CTO段,只能进入CTO下游。

此时逆行导丝单纯作为真腔的标志，可以使用前向导丝，从原来的假腔中再回到真腔（类似kissing导丝）。该病例使用了Pilot 150和Miracle 6g导丝、Conquest Pro尝试，无法成功。最终使用1.20mm×6mm球囊扩张LAD非CTO段血管，可称之为"Modified CART"。经典的CART技术是逆行球囊在CTO段假腔中扩张，由于逆行球囊必须通过侧支，对侧支的损伤较大且难度高，目前几乎摒弃，已经被Reverse CART所取代。但本病例不适合Reverse CART技术。因为如果正向球囊在内膜下扩张后，该假腔可能超越逆行导丝所在水平，逆行导丝即便进入此假腔，由于逆行导丝在LAD真腔的距离可能仅仅有1mm或根本是0mm，仍无法完成血运重建。由于逆行导丝无法进入CTO段，经典的CART也无法进行。所以，kissing 导丝失败后，仅有Modified CART可以尝试。Modified CART使用逆行球囊扩张非CTO段，其成功的原因可能有：①非CTO可能有狭窄，扩张后血管直径增加，提高前向导丝进入的机会；②充盈的球囊是一个比单纯导丝更为明显的"靶目标"，前向导丝通过多体位投照，更容易穿刺成功；③球囊在血管中改变了原来的血管轮廓，拉直了血管，使得原来成角或迂曲的血管变直了，前向导丝更容易进入真腔；④如果球囊直径很大，可能导致夹层，该夹层有可能与前向导丝的假腔相互交通。本病例可能是通过②和③所述机制最后成功的，这是本病例最大的教学点。

7. 该病例未尝试前向技术的平行导丝技术，或许该技术也能够成功。

（周国伟　储光　杨文艺）

病例3　旋磨加逆向技术联合运用开通钙化CTO

【简要病史】

患者，女性，72 岁，主因"反复胸闷气短10余年"入院。在外院行CAG示RCA 100％闭塞（图30-3-1），LCX 100％闭塞（图30-3-2），LAD中段70％狭窄（图30-3-3），血管严重钙化。外院建议其行CABG，患者及家属均拒绝，要求行PCI术，遂转入院。

辅助检查：ECG、超声提示下壁陈旧性心梗，EF 38％。

既往：陈旧性心肌梗死病史10年，高血压病史10余年，2型糖尿病5年。

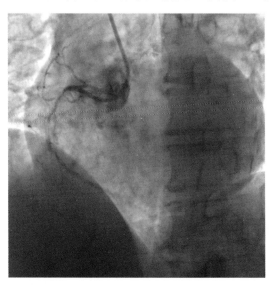

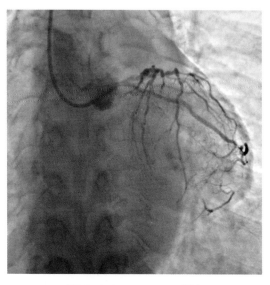

图30-3-1　外院CAG示RCA中段全闭　　　　**图30-3-2**　LCX 100％闭塞

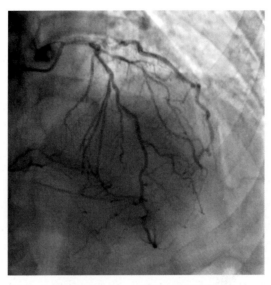

图30-3-3 LAD中段70%狭窄

【病例分析及策略选择】

患者为严重钙化病变,两支血管慢性闭塞,时间较长。从影像上分析RCA开通难度较LCX 低,有正向开通可能;LCX残端不明显,预计正向难度较大,但OM给LCX有较好侧支,虽然侧支为心外膜血管,非常迂曲,但在微导管支持下通过交换不同头部塑形的导丝,有通过的可能;LAD中段虽然有中度狭窄,但血管迂曲钙化,且患者年纪偏大,拟不予处理。因此我们的策略是首先选择处理RCA,择期正向尝试开通LCX,如不顺利则从OM给予的心外膜血管逆向尝试。

【PCI过程】

选择右侧桡动脉径路,6F SAL 0.75指引导管, Fielder XT导丝在1.3m Finecross微导管支持下进行RCA正向尝试,顺利开通闭塞段到达RCA 血管远端,患者血管钙化严重,分别用1.25 ~ 2.5mm的预扩球囊及2.5mm的后扩球囊反复多次进行扩张后,仍然不能顺利送入支架(图30-3-4)。采用旋磨技术选择1.5mm旋磨头进行旋磨,最终顺利植入支架后结束手术(图30-3-5、图30-3-6)。

患者术后出院2周后再次来院要求尝试开通LCX。选择右侧桡动脉径路,6F EBU 3.5指引导管,在OM植入Runthrough导丝,应用Fielder XT在1.5m Finecross微导管支持下进行LCX正向尝试,由于闭塞时间长闭塞段很硬,不能正确穿刺闭塞段起点,更换Conquest-pro导丝穿透闭塞近端,但远端进入血管夹层,尝试使用平行导丝技术,因血管钙化严重,未能成功(图30-3-7)。考虑到OM通过心外膜血管给LCX侧支,我们尝试使用逆行技术处理该病变。微导管选择性造影显示侧支心外膜血管非常迂曲(图30-3-8)。

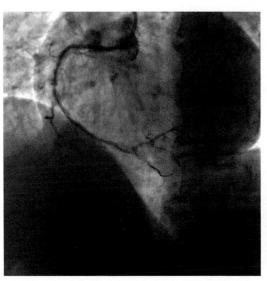

图30-3-4 患者血管钙化严重,分别用1.25～2.5mm的预扩球囊及2.5mm的后扩球囊反复多次进行扩张后,仍然不能顺利送入支架

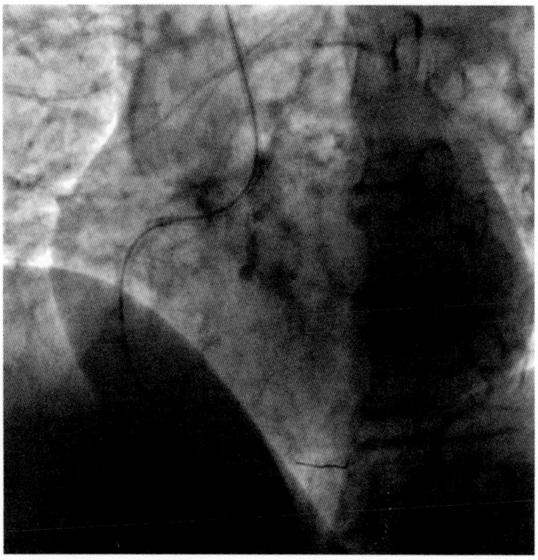

图30-3-5 采用旋磨技术选择1.5mm旋磨头进行旋磨

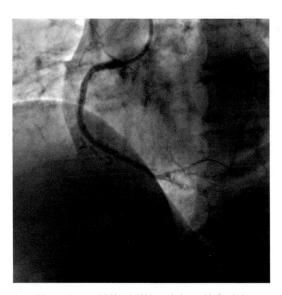

图30-3-6 最终顺利植入支架后结束手术

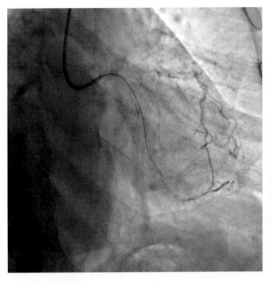

图30-3-7 正向开通LCX未能成功

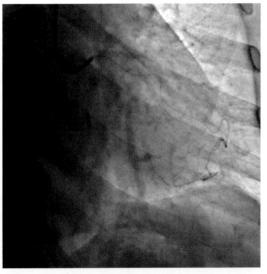

图30-3-8 微导管选择性造影显示OM通过心外膜血管给LCX的侧支血管非常迂曲

　　在微导管支持下通过交换不同头部塑形的导丝小心地通过侧支血管顺利到达LCX闭塞段远端，更换不同导丝反复进行寻找尝试穿通闭塞段（图30-3-9）。最终M6导丝穿透闭塞段顺利进入同向EBU3.5指引导管（图30-3-10）。沿M6导丝顺利推送Finecross微导管进入同向EBU3.5指引导管内，撤出M6导丝，更换3m Fielder FC导丝，3m导丝的软头进入EBU3.5指引导管内，通过OM-侧支-LCX再次回到同向EBU3.5指引导管内，并从Y接头导出，形成贯穿CTO的环路（图30-3-11）。沿3m导丝的软头送入球囊进行扩张，顺利开通闭塞血管（图30-3-12）。

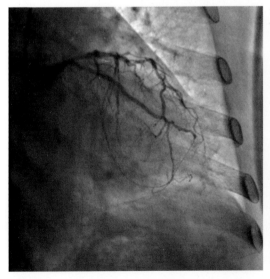

图30-3-9 在微导管支持下通过交换不同头部塑形的导丝小心地通过侧支血管顺利到达LCX闭塞段远端，更换不同导丝反复进行寻找尝试穿通闭塞段

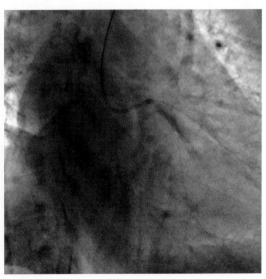

图30-3-10 M6导丝穿透闭塞段顺利进入同向EBU3.5指引导管

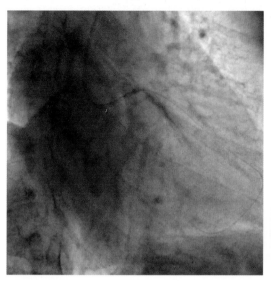

图30-3-11 更换3m Fielder FC导丝,形成贯穿CTO的环路

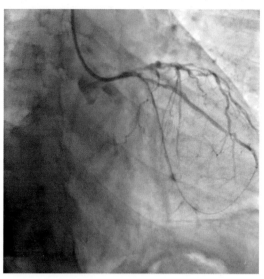

图30-3-12 沿3m导丝的软头送入球囊进行扩张,顺利开通闭塞血管

　　沿3m导丝的软头在LCX中植入2枚支架,撤出3m Fielder FC导丝,分别从正向在OM和LCX中植入2根导丝,采用笔者首创的DK-Culotte技术处理LCX和OM的分叉,最后进行对吻处理(图30-3-13,图30-3-14),最终造影结果令人满意(图30-3-15,图30-3-16)。

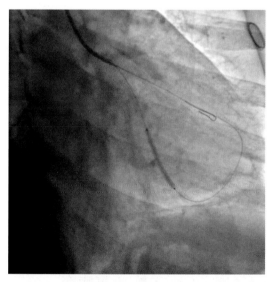

图30-3-13 采用DK-Culotte技术处理LCX和OM的分叉,最后进行对吻处理(一)

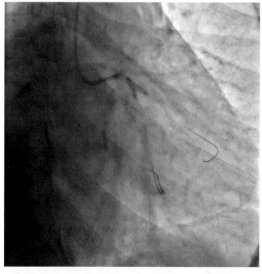

图30-3-14 采用DK-Culotte技术处理LCX和OM的分叉,最后进行对吻处理(二)

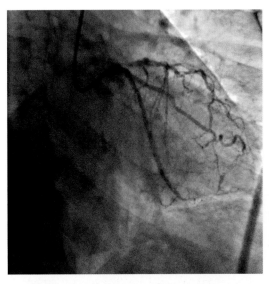
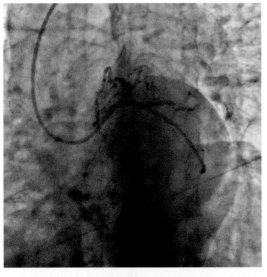

图30-3-15 最终造影结果令人满意(一)　　　**图30-3-16** 最终造影结果令人满意(二)

【该病例教学点】

1. 严重钙化CTO病变在选择通过性较好的如Fielder XT、Sion导丝通过CTO病变后往往会遇到导丝支撑力不够,球囊无法通过的情况,这时可以通过微导管更换支撑力强的导丝,另外可以选择较小较短的如1.25mm×6mm的球囊进行多次反复"掘进"式扩张的方法通过球囊。

2. 严重钙化病变多种球囊反复扩张后支架仍然不能通过时,应尽早采用旋磨技术,不宜盲目加压以免造成球囊破裂甚至血管破裂,在支架送入困难时不宜强行粗暴送入,以免造成支架脱载。

3. 采用心外膜血管作为侧支通路时比心内膜血管风险大,稍有不慎易造成血管损伤引起心脏压塞,所以动作一定要轻柔,不能盲目粗暴推送导丝和微导管;心外膜侧支血管一般比较迂曲,可以在微导管帮助下通过更换不同导丝的不同头部塑形,进一点微导管,换一根不同头部塑形的导丝,耐心细致地"步进"通过。

4. 当导丝通过OM-LCX或D-LAD这种自身侧支血管穿透闭塞段到达同向指引导管后,可以通过沿导丝推送微导管的方法,微导管穿透闭塞段到达同向指引导管后,更换3m导丝,从3m导丝的软头进行球囊扩张及支架植入。如微导管无法沿导丝通过闭塞段到达同向指引导管,可以换用有扩张功能的Corsair微导管,如还不能通过,可以使用小球囊沿导丝进行逆向扩张;亦可以以此导丝作为标示从正向进行对吻导丝操作正向开通CTO。

（胡　涛）

病例4　经桡动脉采用Hybrid策略开通右冠慢性完全闭塞病变

【简要病史】

患者男性,52岁,因"阵发性胸骨后疼痛4年,加重1个月"入院。1个月前曾于当地医院就诊并行冠脉造影,结果显示多支血管病变,于前降支植入2枚支架。

心血管病危险因素: 吸烟史30年, 日均吸30支。否认高血压、糖尿病病史。

心电图示: 窦性心律、心肌缺血。

超声心动图: LVEDD 52mm, LVEF 58%。

实验室检查: TG 2.36mmol/L。

入院后给予药物治疗后行冠状动脉造影。

【冠状动脉造影结果】

造影选用双侧桡动脉径路, 7F血管鞘。双侧造影结果显示: 左主干至前降支近段可见支架影, 支架内光滑未见明显狭窄; 回旋支中段70%左右狭窄; 右冠状动脉近段完全闭塞, 分支向远端形成侧支循环, 使远端显影(图30-4-1 ~图30-4-3)。

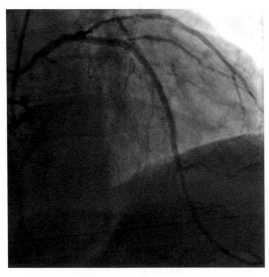

图30-4-1 左冠造影

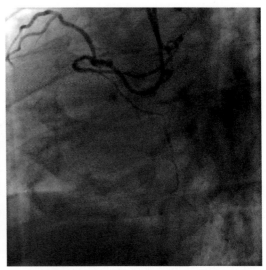

图30-4-2 右冠造影提示右冠CTO

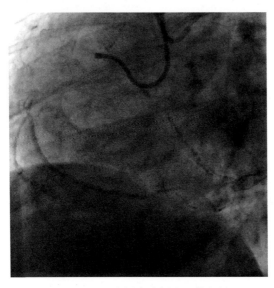

图30-4-3 右冠自身侧支血供良好

【病例分析及初始策略选择】

该患者冠脉病变较复杂,其左冠状动脉左主干至前降支内可见前次住院植入支架,其内未见明显狭窄病变,前向血流较好,为该患者生命血管。其主要病变血管为闭塞的右冠状动脉。考虑引起心绞痛的罪犯血管与右冠相关,因右冠形成桥侧支血管通向远端管腔,考虑远端存活心肌范围较大,应积极处理闭塞病变,尝试开通血管,重建血运。考虑右冠病变特点:①病变起始处平钝,无理想进入点;②病变处伴随较大分支发出;③由远端管腔显影情况判断,闭塞段较长,超过2cm;④右冠病变,自身解剖走行弯曲。病变J-CTO评分超过3分,预计开通时间较长,难度较大。计划首先尝试前向技术开通,如无法顺利到达远端管腔,尝试逆向途径。

【PCI过程】

指引导管选择支撑力较强的7F AL 0.75指引导管,在微导管的支持下选择Fielder-XTR导丝尝试通过闭塞病变,但走行不顺利,导丝进入后造影显示,导丝头端与远端管腔位置偏离较大,考虑导丝进入内膜下(图30-4-4)。患者此时血流动力学指标稳定,无明显症状。分析下一步策略选择。在前向导丝进入内膜下,可有三种转换策略:①更换导丝,重新尝试前向通过真腔进入远端。该患者右冠病变复杂,齐头伴分支,闭塞较长,同时血管自身走行弯曲,考虑再次尝试前向进入真腔难度大,成功率低。②ADR技术,即前向夹层重入真腔技术(antegrade dissection re-entry, ADR)。该技术的发展建立在近年来新型介入器材研发的基础上。对前向进入夹层的患者,可应用特殊器械如Stingray球囊,引导导丝经内膜下通过闭塞段,进入远端后依靠球囊的特殊结构可安全便捷的使导丝头端经内膜下重新回到远端真腔内。该技术可极大提高前向开通CTO病变的成功率。③逆向导丝技术。分析该患者造影,可见其右冠起始处向上发出一支较大分支,其发出侧支循环通向右冠远端,形成良好的自身桥血管,使右冠远端可以充分显影。该侧支循环全程可视,同时无明显迂曲,可以作为比较理想的逆向途径。预计开通成功率较高。综上,决定转换为逆向途径尝试,如不顺利,可考虑ADR技术。

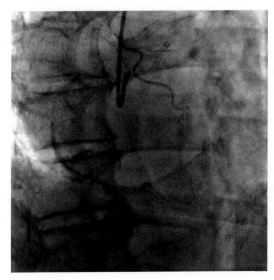

图30-4-4 Fielder-XTR进入血管内膜下

选择Sion导丝，引导微导管进入右冠近端分支内，撤出导丝，引血管近端并无明显病变，且管腔直径较大，故利用微导管造影，确定侧支循环走行，如图可见侧支通向右冠远端，全程可视，显影满意（图30-4-5、图30-4-6）。在Finecross微导管支撑下，调整Sion导丝头端方向，顺利通过侧支循环到达右冠内，并逆行向上到达病变。在通过病变过程中指引导管支撑力不足，通过前向再送入一根导丝至另一分支内，送入球囊锚定，增加指引导管稳定性和支撑力。最终导丝进入病变，到达近端（图30-4-7、图30-4-8）。

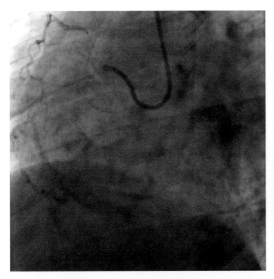

图30-4-5 微导管造影结果（一）

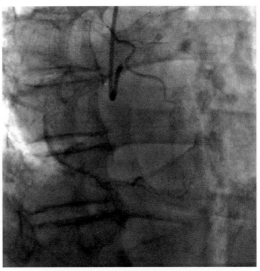

图30-4-6 微导管造影结果（二）

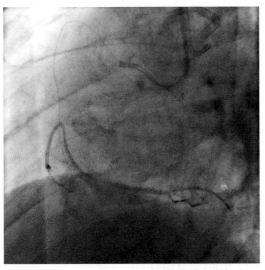

图30-4-7 SION钢丝顺利通过侧支，微导管造影证实在真腔

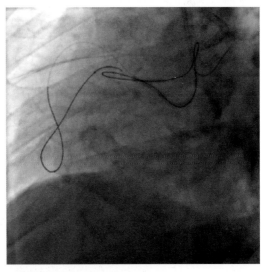

图30-4-8 边支球囊锚定增强指引导管稳定性和支撑力下，导丝最终到达病变近端

　　导丝进入病变后反复尝试无法顺利通过病变进入右冠近端管腔内,正向造影显示导丝似在病变内走行于内膜下。更换GAIA 3rd、CONQUEST PRO导丝反复尝试仍无法穿透内膜进入近端真腔。决定采用Reverse CART技术。经对侧桡动脉送入另一根7F AL 0.75指引导管到达右冠开口,送入导丝再次进入右冠近端管腔内膜下,送入Sprinter 2.5mm×15mm球囊以12个大气压扩张进行Reverse CART,随后再次经逆向送入GAIA 3rd导丝,尝试后顺利通过病变进入近端管腔内(图30-4-9 ~ 图30-4-12)。跟进微导管后撤出GAIA导丝,更换为RG3导丝。送入2.5mm×15mm Sprinter球囊以16个大气压扩张,后造影显示右冠显影(图30-4-13、图30-4-14)。在右冠近段植入3.0mm×30mm支架,后再次送入一根Runthrough导丝,经前向到达右冠远端管腔内。随后送入2.5mm×30mm支架至右冠中段病变(图30-4-15、图30-4-16),最终效果满意(图30-4-17、图30-4-18)。

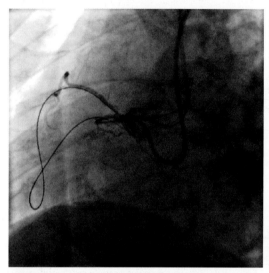

图30-4-9　尝试RWE失败后,采用Reverse CART技术,最终逆向GAIA 3rd导丝顺利进入右冠近段真腔(一)

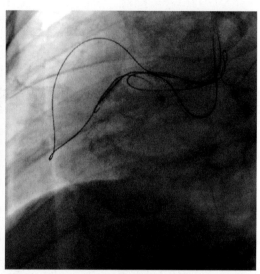

图30-4-10　尝试RWE失败后,采用Reverse CART技术,最终逆向GAIA 3rd导丝顺利进入右冠近段真腔(二)

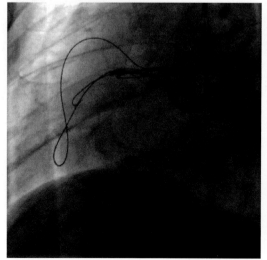

图30-4-11　尝试RWE失败后,采用Reverse CART技术,最终逆向GAIA 3rd导丝顺利进入右冠近段真腔(三)

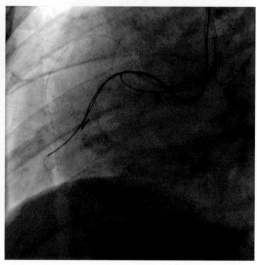

图30-4-12　尝试RWE失败后,采用Reverse CART技术,最终逆向GAIA 3rd导丝顺利进入右冠近段真腔(四)

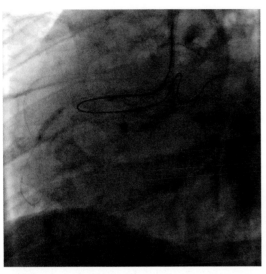

图30-4-13 RG3体外化后, Sprinter 2.5mm × 15mm 球囊16atm扩张

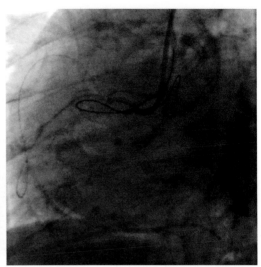

图30-4-14 球囊扩张后, 右冠远段显影

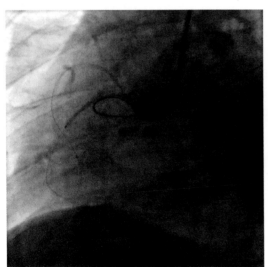

图30-4-15 右冠近段植入3.0mm × 30mm支架

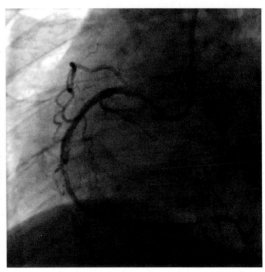

图30-4-16 右冠中段病变植入2.5mm × 30mm支架

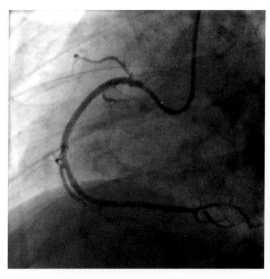

图30-4-17　最终造影结果(一)

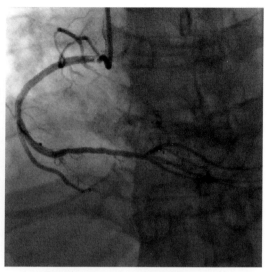

图30-4-18　最终造影结果(二)

【该病例的教学点】

1. 仔细阅读患者的冠脉造影结果,对于慢性完全闭塞病变,要仔细评估其病变特点,利用J-CTO评分等工具评价病变难度,根据病变选择恰当的处理策略和具体技术手段。

2. 对于慢性闭塞病变,目前临床上主张采用复合策略处理。即Hybrid策略。该策略将传统开通CTO病变的技术结合起来,主要包括前向导丝技术、前向夹层重入真腔技术和逆向导丝技术。提倡在连续评估手术进展情况和在当前技术出现失败征象时快速转换策略,以期达到利用最短的曝光时间和最少的造影剂用量开通闭塞病变的目的。该策略的核心观点在于细致的双侧冠脉造影和持续的评估。目前已有多中心研究显示该策略较任何单一开通技术,均可以明显提高慢性完全闭塞的开通成功率。

3. 该病变利用桡动脉进行了逆向途径开通CTO病变的手术。在手术过程中应用了7F指引导管、双指引导管、Reverse CART等技术,提示经桡动脉已经可以进行复杂的介入治疗。但需注意,经桡动脉应用7F动脉鞘管时应行桡动脉造影评估血管条件,避免出现并发症。

(刘　斌)

第31章 慢性闭塞病变介入治疗正逆向技术结合应用病例

病例1 双向技术成功开通右冠慢性闭塞病变

【简要病史】

患者,男性,63岁,主因"反复活动时胸闷5年,加重1周"入院。

心血管病危险因素:吸烟史40年,糖尿病史6年。

心电图:窦性心律,Ⅰ、aVL、Ⅱ、Ⅲ、aVF导联ST段压低。

心脏超声心动图:EF 54%,左室舒张末内径51mm。

实验室检查:总胆固醇 6.71mmol/L;低密度脂蛋白4.99mmol/L;甘油三酯0.88mmol/L;高密度脂蛋白0.95mmol/L。心肌酶、肌钙蛋白I(-)。

入院后行择期冠状动脉造影术,术前常规负荷剂量氯吡格雷和阿司匹林。

【冠状动脉造影结果】

造影选用右侧桡动脉径路,6F血管鞘,多功能造影导管。造影结果显示:冠脉分布呈右冠优势型,左主干未见明显狭窄,LAD近段、中段可见血管钙化影,中段局限性狭窄约40%,远段局限性狭窄60%,前向血流TIMI(3)级。LCX近段瘤样扩张,中段80%管状狭窄,OM1开口处局限性狭窄95%,近段管状偏心狭窄约85%,前向血流TIMI(3)级。右冠近段局限性狭窄85%,中段完全闭塞,自身形成桥侧支供应中远段,远段完全闭塞,前向血流TIMI(0)级。远端可见来自LCX、间隔支的侧支循环供应,侧支循环Rentrop 3级,后分叉以远显影(图31-1-1 ~ 图31-1-4)。

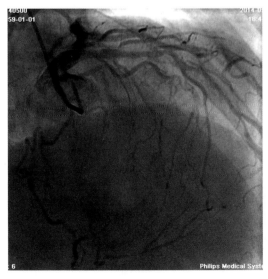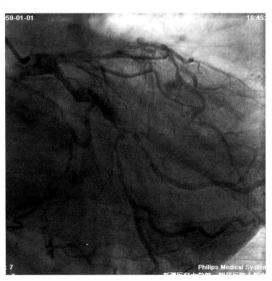

图31-1-1 前降支中段局限性狭窄约40%,远段局限性狭窄约60%

图31-1-2 回旋支近段瘤样扩张,远段弥漫性病变

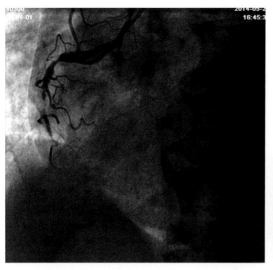
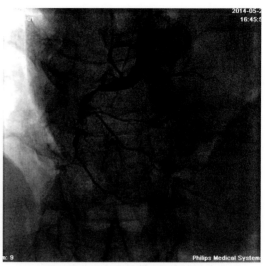

图31-1-3　右冠近段局限性狭窄85％　　　　　图31-1-4　右冠病中段完全闭塞

【病例分析及初始策略选择】

　　血管造影显示右冠优势型，RCA中段完全闭塞合并 LCX病变。考虑RCA为CTO，具体闭塞时间不明确。心电图表现为下壁心肌缺血，心脏彩超显示心脏收缩功能正常。因患者右冠远端存前降支、回旋支逆向灌注，因此其远端支配区域存在存活心肌。该患者SYNTAX Score 31分，评分中等，可以选择PCI治疗，向患者及家属交代病情后，要求PCI治疗。PCI策略选择：宜首先开通右冠脉，择期行LCX PCI术。仔细分析图像，侧支供应的特点是从间隔支有一个大的侧支到RCA远端，逆向成功率高，但风险大。因此，首先选择尝试正向开通 RCA CTO，若失败，可尝试逆向开通RCA CTO，若失败，建议CABG。

【PCI过程】

　　RCA-PCI过程：右侧桡动脉+右侧股动脉入径。考虑到患者右冠闭塞段较长，病变较硬，因此右冠选择支撑力较强的6F AL1.0指引导管。由于患者主动脉窦部较宽，左冠选择支撑力较强的6F EBU4.5指引导管。分别送AL1.0指引导管至右冠口及6F EBU4.5指引导管至左冠口。沿AL1.0指引导管，在Finecross微导管支撑下选择Fielder XT导丝尝试刺破右冠中段闭塞起始段，未能通过闭塞病变段（图31-1-5），换用Miracle3导丝，仍未能通过RCA中段闭塞段。行对侧造影，明确RCA侧支循环中主支血管来自LAD间隔支（图31-1-6），沿6F EBU4.5导管，在Finecross微导管支撑下将Sion导丝送入至间隔支，沿侧支循环送入RCA远端，微导管造影确认Sion导丝在RCA血管真腔内（图31-1-7、图31-1-8），在Finecross微导管支撑下继续前送Sion导丝至RCA中段闭塞病变处，未能通过闭塞病变段，改用Conquest-Pro导丝，反复尝试仍未能通过中段闭塞病变段，改用Pilot 150导丝顺利通过中段闭塞病变段至RCA近段并顺利送入前向指引导管（图31-1-9、图31-1-10）。沿AL1.0指引导管送Conquest导丝入RCA近段进入逆向Finecross微导管内至PLA远端，回撤微导管至右冠远端（图31-1-11），沿Conquest导丝送入Sprinter 1.25mm×10mm球囊未能通过中段病变狭窄段，选用TREK 1.25mm×10mm球囊以10～16atm由远至近扩张右冠远段至近段病变处（图

31-1-12）。选用TREK 2.5mm×15mm球囊未能通过右冠中段病变处，选用5-in-6指引导管沿Conquest导丝送入RCA近段支撑，送入TREK 2.5mm×15mm球囊至右冠远端，以8～14atm由远至近扩张右冠远段至近段病变处（图31-1-13），从后三叉前顺序植入Excel 2.5mm×36mm、2.75mm×36mm、3.5mm×36mm共3枚支架（图31-1-14～图31-1-16），复查造影见支架内无残余狭窄、内膜撕裂、夹层及远段血栓形成，TIMI血流3级（图31-1-17）。撤导丝、导管，手术结束。

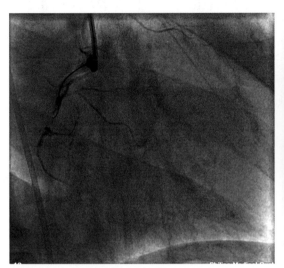

图31-1-5 Fielder导丝未能通过

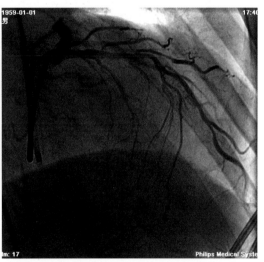

图31-1-6 对侧造影明确RCA侧支循环中主支血管来自LAD间隔支

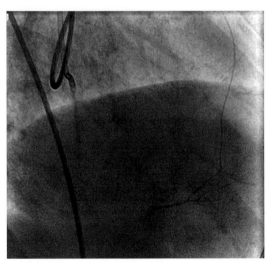

图31-1-7 经微导管造影显示Sion导丝在右冠远端血管真腔内（一）

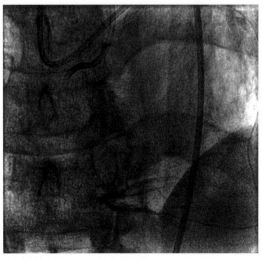

图31-1-8 经微导管造影显示Sion导丝在右冠远端血管真腔内（二）

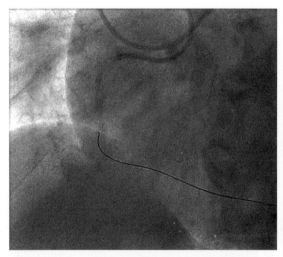

图31-1-9 Sion 导丝未能通过右冠中段闭塞病变处

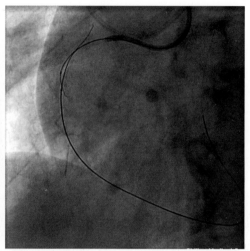

图31-1-10 Pilot 150导丝顺利通过右冠中段闭塞病变段进入前向指引导管

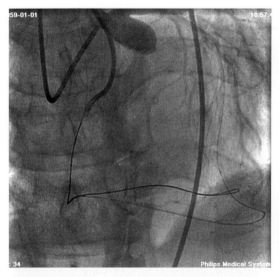

图31-1-11 沿AL 1.0指引导管送Conquest 导丝入RCA远端

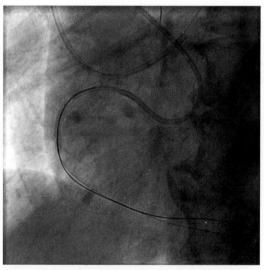

图31-1-12 选择TREK 1.25mm×10mm球囊扩张右冠中段病变

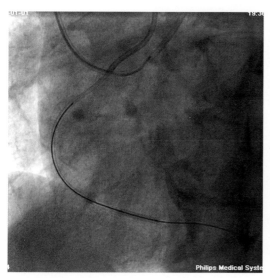

图31-1-13 在5-in-6指引导管支撑下将TREK 2.5mm×15mm球囊送入右冠远端

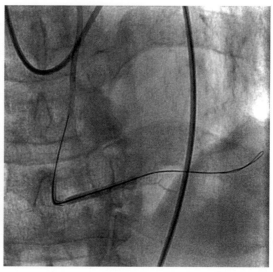

图31-1-14 在5-in-6指引导管支撑下,送入Excel 2.5mm×36mm支架至右冠远端

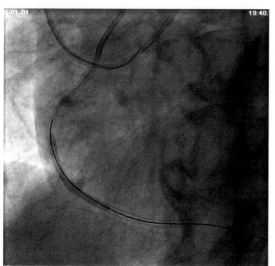

图31-1-15 右冠中段植入Excel 2.75mm×36mm 支架

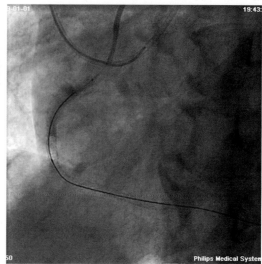

图31-1-16 右冠近段植入Excel 3.5mm×36mm 支架

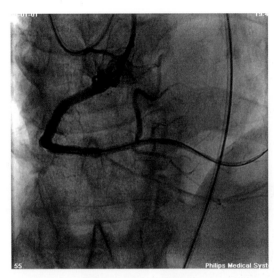

图31-1-17 最终结果

【该病例的教学点】

1. 从指南与该患者的危险评分来看,患者Syntax评分中等,可以选择PCI。此次患者症状加重是因为LCX病变加重,由于该患者心脏功能正常,RCA供血区域有存活心肌,如能开通RCA,则有机会处理LCX病变,改善患者的生存质量和长期预后,首选应尝试开通RCA,如介入治疗失败,建议CABG治疗。

2. 本病例RCA中段完全闭塞,闭塞段长,走行不明确。血运重建可以选择前向与逆向导丝技术。但考虑顺行导丝技术难度大,而患者间隔支对右冠远端提供了良好的、较大且较直的侧支循环,逆行分支条件较好,预测双向导丝手术成功率高。因此,手术一开始先选择了逆向导丝技术。本病例前半部分采用逆向技术,导丝经前降支逆行,经间隔支进入RCA闭塞远端,然后穿透RCA中段闭塞段远端的纤维帽进入RCA近段并进入AL1.0 GC内。之后,Conquest导丝经逆向微导管进入RCA远端,通过顺行导丝技术完成RCA的球囊扩张和支架术。

3. 在导丝走行的过程中,需不断进行多体位造影,明确导丝的走行方向。当不明确导丝是否在血管真腔时,不建议使用微导管对未知管腔进行冠脉造影。对于存在逆向侧支的病变,经微导管行对侧造影,可协助判断导丝是否在闭塞远段血管真腔内。

4. 当正向球囊或支架无法通过闭塞段时,可以采用球囊扩张—球囊锚定—5F指引导管深插加强支撑,克服困难。

(杨毅宁　马依彤)

病例2　逆行导丝引导前向导丝假腔穿入真腔技术处理右冠完全闭塞病变

【简要病史】

患者,男性,71岁,"胸闷痛1年,加重1个月"收入院。患者于1个月前在外院行冠脉造影提示"左主干管壁不规则伴钙化,左前降支近段狭窄85%伴钙化,中段狭窄75%,第一对角支粗大近段狭窄95%,第二对角支近段狭窄85%,回旋支细小,近段狭窄90%,中远段完全闭塞,并可见左冠至右冠侧支循环,右冠弥漫性病变伴重度钙化,近中段狭窄80%,远段完全闭塞",尝试前向导丝开通右冠失败,继续冠心病二级预防用药。

心血管病危险因素:高血压病史20余年。

既往:有下肢动脉硬化闭塞症并行右股浅动脉支架植入术,颈内外动脉狭窄,脑梗死并遗留言语欠清等病史,发现肾功能异常2年。

心电图示:窦性心律,Ⅱ、Ⅲ、aVF、V_4、V_5、V_6导联ST段压低、T波倒置。

心脏超声心动图:LVEDD 57mm,LVEF 40%。

实验室检查:血肌钙蛋白(-)。

【冠状动脉造影结果】

因患者右桡动脉未触及,选用左侧桡动脉径路,6F血管鞘。造影发现:左主干管壁不规则伴钙化,左前降支近段狭窄85%伴钙化,中段狭窄75%,第一对角支粗大近段狭窄95%,第二对角支近段狭窄85%;回旋支细小,近段完全闭塞,并可见左冠至右冠侧支循环;右冠弥漫性病变伴重度钙化,近段狭窄60%,中段狭窄80%,远段完全闭塞(图31-2-1～图31-2-3)。

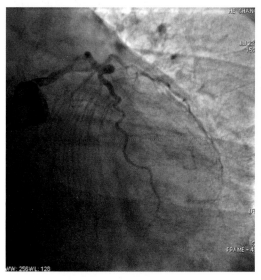

图31-2-1　左冠造影(一)

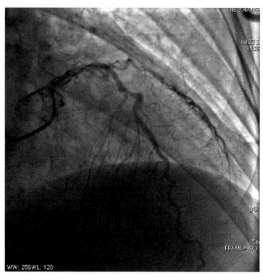

图31-2-2　左冠造影(二)

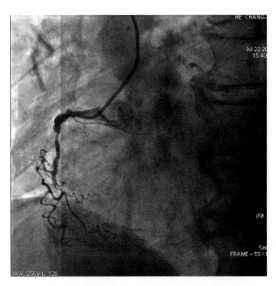

图31-2-3 右冠造影

【病例分析及初始策略选择】

该患者为多支血管病变,右冠慢性完全闭塞,1个月前外院尝试前向导丝技术开通失败,前降支近中段严重狭窄,患者胸闷痛与前降支病变相关。手术策略:因患者1个月前在外院前向导丝开通失败,导丝反复进入假腔,前向导丝技术难度大,成功率低,拟选择逆向导丝技术开通右冠完全闭塞病变;前降支近中段重度狭窄,如果行逆行导丝技术,需先处理前降支近段严重狭窄病变,但手术风险大,备好IABP支持。

【PCI过程】

因右股浅动脉闭塞支架术后,故入路选用左股动脉,选择7F XB3.5指引导管经左股动脉鞘至左冠开口,分别将BMW及Runthrough NS导丝送至前降支和第二对角支远端,球囊预扩张后于前降支近段植入3.0mm×29mm Firebird2药物支架,并与第二对角支预埋的2.0mm×20mm球囊行对吻术(图31-2-4 ~ 图31-2-6)。术后造影示第一对角支完全闭塞,遂将Runthrough NS导丝调整至第一对角支远端,使用2.0mm×20mm球囊扩张后(图31-2-7 ~ 图31-2-9)。于第一对角支开口至近段植入2.25mm×18mm Xience V支架,再与前降支3.0mm×12mm非顺应性球囊行对吻术,再次造影示前降支及对角支支架内无残余狭窄,前向血流TIMI 3级(图31-2-10 ~ 图31-2-12)。

微导管超选择造影,选择可用的间隔支,选用第一间隔支,将Sion导丝送至右冠远段,但微导管不能跟进通过间隔支,Sion导丝前行困难(图31-2-13 ~ 图31-2-15)。

将JR4.0导引导管经左桡动脉鞘送至右冠开口,先选用Runthrough NS导丝配合微导管送入右冠,导丝极易进入之前手术的假腔,反复调整导丝,将微导管送至右冠闭塞起始段,经微导管将导丝升级为Pilot 50,应用"偏移控制"技术操控导丝,导丝仍进入之前手术的假腔(图31-2-16 ~ 图31-2-18)。经微导管将导丝升级Conquest pro,在逆行导丝的指引下,采用"穿"的导丝操控技巧,将导丝由假腔穿入真腔,对侧造影证实导丝在远端真腔,将微导管通过闭塞段至左室后侧支,更换Runthrough NS送至左室后侧支远端(图31-2-19 ~ 图31-2-21)。使用窦房结支,应用边支球囊锚定技术加强引导导管的支撑,分别应用1.25mm×15mm、2.0mm×20mm顺应性球囊及3.0mm×12mm非顺应性球囊反复扩张右冠病变处(图31-2-22～图31-2-24)。因右冠近中段严重钙化,采用边支球囊锚定技术,支架仍无法送至远段病变处,遂使用5进6技术,将5F导管深插至右冠远段,再将2.75mm×33mm Firebird 2支架送至右冠远段至左室后侧支近段,以12atm压力释放,右冠中段植入3.0mm×33mm Firebird 2支架,以14atm压力释放(图31-2-25～图31-2-27)。右冠近段植入3.0mm×33mm Firebird 2支架,以16atm压力释放,后以3.0mm×12mm非顺应性球囊以16～24atm压力反复扩张右冠支架内(图31-2-28、图31-2-29)。右冠术后造影:支架贴壁良好,无残余狭窄,前向血流TIMI3级(图31-2-30、图31-2-31)。

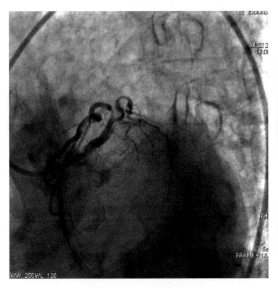

图31-2-4 左冠造影

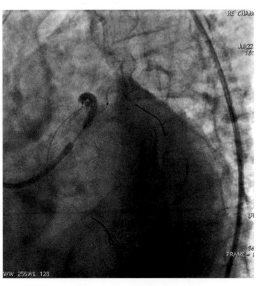

图31-2-5 前降支支架术

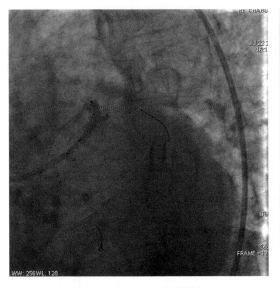

图31-2-6 对吻球囊技术

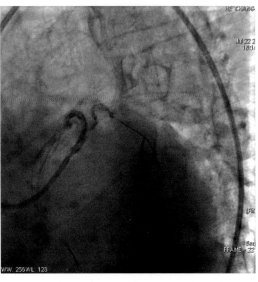

图31-2-7 前降支支架术后

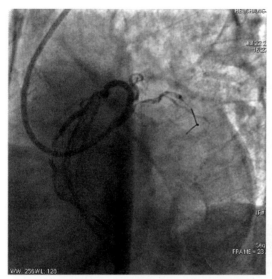

图31-2-8 导丝至第一对角支

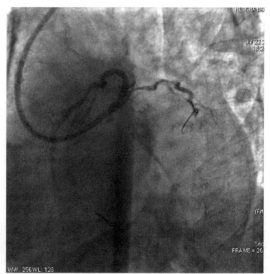

图31-2-9 球囊扩张后

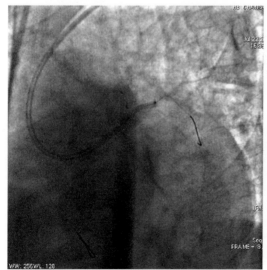

图31-2-10 第一对角支植入支架

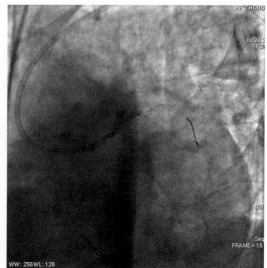

图31-2-11 对吻球囊

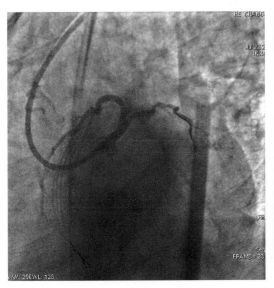

图31-2-12 左冠术后造影

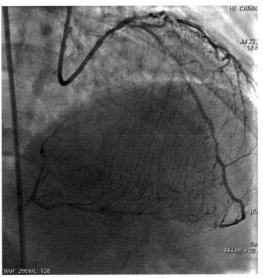

图31-2-13 造影找可用侧支

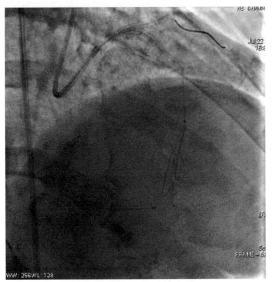

图31-2-14 超选择造影

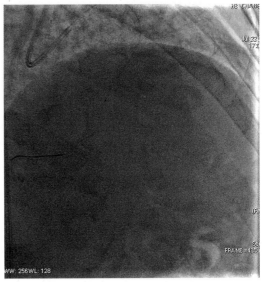

图31-2-15 导丝经第一间隔支至右冠

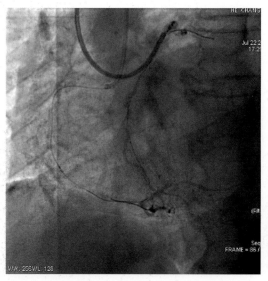

图31-2-16 前向导丝至右冠远段

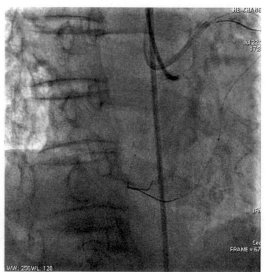

图31-2-17 多体位造影

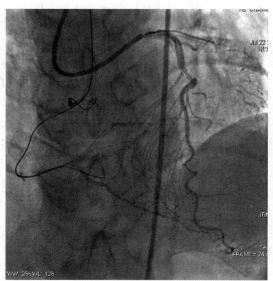

图31-2-18 对侧造影

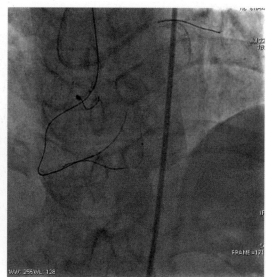

图31-2-19 更换穿刺导丝后

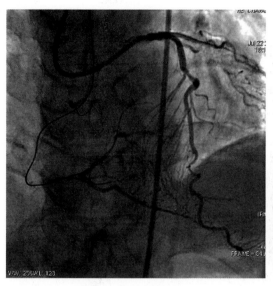

图31-2-20　对侧造影

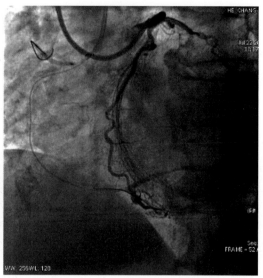

图31-2-21　更换软导丝至远端

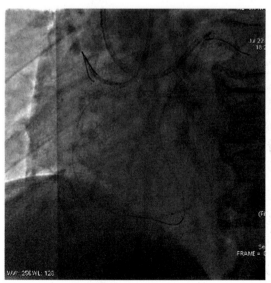

图31-2-22　球囊扩张(一)

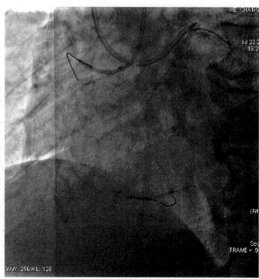

图31-2-23　球囊扩张(二)

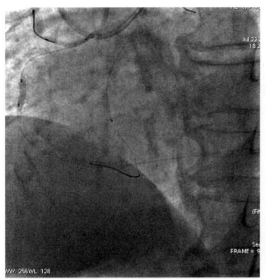

图31-2-24 球囊扩张(三)

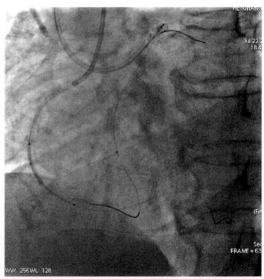

图31-2-25 5进6深

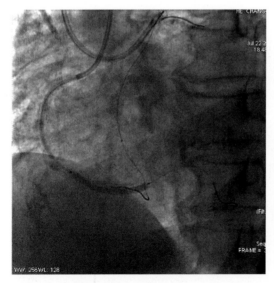

图31-2-26 植入支架(一)

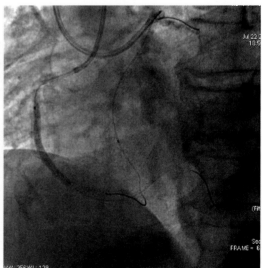

图31-2-27 支架植入(二)

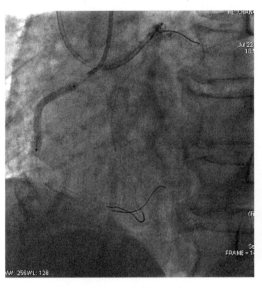

图31-2-28 支架植入(三)

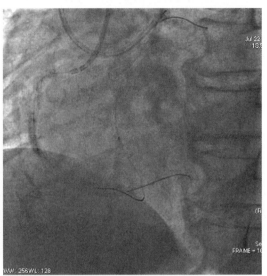

图31-2-29 后扩张

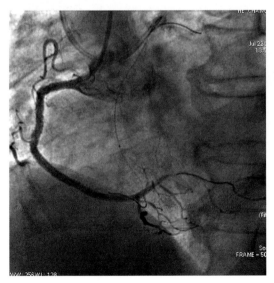

图31-2-30 术后造影(一)

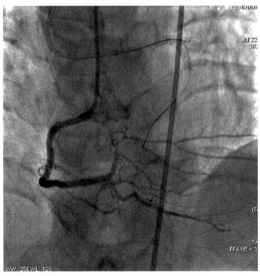

图31-2-31 术后造影(二)

【随访结果】

患者术后1年余,门诊随访,胸闷痛明显缓解,心功能改善,因肾功能有异常,拒绝复查造影。

【该病例的教学点】

1. RCA-CTO病变合并前降支重度狭窄,原则上先开通右冠CTO,再行前降支PCI;如果前向开通右冠失败,选择逆向开通RCA-CTO,可考虑先处理前降支近段严重狭窄病变,改善冠脉供血;左冠引导导管要打几个侧孔,术中少造影,控制造影剂用量;备好IABP,一旦出现血流动力学不稳定,及时应用。

2. 逆向导丝技术中,微导管不能跟进通过侧支血管,可将逆向导丝保留作为标记,指引前向导丝的穿刺方向,前向与逆向导丝技术的结合可能是未来发展方向。

3. 前向导丝的选择根据CTO病理特点进行导丝升级技术,不同的CTO导丝有不同的操作特点,合适的导丝策略对向前开通CTO起到决定性作用,术者需要掌握导丝的"习性",做到人"导"合一。

4. 导丝通过病变后,引导导管支撑力不够,可应用球囊边支锚定技术,加强支撑。如支撑仍不够,支架不能送达,可使用5进6技术,将5F导管深插,再送入支架至病变处。

(洪 浪 李林锋)

病例3 IVUS指导下正逆向结合开通右冠CTO病变

【简要病史】

患者,男性,73岁,因"反复活动后胸痛3个月"入院。

心血管病危险因素:高血压、糖尿病史5年。

1个月前于外院首次造影,提示前降支、回旋支局限性重度狭窄,右冠状动脉完全闭塞。患者拒绝CABG,外院尝试开通右冠CTO病变失败,于前降支、回旋支局限病变处各植入DES一枚。术后患者活动后胸痛症状较前缓解,但仍有夜间胸痛不适。

【冠状动脉造影结果】

选用双侧桡动脉径路,6F AL1.0指引导管入右冠,6F EBU3.5指引导管入左冠。右冠近段发出右房支后100%闭塞,可见纤细鼠尾状结构。回旋支发出粗大、迂曲侧支供应右冠远段,闭塞段较长。前降支、回旋支中可见首次手术植入DES影,支架通畅(图31-3-1 ~图31-3-3)。

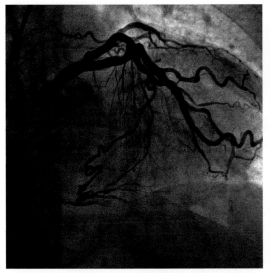

图31-3-1 冠脉造影（一）   **图31-3-2** 冠脉造影（二）

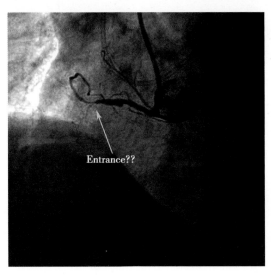

Entrance??

图31-3-3 右冠造影，可见发出右房支后鼠尾状结构，是否闭塞段入口？

【病例分析及初始策略选择】

该患者存在严重3支病变，右冠CTO病变。初次手术处理了前降支及回旋支病变，改善了临床症状，但从右冠远端显影情况来看其供血范围较大，第二次手术考虑正逆向结合开通右冠状动脉。

【PCI过程】

送入Sion导丝入右房支，送入Opticross IVUS导管入右房支以寻找右冠开口。在回撤过程中发现纤细鼠尾状残端为细小分支，而真正的右冠闭塞段开口在右房分叉以近处。闭塞段的纤维帽较坚硬,Conquest Pro、Conquest 12导丝均未能成功穿刺。在6F AL1.0 指引导管不能同时容纳IVUS导管和Finecross微导管,因此换用双指引导管,在微导管的支撑下,Conquest 12导丝穿刺近段纤维帽成功,进入闭塞段血管(图31-3-4 ~ 图31-3-7)。

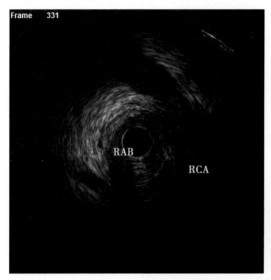

图31-3-4 从右房支回撤IVUS导管,可见5点方向右冠主支闭塞影像

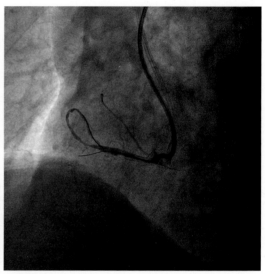

图31-3-5 IVUS指导下,穿刺近段纤维帽,造影可见正确入口位于鼠尾状结构近段

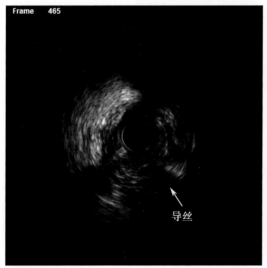

图31-3-6 穿刺后IVUS可见Conquest 12导丝位于5点钟方向

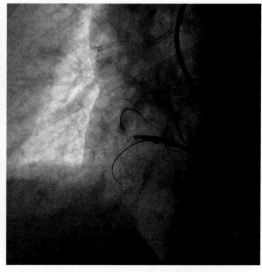

图31-3-7 正向导丝行进至中段

正向导丝行进至右冠中段觉阻力大(图31-3-7),此时导丝离逆向显影血管仍有较长距离。此时逆向送入Sion导丝于回旋支侧支血管。该侧支血管直径较大,但迂曲明显,在通过过程中导丝于迂曲节段进行较为困难,后通过PL支进入右冠中段,微导管顺利推送至右冠中段。换入Conquest Pro导丝向近段血管推送,但未能通过闭塞段,此次调整导丝位置,使其尽量与前向导丝接近,使用2.5mm×15mm球囊通过正向导丝于导丝重叠处进行低压力扩张(Reverse Cart技术),但逆向导丝仍无法进入前向指引导管。此时沿前向导丝送入IVUS导管,可见在导管所能到达的远端,正逆向导丝均位于斑块内,至近段右房支开口处,正逆向导丝仍位于内膜下,未进入真腔,而右房支近段正逆向导丝均位于真腔(图31-3-8)。此时前送逆向导丝异常困难,考虑近段逆向导丝在右房支以近位于真腔,前向送入Guidezilla延长导管,尽可能向右房支推送,逆向导丝顺利进入延长导管至前向指引导管内,锚定后推送Finecross微导管进入前向指引导管(图31-3-9),更换300cm RG3导丝建立轨道。正向送入2.5mm×15mm球囊扩张后IVUS影像显示少许节段位于内膜下。串联植入3.0mm×33mm、3.5mm×33mm DES支架2枚,造影结果满意(图31-3-10),然而右房支的丢失是在意料中的。

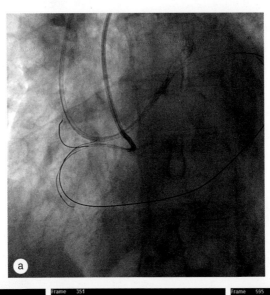

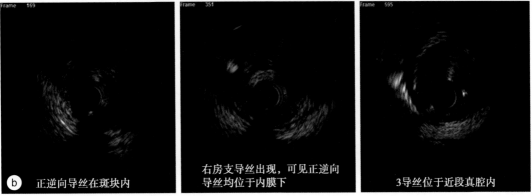

图31-3-8 a. IVUS导管明确正、逆向导丝位置; b. IVUS影像分析正逆向导丝位置

　　IVUS确认支架膨胀贴壁良好,边缘无夹层。在退出逆向微导管时注意观察侧支血管情况。此时发现侧支血管附近有造影剂外渗,前向送入另一Finecross微导管,使两微导管位于渗漏处的附近(图31-3-11)。渗漏的位置位于侧支血管迂曲处,正向和逆向分别送入2mm×20mm栓塞弹簧圈,正向及逆向造影确认无明显造影剂渗漏,观察患者血流动力学平稳,结束手术(图31-3-12)。

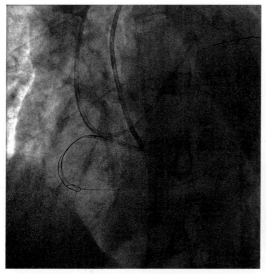

图31-3-9　逆向导丝进入Guidezilla延长导管

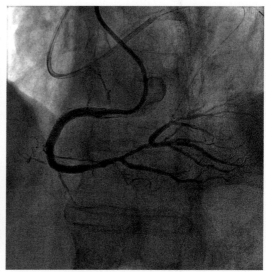

图31-3-10　支架植入后

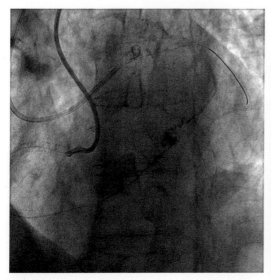

图31-3-11　见心外膜侧支血管于重度迂曲处造影剂渗漏

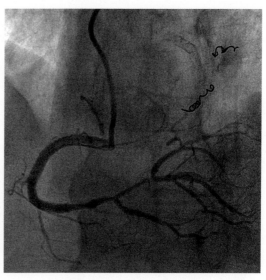

图31-3-12　最终造影结果

【该病例的教学点】

1. 该病例处理时采用了双侧桡动脉穿刺,使用桡动脉入路能够减少穿刺处血肿、腹膜后血肿等出血并发症的发生,但大多数患者只能够选择6F指引导管,在使用IVUS指导导丝穿刺时不能同时使用微导管,有时会增加一定的操作难度。

2. 患者右冠残端在右房支处可见鼠尾状结构,似与远段相通,但IVUS发现实际闭塞段位于近段。在CTO病变中,此类情况并不罕见,盲目进行穿刺可能会引起血管穿孔等并发症。IVUS是确认闭塞段开口的有力武器。在此病例中使用双指引导管在IVUS指引下、微导管支撑下进行了近段纤维帽的穿刺。

3. 对于闭塞段较长的病变,正逆向结合的方式大大提高了手术的成功率。IVUS能够帮助确认正、逆向导丝的位置,并根据其位置选择进一步的手术策略。如该病例,可见右房支以近正、逆向导丝均位于真腔,因此延长导管的前送使得逆向导丝顺利的进入,缩短了手术的时间。

4. 在血管成功开通后,不要忘记仔细检查侧支血管有无损伤。确认后方可退出导丝及微导管。如发现侧支血管渗漏,栓塞弹簧圈往往能够很好地起到闭塞侧支血管的作用。

(来 晏 刘学波)

病例4 前向技术+逆行导丝技术处理右冠完全闭塞病变

【简要病史】

患者,男性,51岁,因"反复活动后胸闷气促4个月"入院。

心血管病危险因素: 吸烟30年余,每日20 ～ 30支;饮酒嗜好,每次半斤,平均每周3次。

心电图示: V_4 ～ V_6导联T波低平,各导联未见病理性Q波。

心脏超声心动图: LVEDD 64mm,考虑冠心病超声改变,左室收缩舒张功能减退,重度二尖瓣反流,LVEF 29%。

实验室检查: 血肌钙蛋白(－)。

入院后予以负荷波利维和阿司匹林治疗后予以冠脉造影检查。

【冠状动脉造影结果】

选用右侧桡动脉径路,6F血管鞘。造影发现: LM无狭窄,左前降支近段开始完全闭塞,远端血流TIMI 0级,D1开口闭塞,可见同侧侧支,旋支无明显狭窄,远端血流TIMI 3级,右冠近段完全闭塞,远端TIMI血流0级(图31-4-1 ～图31-4-4)。

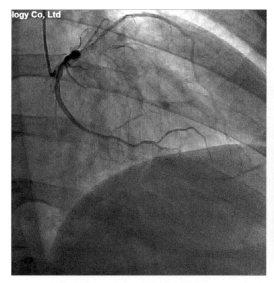

图31-4-1 左冠造影（一）

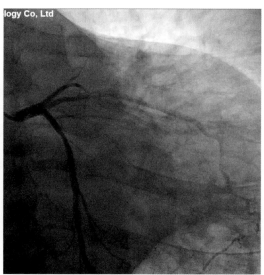

图31-4-2 左冠造影（二）

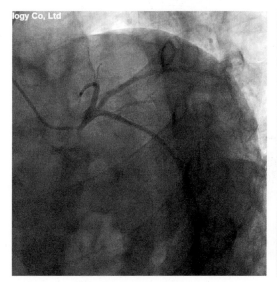

图31-4-3 左冠造影（三）

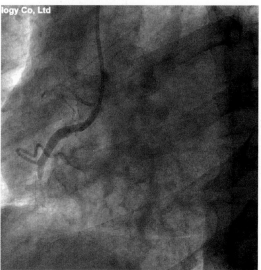

图31-4-4 右冠造影

【病例分析及初始策略选择】

基于以下两点考虑,应该首先处理LAD病变:①该患者主要是由于前降支和右冠的闭塞导致的缺血性心肌病,平素有劳力性胸闷、气促症状,开通 LAD对改善左室收缩功能贡献更大;②开通LAD开通后可能为以后开通右冠CTO打下基础,包括对侧造影为正向开通提供方向,万一正向不能开通,也可以通过LAD-RCA侧支进行逆向开通。因此我们首先选择尝试处理前降支闭塞病变,遂于1个月前成功于LAD近中段分别植入了Excel 3.5mm×36mm和Excel 3.0mm×28mm药物支架(图31-4-5 ～图31-4-8),术后继续予冠心病二级预防治疗,患者近1周来有夜间阵发性端坐呼吸,再次入院予择期开通右冠CTO。

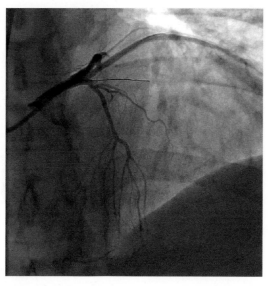

图31-4-5 先尝试正向开通前降支闭塞病变(一)

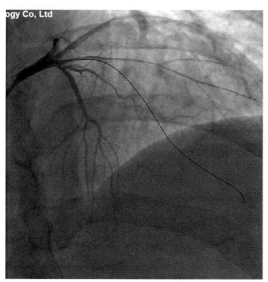

图31-4-6 先尝试正向开通前降支闭塞病变(一)

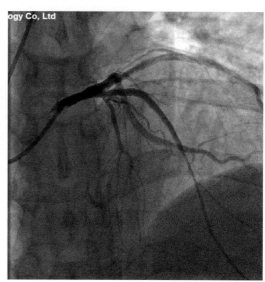

图31-4-7 前降支植入支架后造影(一)

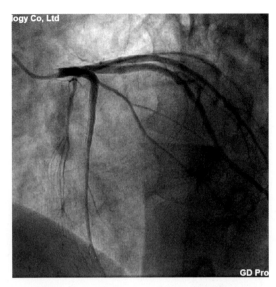

图31-4-8 前降支植入支架后造影(二)

【PCI过程】

选用6F AL 1.0指引导管至RCA开口,在Corsair、Kaneka双腔微导管的支撑下先后尝试ASAHI、ASAHI Sion、Fielder XT-R、Pilot 150导丝均无法通过RCA闭塞段(图31-4-9、图31-4-10)。考虑到LAD经间隔支对右冠远段提高了良好的侧支循环(图31-4-11),于是我们尝试使用逆行导丝技术处理该病变。选用7F EBU3.5指引导管至LM开口,在Corsair微导管的支撑下先后尝试ASAHI、Fielder XT-R、REGATTA导丝,最后成功将REGATTA导丝经过S1送至左室后侧支,旋转通过Corsair微导管至闭塞段远端,推送逆向导丝未能通过远段闭塞段(图31-4-12 ~ 图31-4-14),经正向导丝以TREK2.0mm×20mm的球囊以12atm扩张近段闭塞段后,更换逆向GAIA1导丝尝试后成功通过闭塞段正向指引导管内,球囊锚定导丝后推送逆向Corsair微导管至前向指引导管内。更换ASAHI RG3导丝体外化,回撤微导管至左室后侧支后沿RG3导丝送入TREK2.0mm×20mm的球囊以8 ~ 12atm扩张近段闭塞段,IVUS测定管腔直径及判断支架着陆点(图31-4-15、图31-4-16),由后侧支近段至RCA中段串联植入PE2.25mm×24mm、PE3.0mm×38mm、PE3.5mm×24mm的药物支架至狭窄段以8 ~ 14atm释放,再以NC TREK3.0mm×12mm的高压球囊至支架内以10 ~ 16atm后扩张中远段支架。复查IVUS提示支架贴壁完全,近段、远段无撕裂,远端血流TIMI 3级(图31-4-17 ~ 图31-4-20)。

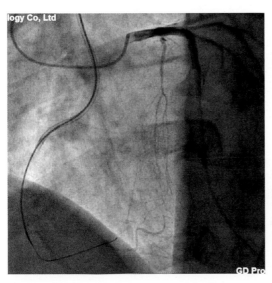

图31-4-9 微导管的支撑下先后尝试SION、Fielder XT-R、Pilot 150导丝均无法通过RCA闭塞段（一）

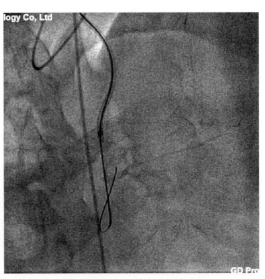

图31-4-10 微导管的支撑下先后尝试SION、Fielder XT-R、Pilot 150导丝均无法通过RCA闭塞段（二）

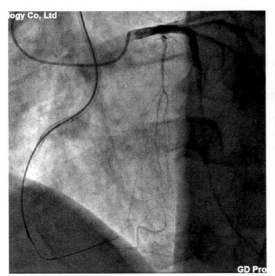

图31-4-11 前降支间隔支侧支血供良好

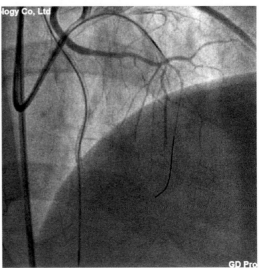

图31-4-12 Corsair 微导管支持下，REGATTA导丝通过间隔枝侧支送至左室后侧支

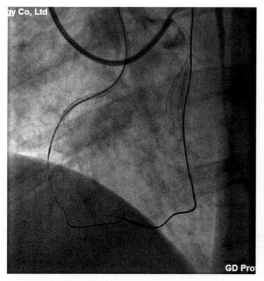

图31-4-13 逆向导丝无法通过闭塞段(一)

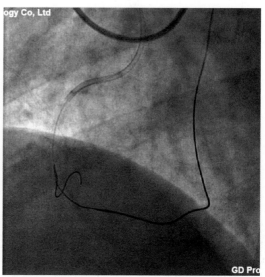

图31-4-14 逆向导丝无法通过闭塞段(二)

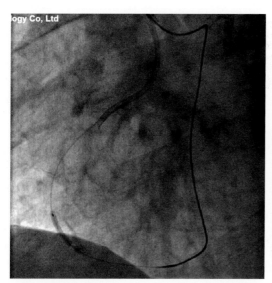

图31-4-15 采用Reverse CART技术成功后,行RG3导丝体外化,TREK2.0mm×20mm球囊以8～12atm扩张闭塞段

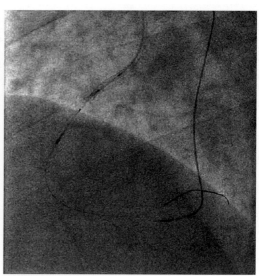

图31-4-16 IVUS测定管腔直径及判断支架着陆点

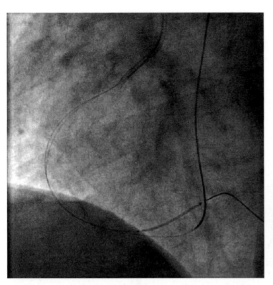

图31-4-17 RCA串联植入PE2.25mm×24mm、3.0mm× 38mm、3.5mm×24mm药物支架（一）

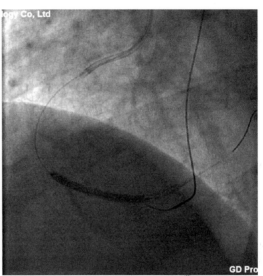

图31-4-18 RCA串联植入PE2.25mm×24mm、3.0mm× 38mm、3.5mm×24mm药物支架（二）

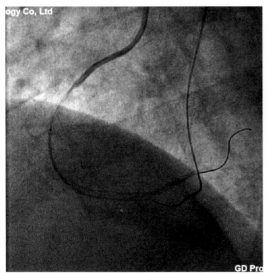

图31-4-19 RCA串联植入PE2.25mm×24mm、3.0mm× 38mm、3.5mm×24mm药物支架（三）

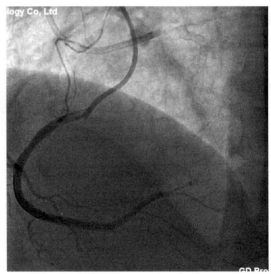

图31-4-20 最终造影结果

【该病例的教学点】

1. 该患者第一次入院时主要表现为劳力性胸闷、气促,心脏彩超提示患者为严重的缺血性心肌病。完全血运重建对于缺血性心肌病重建心功能非常重要,对于该患者首先开通LAD对患者的左室收缩功能帮助较大,且从造影的形态上看右冠闭塞端桥侧支较多,倾向于CTO,由于LAD也闭塞,对于判断RCA闭塞段的长度、方向很不利,因此首先选择开通LAD。

2. 开通LAD后一般考虑1～3个月后再尝试开通右冠,一方面观察患者开通LAD胸闷的症状能否缓解,心功能改善是否明显,更重要的是让LAD-RCA侧支循环充分形成,有利于开通右冠CTO。对于本病例反复尝试正向开通不能成功时,如微导管造影提示逆向条件允许时可尝试通过逆向开通。

3. 对于慢性闭塞病变,采用Corsair微导管通过闭塞段的能力更强,如逆向导线也不能通过闭塞段,结合Reverse CART技术后一般能通过闭塞段。

4. 双腔微导管除了提供强力的支撑外,对于分叉病变能提供更精切的角度和定位,是征服分叉病变的利器之一。

(李志根　陈竹君)

病例5　前向技术+逆行导丝技术处理右冠支架内完全闭塞病变

【简要病史】

患者,男性,58岁,因"间断胸闷、胸痛6年,加重4天"入院。

心血管病危险因素:高血压病史10年,长期口服"美托洛尔、厄贝沙坦"血压控制良好。长期吸烟史。1年前于当地医院右冠和左旋支各植入支架1枚。

心电图示:窦性心律,Ⅲ、aVF呈Qs波,ST-T改变。

心脏超声心动图:LVEDD 47mm,LVEF 51%。

实验室检查:血肌钙蛋白I 0.042ng/ml(+),Pro-BNP 336.2pg/ml。

入院后予以负荷氯吡格雷和阿司匹林治疗后行冠脉造影检查。

【冠状动脉造影结果】

选用右侧桡动脉径路,6F血管鞘。造影发现:右冠中段以远100%闭塞,前降支中段90%狭窄,远段60%～70%狭窄,D1对角支90%狭窄,经穿隔支逆向供血给RCA-PL支。RCA远段可见支架影。LCX近段30%狭窄,中段正常,近中段可见原支架影,支架内通畅无增生,远段30%狭窄,OM2 80%狭窄(图31-5-1～图31-5-4)。

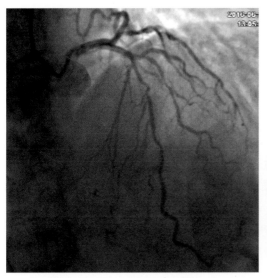

图31-5-1 左冠状动脉造影(一)

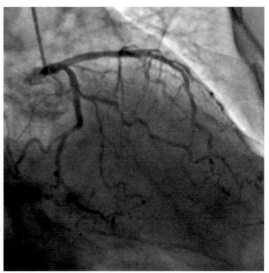

图31-5-2 左冠状动脉造影(二)

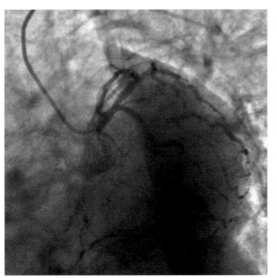

图31-5-3 左冠状动脉造影(三)

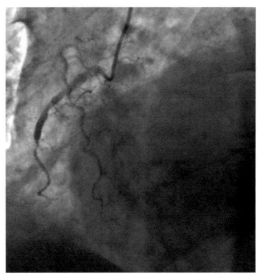

图31-5-4 右冠状动脉造影

【病例分析及初始策略选择】

该患者引起此次症状发作的罪犯血管应该是右冠脉合并前降支病变的加重,考虑到前降支给右冠提供侧支循环,且血流良好,故先处理右冠CTO病变,开通右冠后处理LAD中段病变。RCA-CTO病变特点为:闭塞端有右室支分出,无显著残端,经过一段闭塞段后方为ISCTO,逆向侧支为2级,逆向血供至RCA后三叉处。初始策略计划经股动脉途径,双侧造影,首先正向尝试开通,首选微导管支撑下穿刺型硬导丝突破入口。如果失败改逆向途径。

【PCI过程】

经股动脉途径,选择6F SAL1.0指引导管,在Corsair微导管的辅助支撑下,送Gaia2导丝进入RCA闭塞处,穿刺突破进入(图31-5-5),微导管跟进,双向造影确认导丝入口位置。之后更换为Pilot 200,到达支架近端边缘(图31-5-6)。反复尝试进入困难,升级为Gaia3(图31-5-7),穿过ISCTO体部,进入远端PL,多角度确认不在真腔。使用Pilot 200与Gaia平行导丝技术继续探寻真腔,始终无法进入(图31-5-8)。遂改为逆向途径,经第3穿隔支进入PD支,遂进入RCA真腔,导丝体外化(图31-5-9),1.5mm×20mm球囊扩张RCA中远段病变,更换正向导丝进入RCA远端PL支(图31-5-10),于RCA远端至中段串联植入3.0mm×33mm DES及3.5mm×35mm DES支架2枚(图31-5-11)。随后处理LAD病变,2.5mm×20mm球囊扩张LAD中段病变,植入2.75mm×25mm DES支架1枚(图31-5-12)。

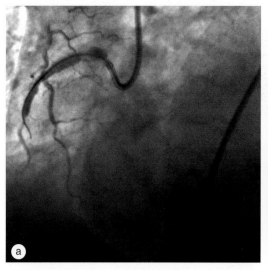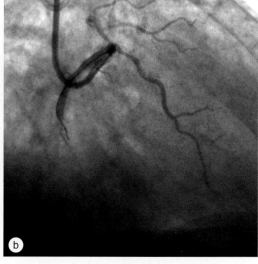

图31-5-5 在Corsair微导管的辅助支撑下,送Gaia2导丝进入RCA闭塞处,穿刺突破进入

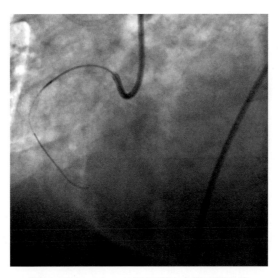

图31-5-6 Pilot 200导丝到达支架近端边缘

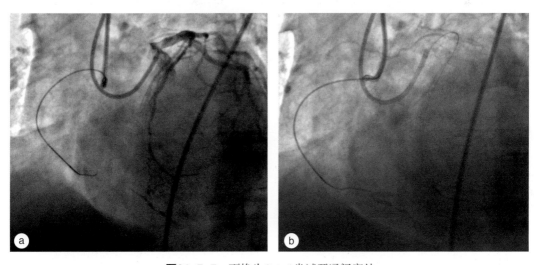

图31-5-7 更换为Gaia 3尝试开通闭塞处

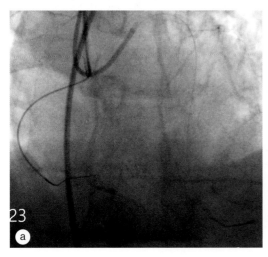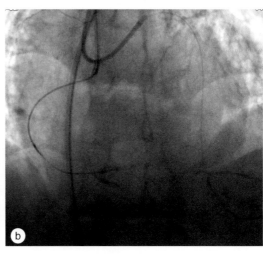

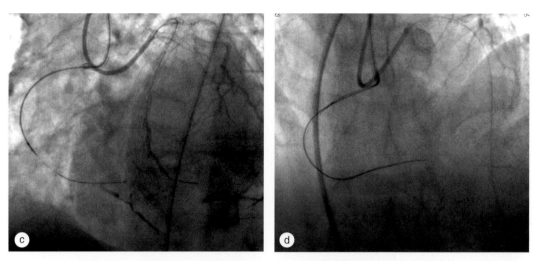

图31-5-8 使用Pilot 200与Gaia平行导丝技术继续探寻真腔,始终无法进入

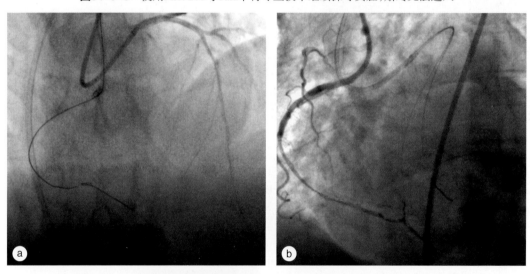

图31-5-9 改为逆向途径,经第3穿隔支进入PD支,遂进入RCA真腔,导丝体外化

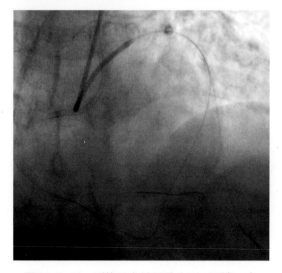

图31-5-10 更换正向导丝进入RCA远端PL支

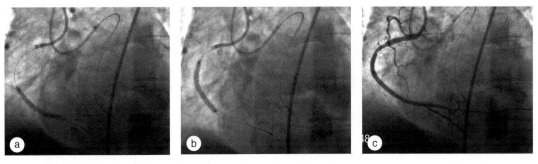

图31-5-11 RCA远端至中段串联植入3.0mm×33mm DES及3.5mm×35mm DES支架2枚

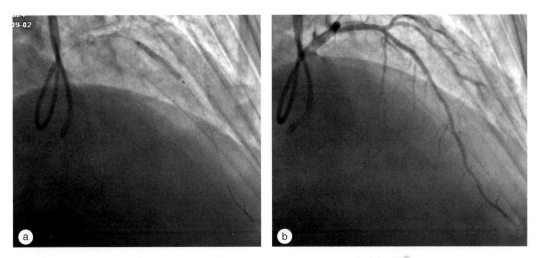

图31-5-12 前降支植入2.75mm×25mm DES支架1枚

【该病例的教学点】

1. 该患者无心梗病史,局部心肌存活,尽管患者没有做心肌存活的评价,仍然有血运重建指征。

2. 本次RCA-CTO病变特点为ISCTO近端仍然有一段CTO病变,应考虑到病变难度,预先做好各种准备,宜尽早行对侧造影,在使用CTO导丝时配合使用微导管,经股动脉途径。

3. RCA-CTO病变由LAD穿隔支提供逆向侧支供血,侧支显影较好,分级为2级,迂曲程度一般,是比较理想的逆向侧支循环,应做好逆向的准备。

4. RCA既往支架植入在三段,此次支架近端存在de-novo病变的CTO,故应按照一般CTO的操作手法找寻入口,一旦进入ISCTO边缘,应加强支撑推进微导管,在逆向造影的指引下进行突破。Pilot 200在从RCA第2段拐入3段时较有优势,ISCTO体部Gaia及Pilot 200通过性较好,但因远端PL血管床偏细,反复平行导丝尝试未能成功进入,遂改为逆向途径,单纯逆向导丝技术经PDA进入RCA真腔,成功开通。

5. ISCTO往往不是单纯的支架内节段CTO,往往其近端远端合并新的CTO病变,介入治疗过程中应该灵活应用前向与逆向导丝技术,两者结合可以提高开通成功率。

（李 妍 孙冬冬 李 巍 满万荣）

第32章 慢性闭塞病变介入治疗首次失败,再次处理病例

病例1 Crossboss失败,前向导丝技术处理右冠支架内完全闭塞病变

【简要病史】

患者,女性,68岁,因"发作性胸痛10年,再发10天余"入院。当地医院冠脉造影提示RCA中段支架内100%闭塞,LAD近段及D1段90%狭窄,LAD中远段支架内50%狭窄,LCX近中段90%狭窄,OM1段95%狭窄。尝试开通失败,为行进一步介入治疗,遂入院。

心血管病危险因素:2006年曾因"冠心病"在外院行PCI术,植入支架2枚。

心电图示:窦性心律,正常心电图。

心脏超声心动图:LVEDD 75mm,LVEF 65%。

实验室检查:肌钙蛋白I0.010ng/ml,肌红蛋白51ng/ml,CK-MB 4.7ng/ml。

入院后予以负荷替格瑞洛和阿司匹林治疗后行冠脉造影检查。

【冠状动脉造影结果】

造影结果:RCA近段支架内100%闭塞;LM正常,LAD近中段可见支架影,支架近段90%狭窄,支架远段50%狭窄,D1段90%狭窄;LCX近段90%狭窄,远段60%狭窄,OM1段95%狭窄,第一次PCI使用M6尝试开通RCA-ISCTO失败,于LAD支架近端植入支架。

择期二次PCI复查LAD近-远段支架内通畅,D1支90%狭窄,LCX近段30%狭窄,远段60%狭窄,其余各支段正常。二次靶血管为RCA近段支架内闭塞(图32-1-1)。

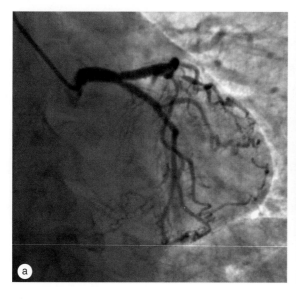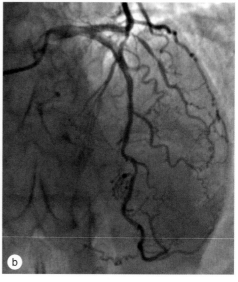

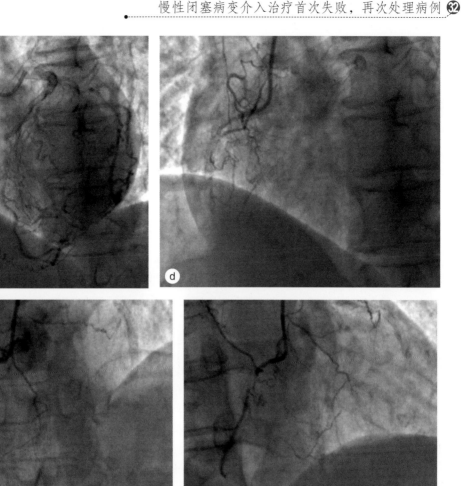

图32-1-1 冠脉造影结果

【病例分析及初始策略选择】

此病例特点为RCA-ISCTO病变，第一次PCI尝试失败。此次复查造影提示，LAD给RCA提供逆向侧支循环至右室支，RCA正向桥血管使ISCTO远端管腔显影。CTO病变主要局限于支架内，且走行较直，闭塞段不长，旁边无较大的分支。初步策略采用Crossboss，如果失败改为正向导丝技术。考虑Crossboss需要较强支撑，既往曾经使用M6导丝尝试开通失败，故计划经股动脉途径，7F指引导管。

【PCI过程】

经股动脉逆行插管送8F AL1.0指引导管至RCA开口处，送Runthough进入窦房结支2.0mm×15mm球囊以10atm扩张锚定（图32-1-2）。Crossboss进入，可见头端顶在支架网眼外侧壁上，很难转弯。反复尝试后撤出Crossboss（图32-1-3）。换为Pilot 200导丝进入RCA，反复尝试仍未能通过病变（图32-1-4）。改为GAIA3，Corsair支撑下前行，突破ISCTO体部，进入远端，经对侧造影反复调整导丝进入PL支远端（图32-1-5）。分别使用1.25mm×15mm、2.0mm×20mm球囊反复扩张数次，压力16～18atm，由远及近串联植入2.5mm×35mm、3.0mm×35mm、2.5mm×29mm DES，多角度造影显示血管狭窄消失，血流通畅（图32-1-6）。

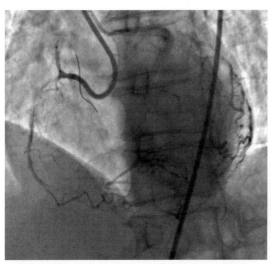

图32-1-2 8F AL1.0指引导管至RCA开口处，送Runthough进入窦房结支，2.0mm×15mm球囊以10atm扩张锚定

图32-1-3 Crossboss进入，可见头端顶在支架网眼外侧壁上，很难转弯

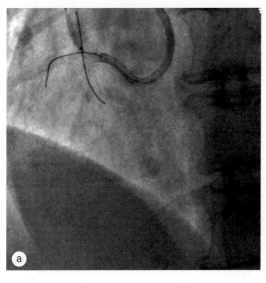

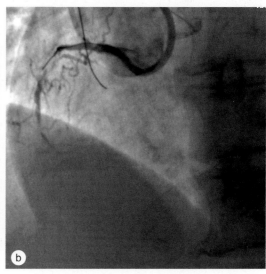

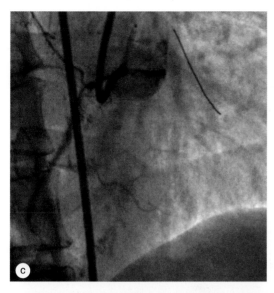

图32-1-4 换为Pilot 200导丝进入RCA，反复尝试仍未能通过病变

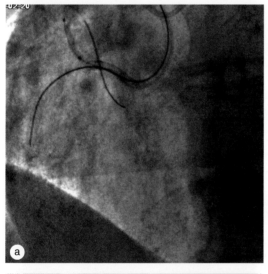

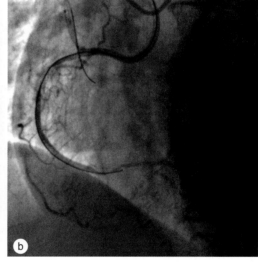

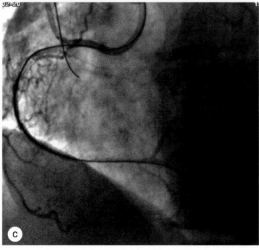

图32-1-5 GAIA3导丝在Corsair支撑下前行，突破ISCTO体部，进入远端，经对侧造影反复调整导丝进入PL支远端

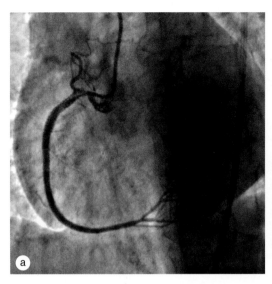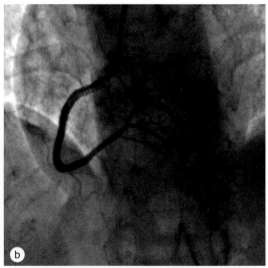

图32-1-6 最终造影显示血管狭窄消失，管壁光滑，血流通畅

【该病例的教学点】

1. 该病例IS-CTO虽然短而局限，但是从侧支循环看，正向桥血管丰富，LAD逆灌仅使右室支显影，既往第一次尝试失败，需要充分考虑到开通的难度。所以应做好充分的准备，包括经股动脉途径、7F AL强支撑指引导管、微导管支撑等。

2. Crossboss新型CTO器械适用于闭塞段较直、远端血管床相对粗大、无合并重要分支的情况。IS-CTO虽然并不是Crossboss首选的适合病变类型，但由于其强大的钝性分离能力，也可用于较复杂的ISCTO病变。但本例闭塞段距离开口较近，虽经股动脉入路，指引导管的支撑力仍显不足，而且Crossboss导管顶在支架网的外侧边缘很难拐过弯曲，是失败的主要原因。

3. 使用扭控性更强的新型CTO导丝，比如GAIA3，扭控性、跟踪性、穿透性更好。配合使用微导管Corsair，较为顺利地穿过IS-CTO体部，直接进入远端，利用对侧造影调整导丝进入真腔，成功开通ISCTO病变。

（李 妍 孙冬冬 李 巍 满万荣）

病例2 Reverse CART技术开通右冠中段完全闭塞病变

【简要病史】

患者，男性，54岁，因"反复胸闷气急8个月"入院。

心血管病危险因素：高血压病史30余年，2型糖尿病10余年。

心电图示：窦性心律、Ⅱ、Ⅲ、aVF异常Q波。

心脏超声心动图：LVEDD 61.4mm，LVEF 58.9%。

实验室检查：血肌钙蛋白（－）。

入院后予以负荷阿司匹林和氯吡格雷后行冠脉造影检查。

【冠状动脉造影结果】

选用右侧桡动脉径路,6F血管鞘。造影发现:右冠近段起50%～60%狭窄,中段起全闭,远段可见自身桥侧支及前降支来源的侧支血供,左主干尾部斑块,前降支近段至远段弥漫性30%～60%狭窄伴钙化,回旋支近段70%狭窄,远段全闭,OM1中段次全闭,回旋支开通后植入支架4枚(图32-2-1～图32-2-3)。

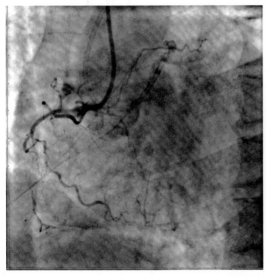

图32-2-1 右冠近段起50%～60%狭窄,中段起全闭,远段可见自身桥侧支及前降支来源的侧支血供

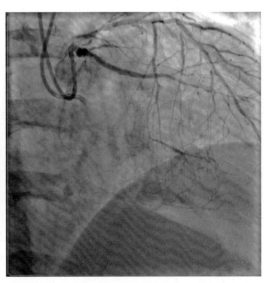

图32-2-2 回旋支近段70%狭窄,远段全闭,OM1中段次全闭,开通后植入支架4枚

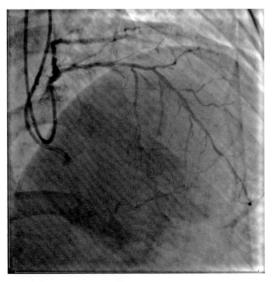

图32-2-3 左主干尾部斑块,前降支近段至远段弥漫性30%～60%狭窄伴钙化

【病例分析及初始策略选择】

该患者两支血管CTO，当时从造影结果来看回旋支CTO处理相对容易一点，而右冠有桥侧支，估计难度相对较大，因此首先开通回旋支，再开通右冠，事实上也是如此，Pilot 150钢丝很快就通过了回旋支闭塞段，第二次处理右冠采用前向策略，先后尝试了Gaia Second、Gaia Third、Pilot 150、Conquest Pro和Crosswire NT等钢丝均告失败，由于前降支有良好侧支到右冠远段，此次拟尝试逆行途径，采用Reverse CART技术开通右冠。

【PCI过程】

穿刺双侧桡动脉，选用6F AL1.0指引导管到右冠开口，Fielder XT在Finecross微导管辅助下进入右冠中段闭塞段，但Tazuna 1.25mm×15mm球囊无法通过，遂送Runthrough钢丝至圆锥支，Sprinter 2.5mm×15mm球囊锚定下，Tazuna 1.25mm×15mm球囊扩张闭塞段，然后再以前述Sprinter 2.5mm×15mm球囊持续扩张右冠闭塞段。选用6F EBU 3.5指引导管至左冠开口，将150cm Finecross微导管送至第四间隔支行Tip Injection证实该侧支与右冠远段相通（图32-2-4），操作Sion blue钢丝顺利通过该间隔支至后降支（图32-2-5），但Finecross无法通过侧支，采用Tazuna 1.25mm×15mm球囊扩张（图32-2-6）后仍无法通过，更换为150cm corsair微导管顺利进入右冠远段（图32-2-7），更换钢丝为ULTIMATE bross3钢丝，Ub3钢丝顺利通过闭塞段（图32-2-8），但是难以进入正向指引导管，遂于正向指引导管送入Guidezilla，Ub3钢丝通过Guidezilla进入前向指引导管（图32-2-9），球囊锚定钢丝Corsair微导管无法进入前向指引导管，再次送入Guidezilla，Corsair微导管进入Guidezilla（图32-2-10）。换用RG3钢丝完成体外化后，Corsair微导管退至后降支，前述Sprinter 2.5mm×15mm球囊扩张右冠病变（图32-2-11），于右冠中段至开口串联植入Excel 2.75mm×36mm、3.0mm×36mm支架（图32-2-12、图32-2-13），选用NC Sprinter 3.25mm×15mm球囊后扩张支架（图32-2-14），最后造影结果满意（图32-2-15～图32-2-18）。

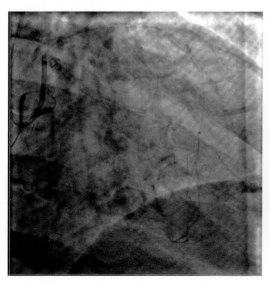 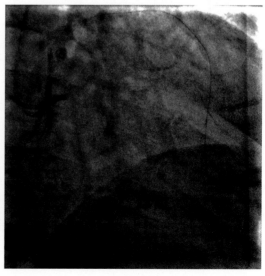

图32-2-4 Finecross微导管送至第四间隔支行Tip Injection证实该侧支与右冠远段相通　**图32-2-5** Sion blue导丝顺利通过间隔支至后降支

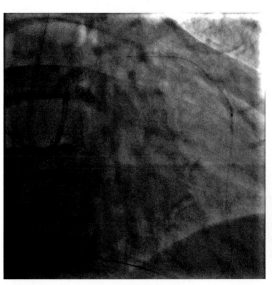

图32-2-6 Finecross 无法通过侧支，采用Tazuna 1.25mm×15mm球囊扩张后仍无法通过

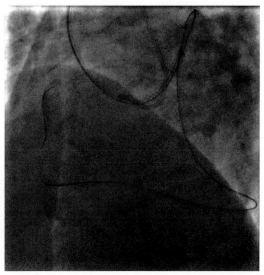

图32-2-7 更换为150cm corsair 微导管顺利进入右冠远段

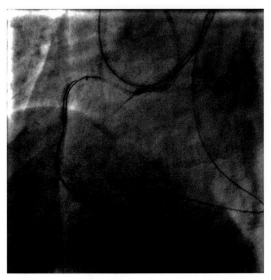

图32-2-8 交换导丝为ULTIMATE bross3导丝，Ub3导丝顺利通过闭塞段

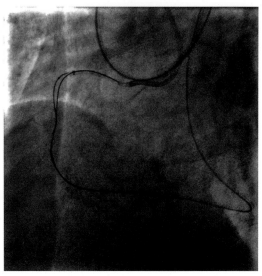

图32-2-9 Ub3导丝通过Guidezilla进入前向指引导管

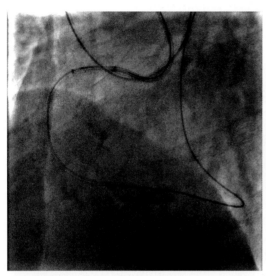

图32-2-10 Corsair微导管进入Guidezilla

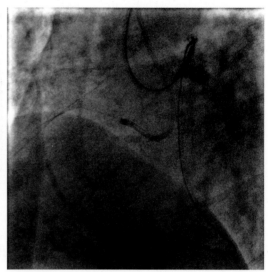

图32-2-11 RG3钢丝完成体外化后，Sprinter 2.5mm×15mm球囊顺序扩张右冠病变

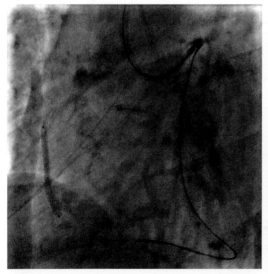

图32-2-12 右冠中段植入Excel 2.75mm×36mm 支架

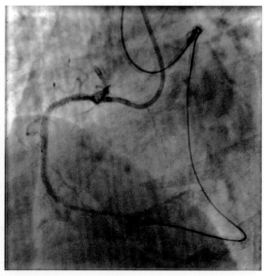

图32-2-13 右冠近段至开口植入Excel 3.0mm× 36mm支架

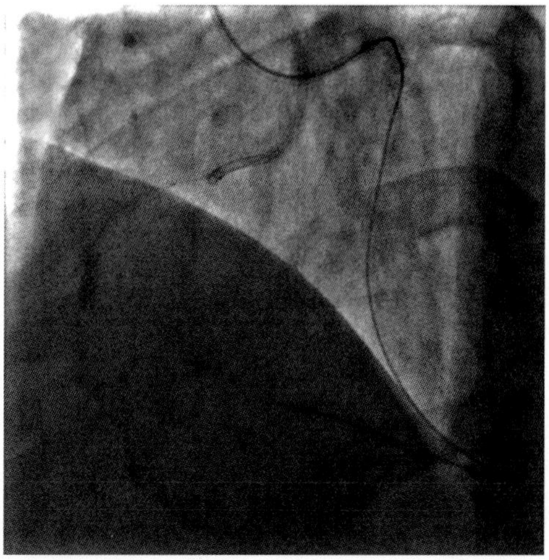

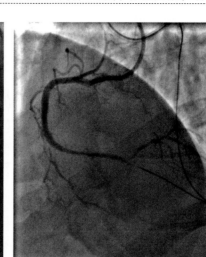

图32-2-14 NC Sprinter 3.25mm×15mm球囊后扩支架

图32-2-15 最后造影结果（一）

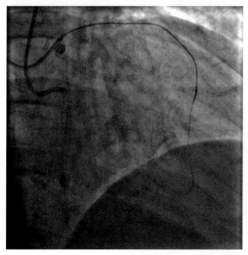

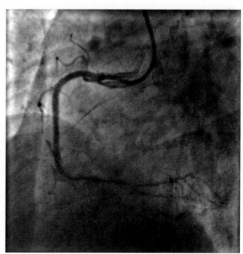

图32-2-16 最后造影结果（二）

图32-2-17 最后造影结果（三）

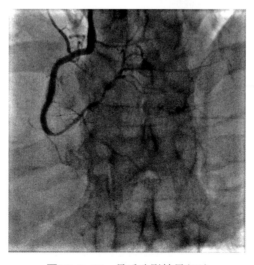

图32-2-18 最后造影结果（四）

【该病例的教学点】

1. 逆向技术在合适的解剖情况下可提高CTO成功的可能性，本例患者逆向径路比较好，可以考虑简单尝试前向，尽早转逆向。

2. 在间隔支侧支通路的选择上，有人将间隔支分成以下等级：

类型1：直径大于1mm，弯曲小于90°（96.8%成功）；

类型2：直径大于1mm，弯曲大于90°（86.7%成功）；

类型3：直径小于等于mm，弯曲小于等于90°（90.4%成功）；

类型4：直径小于等于1mm，弯曲大于90°（42.6%成功）；

类型5：Broom-type Channel（54.5%成功）。

另外，也要考虑侧支连接的部位、与远端血管的成角以及与CTO的同轴性。该例患者间隔支有很多可供选择，我们将第四间隔支作为第一选择，就是基于该血管相对较大且弯曲度比较小。

3. 关于间隔支侧支的评估，造影投照位的选择上我们应该采用RAO，RAO+Cran或者RAO+CAUD体位可充分显示侧支走行情况。理想的微通道应该是：①通道直径较大，清晰可见；②通道少迂曲；③通道连续。

4. 逆行技术Tip Injection（微导管腔内造影）非常重要，可以清晰地显示可用的侧支逆向通道。

5. 在微导管选择上，对于间隔支途径首选150cm Corsair，微导管在以下情况会通过困难：①通道细小；②通道严重迂曲；③微通道转折过大。

我们可以采用以下策略：①增加逆向通道的指引导管支持力，7F或8F可能是好的选择；②子母指引导管/Guidezilla；③1.25mm球囊2～3atm低压扩张通道，但可能造成通道破裂；④1.25mm Ryujin球囊反复进出狭窄段，不扩张，利用球囊出入来扩张微通道。Corsair微导管在间隔支途径通过性较Finecross更佳。

6. 逆向导丝直接通过病变进入正向指引导管的可能性相对较小，为了减少操作时间和X线曝光时间，我们可以更多地采用反向CART技术、Knuckle导丝技术等。尤其是多体位证实正逆向导丝接近，可在正向球囊加压同时，逆向导丝对准球囊前端穿刺进入球囊头端空隙，球囊负压后逆向导丝送入并通过近端纤维帽，改为较软的导丝送入正向指引。如送入指引困难，可调整指引或送入子母导管/Guidezilla以利于逆向导丝进入。

7. CTO介入治疗过程中应该灵活应用前向与逆向技术，两者结合可能是未来发展方向。

（朱军慧）

病例3　右冠长程扭曲钙化闭塞病变前向开通反复失败再次前向开通成功

【简要病史】

患者，男性，52岁，因"反复活动时胸痛4个月"入院。1个月前曾于外院行冠状动脉造影，并尝试右冠完全闭塞开通失败。

心血管危险因素：高血压病史2年，糖尿病史2年，吸烟史20余年。

心电图：窦性心律，Ⅲ、aVF 异常Q波，V_1～V_3r波递增不良。

超声心动图：LVEDD 51mm，LVEF 76.1%，左心室舒张功能轻度减退。

实验室检查：血肌钙蛋白1.61μg/L。

入院后予负荷氯吡格雷和阿司匹林治疗后行冠脉造影检查。

【冠状动脉造影结果】

选用右桡动脉径路，6F血管鞘。造影发现：左主干可见斑块，前降支中段狭窄约95%，回旋支弥漫性狭窄最重约80%，血管偏细；右冠近段弥漫性狭窄最重约85%，中段100%闭塞（图32-3-1～图32-3-3）。

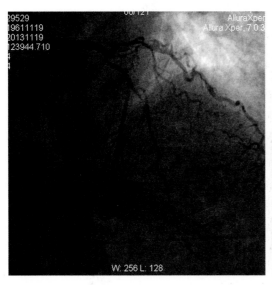

图32-3-1 左前降支中段狭窄约95%，回旋支弥漫性狭窄最重约80%，血管偏细

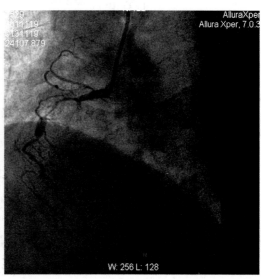

图32-3-2 右冠近段弥漫性狭窄最重约85%，中段100%闭塞（一）

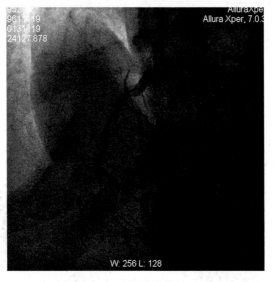

图32-3-3 右冠近段弥漫性狭窄最重约85%，中段100%闭塞（二）

【病例分析及初始策略选择】

该患者引起此次症状发作的罪犯血管应该是LAD病变的加重，且心肌坏死标志物升高，但药物保守治疗下无反复心绞痛发作，目前不需要急诊干预。基于以下两点考虑，我们处理RCA完全闭塞病变：①患者三支病变，前降支及回旋支远端血管纤细，支架植入术血管条件不佳，且左冠CABG对患者预后改善不大，经心脏外科会诊及与患者家属沟通后考虑PCI治疗；②RCA侧支来源于左冠，左冠严重病变且侧支建立欠佳，不利于心脏整体血流供应，RCA充分血运重建后有利于改善患者心脏整体血流供应。因此我们选择尝试处理RCA CTO病变。

【PCI过程】

经右桡动脉径路，选择6F SAL 0.75指引导管，在微导管的辅助下，先后尝试Fielder XT、Pilot 50、Miracle 3、Conquest Pro等导丝。首先在微导管辅助下试用Fielder XT及Pilot 50导丝，寻找闭塞"口"（图32-3-4）。反复尝试沿不同方向进入导丝，导丝与远端侧支分离（图32-3-5）。不同体位造影后认为方向可能正确，进一步进入导丝，导丝仍进入远端假腔（图32-3-6）。在换用不同导丝多次尝试未能通过闭塞病变处后决定放弃，第一次PCI手术不成功。

1个月后再次尝试RCA开通，经右桡动脉径路，选择6F SAL.75指引导管，在微导管的辅助下，尝试使用Pilot 150导丝。寻找闭塞"口"（图32-3-7）。不同体位下确认导丝方向（图32-3-8）。根据侧支方向，进一步进入导丝（图32-3-9）。不同体位发现导丝方向与侧支有距离（图32-3-10）。重新寻找闭塞"口"（图32-3-11）。再进入导丝，导丝远端可能位于真腔内（图32-3-12）。不同体位确认导丝位于远端真腔内（图32-3-13）。进一步进入导丝，并予球囊扩张（图32-3-14）。选用1.25mm×10mm Tazuna球囊、2.0mm×15mm Maverick球囊、2.5mm×15mm Sprinter球囊分别预扩张右冠病变处，右冠近、中段植入PROMUS Element 3.0mm×32mm及3.5mm×32mm药物支架（图32-3-15）。

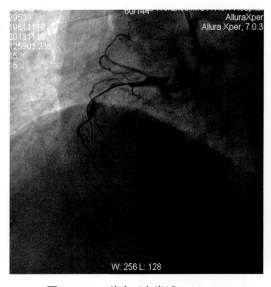

图32-3-4 首次正向尝试Fielder XT

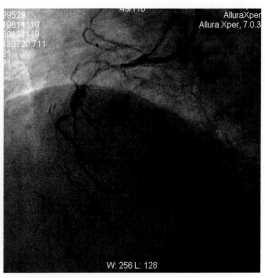

图32-3-5 Pilot 150导丝未能进入真腔

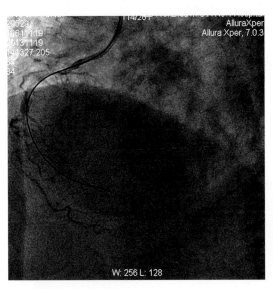

图32-3-6 尝试更换Miracle 3、Conquest Pro等导丝，造影证实导丝在假腔

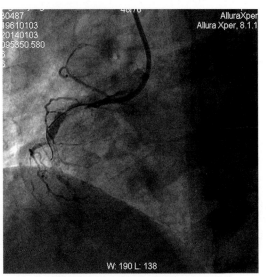

图32-3-7 二次尝试Pilot 150导丝

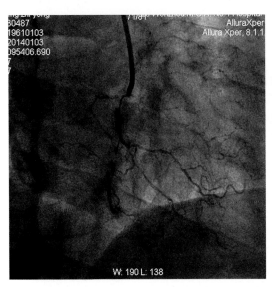

图32-3-8 不同体位下确认导丝方向

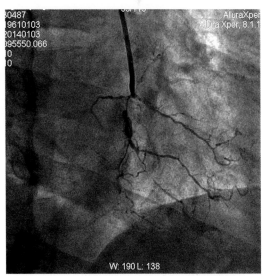

图32-3-9 根据侧支方向，进一步进入导丝

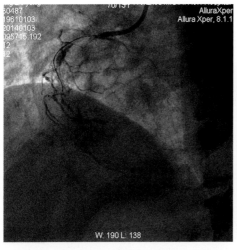

图32-3-10 造影证实导丝仍在假腔

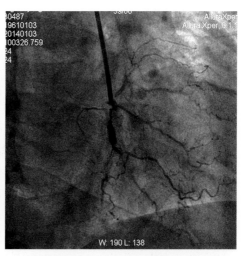

图32-3-11 重新调整导丝入口

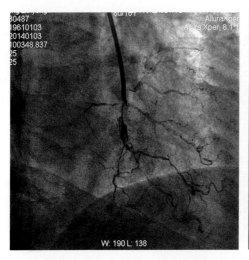

图32-3-12 导丝进入远端真腔

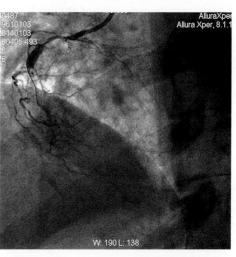

图32-3-13 不同投照位证实导丝在真腔

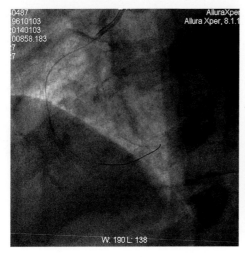

图32-3-14 球囊扩张病变

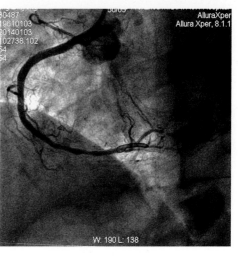

图32-3-15 最终造影结果

【随访造影结果】

4个月后复查冠脉造影示右冠近端至开口可见支架影，原支架内通畅。

【该病例的教学点】

1. 虽然该患者本次症状加重是因为提供侧支循环的LAD病变加重，心电图结果提示该患者既往有陈旧性下壁心肌梗死存在可能，但心电图下壁仍有残留r波且心脏超声提示心室壁收缩活动无明显减弱，提示RCA供血区域尚有存活心肌，虽然没有做心肌存活的评价，仍然有血运重建的指征。

2. LAD犯罪血管病变相对稳定时，并且血运重建血管条件不佳，考虑尝试开通RCA闭塞血管。左冠侧支建立不良，对侧造影对该患者意义不大，在使用CTO导丝时配合使用微导管。

3. 研究表明，血管扭曲、血管挛缩、严重钙化、钝性残端（非锥形）、闭塞长度 > 15mm、开口闭塞、闭塞部位有边支、桥型侧支存在、远端血管可见度差和既往尝试失败等是导致CTO开通失败的可能因素。本例患者前次尝试开通CTO失败，需要时间（通常需1个月以上）以利于其假腔及夹层的愈合，可以提高CTO开通的成功率。

4. 严重扭曲的CTO冠脉PCI需要技巧和经验，即使在非闭塞病变，也需要识别血管轨道。冠脉弯曲度会随心动周期（收缩和舒张）而变化，使导丝走行更为复杂。对于钙化病变CTO，当导丝触及浅表的钙化点，导丝容易进入内膜下间隙（假腔）。CT冠脉造影可以提供：CTO闭塞段的三维轨迹、闭塞段长度、边支位置、残端形态、斑块的特点和类型及钙化的位置和深度等关键信息。认真读片有利于提高CTO介入治疗成功率，必要时可考虑使用边支技术及双导丝技术。

5. 目前常采用两类导丝处理CTO：缠绕型导丝和聚合物涂层导丝。缠绕型导丝有更好的扭转力，甚至在纤维化的CTO段，同时保持良好的推进性。导丝的头端越硬，导丝的扭转力越好，但是术者感觉到的阻力也越小，增加进入假腔的风险。具有锥形头端的导丝（如0.014 ~ 0.009"）和正常0.014"缠绕型导丝相比有更大的机会进入微通道。聚合物涂层导丝具有亲水涂层使其在血管腔前进时摩擦力显著减小，因此可能增加进入内膜下间隙并制造假腔、长夹层或穿孔的机会。聚合物涂层导丝在钙化、扭曲CTO病变中应用有优势，可能增加进入真腔机会。该患者成功使用Pilot 150导丝到达CTO远端真腔。

6. 导丝到达CTO远端后，在微导管不能通过闭塞段时，选用Tazuna球囊有助于提高PCI成功率。标称直径1.25mm的Tazuna球囊，头端外径仅0.40mm，具有极小的通过外径，其尖端柔韧使其具有良好的跟踪性，亲水涂层使其推送性更好，在扭曲及钙化血管中的通过性良好。

（周 浩　郑高暑　黄伟剑）

第33章 我印象最深刻的CTO病例

病例1　我印象最深刻的CTO病例之一：逆行导丝技术第一次失败，第二次成功处理右冠中段完全闭塞病变

【简要病史】

患者，男性，61岁，因"反复活动后胸痛5年余，加重1天"入院。

心血管病危险因素：吸烟史40余年（每天20支），高血压病史10年，高脂血症5年，2型糖尿病3年。

心电图示：窦性心律，完全性右束支传导阻滞，下壁和侧壁心肌缺血。

心脏超声心动图：LVEDD 55mm，LVEF 54%，左室下后壁基底段、中间段及侧壁中间段运动减弱。

实验室检查：血肌钙蛋白（+）。

入院后予以负荷波利维和阿司匹林治疗后行冠脉造影检查。

【冠状动脉造影结果】

造影选用右侧桡动脉、股动脉径路，6F血管鞘。造影发现：右冠中段完全闭塞，闭塞段入口残端清晰，但可见明确桥侧支形成，闭塞远端因桥侧支供血显影较差，闭塞长度在20mm左右，动态观察闭塞近段及远段的造影视频，初步推测该闭塞段位于迂曲血管段（图33-1-1），左主干未见异常，前降支近段中度狭窄，中段重度局限性狭窄（图33-1-2），左旋支中段中重度弥漫性狭窄（图33-1-3），前降支经间隔支与右冠后降支形成侧支循环（图33-1-4），左旋支经相对粗大的右室支与右冠左室后支形成心外膜侧支循环（图33-1-5）。考虑罪犯血管为左旋支，但患者为三支血管病变，当时手术医生评估开通右冠闭塞病变的机会较小，建议患者行外科搭桥术（CABG）。

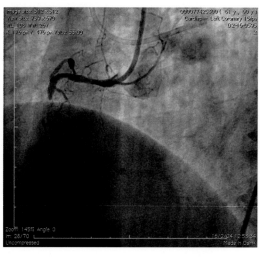

图33-1-1　右冠中段CTO

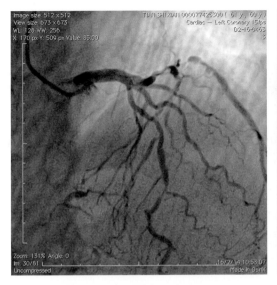

图33-1-2 前降支近中段病变

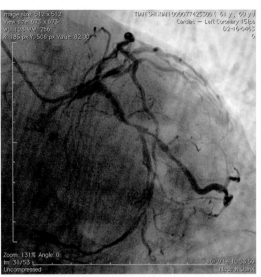

图33-1-3 左回旋支中段重度狭窄

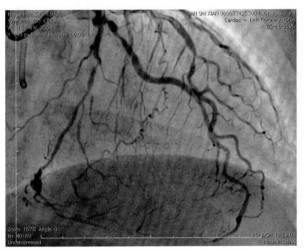

图33-1-4 间隔支与右冠形成侧支循环

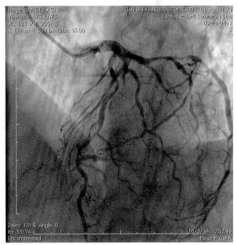

图33-1-5 左回旋支心外膜侧支供应右冠远端

【病例分析及初始策略选择】

该患者近期有心绞痛症状,1个月前入院诊断为急性冠脉综合征,当时冠脉造影结果同前,考虑患者三支血管病变,结合心电图初步判断罪犯血管为左旋支,但左旋支及前降支均有向右冠供血的侧支循环形成,为供血血管,故建议患者CABG行完全血管化治疗,但患者及家属拒绝,外院给予药物保守治疗,患者症状相对减轻;结合患者年龄及冠状动脉病变的情况,如能给予患者完全血管化,将明显减轻患者心绞痛症状,减少心功能不全的发生,患者拒绝CABG,同意PCI治疗,故拟分次PCI处理,首先处理受血血管RCA病变,择期处理LCA。

【PCI过程】

第一次右冠PCI：选择6F AL0.75指引导管，在130mm Finecross微导管的辅助下，Fielder XT-A试探闭塞段，由于闭塞段迂曲且较硬，导丝始终未能进入真腔，位于闭塞段假腔中（图33-1-6），尝试10min后，转为逆向导丝技术，选择6F EBU3.5指引导管，Sion导丝进入间隔支后，150mm Finecross微导管跟进行超选择造影为较为迂曲的侧支通道至右冠右室支（图33-1-7、图33-1-8），调整至另一间隔支超选择造影见CC1级通道与右冠后降支相交通（图33-1-9），Sion导丝通过侧支到达闭塞部位远端，造影证实位于血管真腔（图33-1-10），换用Mircal 6/12、Pilot 150、Gaia First导丝始终无法穿破闭塞远端纤维帽，利用Sion导丝经Knuckle技术突破闭塞段进入右冠近段（图33-1-11、图33-1-12），用2.5～15mm Sprinter球囊行Reverse CART（图33-1-13），患者出现血压降低，遂停止手术撤出逆向通路所有器械。观察约10min，患者生命体征平稳后返回病房。

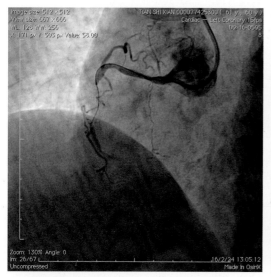

图33-1-6 正向尝试Fielder XT-A导丝

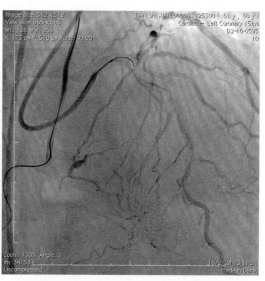

图33-1-7 尝试左旋支有左室后支侧支

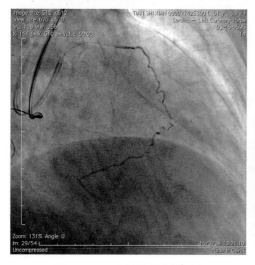

图33-1-8 心外膜侧支较迂曲

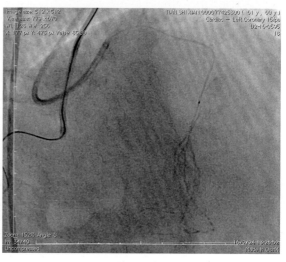

图33-1-9 间隔支与右冠侧支（CC1级）

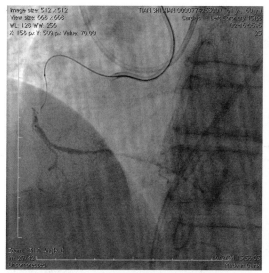

图33-1-10 逆向导丝到达闭塞段远端

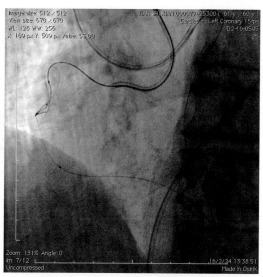

图33-1-11 Knuckle技术通过闭塞段

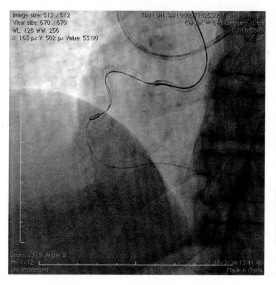

图33-1-12 Knuckle技术通过闭塞段

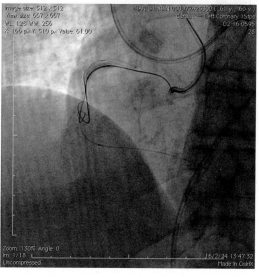

图33-1-13 2.5～15mm Sprinter球囊行Reverse CART

　　第二次右冠PCI：选择6F EBU3.5和AL0.75指引导管分别至左右冠,左冠造影见左旋支右室支与右冠左室后支较连续(图33-1-14),右冠造影同前。在130mm Finecross微导管的辅助下,Mircal 6导丝到达闭塞段假腔内(图33-1-15),考虑患者在第一次右冠PCI失败后,曾将前降支和左旋支中段重度狭窄病变进行了择期PCI术,术后见左旋支右室支与右冠左室后支较连续,遂采用逆向导丝技术尝试开通右冠,Sion导丝进入右室支后(图33-1-16),150mm Finecross微导管跟进行超选择造影,Sion导丝经侧支循环进入右冠闭塞部位远端(图33-1-17),交换Gaia Second导丝至闭塞部位,多角度投照双向导丝较为接近,沿正向导丝送入2.5～20mm Sprinter球囊至闭塞部位,在闭塞部位行Reverse CART(图33-1-18),逆向导丝进入正向指引导管,球囊锚定导丝技术,微导管跟进至指引导管交换RG3导丝(图33-1-19),

1.20～15mm和2.0～15mm Sprinter球囊低压力扩张后三叉近段,经双腔微导管分别送Sion导丝至第一及第二后降支(图33-1-20～图33-1-22),考虑后降支开口较重,沿后降支近段至右冠开口依次植入2.5～30mm、2.75～30mm、3.0～30mm、3.0～30mm Resolute药物支架(图33-1-23、图33-1-24),最后造影结果见图33-1-25。

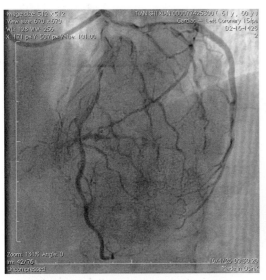

图33-1-14 左旋支与右冠较好的心外膜侧支

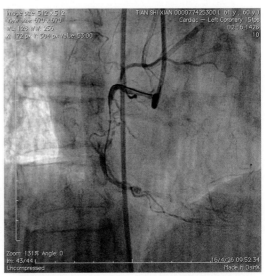

图33-1-15 正向导丝进入闭塞段假腔

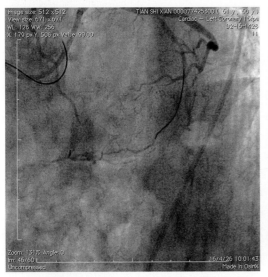

图33-1-16 逆向导丝通过侧支

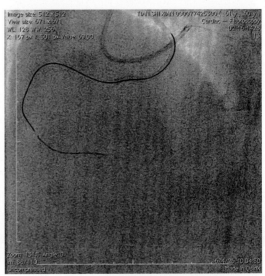

图33-1-17 逆向导丝到达右冠远段

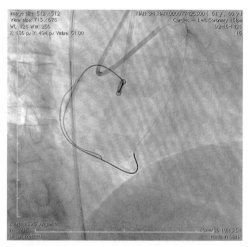

图33-1-18 Reverse CART

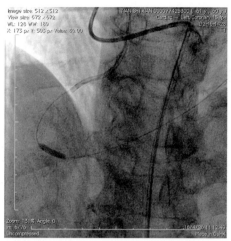

图33-1-19 RG3体外化,建立轨道

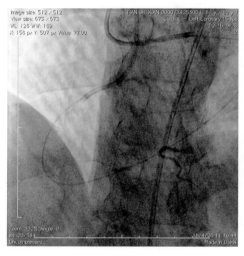

图33-1-20 双腔微导管辅助保护分支

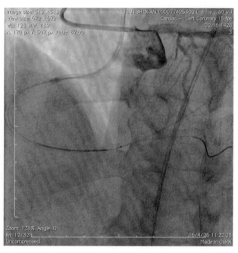

图33-1-21 Sion导丝进入第二后降支

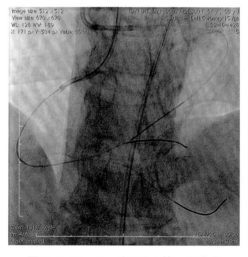

图33-1-22 Sion导丝进入第一后降支

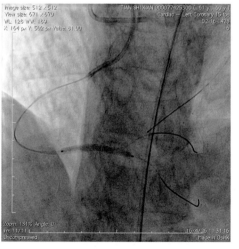

图33-1-23 远段支架定位释放

431

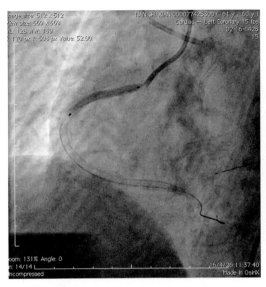

图33-1-24 近段支架定位释放

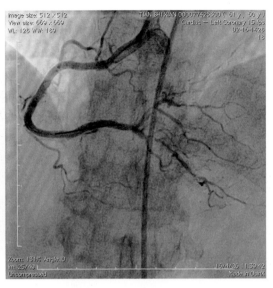

图33-1-25 最终造影结果

【该病例的教学点】

1. 该患者1个月前因ACS住院,造影发现RCA为完全闭塞病变,前降支及左旋支均有侧支向RCA供血,左旋支中段病变为罪犯血管,但病变相对稳定,血流TIMI 3级,考虑RCA为CTO病变,开通难度大,该患者心脏功能正常,当时的术者建议CABG完全血运重建。

2. 给予强化药物治疗1个月后,患者心绞痛症状缓解,患者及家属拒绝CABG,采取分次PCI术完成血运重建,RCA为受血血管,应该首先尝试开通RCA。如手术失败,给患者留有CABG术的余地。

3. 第一次手术逆向导丝已接近进入正向真腔,但患者出现血压低、心率慢等"迷走张力增高表现",导致手术失败。仔细分析失败原因如下:①正向导丝没有精细操控至闭塞部位血管中心腔附近,逆向导丝与正向导丝汇合处距离相对较远,无法经闭塞段穿回至近段真腔;②由于上述原因,被迫使用Knuckle技术,Knuckle的逆向导丝过于靠近右冠近段,对该部位的刺激可能影响到窦房结的神经传导,导致类似迷走张力增高表现,笔者既往曾遇到类似病例,同样在右冠近段Knuckle或大球囊Reverse CART时出现"迷走张力增高表现"。提醒在该部位操作时应注意窦房结功能的变化。

4. 患者在第一次手术失败后,仍拒绝搭桥,其他术者将供血的前降支和左旋支做了简单有效的介入处理,既往这认为是违反原则的策略,今天看来对于第二次手术成功无疑有巨大帮助,在逆向和正向技术不断融合及交替的当代,简单的分割正向和逆向导丝技术会大大影响手术的成功率,所以在仔细的阅片和充分准备的基础上将供血血管首先处理好,对于逆向通路有了更多的选择。

5. 第二次手术成功既得益于正向导丝的精细操控,又得益于采用了左旋支与右冠形成的心外膜侧支通路,更为重要的是Knuckle的部位位于右冠第二段,减少了对近段的刺激。

（刘映峰）

病例2　STEMI遭遇两支CTO

【病史摘要】

患者,男性,55岁,因"反复劳力性胸闷7年余,胸痛17天"入院。

心血管危险因素:高血压病史30年,糖尿病史6年,高脂血症病史2年,否认吸烟史。

心电图:Ⅱ、Ⅲ、aVF导联病理性Q波,$V_1 \sim V_4$导联ST段弓背向上抬高。

心脏超声心动图:左心增大,LVDD 63mm,左室壁收缩运动不协调,前间隔、心尖部室壁运动明显减弱,心尖部明显变薄,厚约5mm,EF 30%。

检验:TropninI 1.25ng/L,余心肌标志物均正常范围,NTproBNP 1278pg/L,HBA1c 10.6%。

入院后予以利尿、抗血小板、调脂、降压、扩冠及改善心肌重构等对症支持治疗后行冠脉造影检查。

【CAG结果(2013年1月10日)】

右侧桡动脉途径,6F血管鞘。冠状动脉造影提示:右冠近段全闭,近端分支向右冠远端发出侧支循环(图33-2-1),左主干开口60%狭窄伴压力衰减,前降支中段95%狭窄(图33-2-2),远端向回旋支发出侧支;回旋支近段次全闭(图33-2-3);中间支近端50%狭窄。

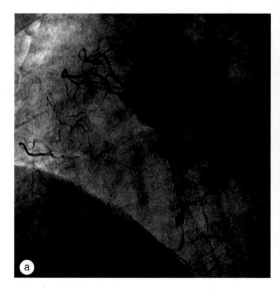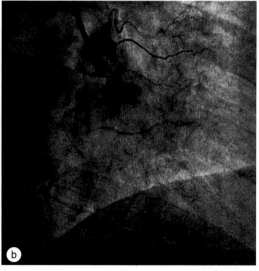

图33-2-1　RCA近段起全闭

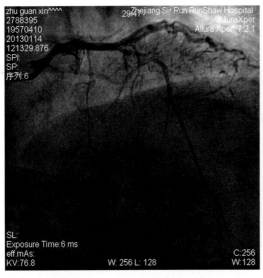
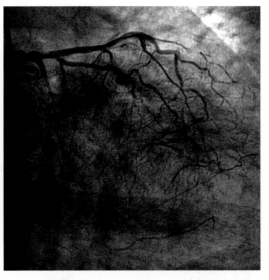

图33-2-2 LAD近中端重度狭窄　　　　**图33-2-3** LM病变，LCX次全闭塞

【病例分析与PCI初始决策】

本例CTO患者有以下临床及冠脉造影特点:

1. 急性STEMI遭遇两支CTO病变。

2. 三支血管弥漫性改变,血管细小,选择外科搭桥困难;且较为年轻。

3. 糖尿病血糖控制不佳,糖化血红蛋白高,多支血管弥漫病变。

4. 既往可疑下壁、后壁陈旧性心肌梗死,心功能不全。

5. 前降支是回旋支供血血管,术中出现无复流很可能导致急性左心衰发作。

结合冠脉造影情况,ACS罪犯血管为前降支,拟首先处理前降支,如过程顺利,同时干预回旋支、左主干,择期再行右冠CTO开通。RCA从目前造影分析很难判断走行,可先冠脉CTA后再行分析,选择前向还是同侧逆向,或左冠脉血管重建后期待更好的对侧侧支循环,从而提高逆向成功机会。

【PCI过程】

先行LAD、LCX PCI治疗。选用6F Runway 3.5 guiding导管到左冠状动脉开口处,于前降支中段植入Partner 2.5mm×18mm支架。选Fielder XT导丝在Finecross辅助下顺利到达回旋支远端,成功预扩后在回旋支远段至近段串联植入Partner 2.75mm×36mm、2.75mm×18mm支架,予左主干开口植入Buma 3.5mm×10mm支架一枚,造影示左主干、前降支、回旋支血流通畅(图33-2-4)。嘱患者择期开通右冠,期间门诊完善冠脉CTA检查,观察右冠闭塞段走行情况。

第二次手术前2周行冠脉CT检查(图33-2-5):RCA近端起闭塞,但近端纤维帽清晰未见明显钙化成角,闭塞段约为20mm,闭塞段远端进入血管时成角较小,顿时增强了我们前向尝试的信心。2周后择期行右冠CTO开通,造影显示左冠血流通畅,回旋支远段可见少许侧支使右冠远段显影。选6F EBU3.5经左桡动脉至左冠开口行对侧造影,同时为行逆向开通做第二手准备。6F SAL 1.0 guiding至右冠开口处,Crosswire NT钢丝进入锐缘支远段(图33-2-6),

送另一根Crosswire NT钢丝入左室后支远段成功,左冠脉造影证实钢丝远端进入真腔。先后予SPRINTER LEGEND 1.5mm×15mm、2.5mm×15mm球囊至左室后支,由远及近至右冠开口逐段扩张,撤出球囊,注射硝酸甘油后,可见右冠全程显影(图33-2-7)。由远段至近段依次串联植入Firebird 2.5mm×33mm、2.75mm×33mm支架及Partner 3.0mm×36mm支架,并依次以支架球囊扩张。行IVUS检查,可见部分支架贴壁不佳,再次送Quantum 3.5mm×12mm球囊至支架近段贴壁不佳处以20atm扩张,撤出球囊,重复造影显示血流通畅(图33-2-8)。

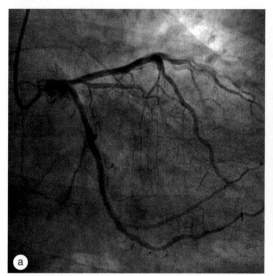
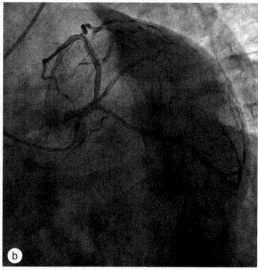

图33-2-4　LM、LAD、LCX 支架植入术后

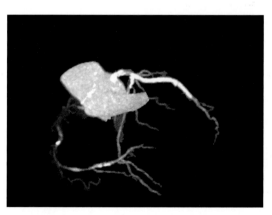

图33-2-5　冠脉CT可见RCA近端闭塞

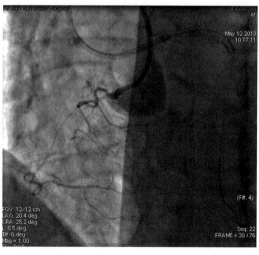

图33-2-6　Crosswire NT钢丝顺利进入锐缘支远段

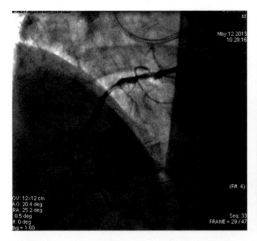

图33-2-7 第二根Crosswire NT钢丝顺利进入左室后支远段，近端SPRINTER LEGEND 1.5mm×15mm、2.5mm×15mm球囊依次扩张后

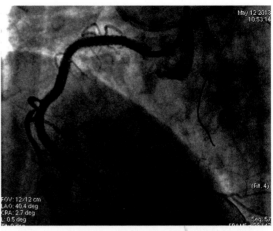

图33-2-8 RCA Firebird 2.5mm×33mm、2.75mm×33mm支架及Partner 3.0mm×36mm支架由远至近植入，Quantum 3.5mm×12mm球囊支架内20atm后扩张

【随访结果】

PCI 1年后复查冠脉造影可见支架内通畅，未见明显再狭窄（图33-2-9）。复查心脏超声显示LVDD 58.4mm，左室壁运动不协调，左室收缩功能减弱，局部变薄，以侧壁心尖段、心尖部明显，局部向外隆起，范围33.8mm×33.4mm，EF 47%。

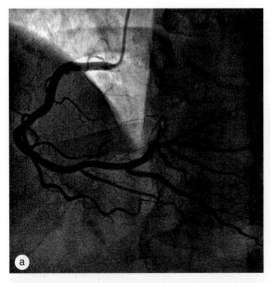

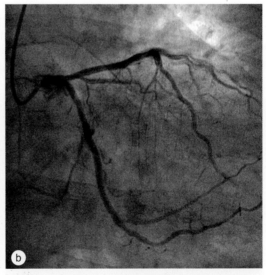

图33-2-9 a.1年后复查CAG可见RCA支架内光滑，心肌染色良好；b.1年后复查造影可见LM LAD LCX支架内未见再狭窄

【该病例的教学点】

我们为易化RCA-CTO开通做了冠脉CT,可以说是本例RCA顺利开通的关键。术中经指引导管行对侧桡动脉造影为RCA 导丝探寻真径指引了方向。Crosswire NT幸运地经过微孔道顺利找寻到锐缘支及左室后支真腔,本患者CTO并无惊险曲折的开通道路,然而术后1年患者完全能胜任工作和正常生活,心脏超声复查时心脏结构及功能显著改善,LV舒张末内径由63mm缩小为58.4mm,Teich法EF: 36.4%改善为55.3%。开通LCX及RCA病变对于该患者心脏功能的改善大有益处。因此,此病例是我印象最为深刻的CTO病例。

(黄 嚣)

病例3 失败—成功—失败？——2015年我最难忘的CTO病例

【病史简介】

患者,男性,54岁。"活动后胸痛、气促1月余"入院。有高血压史15年、吸烟史20余年。入院检查ECG、UCG、胸片等未见明显异常,血生化检验未见明显异常。常规药物负荷后经右侧桡动脉入径行冠状动脉(冠脉)造影检查。

【冠脉造影结果】

1. 左主干正常。
2. 前降支近段90%狭窄,中远段管腔不规则,未见明显狭窄(图33-3-1、图33-3-2)。
3. 回旋支中段60%狭窄,左冠脉造影可见侧支供应右冠脉远端,Rentrop分级3级(图33-3-3)。
4. 右冠脉近段完全闭塞(图33-3-4)。

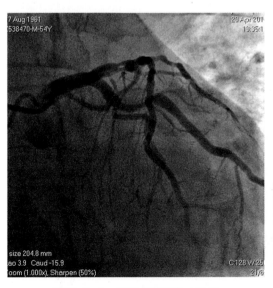

图33-3-1 前降支近段90%狭窄

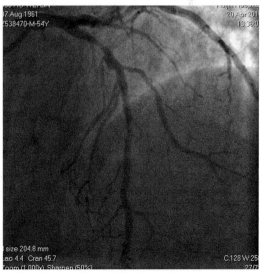

图33-3-2 前降支近段90%狭窄,中段多发斑块

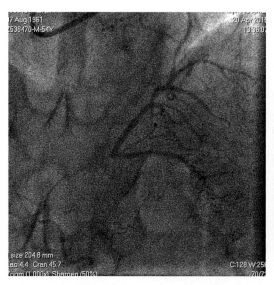
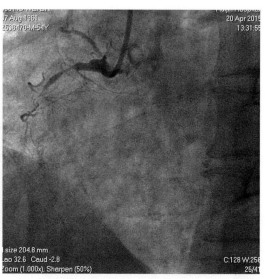

图33-3-3 回旋支中段60%狭窄,左冠脉造影可见侧支供应右冠脉远端,Rentrop分级3级

图33-3-4 右冠脉近段完全闭塞

【造影结果分析及治疗策略】

患者三支病变,其中右冠脉完全闭塞,远端由左冠提供侧支至后降支与左室后支分叉处(见图33-3-3),联合前降支和回旋支病变后患者SYNTAX积分25。向患者及家属交代病情后拟行介入治疗。

介入治疗策略上拟定先行开通右冠脉,择期处理前降支和回旋支病变。

【首次介入治疗】

选用6F AL1.0指引导管对位右冠脉, Pilot 150导丝正向进入,对侧造影(左侧桡动脉入径)提示导丝头端进入闭塞段内分支血管,但高度怀疑通过内膜下进入分支远端(图33-3-5)。遂应用平行导丝技术,配合微导管(Finecross)进入Field-XT导丝尝试寻找远端真腔入口,多次尝试未能成功(图33-3-6)。后将Field-XT导丝升级成硬度更大的Miracle 3导丝,与Pilot 150导丝交替前进,但多体位对侧造影仍提示导丝未能进入远端真腔(图33-3-7、图33-3-8)。正向尝试时间约2h,造影剂用量接近300ml,综合考虑后停止右冠脉正向介入治疗,拟择期尝试逆向介入治疗。当日最终造影提示右冠脉正向操作导致右冠脉开口产生轻微片状撕裂,闭塞段血管内轻微夹层,少量造影剂储留(图33-3-9)。

考虑逆向介入治疗可能通过前降支血管寻找侧支路径,当日对前降支近段病变进行介入治疗。AL 1指引导管对位左冠脉后,前降支进入Runthrough导丝,常规球囊预扩张后植入3.0mm×23mm支架(Firebird 2),并应用3.25mm×12mm高压球囊后扩张(图33-3-10 ~ 图33-3-13)。

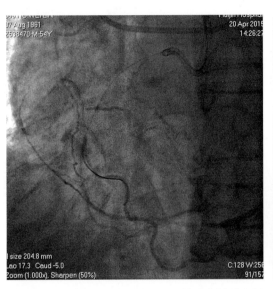

图33-3-5 对侧造影提示Pilot 150导丝头端进入闭塞段内分支血管

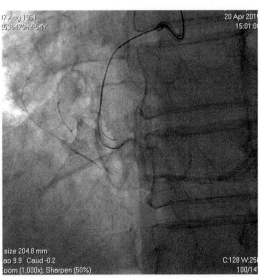

图33-3-6 平行导丝技术，Field-XT导丝尝试寻找远端真腔入口未能成功

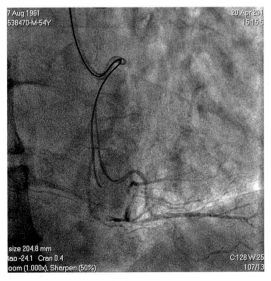

图33-3-7 交换导丝为Miracle 3与Pilot 150导丝交替前进，导丝未能进入远端真腔（一）

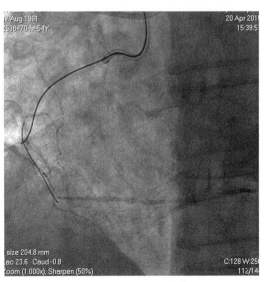

图33-3-8 交换导丝为Miracle 3与Pilot 150导丝交替前进，导丝未能进入远端真腔（二）

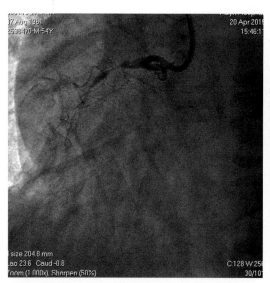

图33-3-9 最终造影提示闭塞段血管内轻微夹层，少量造影剂储留

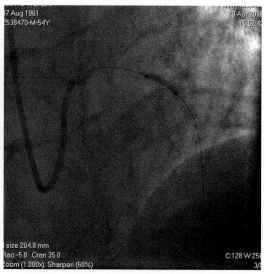

图33-3-10 普通球囊预扩LAD近段病变

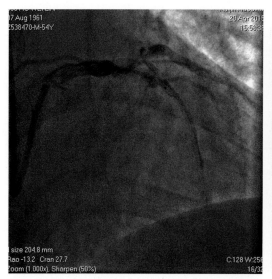

图33-3-11 LAD植入3.0mm×23mm支架（Firebird 2）

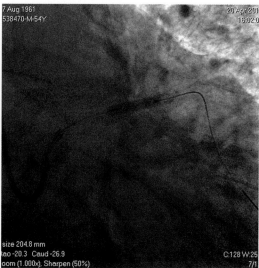

图33-3-12 3.25mm×12mm高压球囊后扩张

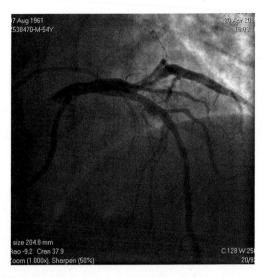

图33-3-13 LAD-PCI后造影

【再次介入治疗】

患者经过首次介入治疗后症状及一般情况稳定,于1周后再次接受介入治疗,尝试逆向开通右冠脉。再次选取双侧桡动脉入径,植入6F动脉鞘管。右冠脉应用6F SAL 1.0指引导管,左冠脉选用6F/90cm/EBU 3.75指引导管。左冠脉右前斜头位造影提示前降支支架良好,支架远端具有多个间隔支血管提供侧支至右冠脉远端(图33-3-14)。选用150cm Corsair微导管,Sion导丝探寻前降支—间隔支—右冠脉侧支通道较为顺利,导丝到达右冠脉远端后降支血管后上行至右冠脉中段,导丝未能直接通过闭塞段。

遂计划微导管通过后交换导丝,但Corsair微导管无法推送通过间隔支侧支(图33-3-15),换用Finecross微导管尝试通过侧支血管仍未成功(图33-3-16)。换回Corsair微导管,应用5进6双导管技术增加支撑力尝试将微导管推送通过侧支仍未成功(图33-3-17)。

遂选取更为远端的不同间隔支血管作为侧支通道,操控导丝顺利通过后微导管仍无法通过侧支(图33-3-18、图33-3-19),尝试小球囊扩张侧支通道因球囊无法到位而放弃。

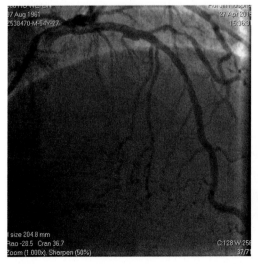

图33-3-14 右前斜头位造影提示前降支架远端具有多个间隔支血管提供侧支至右冠脉远端

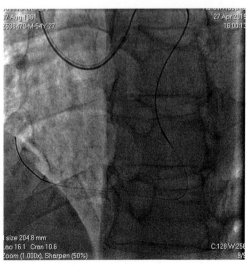

图33-3-15 Sion导丝顺利通过侧支,但Corsair微导管无法推送通过间隔支侧支

441

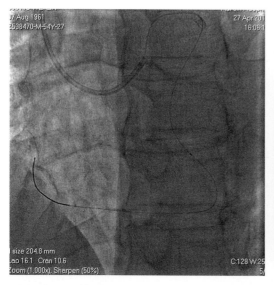

图33-3-16 换用Finecross微导管尝试通过侧支血管仍未成功

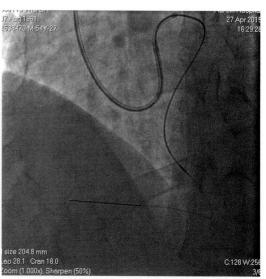

图33-3-17 换回Corsair微导管,应用5进6双导管技术增加支撑后仍未成功

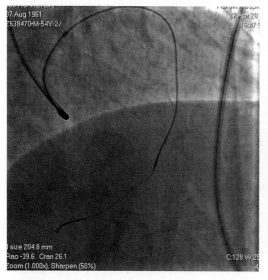

图33-3-18 选择更远端的间隔支侧支,微导管仍然无法通过(一)

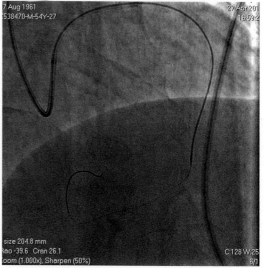

图33-3-19 选择更远端的间隔支侧支,微导管仍然无法通过(二)

承认失败? 是否放弃?

逆向介入治疗中微导管通过侧支到达闭塞远端血管是非常重要的步骤,可帮助换用不同的逆向工作导丝,特别是需要应用硬导丝时。右冠脉正向指引导管到位,以逆向导丝(Sion导丝)作为标记,尝试再次正向介入治疗(图33-3-20)。Field-XT导丝配合Finecross微导管正向寻找闭塞入口未能成功(图33-3-21),换用Pilot 50导丝尝试进入闭塞远端真腔未能成功,导丝仅能进入闭塞段内分支血管,并与逆向导丝重合(多体位证实,图33-3-22、图33-3-23)。考虑正向导丝未能到达闭塞远端真腔与逆向导丝会合的原因是在闭塞段这一分叉处成角角度过大,呈倒钩状(图33-3-23),故正向导丝很难到达分支后再绕回主支

真腔。遂正向导丝进入2.0mm×20mm球囊扩张闭塞段至分支开口部分血管(图33-3-24)，随后沿分支导丝进入双腔微导管,试图应用第二根导丝在分叉位置寻找主支入口,但仍未成功(图33-3-25)。

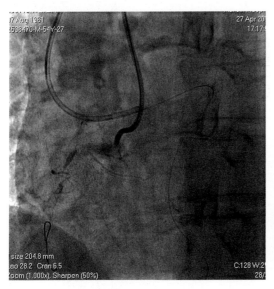

图33-3-20 尝试二次正向

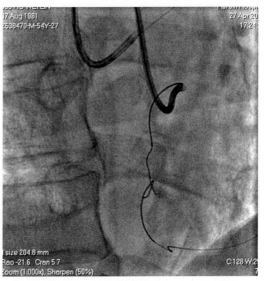

图33-3-21 Field-XT导丝配合Finecross微导管正向寻找闭塞入口未能成功

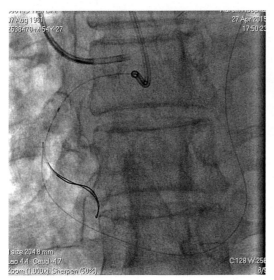

图33-3-22 换用Pilot 50导丝尝试进入闭塞远端真腔未能成功,导丝仅能进入闭塞段内分支血管,并与逆向导丝重合(一)

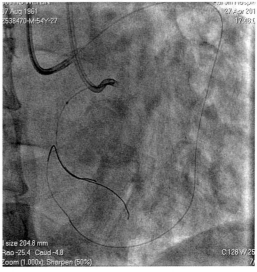

图33-3-23 换用Pilot 50导丝尝试进入闭塞远端真腔未能成功,导丝仅能进入闭塞段内分支血管,并与逆向导丝重合(二)

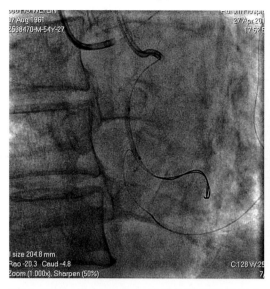

图33-3-24 2.0mm×20mm球囊扩张闭塞段至分支开口部分血管

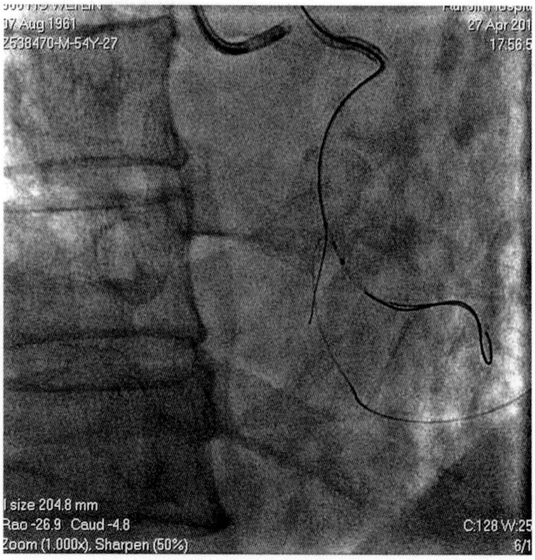

图33-3-25 闭塞段分叉成角角度大,呈倒钩状

仍然失败? 还是放弃?

考虑正向、逆向导丝均已进入闭塞段内的分支血管,导丝不能会合仅仅是由于分叉角度的关系,遂应用球囊正向再次对分支至右冠脉近段进行扩张,旨在对分叉部位斑块进行修正或撕裂(图33-3-26、图33-3-27)。正向进入第二根导丝,试图按ADR技术寻找远端真腔仍未成功(图33-3-28)。遂按Reverse CART(球囊远端位于分支血管内,图33-3-29)技术球囊再次扩张闭塞段分叉处后操控逆向导丝(Sion导丝),进入分支打折后回撤—推送(Knuckle-pull-push,图33-3-30),寻找近端血管腔,导丝最终上行成功(图33-3-31)。

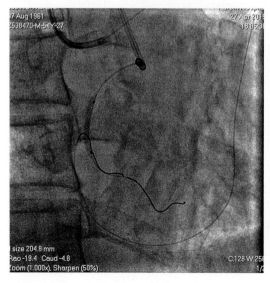

图33-3-26 2.0mm×20mm球囊扩张闭塞段至分支开口部分血管

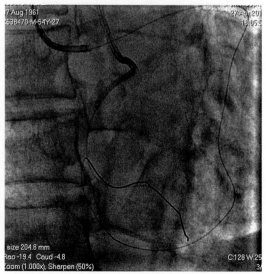

图33-3-27 2.0mm×20mm球囊扩张闭塞段至分支开口部分血管

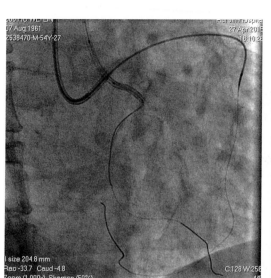

图33-3-28 正向进入第二根导丝,按ADR技术寻找远端真腔仍未成功

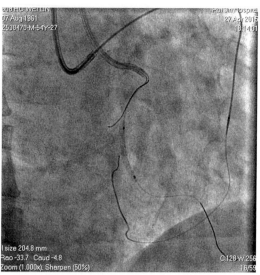

图33-3-29 改行Reverse CART

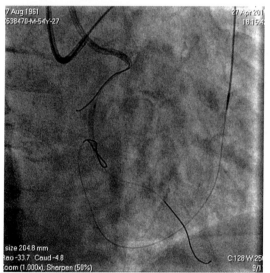

图33-3-30 逆行Sion导丝行Knuckle-pull-push

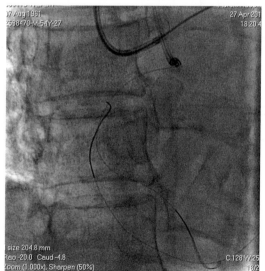

图33-3-31 导丝最终上行成功

终于成功了?

逆向导丝继续上行,出右冠脉口至主动脉,导丝活动度良好(图33-3-32),调整正向指引导管角度后操控逆向导丝进入,正向指引导管内球囊锚定逆向导丝后推送Corsair微导管(图33-3-33)。Corsair成功进入正向指引导管(图33-3-34)后将Sion导丝交换成RG3,建立轨道后应用2.0mm×20mm球囊由远及近正向扩张闭塞段血管(图33-3-35、图33-3-36)。

又出问题了?

球囊扩张完成后,未用IVUS检查,正向注射造影剂企图看清扩张后效果,结果发现右冠脉从开口(冠脉窦)至中远段严重撕裂,造影剂储留(图33-3-37)。

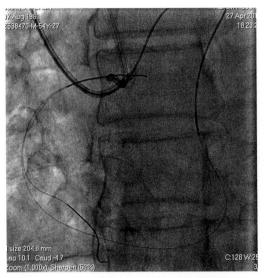

图33-3-32 逆向导丝继续上行,出右冠脉口至主动脉

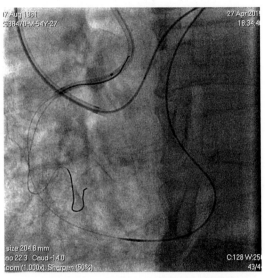

图33-3-33 逆向导丝进入正向指引导管后,球囊锚定逆向导丝

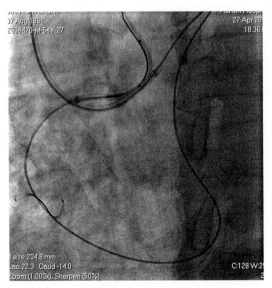

图33-3-34 Corsair微导管推送至正向指引导管

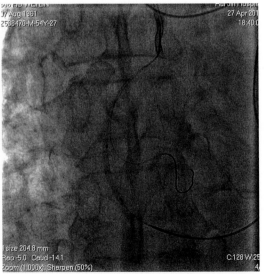

图33-3-35 RG3体外后,2.0mm×20mm球囊顺序扩张右冠

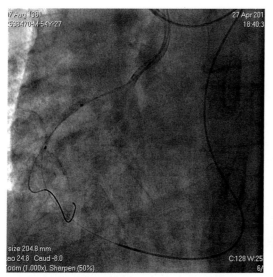

图33-3-36 RG3体外后,2.0mm×20mm球囊顺序扩张右冠

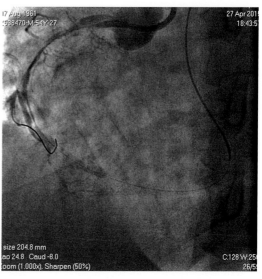

图33-3-37 球囊扩张完成后,正向造影发现右冠脉从开口(冠脉窦)至中远段严重撕裂,造影剂储留

怎么办?

患者血流动力学稳定,无特殊不适主诉。立刻沿逆向导丝轨道送入3.5mm×33mm支架(Firebird 2),定位开口后释放(未采集电影图像),旨在封住右冠脉开口及窦部撕裂,阻止其延展。随后通过其往远端连接植入2.75mm×33mm支架(Firebird 2,图33-3-38)。遂正向进入Runthrough导丝,造影证实逆向血管无殊后撤除逆向器械,沿正向导丝进行IVUS检查(图33-3-39),旨在探清远端及近段支架情况。IVUS检查结果提示,右冠脉远端弥漫性动脉粥样硬化(图33-3-40)、巨大壁内血肿(图33-3-41)、支架远端出口节段内动脉粥样硬化性管腔狭窄伴撕裂(图33-3-42)、右冠脉近端开口处支架覆盖了血管撕裂处(图33-3-43)。

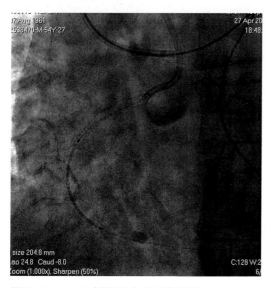

图33-3-38 立刻沿逆向导丝轨道送入Firebird 2 3.5mm×33mm支架,定位开口释放后,远端串联植入Firebird 2 2.75mm×33mm支架

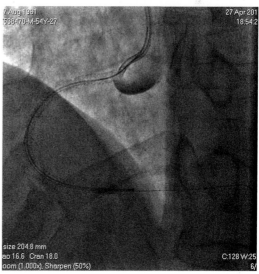

图33-3-39 正向送入Runthrough导丝,行IVUS检查

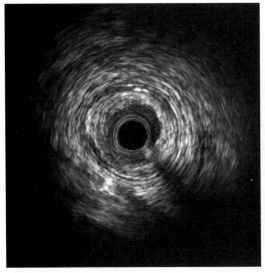

图33-3-40 IVUS检查结果提示,右冠脉远端弥漫性动脉粥样硬化

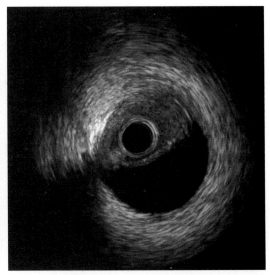

图33-3-41 巨大壁内血肿

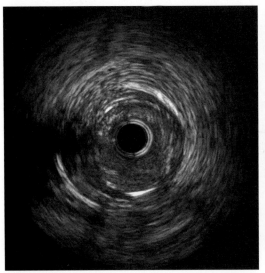

图33-3-42 支架远端出口节段内动脉粥样硬化性管腔狭窄伴撕裂

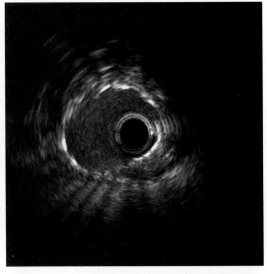

图33-3-43 右冠脉近端开口处支架覆盖了血管撕裂处

遂根据IVUS检查结果,通过近中段支架继续往远端植入2.5mm×33mm+2.5mm×23mm支架(Firebird 2,图33-3-44、图33-3-45)。右冠再以3.75mm×15mm高压球囊后扩,最终造影提示右冠脉远端显影良好,支架植入处无残余狭窄、血流TIMI 3级,开口处/右冠窦造影剂持续性储留,但无增大迹象(图33-3-46、图33-3-47)。患者血流动力学稳定,无不适症状,结束手术。

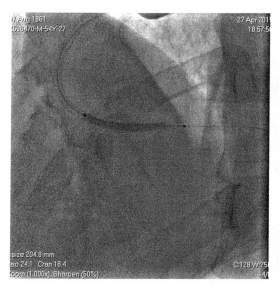

图33-3-44 右冠远端串联植入Firebird 2 2.5mm×33mm、2.5mm×23mm支架

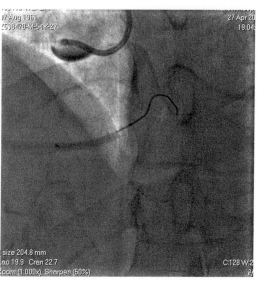

图33-3-45 3.75mm×15mm高压球囊后扩

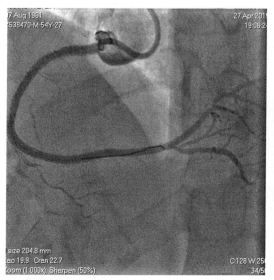

图33-3-46 最终造影结果显示开口处/右冠窦造影剂持续性储留,但无增大迹象(一)

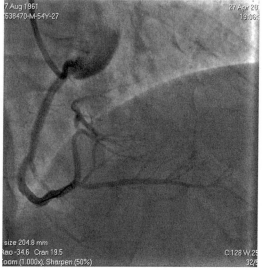

图33-3-47 最终造影结果显示开口处/右冠窦造影剂持续性储留,但无增大迹象(二)

【预后转归】

患者第二次介入治疗时间3h,造影剂用量约300ml。术后患者临床情况稳定,术后第2天查血肾功能、心激酶未见异常。术后第3天出院,临床随访4个月,无不良事件。持续应用双重抗血小板治疗(阿司匹林、氯吡格雷),他汀等药物治疗中。

【病例分析及小结】

就该病例逆向治疗过程中出现的情况作以下分析:

1. 逆向治疗过程中导丝通过侧支血管后微导管不能后续跟进无法通过侧支的原因可能

有：①侧支血管迂曲、细小、合并痉挛；②逆向指引系统支撑力等。通常可尝试的方法：包括换用不同种类的微导管、小球囊扩张侧支血管、增加指引导管支撑力、换用其他的侧支通道等。在该病例中侧支迂曲可能是造成微导管不能跟进的原因，在尝试多种办法仍无法成功跟进微导管、且逆向导丝（通常是探寻侧支所使用的Sion类软导丝）不能直接通过闭塞病变时，因无法从微导管内更换硬导丝逆向打通闭塞血管，治疗面临失败的困境。但该患者逆向导丝能到达闭塞段远端，可作为正向介入治疗良好的标记，因此该例患者随后转为再次正向介入治疗。

2. 以逆向导丝为标记，正向介入治疗时导丝反复进入前次介入治疗中的假腔部位，这可能和两次手术间隔时间过短有关（仅1周，通常需6周左右）。正向、逆向导丝同时进入闭塞段血管分支后，依据两根导丝的形态，可以估测分支与远端主支血管成角极大，几乎成倒钩状（见图33-3-23），这可解释为何正向导丝无法进入远端真腔。尽管尝试联合应用双腔微导管以增加正向导丝的操控性，但仍无法通过。在此情况下，尝试正向应用球囊扩张闭塞段分支至右冠脉近段血管，期望造成分叉部位斑块撕裂并重新分布，在此基础上正向进入第二根导丝到达远端真腔（类似于ADR技术），很遗憾的是这一方法也未能成功。

3. 最后重新沿正向植入分支血管的导丝应用球囊（2.0mm×20mm）扩张（mini balloon-reverse CART），随后操控逆向导丝（Sion）在分支中形成反折后回撤，在这过程中轻微转动导丝，在其头端接触到近端管腔开口时保持导丝轴向张力继续缓慢回撤，在导丝接近变直时轻微转动并向前推送，最终逆向导丝克服了成角的问题上行至闭塞段近端血管。在逆向导丝进入正向指引导管后球囊锚定，这时整个系统的轨道支撑力可使微导管通过侧支血管并到达正向指引导管内，但事后分析发现正向指引导管被牵拉深插至右冠脉内（见图33-3-33）。

4. 在常规建立好轨道并正向扩张闭塞段后，在有条件的单位一般应使用血管内超声判断后续如何植入支架。另外，使用Reverse CART技术后对正向注射造影剂是相对禁忌的。但在该例患者中我们没有遵守这两个常规原则，而是期望在正向指引导管内注射造影剂明确情况后植入支架。结果发现右冠脉近、中段存在严重撕裂，并累及右冠窦（见图33-3-37）。当时患者心电、血流动力学及症状稳定，在这种情况下我们当即从近端（右冠脉开口）开始植入支架，以期先封住右冠脉近端及窦部撕裂，随后在往远端相接植入第二个支架。为评估远端支架定位位置，我们进行了血管内超声检查，明确了远端血管及近端撕裂情况，后续植入支架后右冠脉血流良好，近端及窦部撕裂无延展迹象。手术最终成功。

对于该病例，我们小结如下：

1. 逆向PCI过程中微导管不能通过侧支时，以逆向导丝为标记进入正向导丝后可行Reverse CART技术，逆向的软导丝（Sion系列）也可通过闭塞段到达近端血管。在正向指引导管内锚定逆向导丝后整个系统支撑力可显著提高，从而协助正向微导管通过侧支到达正向指引导管内。但需要密切注意这一过程中操作产生的张力，避免正向指引导管被牵拉过深的进入冠脉血管。

2. 逆向PCI治疗时，在闭塞血管（靶血管）冠脉中应用的指引导管时应更多地考虑其同轴性，而不是支撑力。如该例的右冠脉闭塞可考虑应用Judkins导管，可能对避免出现右冠脉开口撕裂有一定作用。指引导管是导致医源性冠脉窦夹层撕裂的常见原因，一旦出现此类情况，立刻在冠脉开口部位植入支架有助于防止夹层往主动脉内进一步延展。国外病例研究也提示此类处理后患者预后良好。本例患者目前临床随访4个月，无不良事件发生。

（张 奇）

病例4　抓捕器与逆向导丝不能脱钩1例

【简要病史】

孙某某,女性,77岁。阵发性胸痛20余年,再发加重4个月入院。

病史: 高血压病史10余年,糖尿病史4年,脑梗死病史2年。

心电图: 心房纤颤,Ⅲ导联病理性Q波,Ⅲ、aVF导联ST-T轻度压低。

心脏超声心动图: LVEDD 53mm, LVEF 58%。

实验室检查: 血肌钙蛋白(-)。

他汀类药物调脂、氯吡格雷和阿司匹林双联抗血小板治疗。

【冠脉造影结果】

1. LM末端斑块形成,轻度狭窄。
2. LAD开口狭窄50%,中段狭窄40%,可见LAD至RCA形成Ⅱ级侧支循环(图33-4-1)。
3. LCX中段狭窄70%,远段狭窄90%, LCX细小(图33-4-1)。
4. RCA发出第一分支后完全闭塞(CTO)(图33-4-2)。

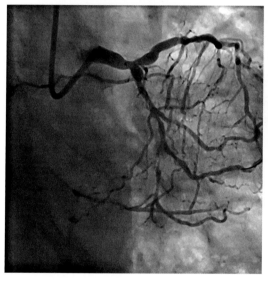

图33-4-1　LAD向RCA形成侧支Ⅱ级

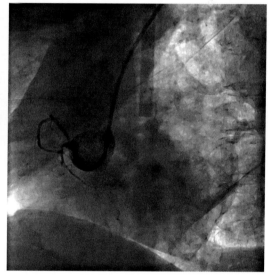

图33-4-2　RCA发出第一分支后CTO病变

【病例分析及初始策略选择】

1. RCA完全闭塞病变,左向右形成良好侧支。
2. 首先应用前向导丝技术开通RCA。
3. 逆向导丝技术作为备选方案。

【手术器械】

1. 指引导管　7F SAL1、7F EBU 3.75。
2. 冠脉导丝　NS 5根、Fielder FC 3根(300cm 1根)、Ub3、Conquest8-12。
3. 微导管(Finecross)　2条。

4. 球囊 1.20mm×6mm TREK; 2.0mm×15mm,1.5mm×15mm Ryujin; 2.5mm×15mm,2.0mm×15mm Tazuna。

5. 抓捕器 Snare(ev3)。

【PCI过程】

1. 双侧桡动脉路径: 右侧桡动脉路径应用无鞘技术(sheathless),选择SAL1(7F),右冠状动脉。左侧桡动脉路径应用无鞘技术,选择EBU 3.75(7F),左冠状动脉。

2. 放置NS一根到LAD,防止左冠脉指引导管脱位,同时应用Finecross微导管的帮助,前向导丝技术开通RCA的CTO病变(图33-4-3),应用Ub3、Conquest8-12前向技术穿刺纤维帽,对侧造影显示前向导丝偏离真腔,前向导丝技术未成功。

3. 应用逆向导丝技术,Fielder FC导丝通过间隔支侧支,进入右冠状动脉,推送Finecross微导管前进(图33-4-4)。

4. Finecross微导管从左冠状动脉—间隔支—右冠状动脉,到达闭塞病变远端,经过微导管造影显示,微导管在右冠状动脉真腔(图33-4-5)。

5. 逆向穿刺闭塞部位,Ub3更换为Conquest8-12(图33-4-6),逆向穿刺远端纤维帽不成功。

6. 由于前向指引导管支持力不足,通过RCA第一分支的"锚定"技术(图33-4-7)。

7. 应用反向CART技术后,逆向导丝Fielder FC(300cm),进入升主动脉,反复调整导丝方向,逆向导丝不能进入前向指引导管。

8. 通过前向指引导管,应用抓捕器(Snare ev3)将逆向导丝带入前向指引导管(图33-4-8)。

9. 抓捕器将逆向导丝带入前向指引导管后,拖带逆向导丝阻力较大,患者烦躁,难以配合手术。

10. 将抓捕器推回升主动脉,抓捕器与逆向导丝不能脱钩,反复抖动,抓捕器与逆向导丝不能脱钩。

11. 经逆向指引导管拉出,抓捕器和逆向导丝一起拉出,拉出过程阻力较大,最后成功拉出导丝。

12. 抓捕器与逆向导丝拉出体外后,进行检查,导丝与抓捕器缠绕在一起。

13. 手术结束前左、右冠脉造影未见明显损伤(图33-4-9、图33-4-10)。

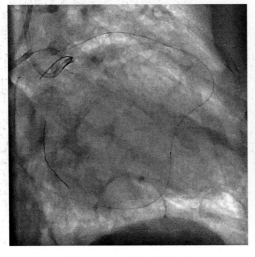 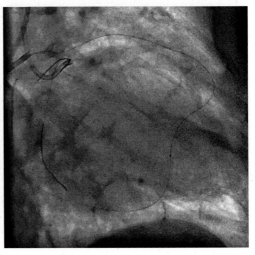

图33-4-3 前向导丝技术　　　　**图33-4-4** 逆向导丝技术

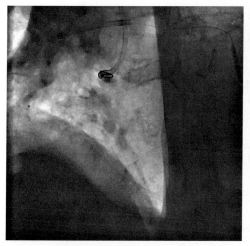

图33-4-5 逆向微导管造影

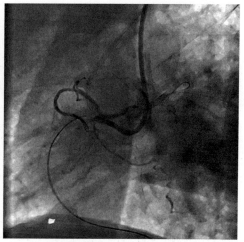

图33-4-6 逆向穿刺纤维帽

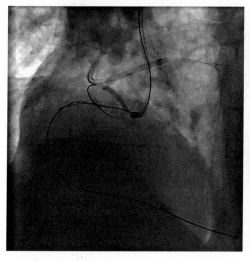

图33-4-7 反向CART技术+前向锚定技术

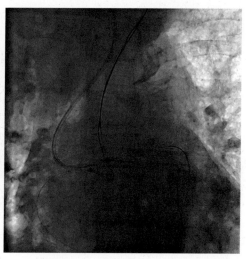

图33-4-8 抓捕器捕获逆向导丝

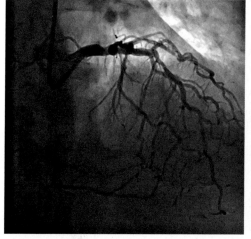

图33-4-9 手术结束前左冠脉无损伤

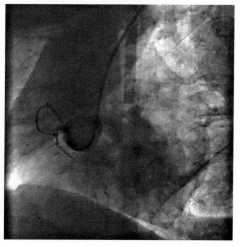

图33-4-10 手术结束前右冠脉无损伤

【经验与教训】

1. 本例从桡动脉穿刺、无动脉鞘技术、前向导丝技术、逆向导丝技术、反向CART技术、逆向导丝进入升主动脉、抓捕器捕获逆向导丝每个步骤顺利,几乎就要成功了。

2. 当逆向导丝不能进入前向指引导管,本例患者采用了抓捕器捕获逆向导丝,还有另外两种技术选择:第一种更换前向指引导管,如SAL1更换成Judkins指引导管,改变的指引导管与冠脉开口的方向,有利于逆向导丝进入,本例应用了无鞘技术(sheathless),更换指引导管不方便。另一种方法:前向微导管到病变处,逆向导丝偶尔可以直接进入微导管,但本例患者应用了反向CART技术,此方法也不能选择。

3. 抓捕器捕获逆向导丝,向外牵引时,阻力较大,患者剧烈烦躁,准备结束手术,将抓捕器再次推入升主动脉,抓捕器与逆向导丝不能分离,嵌顿在一起。只好将抓捕器再次进入指引导管,将逆行导丝通过前向指引导管拉出,逆向微导管在导丝保护下也回撤成功,手术结束前行左、右冠脉造影检查,冠状动脉无损伤。

4. 关键点是抓捕器与逆向导丝不能分离的原因:体外检查抓捕器与逆向导丝嵌顿在一起,不能分离。

5. 左冠状动脉—间隔支侧支循环—右冠状动脉形成微导管保护通路,虽然回撤导丝有阻力,没有形成导丝"线锯"样损伤冠状动脉,微导管全程保护十分重要。

6. 患者烦躁,难以配合手术可能原因:回撤导丝时阻力较大,心脏被"U"形的导丝拉起,类似"绞刑"的拉力,引起烦躁。目前0.010in的导丝已经明显降低了回撤阻力,以前0.014in的BMW或旋磨导丝阻力更大,只能随着心脏跳动慢慢退出。

(徐泽升)

病例5 右冠次全闭塞病变处理中的惊心动魄

【简要病史】

患者,男性,48岁,主因"反复胸痛6个月"入院。

辅助检查:ECG、超声提示前壁及下壁缺血,EF 48%。

既往否认心肌梗死病史,高血压病史10余年。

入院后进行了冠脉造影。造影结果显示LCX基本正常,LAD近中段串珠样狭窄,最窄处约80%,对角支中段狭窄约90%,并且LAD通过间隔支给右冠提供良好侧支循环(图33-5-1)。右冠中段约90%狭窄,血流稍慢,右前斜体位造影显示狭窄处有扭曲和小分支(图33-5-2、图33-5-3)。

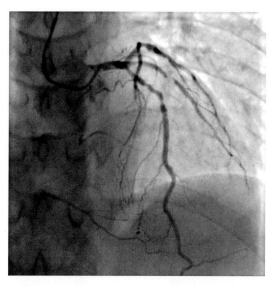

图33-5-1 LCX基本正常,LAD近中段串珠样狭窄,最窄处约80%,对角支中段狭窄约90%,并且LAD通过间隔支给右冠提供良好侧支循环

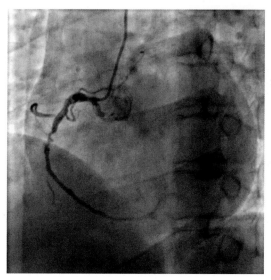

图33-5-2 右冠中段约90%狭窄,血流稍慢,右前斜体位造影显示狭窄处有扭曲和小分支(一)

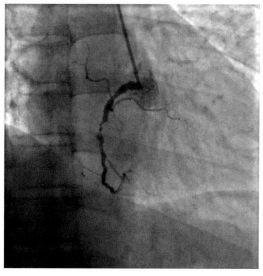

图33-5-3 右冠中段约90%狭窄,血流稍慢,右前斜体位造影显示狭窄处有扭曲和小分支(二)

【病例分析及策略选择】

虽然患者否认心肌梗死病史,但是从影像上分析患者RCA血流速度较慢,而且有LAD通过间隔支给右冠提供良好侧支循环,极有可能完全闭塞过;目前虽然有正向血流,但狭窄处血管走行模糊,不除外是扭曲的滋养血管贯通,因此我们的策略是首先选择处理RCA,随后处理LAD和对角支。

【PCI过程】

选择右侧桡动脉径路,6F JR4.0指引导管, Runthrough导丝小心进行RCA的尝试,狭窄处导丝通过困难,更换Pilot 50导丝反复尝试仍无法通过狭窄处,且可能由于导丝进入夹层导致远端血流中断,所幸患者无任何症状,考虑系LAD给RCA良好侧支循环的原因(图33-5-4)。选用Fielder XT导丝应用平行导丝技术进行尝试,导丝仍然无法顺利到达RCA远端(图33-5-5)。考虑患者LAD给RCA良好侧支循环,遂采用逆向导丝技术进行逆向尝试开通RCA,逆向导丝顺利通过病变,到达右侧指引导管内,推送微导管进入JR4.0指引导管,更换为3m导丝(图33-5-6、图33-5-7)。

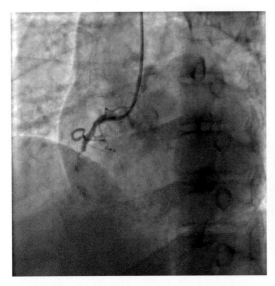

图33-5-4 Pilot 50导丝反复尝试无法通过狭窄处,且可能由于导丝进入夹层导致远端血流中断

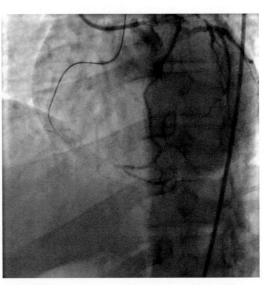

图33-5-5 选用Fielder XT导丝应用平行导丝技术进行尝试,导丝仍然无法顺利到达RCA远端

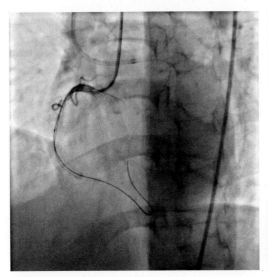

图33-5-6 采用逆向导丝技术,逆向导丝顺利通过病变,到达右侧指引导管内,推送微导管进入JR4.0指引导管,更换为3m导丝(一)

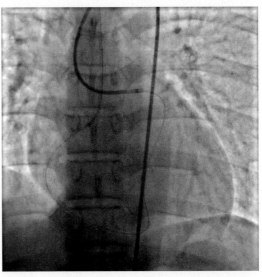

图33-5-7 采用逆向导丝技术,逆向导丝顺利通过病变,到达右侧指引导管内,推送微导管进入JR4.0指引导管,更换为3m导丝(二)

从3m导丝软头进入球囊进行RCA扩张过程中,患者突然发生剧烈胸痛,血流动力学发生变化,紧急给予血管活性药物,考虑患者可能LAD出现问题,左冠造影显示LAD血流几乎中断(图33-5-8)。立即从LAD植入导丝至血管远端(图33-5-9),考虑如果LAD植入支架后,3m导丝撤出困难,果断撤出建立好通道的3m导丝,于LAD植入支架(图33-5-10、图33-5-11)。LAD植入支架后,患者症状消失,血流动力学稳定,重新正向尝试RCA,因为之前已从3m导丝软头进入球囊进行扩张,导丝顺利进入RCA远端(图33-5-12),植入支架后RCA血流通畅(图33-5-13)。

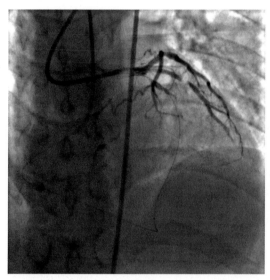

图33-5-8 左冠造影显示LAD血流几乎中断

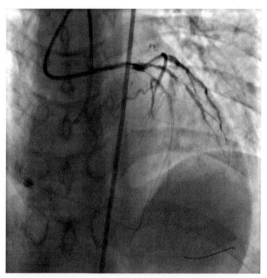

图33-5-9 立即从LAD植入导丝至血管远端

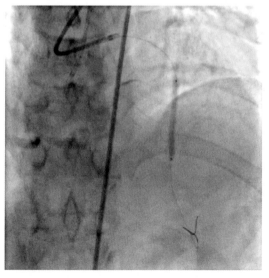

图33-5-10 撤出3m导丝,于LAD植入支架(一)

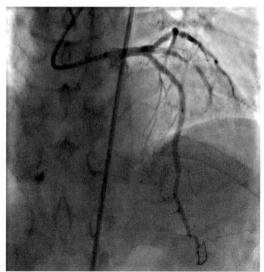

图33-5-11 撤出3m导丝,于LAD植入支架(二)

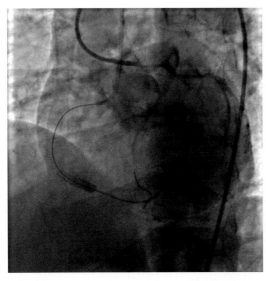

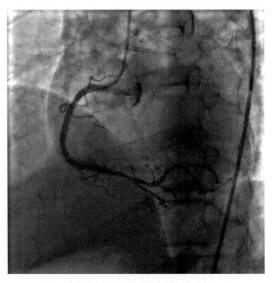

图33-5-12 重新正向尝试RCA,导丝顺利进入 RCA远端

图33-5-13 最后结果

【该病例教学点】

1. 该患者无明确心肌梗死病史,此次发生症状的犯罪血管应该是LAD。但是从造影影像上分析RCA血流速度较慢,而且有LAD通过间隔支给RCA提供良好侧支循环,极有可能曾经完全闭塞过;目前RCA虽然有正向血流,但狭窄处血管走行模糊,很可能是扭曲的滋养血管贯通,因此我们的策略是首先选择处理RCA,随后处理LAD和对角支。

2. 对于这种貌似有正向血流的实质曾经闭塞过的血管,在导丝经过狭窄处时动作一定要轻柔和缓,努力避开干扰的滋养血管,找到血管真腔,切忌用头端较硬的导丝粗暴操作,该例患者由于下级医生的不当操作,造成RCA血流完全中断,所幸患者有LAD通过间隔支给RCA提供良好侧支循环,患者没有明显症状,给了我们逆向处理的时机。

3. 当RCA正向血流消失,预计导丝再次通过困难时,可以利用患者良好的LAD侧支循环进行逆向操作。该例患者LAD近中段有串珠样狭窄,最窄处约80%,使用这种通道血管有非常大的风险,一旦通道血管在狭窄基础上发生痉挛,往往会产生灾难性的后果。本例患者就发生了LAD血流完全中断,因发现及时处理得当,且患者年纪较轻耐受力较好,所幸未发生灾难性后果。本例给我们的教训是在逆向操作中,一定要保证通道血管的安全无忧,即使通道血管只有轻中度狭窄,也需要术者全面权衡抉择是否预先植入支架。

4. 当患者发生并发症时,切忌慌乱。术者需冷静分析,沉着指挥,助手需要和术者密切配合有条不紊地进行对症处理。本例患者在紧急情况下,术者仍然冷静预先撤出了3m导丝,避免了更大的问题出现,体现出良好的心理素质和超强的应对能力。

（**胡 涛**）

第34章 特殊情况下CTO病变的处理

病例1 回旋支CTO合并右冠脉心肌梗死分期开通后随访1例

【简要病史】

患者,男性,56岁,因"活动后胸闷1年余,加重5小时"入院。

心血管病危险因素:吸烟史30余年;否认高血压;否认糖尿病。

EKG:提示急性下壁ST段抬高型心肌梗死。

心脏超声:提示节段性运动异常,LVIDD 53mm,EF 62%。

实验室检查:TnI 3.23ng/ml,NT-proBNP 1257pg/ml,LDL-C 3.22mmol/L。

【冠状动脉造影结果】

2008年7月9日,入院后急诊行冠脉造影提示:右冠状动脉近段起全闭,可见血栓影;左主干末端可见30%狭窄,前降支弥漫性病变,近中段及第一对角支分叉处50%狭窄,中段心肌桥形成,远段未见明显狭窄;回旋支开口及近段50%狭窄,近段发出侧支向右冠提供侧支循环,中段起完全闭塞,似可见微通道,远端经桥侧支显影呈现前向血流(图34-1-1 ~ 图34-1-3)。

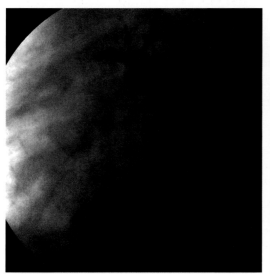

图34-1-1 右冠造影提示右冠近段起全闭

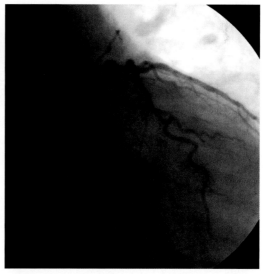

图34-1-2 左冠造影:左主干末端可见30%狭窄,回旋支开口及近段50%狭窄,近段发出侧支向右冠提供侧支循环,中段起完全闭塞,似可见微通道,远端经桥侧支显影呈现前向血流

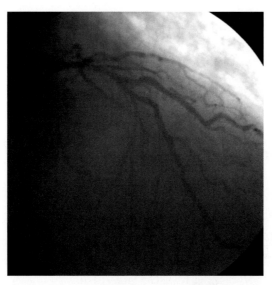

图34-1-3 前降支弥漫性病变,近中段及第一对角支分叉处50%狭窄,中段心肌桥形成,远段未见明显狭窄

【病例分析及初始策略选择】

该病例症状学特点为急性下壁ST段抬高型心肌梗死,急诊行冠脉造影提示右冠全闭,可见血栓影;回旋支近段发出侧支向右冠提供侧支循环,中段起完全全闭,远端经桥侧支显影呈现前向血流;初步判断右冠为罪犯血管,而回旋支为慢性闭塞病变。患者目前生命体征稳定,决定先开通右冠闭塞血管,择期开通回旋支CTO。

【治疗经过】

考虑右冠为急性闭塞病变,予以右冠近中段植入Cypher 2.75mm×23mm药物支架1枚(图34-1-4)。

2008年8月2日择期处理回旋支闭塞病变,考虑回旋支闭塞处似可见微通道存在,决定先选用软导丝尝试,如无法顺利通过,则更改为硬导丝。在6F EBU3.5指引导管支撑下,先选用ATW导丝到达闭塞段远处,多位体造影提示导丝位于假腔(图34-1-5),再选用WHISPER及MIRACLE 3.0钢丝以平行钢丝技术前进,均未能进入真腔(图34-1-6),回撤钢丝重复造影提示中段夹层形成(图34-1-7),再选用MIRACLE 6.0钢丝,经反复调整后以Last技术成功通过病变进入回旋支远端真腔(图34-1-8),先后选用Maverick 1.5mm×15mm和Maverick 2.0mm×20mm球囊预扩张中段CTO病变,再植入CYPHER SELECT 2.5mm×33mm药物支架,回旋支近段及开口病变未行处理(图34-1-9)。

出院后患者症状好转,无明显胸闷胸痛。半年后患者开始出现活动后胸闷胸痛不适,于2009年4月2日复查冠脉造影,右冠原支架内未见明显狭窄,前降支开口处较前加重,回旋支近段病变较前明显进展,约95%狭窄(图34-1-10、图34-1-11)。考虑回旋支原支架出现ⅠB型再狭窄,决定再次行支架植入,遂使用Culotte术式先于回旋支—左主干与回旋支原支架对接植入CYPHER 35mm×23mm药物支架(图34-1-12),前降支到左主干植入CYPHER

35mm×33mm药物支架(图34-1-13),并行Kissing Ballon处理(图34-1-14),重复造影提示支架膨胀完全,血流通畅,TIMI 3级。出院后患者胸闷胸痛缓解,按医嘱服药。复查LDL-C 1.2mmol/L。2年后,患者复又出现胸痛不适,以清晨多发,再次入院复查造影提示:前降支开口支架内95%再狭窄,余血管未见明显再狭窄(图34-1-16),予以前降支近段到左主干植入Xience V 3.5mm×18mm药物支架1枚,并行Kissing Ballon(图34-1-17 ~ 图34-1-19)。1年后再次复查造影提示:左主干支架未见狭窄,前降支支架内未见明显狭窄,回旋支开口支架内再狭窄50%左右,余情况同前,未予以进一步处理,继续药物治疗(图34-1-20、图34-1-21)。之后分别于2013年、2015年、2017年复查冠脉造影,未见明显变化,亦未有不适表现。

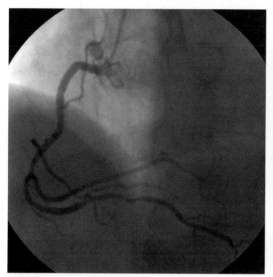

图34-1-4 右冠近中段植入Cypher 2.75mm×23mm药物支架1枚

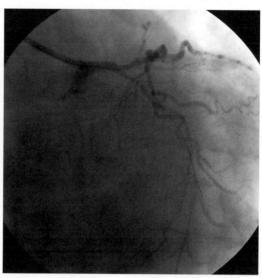

图34-1-5 ATW钢丝进入假腔

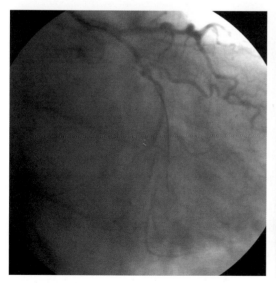

图34-1-6 Whisper钢丝行平行导丝技术前进,依然无法进入真腔

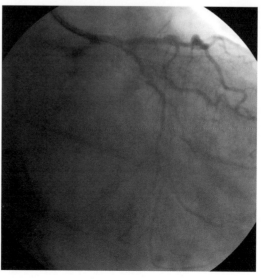

图34-1-7 重复造影提示回旋支中段夹层形成

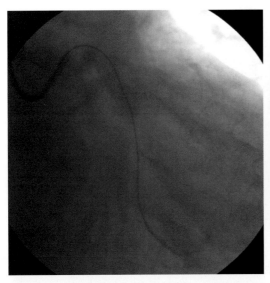

图34-1-8 MIRACLE 6.0钢丝成功通过病变,进入真腔

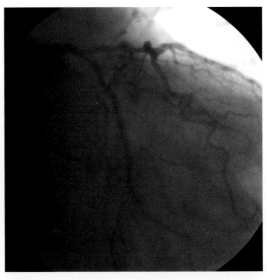

图34-1-9 回旋支中段植入CYPHER SELECT 2.5mm×33mm支架

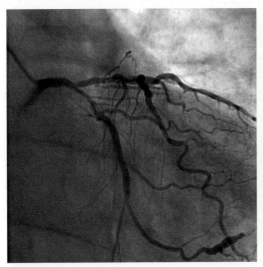

图34-1-10 复查造影提示前降支开口处较前加重,回旋支近段病变较前明显进展,约95%狭窄

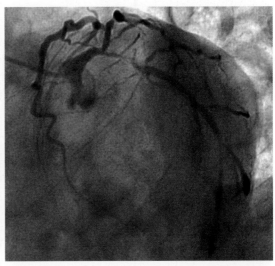

图34-1-11 复查造影提示前降支开口处较前加重,回旋支近段病变较前明显进展,约95%狭窄

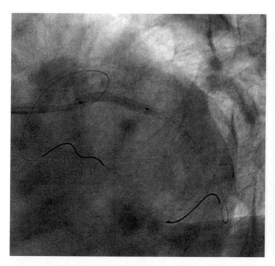

图34-1-12 回旋支—左主干植入CYPHER 35mm×23mm药物支架

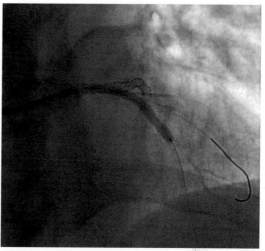

图34-1-13 前降支到左主干植入CYPHER 5mm×33mm药物支架

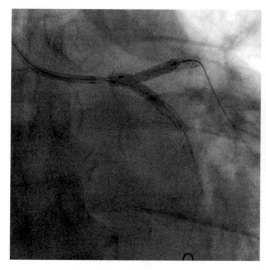

图34-1-14 Quantum 3.5mm×15mm球囊和Voyager 3.0mm×20mm球囊8atm对吻扩张

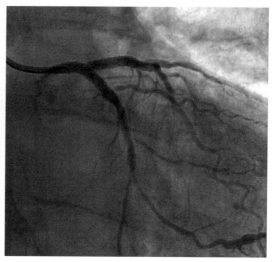

图34-1-15 复查造影提示支架膨胀完全,血流通畅,TIMI 3级

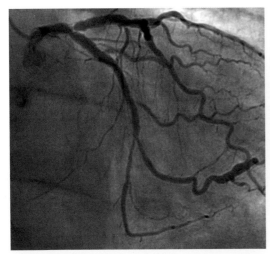

图34-1-16 2年后复查造影提示: 前降支开口支架内95%再狭窄

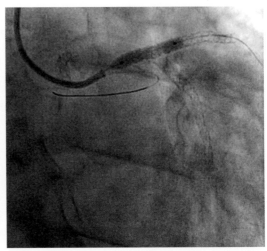

图34-1-17 前降支近段到左主干植入Xience V 3.5mm×18mm药物支架1枚

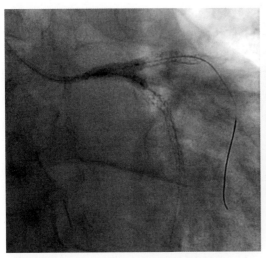

图34-1-18 Quantum 3.5mm×15mm和Quantum MoNoRAIL3.0mm×15mm NC球囊对吻扩张

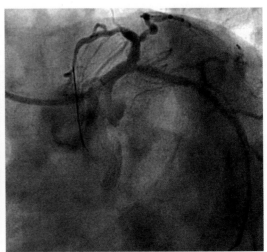

图34-1-19 复查造影

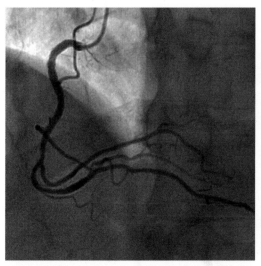

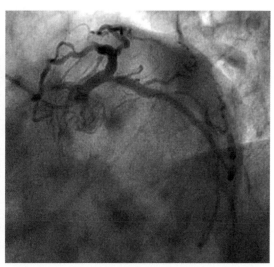

图34-1-20 复查造影右冠支架内未见明显再狭窄

图34-1-21 复查造影提示回旋支开口50%狭窄,未予处理

【该病例教学要点】

1. 该患者首次入院时表现为急性下壁心肌梗死,造影提示右冠完全闭塞合并有回旋支CTO病变,结合临床表现,认为右冠为罪犯血管,先行开通右冠,择期开通回旋支CTO。

2. 在开通回旋支CTO的时候,造影提示有微通道存在可能,一般首选软导丝,如果在当代,应当首选Fielder XT导丝,该导丝具有0.009in的头端,对于该类病变具有非常好的通过性。在软导丝尝试失败并出现夹层后,该患者仍然有正向开通的机会,应当首先考虑平行导丝技术,如果选用股动脉途径,采用7F或者8F指引导管,也可以选择See-saw技术。最终Miracle 6导丝通过病变,进入真腔,但是该患者在首次植入支架的时候,考虑尽量不干预左主干,遂选用了点支架技术,仅仅在CTO病变段植入支架,导致了后期支架近段病变狭窄程度加重,需要再次干预。如果在首次支架植入的时候使用IVUS进行病变的评估,测量回旋支近段的斑块负荷,如果斑块负荷>50%,则应果断于左主干—回旋支植入支架。

3. 该患者复查造影后于左主干—前降支—回旋支以Culotte技术植入支架后复又出现前降支开口再狭窄,如果在当代,药物球囊可能是一种选择,但是前降支开口的病变使用药物球囊扩张时必然会导致左主干血流阻断,考虑该患者既往有右冠的心梗病史,能否耐受是一个问题。如果可能应该行OCT检查,判断该再狭窄是内膜增生还是新生斑块,以决定处理方式。本病例最后考虑患者耐受问题,于左主干—前降支再次植入药物支架。

4. 该患者后期的复查造影均未提示明显的支架内再狭窄,也进一步说明了第二代药物支架在预防再狭窄方面较第一代药物支架为优。

(傅国胜 张文斌)

病例2　RCA-CTO导丝顺利通过但球囊无法通过病例

【简要病史】

患者,男性,65岁,因"反复活动后胸痛2年"入院。

心血管病危险因素: 高血压病史10年,吸烟30年,糖尿病5年。

心电图示: 窦性心律、完全性右束支传导阻滞。

心脏超声心动图: LVEF 69%。

实验室检查: 血肌钙蛋白(−)。

入院后予以负荷波立维和阿司匹林治疗后行冠脉造影检查。

【冠状动脉造影结果】

选用右侧桡动脉径路,6F血管鞘。造影发现: 右冠近端闭塞; 左主干正常,前降支开口70%狭窄,中段95%狭窄; 回旋支近段90%狭窄(图34-2-1 ~ 图34-2-3)。

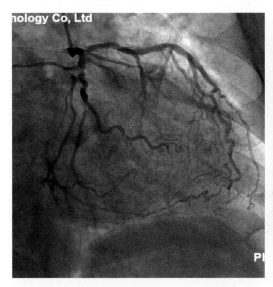

图34-2-1　左冠造影显示左主干正常,前降支开口70%狭窄,中段95%狭窄,回旋支近段90%狭窄(一)

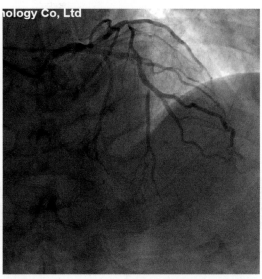

图34-2-2　左冠造影显示左主干正常,前降支开口70%狭窄,中段95%狭窄,回旋支近段90%狭窄(二)

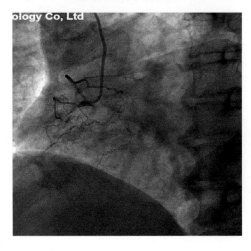

图34-2-3　右冠造影显示右冠近端闭塞

【病例分析及初始策略选择】

该患者严重3支血管病变,右冠为CTO病变。患者拒绝"搭桥"。考虑分次介入手术,首先简单尝试开通RCA CTO,这样较为安全,如不成功,可先处理LCX及LAD,RCA CTO病变留待二期处理,但是由于LAD开口70%狭窄,如要处理可能需要支架累及LM,同时RCA为闭塞病变,存在一定的手术风险,所以干预前需要现场有IVUS及IABP准备。

【RCA CTO PCI过程】

本病例为CTO病变,介入治疗应当选择强支撑的指引导管,AL系列指引导管为最佳选择,但是当时术者仅想简单尝试(术者是在手术无法完成时临时接手),所以选择7F JR4指引导管。在Finecross微导管的辅助下,尝试Fielder XT导丝顺利通过病变,但随后的微导管及多个1.2mm、1.25mm球囊无法通过病变。尝试深插导管、反复球囊扩张、双导丝技术、"子母"导管技术、"锚钉"技术等失败,后3导丝加"锚钉"技术(图34-2-4)球囊成功通过病变。最后成功植入支架完成手术(图34-2-5)。术后患者平稳出院,并于1个月后接受左冠脉介入手术,目前已经随访5年,患者没有心绞痛发作。

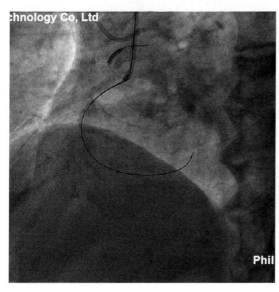

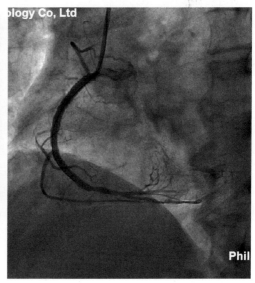

图34-2-4 使用3导丝加圆锥支球囊"锚钉"技术球囊成功通过病变

图34-2-5 最后造影结果

【该病例的教学点】

CTO介入病变往往最困难的一步是如何使导丝通过病变处到达远段正常段血管。但是正如本病例一样,也有少部分的病例是导丝能通过但是其他器械无法通过,甚至部分病例因此失败。一般遇到这样的情况,可以有以下几种处理方法:

1. 深插导管 此方法多见于RCA使用JR系列导管时。其方法是一手(通常右手)紧握住导丝球囊等中心器械,另一手逆时针转动并前送导管,使起深插并接近病变处,并握紧。松开右手并推送器械(球囊/支架)试图通过病变。通过深插导管可以带来额外的支撑力,但是要注意此方法有较高的血管近端损伤夹层的风险,一定要注意事后血管的评估及并发症出现后的处理准备。

2. 锚技术(Anchor) 可以分支锚钉(图34-2-4);不同主血管锚钉(多见于左冠)及支架处锚钉等。方法为使用另一条导丝至一可以供锚钉的血管,打涨锚钉球囊后推送器械试图通过病变。此方法为较常用,理论上有锚钉血管处损伤的风险,幸运的是极少损伤发生。但是笔者依然不建议锚钉在重要的血管处。

3. 子母导管技术(mother-and-child guiding catheter or 5 in 6 technique) 其方法是在指引导管内插如一较小的长导管,最早期常使用125cm的MP导管,使此较长的内部导管尽量靠近病变处以增加支撑力。目前国内已经可以使用两家不同公司生产的子母导管Guidezilla和Heartrail Ⅱ,笔者较为推荐使用美国Boston Scientific公司的Guidezilla,因为它快速交换设计,可以像球囊一样输送,操作简便。

4. 双导丝技术(Buddy wire technique) 它是在通过病变的导丝旁增加一条导丝,虽然使通道更狭窄,但是此增加的导丝有可能起到"滑轮"的作用,在推送器械的同时可以请助手向外缓慢回抽此增加的导丝,这样有助于器械通过。对于CTO病变,有时增加的导丝未必能从真腔通过病变,笔者此时喜欢用Conquest Pro导丝作为增加的导丝,因为就算无法通过病变,它往往可以插入病变硬斑块中。此时如回抽此导丝可以明显感觉到前端的阻力,就如锚钉一样。另外,还有使用3导丝技术,其原理也一样。

5. 小球囊反复扩张法 球囊无法通过病变时,反复推送球囊至无法前进时扩张。这样起到一种血管内"钝性分离"的作用。此法笔者建议使用Metronic公司的Sprinter legend 1.25mm球囊,因为它独特的"零折叠"技术,使此球囊在一定次数内打开后回缩球囊的外径与新的一样,以致通过性差别不大。笔者有反复使用此技术10余次后原球囊或更换新球囊成功通过的经历。另外,有在此基础上演生出来的球囊"爆破"技术,就是在最难通过处有意识地高压打爆球囊,再换新球囊尝试,不过此法有潜在的血管穿孔风险,建议慎重使用。

6. 旋磨 如以上方法都无效,可以考虑使用旋磨,它作为换指引导管前的一步方法使用。其方法为先把微导管沿着导丝尽量推送至病变最能通过部位,一手顶住微导管,让助手回抽导丝换旋磨导丝,只要旋磨导丝能通过病变至远端正常段血管,那么使用旋磨几乎没有失败的病例。但是此方法关键是是否能够交换旋磨导丝。约有近半的机会是旋磨导丝无法通过病变。所以此方法仅作为不得不更换指引导管前的最后一步使用。

7. 最后一步是更换指引导管,往往是更换成AL系列的指引导管。或从桡动脉通路改为股动脉通路,使用更大腔径的AL系列的指引导管。

8. 另外,还有些器械可能有助于器械的通过。如Tornus,因为此导管为旋转着前进,所以前进所需的后助力要较其他球囊小,在同等条件下较易通过病变。笔者有病例为使用Tornus于难通过病变处前行一段后换球囊通过。也有直接使用Tornus通过的经历。近两三年Tornus较少使用,但是corsair微导管有相似的功能,此导管开始面世时叫作"通道扩张者"(channel dilator)。

以上方法可以根据术者经验灵活使用,可以同时使用两种以上的方法(本病例同时使用了第2和第4两种技术)。至于使用的先后次序,除第6、第7外,应当根据具体的病变特点选择使用,原则是尽量增加支撑的同时少创伤。

(黄文晖)

病例3 球囊通过困难的右冠完全闭塞病变

【简要病史】

患者男性,52岁,高血压病10年,糖尿病史1年。11年前急性心肌梗死急诊右冠PCI。现因胸闷2个月入院。体检未见明显异常。心脏超声下后壁活动减弱。心电图:陈旧下壁心梗。入院后予以负荷波利维和阿司匹林治疗后行冠脉造影检查。

【冠状动脉造影结果】

选用右侧桡动脉径路,6F血管鞘。造影发现:右冠近端100%狭窄,闭塞起始部位有边支。左主干正常,前降支中段狭窄50%。前降支来源的右冠侧支可到达右冠中段支架远端(图34-3-1～图34-3-4)。

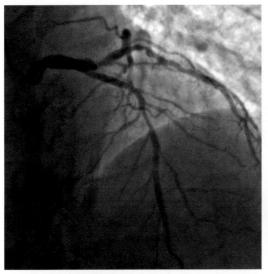

图34-3-1 左冠造影

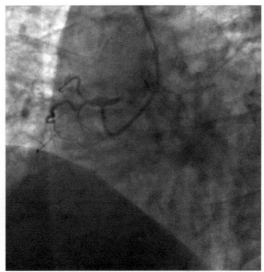

图34-3-2 右冠造影(一)

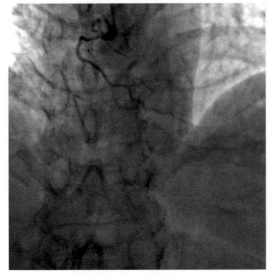

图34-3-3 右冠造影(二)

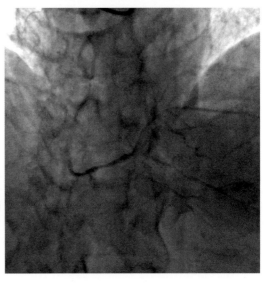

图34-3-4 右冠逆向显影

【病例分析及初始策略选择】

难点：慢性完全闭塞病变，闭塞时间不详。闭塞离开口接近，无法深插引导导管。闭塞长度大于15mm。闭塞起始部位存在分支。平头闭塞。支架内再狭窄。

【PCI过程】

考虑患者病变可能会通过困难，故采用强支撑力导管，尝试AL.75会嵌顿并导致右冠开口撕裂，选择7F AR2指引导管，对侧造影，在Finecross微导管的辅助下，先后尝试Pilot 150，Pilot 200，CONQUEST PRO导丝，以See-saw技术最后以CONQUEST PRO导丝通过病变，但Finecross微导管，FALCON1.0mm×10mm球囊均不能通过病变，采用尝试2.0球囊边支锚定，子母导管技术加强支撑，仍失败，试图再送另外导丝到远端仍失败。改用TORNUS2.1F通过病变，改回1.0球囊仍不能通过病变，再次用锚定技术通过球囊，再以APEX2.5mm×15mm、QUANTUM2.75mm×15mm球囊扩张，成功植入2.75mm×33mm、3.5mm×33mm两枚支架（图34-3-5～图34-3-8）。

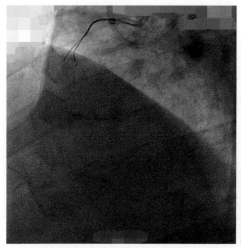

图34-3-5 采用See-saw技术

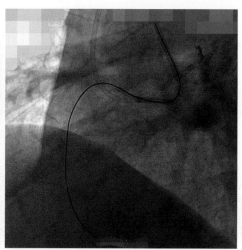

图34-3-6 Conquest pro导丝最终通过病变

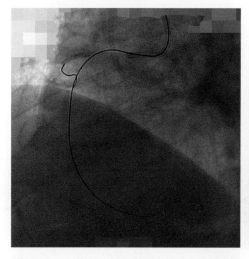

图34-3-7 采用边支球囊锚定技术，TORNUS 2.1F通过病变

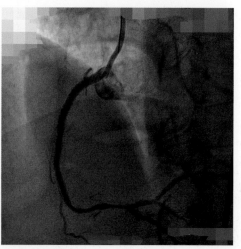

图34-3-8 最终造影结果

【该病例的教学点】

CTO病变导丝通过后而球囊通不过并不罕见,通常办法有:①更换指引导管,最好能事先估测可能球囊通过困难而采取强支撑导管,事后更换会导致导丝再次通过病变时到假腔导致手术失败;②子母导管能提供一定支撑力;③导管深插技术;④多导丝技术;⑤锚定技术;⑥TORUS导管。综合使用以上技术,大部分病例可以获得成功。

(李 晟)

病例4　锚定导丝增加支撑力开通左冠开口异常的前降支和回旋支CTO病变

【简要病史】

患者,男性,44岁,因"活动时胸闷、胸痛3年,加重2个月余"入院。既往无高血压、高血脂和糖尿病史,有大量吸烟史10余年,每天10余支。

入院心电图:窦性心律,肢体导联T波低平;胸前导联T波倒置,未见明显病理性Q波。

心脏彩超:左室壁节段性运动轻度异常,LVEDD 64mm,LVEF 43%。

实验室检查:肝肾功能、血糖和血脂正常,肌钙蛋白0.04μg/L,NT-proBNP 5170pg/ml。

【冠状动脉造影结果】

选择右侧桡动脉入路,6F桡动脉鞘,首先选用5F桡动脉公用造影导管反复尝试左冠开口不能到位,先行右冠造影显示其近段80%局限性狭窄,中段90%狭窄,右冠向左前降支建立侧支循环(Rentrop分级1~2级)(图34-4-1、图34-4-2)。换JL3.5、JL4.0造影导管尝试左冠造影仍然不能很好到位,考虑左冠可能存在严重病变遂直接选用6F的EBU指引导管,成功放到左冠开口,造影结果显示:左冠开口于左冠窦外,位于主动脉前壁,且左主干自开口后向左前下方走行,左主干粗大,无狭窄;左前降支自开口处完全闭塞;左回旋支较粗大,近段局限性70%~80%狭窄,远段慢性完全闭塞,见回旋支向闭塞的前降支和回旋支远端建立侧支循环(Rentrop分级3级)(图34-4-3、图34-4-4)。

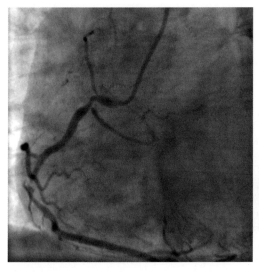

图34-4-1　右冠造影显示近、中段狭窄

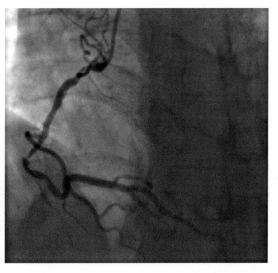

图34-4-2　右冠远端向左冠建立侧支循环

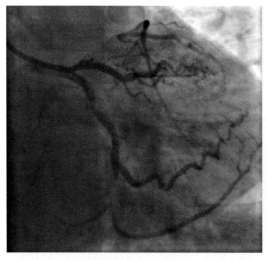
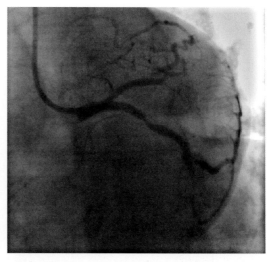

图34-4-3　左冠造影显示回旋支近段狭窄,远端闭塞,前降支开口闭塞(一)

图34-4-4　左冠造影显示回旋支近段狭窄,远端闭塞,前降支开口闭塞(二)

【病例分析及初始策略选择】

依据该年轻患者造影结果显示为三支血管病变,且临床资料表明存在缺血性心肌病,实施完全血运重建对改善其长期预后很重要。导致近期临床症状加重的罪犯血管可能为右冠,因造影显示为左冠优势型,且右冠向左冠建立侧支循环,所以应当优先开通左冠CTO病变,分期再处理右冠病变。由于左冠开口异常,常规造影导管不易到位,可以考虑选用Amplatz或者EBU、XB指引导管,但指引导管到位后支撑力可能受影响。该患者由于直接选用EBU3.5指引导管完成冠脉造影,而造影时显示左主干向下走行,导管容易深插进入回旋支,可能对处理回旋支有利,但存在血管损伤的风险,而且前降支起始高位,开通前降支必须后撤指引导管,可能会造成指引导管脱位和支撑力不足。

【PCI过程】

指引导管到位后首先选用Runthrough导丝送入较大的OM2分支拟稳住指引导管, Pilot 50导丝顺利通过回旋支闭塞,但Ryujin1.5mm×15mm球囊无法通过闭塞段,深插指引导管至回旋支近段后上述球囊也无法通过,遂将Runthrough导丝改送入OM1后选用Sprinter 2.0mm×15mm球囊锚定该分支,尝试通过上述球囊失败,换用Sprinter1.25mm×12mm球囊仍然无法通过,且操作过程中显示指引导管无法提供有效的支撑力(图34-4-5、图34-4-6)。考虑回旋支近段严重狭窄有干预指征,因此再次将Runthrough导丝送入OM2后先在回旋支近段病变处直接植入一枚3.5mm×15mm支架(释放压为10atm),同时锚定上述Runthrough导丝至OM2分支(图34-4-7、图34-4-8),之后再使用Sprinter1.25mm×12mm球囊很容易通过回旋支远端闭塞,球囊顺序扩张后植入3.0mm×24mm支架,造影显示回旋支恢复通畅(图34-4-9、图34-4-10)。为保障处理左前降支时指引导管的支撑力,保留锚定的OM2导丝再处理前降支闭塞病变,先选用Miracle 3导丝尝试通过前降支开口闭塞失败,直接改用Conquest pro导丝在微导管辅助下顺利通过闭塞到达前降支远端(图34-4-11),采用Ryujin1.5mm×15mm球囊成功通过前降支闭塞(图34-4-12),同样显示锚定导丝后能提供指引导管良好的支撑力,球囊充分预扩张后分别于靶病变处串联植入3.0mm×29mm和3.5mm×24mm支架,造影显示前降支通畅,无明显残余狭窄(图34-4-13)。保留支架球囊于主干开口作为保护的情况下,撤出OM2原锚定的导丝,选用NC Sprinter3.5×15mm球囊对回旋支近段支架进行高压后扩张(图34-4-14),最后造影显示回旋支和前降支血流通畅,前向血流TIMI 3级(图34-4-15)。

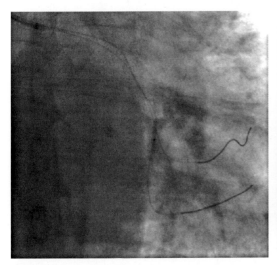

图34-4-5 导丝通过回旋支闭塞病变,而Sprinter 1.25球囊无法通过

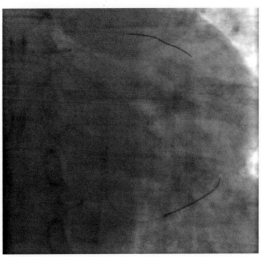

图34-4-6 球囊锚定OM1情况下球囊仍然无法通过回旋支闭塞

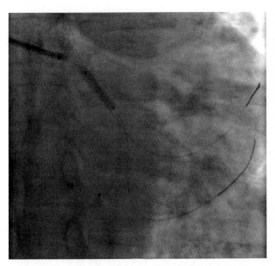

图34-4-7 回旋支近段植入支架同时锚定1根导丝至OM2

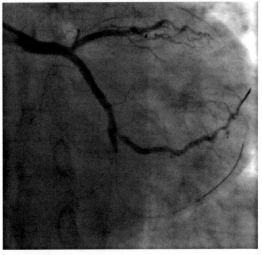

图34-4-8 近段植入3.5mm×15mm支架后

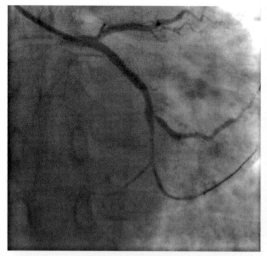

图34-4-9 预扩张球囊顺利通过闭塞并扩张后

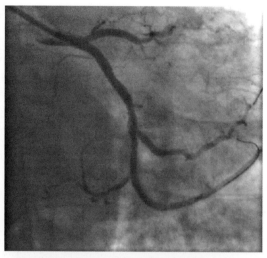

图34-4-10 回旋支远段支架植入后

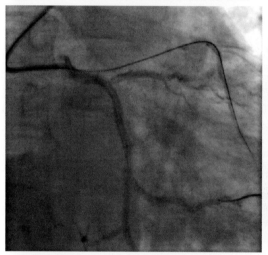

图34-4-11 导丝通过前降支开口闭塞

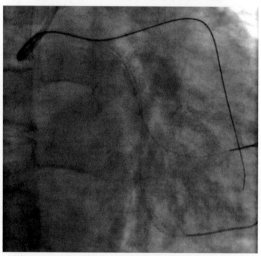

图34-4-12 Ryujin 1.5mm球囊通过闭塞段并扩张

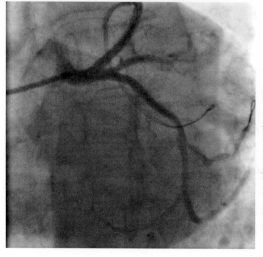

图34-4-13 前降支植入支架后的结果

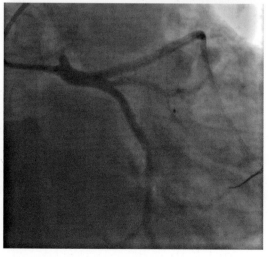

图34-4-14 撤出回旋支锚定导丝后对回旋支近段支架后扩张的结果

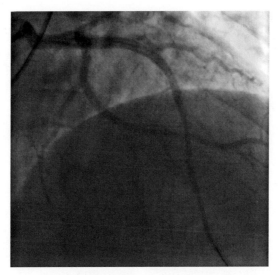

图34-4-15 最终结果（右前斜+头位）

【该病例的教学点】

存在缺血性心肌病的三支血管病变患者完全血运重建能改善其心功能和远期预后。存在CTO的三支血管病变者尽可能优先开通CTO病变。研究资料显示，有15%～20%的CTO病变导丝通过后因球囊不能通过或不能充分扩张而失败。在处理CTO病变中选择强有力的指引导管是保障手术成功的首要环节，本例患者由于左冠开口异常，指引导管支撑力受到很大影响，导致常规方法包括深插指引导管、球囊锚定分支血管情况下预扩张球囊通过闭塞失败，采用先在近段血管植入支架后锚定导丝的方法，明显增加了指引导管支撑力，而且可以避免了指引导管移位，最终使球囊顺利通过闭塞段，最终完成回旋支和前降支CTO病变的开通。撤出锚定导丝时应当避免近段血管损伤，锚定导丝时所使用的支架释放压力不易过大，撤出锚定导丝时在血管开口预垫支架球囊能帮助锚定导丝的撤出。此外，撤出锚定导丝后对相关支架实施后扩张也是必要的。必须指出的是，锚定导丝的前提是闭塞近段血管存在需要处理的病变，该锚定导丝的方法在血管明显扭曲和钙化时应当谨慎。

（马礼坤）

病例5 逆向开通右冠慢性完全闭塞病变伴螺旋夹层

【简要病史】

患者，男性，68岁，主因"反复胸闷气短20余年，加重伴胸痛1个月"入院。在外院行CAG示RCA 100%闭塞（图34-5-1），LCX 100%闭塞发育小，OM支次全闭塞（图34-5-2），LAD中段60%狭窄（图34-5-3）。外院建议其行CABG，患者及家属均拒绝，要求行PCI术，遂转入院。

辅助检查：ECG、超声提示下壁陈旧性心梗，EF 40%，心脏扩大。

实验室检查：提示糖尿病、高脂血症。

心血管病危险因素：吸烟史40年，高血压病史20年，糖尿病史10年。

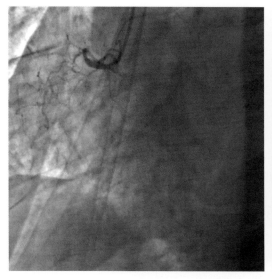

图34-5-1 外院CAG示RCA近段100%闭塞

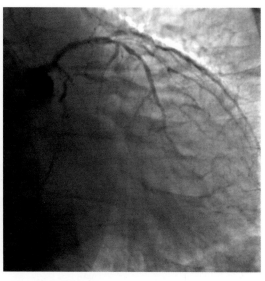

图34-5-2 LCX 100%闭塞发育小,OM支次全闭塞

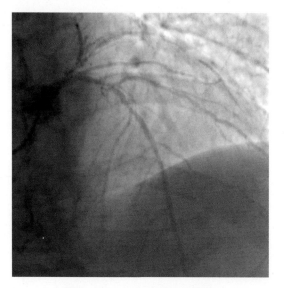

图34-5-3 LAD中段60%狭窄

【病例分析及策略选择】

患者RCA闭塞时间不明,从影像上分析引起此次胸痛症状发作的罪犯血管应该是LCX和OM。从影像分析RCA开口朝下,闭塞远端存在"海蛇头"样形态,预计正向开通难度较大。右肩位可以看到LAD近端通过穿隔支给RCA提供良好侧支,逆向条件较好。因此我们的策略是首先选择处理LCX和OM,择期正向尝试开通RCA,如不顺利则逆向尝试。

【PCI过程】

选择右侧桡动脉径路,6F EBU指引导管,Runthrough和Sion导丝在1.5mm球囊支持下,分别顺利到达LCX和OM血管远端,考虑LCX较小未植入支架,用小球囊低压力进行了PTCA,OM支用2.5mm球囊进行预扩张后植入2枚支架后结束手术(图34-5-4)。

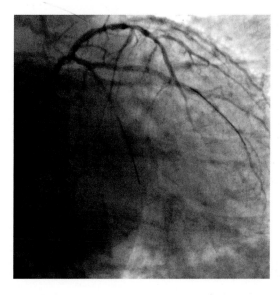

图34-5-4 LCX小球囊低压力PTCA，OM支植入2枚支架后结果

　　患者术后胸痛症状明显缓解，出院1个月后再次来院要求尝试开通RCA，复查LCX和OM血流畅通（图34-5-5）。选择AL1.0指引导管，使用Fielder XT在1.5m微导管支持下进行RCA正向尝试，由于闭塞段较长，"海蛇头"样滋养血管干扰较大，不能正确穿刺闭塞段起点（图34-5-6）。考虑到LAD通过穿隔支给RCA良好侧支（图34-5-7），我们尝试使用逆行技术处理该病变。

　　穿刺右侧股动脉，选择右侧股动脉径路，6F EBU指引导管，考虑到患者RCA、LCX、OM均为闭塞病变，LAD非常重要不能有任何意外出现，因此尽管LAD中段狭窄仅有60%，为了安全我们仍然预先植入了1枚支架（图34-5-8）。选择Sion、Fielder XT导丝在1.5m Finecross微导管支持下经穿隔支顺利到达RCA闭塞段远端，反复进行寻找尝试穿通闭塞段（图34-5-9）。

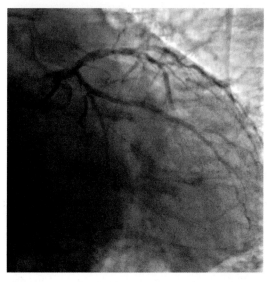

图34-5-5 1个月后尝试开通RCA，复查LCX和OM血流畅通

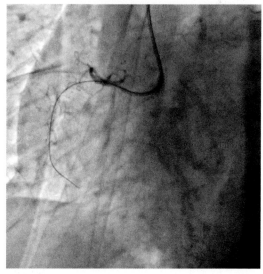

图34-5-6 AL1.0指引导管，Fielder XT在1.5m微导管支持下进行RCA正向尝试，不能正确穿刺闭塞段起点

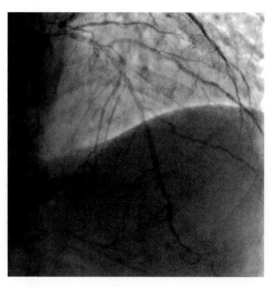

图34-5-7 LAD通过穿隔支给RCA良好侧支

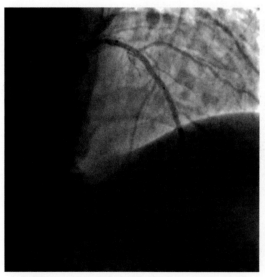

图34-5-8 LAD中段狭窄处植入1枚支架

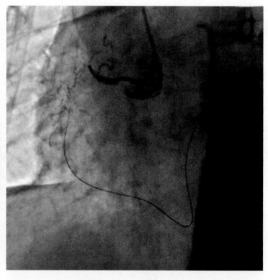

图34-5-9 选择Sion、Fielder XT导丝在1.5m Finecross 微导管支持下经穿隔支顺利到达RCA闭塞段远端, 反复进行寻找尝试穿通闭塞段

　　手术进行过程中突然发现RCA出现长螺旋夹层,可能与指引导管操作不慎或者助手注射造影剂过猛有关(图34-5-10),此时面临两种选择:①停止手术,1 ~ 3个月后待右冠夹层愈合后再次尝试开通CTO;②利用夹层形成的"天然"通道采用CART或Reverse CART技术进行CTO的开通。考虑到患者经济条件不是特别宽裕,此次手术已经花费较多耗材,且LAD也已预先植入支架,我们采用了方案二,利用螺旋夹层形成的"天然"通道采用CART或Reverse CART的技术进行CTO的尝试开通(图34-5-11)。

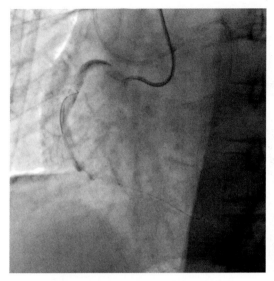

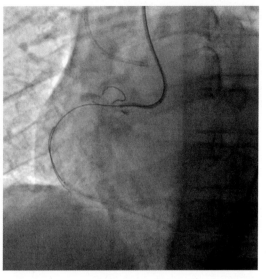

图34-5-10 RCA出现长螺旋夹层

图34-5-11 利用螺旋夹层形成的"天然"通道采用CART/Reverse CART技术进行CTO的尝试开通

　　由于RCA近端即形成螺旋夹层,逆向导丝很难进入正向指引导管,甚至有进入主动脉夹层的风险,为了确保逆向导丝穿过通道顺利进入正向AL指引导管,我们在反复验证(正向导丝分别进入不同血管分支)确定正向导丝在RCA近端真腔后,预先在RCA近端植入一枚短于正向残端的短支架,保证最后通道的畅通(图34-5-12)。

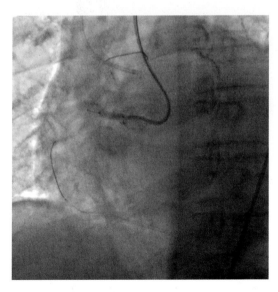

图34-5-12 RCA近端植入1枚短于正向残端的短支架

　　植入近端支架后,我们保证了最后入口通路的确定性和稳定性,于是我们继续采用Reverse CART技术进行尝试,最终逆向导丝顺利进入正向指引导管(图34-5-13),采用指引导管内锚定导丝技术,用球囊在正向右冠指引导管中锚定住逆向导丝,顺利推送逆向Finecross微导管进入正向AL1.0指引导管内。采用改良Rendezvous方法(图34-5-14),在正向右冠指引导管中,操作正向导丝穿入逆向微导管中,形成贯通CTO的正向通道,经球囊扩张支架植入,顺利开通右冠CTO(图34-5-15)。

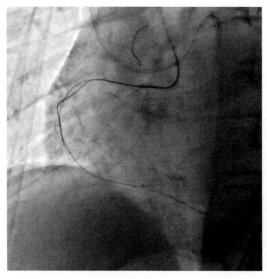

图34-5-13 采用Reverse CART技术,最终逆向导丝顺利进入正向指引导管

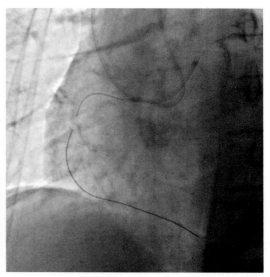

图34-5-14 采用改良Rendezvous方法,在正向右冠指引导管中,操作正向导丝穿入逆向微导管中,形成贯通CTO的正向通道

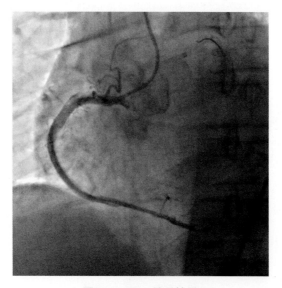

图34-5-15 最后结果

【该病例教学点】

1. 该患者RCA、LCX和OM均为闭塞或次全闭塞血管,需要慎重考虑选择首选处理的血管。从血管形态上分析RCA闭塞时间较长,正向开通困难较大;此次胸痛的犯罪血管无疑是LCX和OM,处理完LCX和OM血管,为逆向处理RCA提供了良好的保障。基于以上考虑,选择了首先处理LCX和OM。

2. 由于患者RCA、LCX、OM均为闭塞或次全闭塞血管,因此该患者的LAD非常重要,在采用逆向技术时,作为通路血管的LAD不能有任何意外情况,如痉挛、夹层、血栓等出现,一且发生后果不堪设想。笔者曾有过类似情况发生,作为通路的LAD中度狭窄预先未予处理,术中LAD发生痉挛,患者发生严重血流动力学改变,最终不得不撤出建立的完整通道。因此此例患者尽管LAD中段狭窄仅有60%,为了安全预先植入支架是非常必要的,同时在操作中要随时密切注意双侧压力变化、患者的反应,确保通路血管的稳定。

3. RCA使用AL指引导管可以获得较强的支撑力,但AL指引导管使用时对技术要求较高,使用风险较大,术者动作应轻柔缓慢,尽量保持在同轴情况注射造影剂,在指引导管深插或未同轴时助手不宜过猛注射造影剂。该患者由于术者和助手的操作不慎造成长的螺旋夹层,为后续的手术操作造成不必要的麻烦。

4. RCA出现长螺旋夹层后,一般处理方案是停止手术,1～3个月后待右冠夹层愈合再次尝试开通CTO。术者考虑到该患者的实际情况,利用螺旋夹层形成的"天然"通道采用Reverse CART的技术进行CTO的尝试开通也是可以采用的方案。

5. 由于RCA近端即形成螺旋夹层,逆向导丝几乎不可能进入正向指引导管,甚至有进入主动脉夹层的风险,为了确保逆向导丝穿过通道顺利进入正向指引导管,预先在RCA近端植入支架是必须的。但需要术者反复验证确定正向导丝在RCA近端真腔中,并且应选择短于正向残端的短支架,保持最后通道入口的畅通,从而保证最后手术的成功。

（胡 涛）

第35章 改良新技术在慢性闭塞病变介入治疗中的应用

病例1 改良LAST技术在CTO病变介入治疗中的应用病例

一、正向CTO开通理念的发展历程

目前,CTO开通的理念已经从既往单纯的追求成功率,转换为追求高效安全的开通CTO,讲求效率,因此,各位成熟CTO术者的CTO开通理念也在不断更新。

我们知道,CTO病变中存在迂曲、钙化、成角等诸多未知因素,单纯依靠个人手感和导丝操控技巧,很难百分之百地实现导丝的准确通过,以笔者个人的CTO治疗经验,正向介入治疗大概分为以下几个阶段:

早年曾经试图将战场前移,通过导丝Knuckle将corsair快速送至远端,然后"临门一脚",将导丝扎回真腔(图35-1-1)。

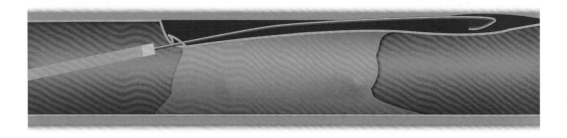

图35-1-1 Knuckle示意图(原创绘制: 靳志涛)

该理念在当时曾经有一段时间能够将成功率提高,但是逐渐发现了该理念的弊端,有些患者扎的越来越远,那么,此理念与已经被淘汰的内膜下寻径重回真腔(subintimal tracking and re-entry, STAR)技术又有何异? 经过反思,当时考虑是导丝方向不够精确,尝试腔内影像指导下穿刺会不会更为精确呢?

之后我们尝试使用IVUS实时指导穿刺方向,发现有些病例可以成功,但是仍无法保证足够高的成功率,问题出在哪儿? 经过对大量病例的回顾,发现无论是导丝的反复尝试,还是IVUS导管的反复尝试,都不可避免地使假腔内血肿增大,无形中降低了成功re-entry的可能性;因此,笔者个人认为,IVUS指导下的导丝穿刺一定不要作为首选,因为一旦形成血肿,re-entry的机会将大幅度丧失。

再之后的改进就包括双腔微导管辅助下的平行导丝技术应用,但是该平行技术的诀窍是并非想在CTO段内或远端找回真腔,而是在CTO近端纤维帽处寻找新的entry point,该技术的应用进一步将正向手术成功率提高,但是,该技术有其严格的适用环境,并非每一例都适用于该技术,如果严重迂曲、钙化CTO病变,术者不得不在内膜下完成CTO段的通过,那么如

何由内膜下返回真腔无疑是需要亟待解决的问题。

二、正向内膜下重回真腔技术精髓

事实上,我们一直在关注国外CTO最新治疗理念的进展,无论是日本还是欧美,并且,国内CTO术者们一直在探索我们自己的CTO解决方案,既要讲求成功率,也要实现高效安全开通。最近几年,日本的导丝技术无疑使CTO成功率有了大幅提升,再就是欧美提出的基于下肢血管CTO开通技术的Crossboss/Stingray器械的应用(图35-1-2)。

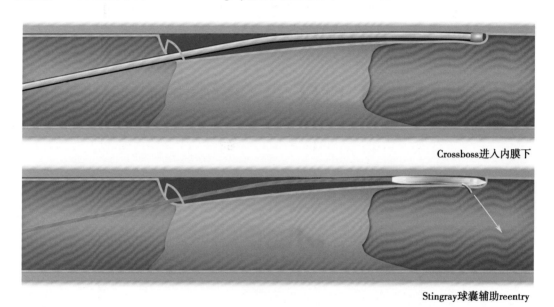

Crossboss进入内膜下

Stingray球囊辅助reentry

图35-1-2 Crossboss、Stingray辅助的ADR技术(原创绘制: 靳志涛)

为此,我们博采众家所长,提出要掌握ADR技术策略的精髓,而不单单依靠"傻瓜化"的ADR器械,即以最小的创伤为代价,先在内膜下快速通过CTO段,在远端纤维帽附近的健康段返回真腔,将corsair的头端视为Stingray球囊的导丝出口之一。

ADR技术的两大成功条件是假腔血肿较小、远端正常血管段健康,是因为一旦产生较大血肿后通常会带来两方面后果:一是Stingray球囊不能紧贴内膜下,导致不易进行后续导丝操作;另一方面血肿压迫远端真腔,真腔变细,显影欠佳,这两种不良影响都会降低导丝再入真腔的机会。因此,严格控制血肿发生发展是ADR技术关键。

三、改良LAST技术操作要点

众所周知, STAR技术之所以被淘汰,是因为假腔过长、夹层过大、血管分支丢失过多,使得STAR技术的远期血管通畅率较低。

而后来的LAST(limited antegrade subintimal tracking)技术则是将导丝Knuckle进入CTO段内膜下后(图35-1-3),控制性在未越过远端纤维帽时,改换为穿刺型导丝返回真腔,其优势是血肿局限在CTO段,并未突破远端纤维帽。但是,该方法仍有因为Knuckle导丝的前行导致血肿存在。

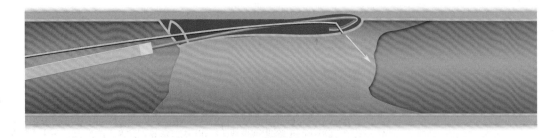

图35-1-3 LAST技术示意图（原创绘制: 靳志涛）

  Crossboss导管具有钝性抛光的3F头端,可以利用体外的旋转器快速旋转,使Crossboss导管自然前进, Crossboss导管类似于更加微创的Knuckle导丝技术,其在越过远端纤维帽后几乎不形成血肿,配合Stingray球囊使用也是在健康血管段返回真腔(图35-1-4),因此,该套系统具有我们需要学习的地方,即: ①尽量避免血肿出现和蔓延; ②尽量将穿刺区域选择在远端正常血管段。

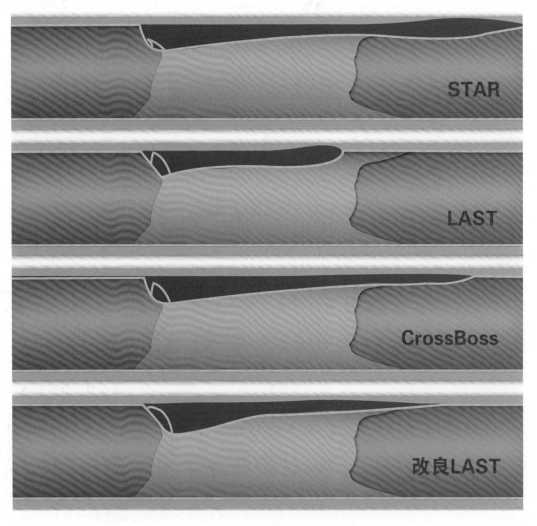

图35-1-4 各种ADR技术血肿模式比较（原创绘制: 靳志涛）

基于以上分析,我们提出改良式LAST技术(图35-1-5),操作要点包括: 导丝进入内膜下后,在不越过远端纤维帽时即换用不塑形的pilot 150导丝,将其直接扎入远端纤维帽以远的内膜下,并且立即推送corsair跟进使其不产生血肿并紧贴于内膜下,之后在对侧造影指示下确定切线位及穿刺角度,之后换用穿刺型导丝如Conquest pro导丝完成re-entry。

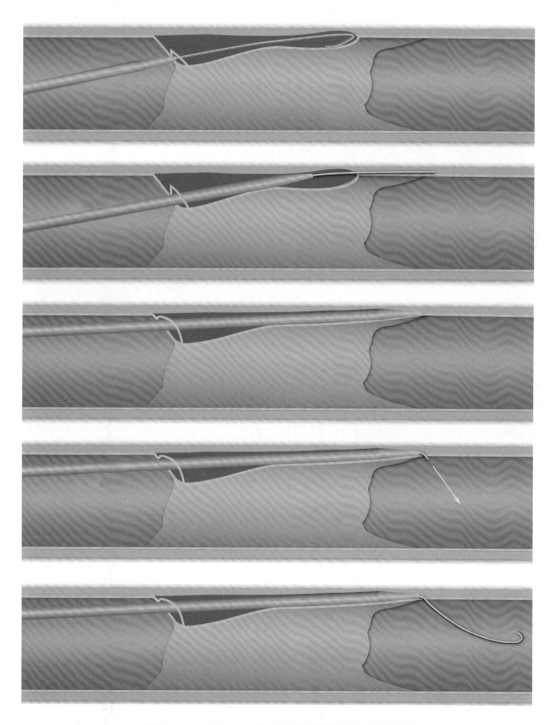

图35-1-5 改良LAST技术示意图(原创绘制: 靳志涛)

四、改良LAST技术经典病例

【改良式LAST技术经典病例1】

女性,62岁,以反复胸闷气短入院,入院后BNP增高,心脏彩超提示射血分数降低,心电图示一度房室传导阻滞。

半年前曾行造影,提示RCA为慢性完全闭塞病变(图35-1-6a),因无明确的左向右逆向侧支,因此外院尝试正向介入治疗,手术未成功。

此次入院造影可见该病例特点如下:左向右逆向侧支无明确连续性,前次逆向介入治疗失败;病变区以远的landing zone非常粗大,RCA病变区有钙化,且因为前次假腔影响,局部显影较为毛糙,J-score为3分(图35-1-6a),按照AP CTO Club PCI Algorithm路径图,该患者没有逆向介入治疗条件,那么只能再做前向尝试,可能在真腔内通过,也有可能正向进入假腔不得不采用ADR技术使用Stingray球囊re-entry到真腔。

因此,决定采用正常开通技术,尝试使用Crossboss通过,不幸的是,因为RCA第一转折处角度的问题,Crossboss进入分支,无法进入RCA主支;遂更改为Field XT导丝,在corsair支撑下探寻真腔,意料之中的是,导丝毫无悬念地进入到前次手术的假腔内,改用Gaia second导丝仍不能从内膜下调整回真腔(图35-1-6b)。

下一步策略就打算转换为双腔微导管辅助的平行导丝技术,该技术的核心理念是导丝进入假腔后通过侧孔将另一根导丝调整回真腔,但是,由于假腔较大,加之角度过大,使用双腔微导管辅助的平行导丝技术仍无法将导丝调整到位(图35-1-6c)。

因为有一度房室传导阻滞,一推造影剂心率立即减低,因此植入了临时起搏电极加以保护。

再次造影,最不愿意看到的一幕发生:夹层已经形成壁间血肿并向远端蔓延(图35-1-6d),那么转换策略,回撤工作区域试图从另外的entry point进入,幸运的是,新的entry point可以进入一个小分支,因此就采用See-saw导丝技术,从分叉处继续前行,可是此entry point的导丝仍旧进入内膜下,于是策略打算转换为Knuckle技术,使用了Pilot 150导丝,前行时没有以Knuckle前进,而是导丝头端很直的进入内膜下,于是索性就立即跟进了corsair微导管,目的是先推送corsair到远端纤维帽附近健康区的内膜下,并且最大限度减少血肿形成的机会,打算利用Stingray的理念,尝试纯手工的ADR技术(图35-1-6e)。

从原理上讲,re-entry的要点是正向内膜下技术时不要出血肿,不要尝试在淤泥中起跳,因此,实现前述的准备后,corsair与血管真腔已经非常贴近,只需在对侧造影的指引下,寻找最佳切线位,通过最佳展开角度完成手工穿刺,即可以实现导丝的re-entry。也就是说,采用Stingray的理念,利用切线位,以穿刺型导丝完成精确穿刺,很幸运的是,Conquest pro导丝很轻松就穿刺到血管真腔(图35-1-6h),实现了纯手工的ADR技术,之后顺利完成手术(图35-1-6f)。

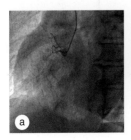
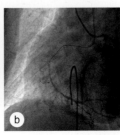
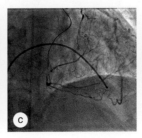
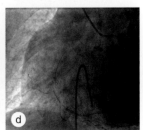

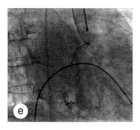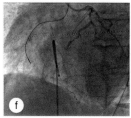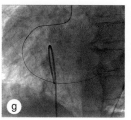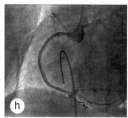

图35-1-6 改良LAST技术经典病例一

RCA-CTO病变，J-CTO评分3分（图35-1-6a），尝试Crossboss进入分支，无法进入RCA主支；遂更改为Field XT导丝、Gaia second导丝仍不能从内膜下调整回真腔（图35-1-6b），使用双腔微导管辅助的平行导丝技术仍无法将导丝调整到位（图35-1-6c），造影显示夹层已经形成壁间血肿并向远端蔓延（图35-1-6d），尝试纯手工的ADR技术（图35-1-6e、f），Conquest pro导丝穿刺到血管真腔（图35-1-6g），最终造影结果（图35-1-6h）

【改良式LAST技术经典病例2】

关某某，女性，55岁，发作性胸痛10年，加重半年入院。

既往有高血压病史15年。

心电图示：窦性心律，Ⅱ、Ⅲ、aVF导联T波倒置。

冠状动脉造影显示RCA为慢性完全闭塞病变（图35-1-7a），此次介入治疗逆向未能成功达到RCA远端。因此，决定采用正常开通技术在corsair支撑下探寻真腔（图35-1-7b、c），导丝行走过程中进入内膜下（图35-1-7d），采用改良LAST技术，利用Conquest Pro穿透内膜返回真腔（图35-1-7e、f），支架植入后重复造影示TIMI 3级（图35-1-7h）。

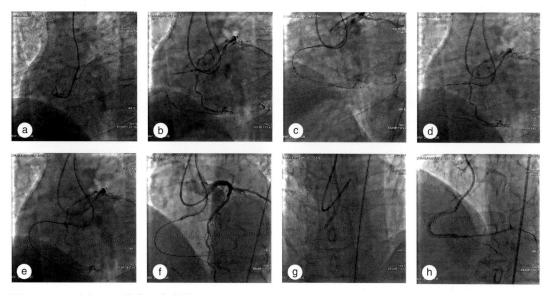

图35-1-7 改良LAST技术经典病例二

冠状动脉造影显示RCA-CTO病变（a），逆向失败，决定采用正常开通技术在corsair支撑下探寻真腔（b、c），导丝行走过程中进入内膜下（d），采用改良LAST技术，利用Conquest Pro穿透内膜返回真腔（e、f），经微导管交换成SION导丝后（g），支架植入后重复造影示TIMI 3级（h）

自笔者首次提出改良LAST技术理念以后,其他个别术者也能够成功地运用该项技术完成了CTO介入。笔者个人的体会是,对于那些无逆向介入治疗机会的迂曲,钙化,长的复杂CTO病变,如果CTO远段血管直径大,落脚部位血管条件好,改良LAST技术能够快速跨过CTO段,导丝穿过相对健康的内膜到达远段真腔。与Bridge Point系统ADR技术相比具有快速、简便节约的特点。该方法是中国人首次提出CTO治疗的新的理念,有待于更多的术者去实践证实其效果。

(汝磊生)

病例2　应用"Crowbar effect"技术开通特殊的LAD慢性完全性闭塞病变

【简要病史】

患者,男性,72岁,因"反复发生活动后胸前区闷痛3年余,加重1周"入院。

既往史:4年前因患急性广泛前壁心肌梗死合并休克在某医院接受了急诊PCI,在左前降支(LAD)近中段植入3枚DES支架,之后一直口服阿司匹林和硫酸氢氯吡格雷。

心血管病危险因素:吸烟史35年。

心电图示:窦性心律、心电轴轻度左偏、陈旧性前壁和间壁心肌梗死。

心脏超声心动图:LVEDD 55mm,LVEF 46%。

实验室检查:血肌钙蛋白I(−)。

入院后予以负荷硫酸氢氯吡格雷和阿司匹林治疗后行冠脉造影(CAG)检查。

【冠状动脉造影结果】

选用右侧桡动脉径路,6F血管鞘。CAG发现:右冠脉(RCA)近端(第1段和第2段)狭窄85%(图35-2-1),RCA远端有侧支循环给LAD远端供血显影(图35-2-2)。左主干正常,

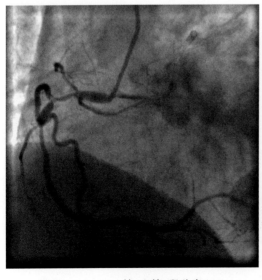

图35-2-1　RCA第1和第2段狭窄85%

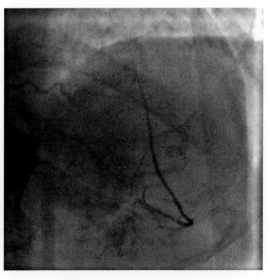

图35-2-2　LAD逆灌注显影

LAD中段完全闭塞，无明确残端，原LAD近端至中远段的支架内无狭窄。但仔细观察发现远端的支架是放置在LAD至间隔支内，室间隔支较粗大（图35-2-3、图35-2-4），跨过了LAD中段闭塞处。分析是因为当初做PCI时，LAD没有显影所致，所以被迫先放弃了开放LAD远端，保持LAD近端、较大的D1及间隔支的开放，缓解了休克状态。

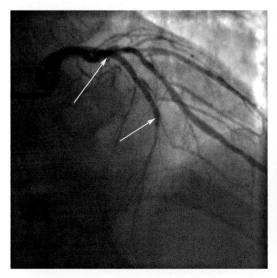 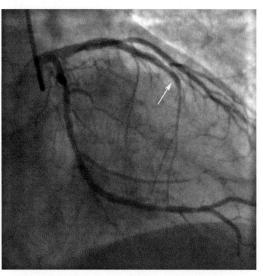

图35-2-3 原LAD支架（箭头指示处） 　　图35-2-4 支架放置在LAD至间隔支内

【病例分析及初始策略选择】

1. 分析该患者CAG图像，引起症状发作的罪犯血管应该是LAD和RCA的病变。根据患者的明确病史，判断LAD病变为4年前闭塞的，所致缺血面积较大，对侧CAG显示有侧支循环逆灌注使LAD显影。故应首选开通LAD。如果LAD处理失败，仅处理RCA则不能达到完全血运重建，很难完全缓解患者的心绞痛症状和改善远期预后。

2. RCA病变不复杂，处理成功率很高，但RCA较粗大，是易出现PCI并发症的血管，由于同时存在LAD的完全闭塞，手术风险将明显升高。故处理RCA病变时要充分预测到会出现血管撕裂或无复流、慢血流等致缓慢性心律失常或完全性房室传导阻滞等意外发生。因此我们首先选择尝试开通LAD的CTO病变，其次再处理RCA的病变。因LAD中段闭塞口已经被支架覆盖，开通LAD会遇到两大困难：①寻找已经被支架覆盖的LAD闭塞段近端开口和导丝通过支架网孔进入闭塞的LAD会极其困难；②导丝通过后球囊通过会极其困难。

【PCI过程】

选择6F EBU指引导管顺利到位。仔细分辨LAD的闭塞部位和LAD的走行，确定LAD闭塞点（图35-2-5中箭头所示）。应用Pilot 150导丝反复操作，艰难通过原支架网孔进入LAD和到达LAD远端，多角度CAG证明导丝走在LAD远端真腔内。沿着导丝推送1.25mm×15mm Rujin pluse球囊，反复推送均不能进入病变。退出较硬的Pilot 150导丝，送入Pilot 50导丝。然后沿着Pilot 50导丝的踪迹，再次送入Pilot 150导丝，使孔道变大。再次撤出Pilot 150导丝，推送小球囊仍不能通过病变。之后，1.25mm×15mm Rujin pluse球囊的辅助下，沿着保留的导丝踪迹送入Runthrough和Pilot 150导丝。在保持着小球囊有一定的推送力的状态下，反复高压（12～16atm）充容球囊（图35-2-6），每次高压充容扩张后回抽球囊，都会使球囊前进2～3mm，如此反复，球囊由近至远缓慢通过病变（图35-2-7）。之后撤出较硬的导丝，保留一条较软的导丝，换用较大的球囊进行预扩张（图35-2-8），植入2.75mm×18mm和2.75mm×24mm DES支架（图35-2-9）。之后RCA病变处植入2枚4.0mm×18mm支架（图35-2-10）。

术后患者平稳出院，常规接受药物治疗，已经随访3年，无心绞痛发作，故未再接受CAG随访。

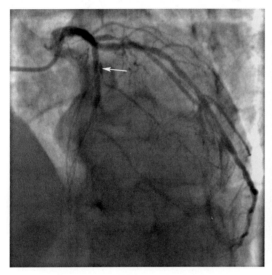

图35-2-5 LAD闭塞处（箭头指示处）

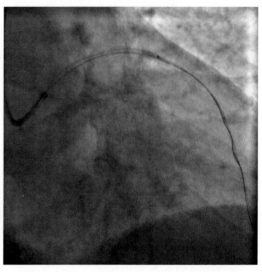

图35-2-6 三条导丝，小球囊反复加压前进

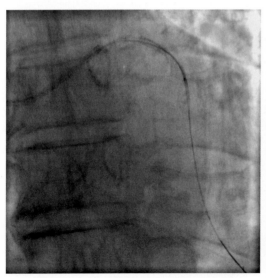

图35-2-7 小球囊反复加压通过闭塞段

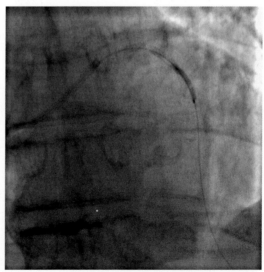

图35-2-8 换用直径2.0mm球囊预扩张

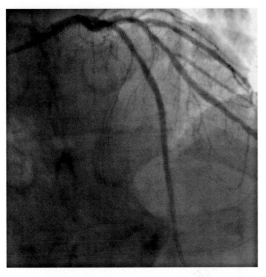

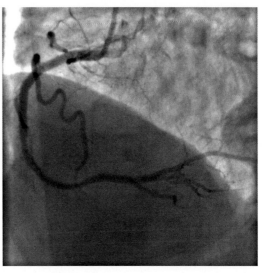

图35-2-9 LAD植入支架后结果　　　　　**图35-2-10** RCA植入支架后结果

【该病例的教学要点】

1. 该患者4年前患急性广泛前壁心肌梗死合并休克,当时情况紧急,只开通了LAD的近端、较大的D1和间隔支,并由LAD近端至中段的较大间隔支内植入了3枚DES支架(2.75mm×18mm、2.75mm×24mm、2.5mm×18mm),支架覆盖了LAD中段的闭塞处,使LAD中段成为特殊的有支架覆盖的CTO。通过支架网孔开通慢性闭塞的LAD极其困难。但该患者有明显的劳力性心绞痛症状,为有血运重建的指征。

2. 处理该患LAD的CTO病变,主要难点是寻找LAD闭塞处的血管开口和小球囊能否通过支架网孔实现对病变的预扩张。故仔细阅读CAG影像,寻找到导丝的刺入点十分重要。

3. 采用Crowbar effect技术(撬杠作用技术)使小球囊通过了CTO病变。Crowbar effect技术是笔者首先应用于正向导丝开通CTO的简单技术,是球囊通过困难时的有效辅助方法。该方法的要点是:首选用一条合适的导丝(通常选用非亲水涂层导丝),在微导管或直径1.25mm或1.50mm的小球囊支撑下穿刺CTO病变近端的纤维冒,使导丝通过病变,多角度CAG判断导丝走行在远端的真腔内后,推送球囊不能通过病变时,再选择第二条亲水涂层超滑较硬的导丝,沿着第一条导丝的踪迹通过病变到达远端。之后撤出一条导丝,推送小球囊仍不能进入病变时,选择一条较软的导丝沿着第一条导丝的踪迹通过病变到达远端真腔,再插入第三条较硬的导丝,以同样的方法通过病变到达远端。然后撤出两条较硬的导丝,保留较软的丝,并推送球囊,若仍不能通过病变,则沿着已经保留的导丝踪迹再送入一条较软的导丝,接着送入第三条较硬的导丝,然后应用直径1.25mm或1.50mm小球囊在持续保持推送力的状态下,高压(12~16atm)反复扩张,每次高压扩张后回抽球囊,都会使球囊前进2~3mm,如此反复多次,球囊由近至远缓慢通过病变。之后撤出较硬的导丝,保留一条较软的导丝,换用较大的球囊进行PTCA预扩张,植入支架。这种方法与撬杠作用的原理相同,因而得名"Crowbar effect"(图35-2-11、图35-2-12)。应用这种方法可使小球囊通过任何CTO病变,是开通CTO病变值得借鉴的新技巧。

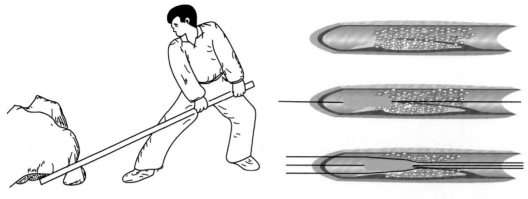

图35-2-11 撬杠作用（Crowbar effect）　　**图35-2-12** 撬杠作用开通CTO原理

（刘同库）

病例3　改良CART技术开通CTO病变

CART技术是逆向开通闭塞支的常用技术。当我们的逆向导丝通过侧支循环到达闭塞段远端时，因为有了CART技术，开通闭塞支的成功率几乎是100％。那么什么是CART技术呢？如图35-3-1所示，当正向导丝进入血管夹层而逆向导丝也进入血管夹层时（a、b），通过操控调节导丝使正向逆向导丝尽量接近（c、d），沿逆向导丝送入专用球囊进行扩张，形成逆向—正向导丝的通道（e），操纵正向导丝沿真腔—夹层—真腔的通道进入闭塞段远端血管真腔（f），这是我们常用的CART技术。如果我们沿正向导丝送入球囊进行扩张，形成正向—逆向导丝的通道，操纵逆向导丝沿真腔—夹层—真腔的通道进入闭塞段近端血管真腔则称作Reverse CART。CART技术需要使用沿逆向导丝进行扩张的专用球囊，国内目前尚未上市；另外，使用球囊进行扩张时，有时会形成较大的夹层造成较多的边支血管的丢失，因此笔者个人在实际手术中一般尽量不使用CART技术，在一些特殊情况下也尽量使用于分支血管较少的右冠，而不建议使用在有重要分支的前降支或回旋支。

在手术实践中，笔者通过对CART技术进行了改良，不使用球囊沿逆向导丝进行扩张，而是使用逆向导丝上的微导管进行"微扩张"，然后操纵正向导丝沿真腔—微夹层—真腔的通道进入闭塞段远端血管真腔取得了良好的效果，我们把这种技术称为Mini CART。下面通过3个病例做一个展示。

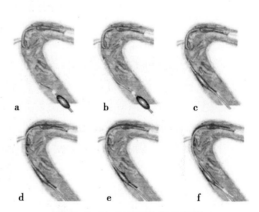

图35-3-1 CART技术示意图

【病例1】

老年男性，右冠CTO，左冠给右冠良好的侧支循环（图35-3-2、图35-3-3）。正向尝试时导丝进入夹层，于是进行逆向尝试，逆向导丝顺利通过侧支循环，在尝试逆向开通闭塞段时进入血管夹层；操纵正、逆向导丝尽量接近，多角度投照确认正、逆向导丝非常接近后，采用笔者首创的Mini CART技术，沿进入夹层的逆向导丝推送微导管，进行微扩张，形成微夹层通道（图35-3-4）。

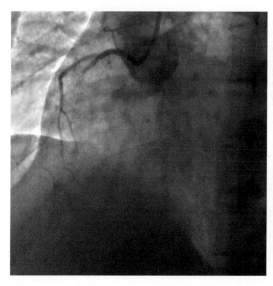 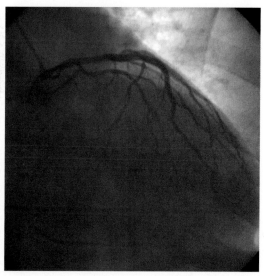

图35-3-2 右冠中段全闭，左冠前降支给予右冠良好侧支循环（一）

图35-3-3 右冠中段全闭，左冠前降支给予右冠良好侧支循环（二）

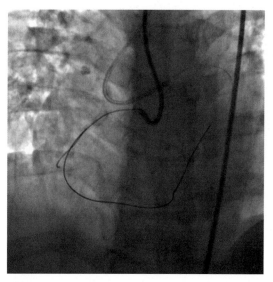

图35-3-4 采用Mini CART技术，沿进入夹层的逆向导丝推送微导管，进行微扩张，形成微夹层通道

操纵正向导丝尝试从真腔—微夹层—真腔的通道进入闭塞段远端血管真腔，正向导丝非常幸运地从正向微导管沿微夹层通道进入了逆向微导管（图35-3-5），顺利开通右冠CTO。运用Mini CART技术仅有极少一段支架走在内膜下，大的血管分支未丢失，对开通后的血管内皮功能几乎无影响（图35-3-6）。

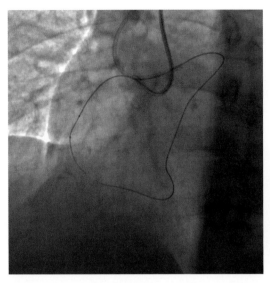

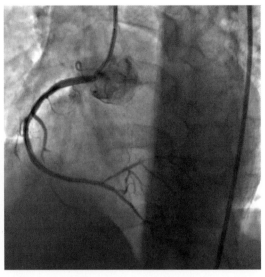

图35-3-5 正向导丝从真腔—微夹层—真腔的通道进入逆向微导管

图35-3-6 使用Mini CART技术仅有极少一段支架走在内膜下，开通后大的血管分支未丢失

【病例2】

中年男性，右冠CTO，左冠通过穿隔支给右冠良好的侧支循环（图35-3-7、图35-3-8）。考虑正向开通CTO困难，直接进行逆向尝试，逆向导丝顺利通过侧支循环，在尝试逆向开通闭塞段时进入血管夹层（图35-3-9）。进行正向尝试时正向导丝也进入夹层，反复调整正、逆向导丝，多角度投照确认正、逆向导丝非常接近后，采用Mini CART技术，沿进入夹层的逆向导丝推送微导管，进行微扩张，形成微夹层通道（图35-3-10），操纵正向导丝尝试从真腔—微夹层—真腔的通道进入闭塞段远端血管真腔，顺利开通右冠CTO，并且保证了大的血管分支未丢失（图35-3-11、图35-3-12）。

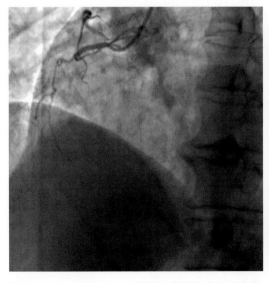

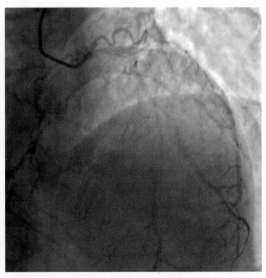

图35-3-7 右冠CTO，左冠通过穿隔支给右冠良好的侧支循环（一）

图35-3-8 右冠CTO，左冠通过穿隔支给右冠良好的侧支循环（二）

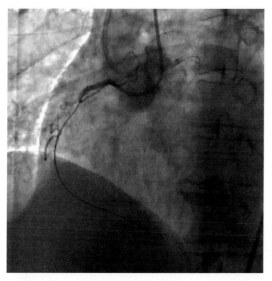

图35-3-9 逆向导丝顺利通过侧支循环,但在闭塞段近段时进入血管夹层

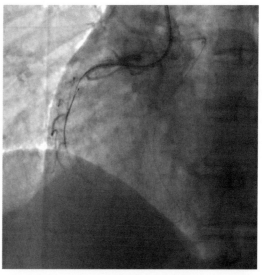

图35-3-10 正向导丝进入夹层,调整正、逆向导丝至非常接近后,采用Mini CART技术,沿进入夹层的逆向导丝推送微导管,进行微扩张,形成微夹层通道

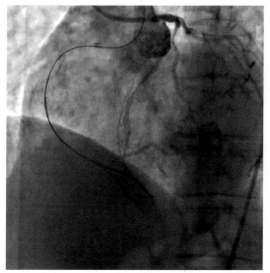

图35-3-11 操纵正向导丝从真腔—微夹层—真腔的通道进入闭塞段远端血管真腔,顺利开通右冠CTO,并且保证了大的血管分支未丢失(一)

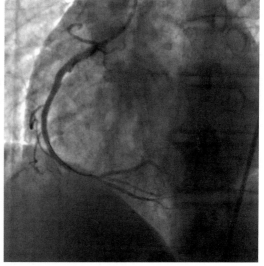

图35-3-12 操纵正向导丝从真腔—微夹层—真腔的通道进入闭塞段远端血管真腔,顺利开通右冠CTO,并且保证了大的血管分支未丢失(二)

【病例3】

中年男性,前降支CTO,右冠通过穿隔支给前降支良好的侧支循环。进行正向尝试时正向导丝进入夹层,进行逆向尝试,逆向导丝顺利通过侧支循环,在尝试逆向开通闭塞段时也进入血管夹层。反复调整正、逆向导丝,多角度投照确认正、逆向导丝非常接近后,采用Mini CART技术,沿进入夹层的逆向导丝推送微导管,进行微扩张,形成微夹层通道(图35-3-13),

操纵正向导丝尝试从真腔—微夹层—真腔的通道进入闭塞段远端血管真腔,顺利开通前降支CTO,并且保证了大的血管分支未丢失(图35-3-14、图35-3-15)。

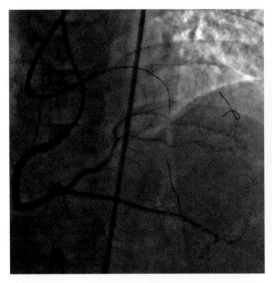

图35-3-13 反复调整正、逆向导丝至非常接近后,采用Mini CART技术,沿进入夹层的逆向导丝推送微导管,进行微扩张,形成微夹层通道

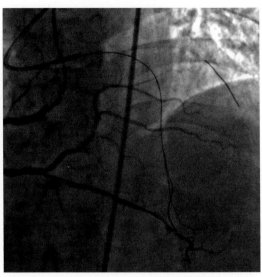

图35-3-14 操纵正向导丝从真腔—微夹层—真腔的通道进入闭塞段远端血管真腔,顺利开通前降支CTO,并且保证了大的血管分支未丢失(一)

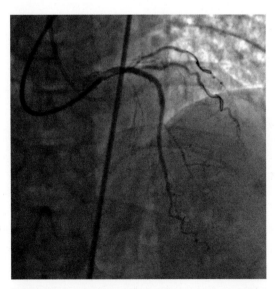

图35-3-15 操纵正向导丝从真腔—微夹层—真腔的通道进入闭塞段远端血管真腔,顺利开通前降支CTO,并且保证了大的血管分支未丢失(二)

【本病例的教学点】

1. 经典的CART技术需要使用沿逆向导丝进行扩张的专用球囊,国内目前尚未上市。部分术者使用普通PCI球囊进行CART操作,有时球囊长度不够,有时不能通过侧支循环,导致手术失败并且有一定的潜在风险。

2. 即使使用专用球囊进行扩张,有时亦会因为形成较大的夹层而造成较多的边支血管的丢失,术后患者尽管血管开通,但相当长的一段支架走在内膜下,造成血管功能恢复较慢。因此笔者建议在实际手术中一般尽量不使用CART技术,尽量保证支架植入在血管腔内。在一些特殊情况下,不得不有部分支架植入内膜下时也应尽量使用于分支血管较少的右冠,而不建议使用在有重要分支的前降支或回旋支,以保证边支血管的存活。

3. 笔者对经典的CART技术进行了改良,不使用球囊沿逆向导丝进行扩张,而是使用逆向导丝上的微导管("微球囊")进行推送以起到"微扩张"的效果,然后操纵正向导丝沿真腔—微夹层—真腔的通道进入闭塞段远端血管真腔。在手术实践中,取得了良好的效果,我们把这种国际首创的技术称为Mini CART技术。该技术不需要使用国内目前尚未上市的专用球囊,同时形成的夹层非常微小,几乎不会造成边支血管的丢失,术后患者血管功能迅速恢复,非常适用于有重要分支的血管。

（胡 涛）

病例4　靶向灌注微导管在前降支开口齐头闭塞病变中的应用

【简要病史】

患者,男性,79岁,以"劳力性心绞痛"为主诉入院。

心血管病危险因素: 高血压病18年、糖尿病16年。

心电图: 窦性心律、前壁心肌缺血。

心脏彩超: LVED 52.6, LVEF 65%,无室壁运动异常。

实验室检查: 肌酐69μmol/L、NT-proBNP 171pg/ml。

既往史: 16年前行前降支支架术,13年前行胃大部切除术。

【冠脉造影结果及策略分析】

右冠粗大,近中段狭窄20%～30%,远段左室后支狭窄40%～50%,后降支近中段狭窄30%；左主干未见明显狭窄；前降支开口齐头闭塞,无明显残端,闭塞段可见支架影,CTO长度接近30mm；右冠经锐缘支提供第一对角支和第一间隔支侧支循环；经后降支提供前降支中远段侧支循环；第一对角支和第一间隔支将CTO分为两部分,前降支近段支架内闭塞段、中段第一和第二间隔支之间的闭塞段；前降支中远段血管萎缩尚不明显；回旋支中远段狭窄40%～50%,血流TIMI 3级(图35-4-1、图35-4-2)。

该患者系单支血管病变,年龄较大,首选PCI治疗。不利于开通CTO的因素较多: CTO病变长度>20mm、近端纤维帽无残端、年龄较大、支架内闭塞；有利因素为: 侧支循环较为丰富、闭塞段没有明显成角、没有明显钙化、闭塞段以远血管没有明显萎缩。

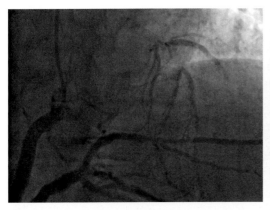

图35-4-1 右冠经锐缘支提供第一对角支和第一间隔支侧支循环；经后降支提供前降支中远段侧支循环

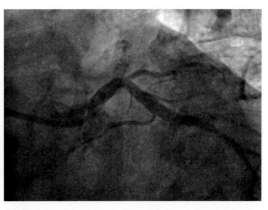

图35-4-2 前降支平开口齐头闭塞，无明显残端，近端可见支架影

闭塞段的J-CTO评分为2分，属于困难病例。由于支架影可提供一定的指引作用，且系前降支开口齐头闭塞，即便考虑做逆向介入治疗也须将交汇点置于CTO节段内；因此，无论如何应先做好前向工作，如导丝不能前向通过病变，择期行逆向介入治疗。

【PCI过程】

左冠采用7F EBU 3.75指引导管，右冠采用JR4.0造影导管提供对侧造影。Runthrough导丝送至回旋支，送入靶向灌注微导管（乐普公司，北京），经该导管OTW腔送入Conquest-pro导丝，穿刺近端纤维帽并进入CTO体部（图35-4-3）；撤出灌注微导管，沿Conquest-pro导丝送Finecross微导管进入CTO体部（图35-4-4、图35-4-5），在Finecross的支撑下，反复调整导丝，多体位造影提示导丝进入远端真腔（图35-4-6 ～ 图35-4-9），送入工作导丝，撤出Finecross；送入Apex2.0mm×15mm、Apex2.5mm×15mm、Quantum NC2.5mm×15mm球囊扩张前降支中段；在主干近段至前降支近中段串联植入Resolute 3.5mm×24mm、Resolute 2.75mm×18mm支架，完全覆盖原支架；以Quantum3.5mm×8mm、Quantum3.75mm×12mm高压球囊完成后扩张（图35-4-10 ～ 图35-4-12）。

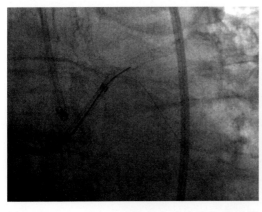

图35-4-3 Conquest-pro导丝在乐普灌注微导管支撑下穿刺支架上下缘之中点

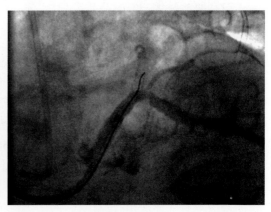

图35-4-4 更换灌注导管为Finecross微导管，以支架影为指导，调整导丝前进方向

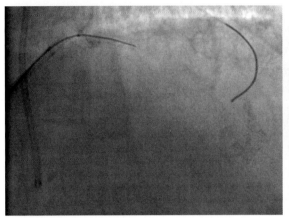

图35-4-5 以支架影为指导,调整导丝前进方向

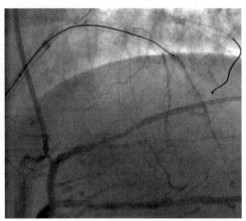

图35-4-6 交叉体位对侧造影指引导丝前进

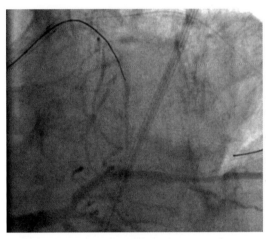

图35-4-7 交叉体位对侧造影指引导丝前进(一)

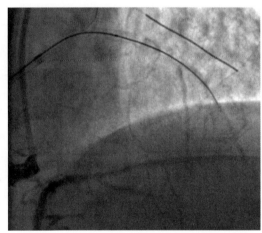

图35-4-8 交叉体位对侧造影指引导丝前进(二)

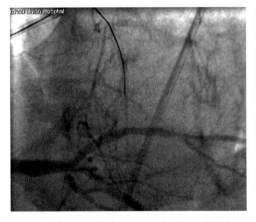

图35-4-9 交叉体位对侧造影指引导丝前进(三)

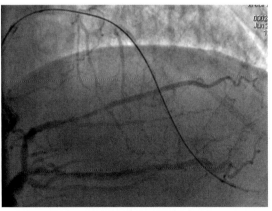

图35-4-10 交叉体位对侧造影指引导丝前进(四)

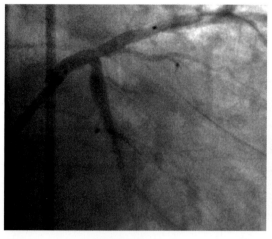
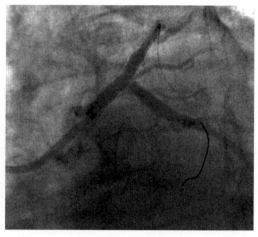

图35-4-11 LAD至LM串联植入Resolute 3.5mm× 24mm、Resolute 2.75mm×18mm支架

图35-4-12 最终结果

【本病例的教学要点】

1. 靶向灌注微导管的应用 乐普灌注微导管是与Crusade类似的双腔微导管,其头端外径为1.5F,导管体部外径为2.8F;其端孔为Monorail腔,侧孔为OTW腔;Crusade微导管金属标志在端孔处,而乐普灌注导管的金属标志在侧孔处。由于有Monorail腔导丝的支撑,双腔微导管可较普通微导管提供更强的支撑力;在CTO介入治疗中,主要用于穿刺近端纤维帽。实际操作中先将导丝送入边支,经Monorail方式将该导管送至CTO近端,沿OTW腔送入穿刺导丝;穿刺成功后,可用延长导丝或球囊trapping技术退出灌注导管,以球囊trapping技术为佳,因其在退出、送入微导管时可充分固定导丝。由于乐普灌注导管外径较大,可能需要7F指引导管才能应用球囊trapping技术。最后送入普通OTW微导管,跟进导丝,进而调整导丝塑形或更换导丝。

2. 穿刺近端纤维帽 近端纤维帽穿刺点的理想位置是血管横截面的中心点,该点可尽量避免导丝在后续行进过程中进入内膜下。穿刺时应选择纤维帽暴露最理想的位置,例如在本例中选择蜘蛛位。由于有支架影的指导,本例中我们选择支架上下缘之中点位置;同时,选好位置后,还应交叉多体位投照。由于回旋支放置了导丝,导管方向会被导丝牵拉指向回旋支,操作时应尽量前送指引导管,使之指向前降支。

3. 导丝选择 穿刺导丝宜选择无亲水涂层的导丝,以增加摩擦力,准确定位穿刺点。同时,该病例系支架内CTO,组织学成份往往是纤维斑块,质地较韧,而且有支架影判断导丝是否处于真腔,因此可选择硬度较高的导丝。本病例CTO没有明显成角,也是我们选择Conquest-pro的原因之一。

4. 导丝的塑形 为了能够触及纤维帽之中心位置,穿刺导丝往往需要塑一个较长、较大的弯,但这种塑形在CTO节段内容易造成较大损伤,同时在本病例中,容易钩住支架梁。因此,在完成穿刺后,应将微导管送入CTO体部,更换导丝、调整塑形。为防止导丝钩住支架梁而进入内膜下,导丝的角度应大一点。

(陈良龙 陈昭阳)

病例5　靶向灌注微导管在LAD-CTO病变的应用

【简要病史】

患者，男性，56岁，以"劳力性心绞痛"为主诉入院。

心血管病危险因素：高血压病、吸烟。

心电图：窦性心律、前壁心肌缺血。

心脏彩超：LVED 49mm，LVEF 70%，无室壁运动异常。

实验室指标：血常规正常，肌酐63μmol/L。

【冠脉造影结果及策略选择】

左主干未见明显狭窄；前降支发出粗大对角支后齐头闭塞，闭塞段长约15mm，闭塞段以远血管由右冠提供侧支循环，管腔尚粗大；对角支近段狭窄约70%，血流TIMI 3级；回旋支近中段狭窄约40%，血流TIMI 3级；右冠近段狭窄约50%，中远段狭窄约30%，血流TIMI 3级（图35-5-1、图35-5-2）。

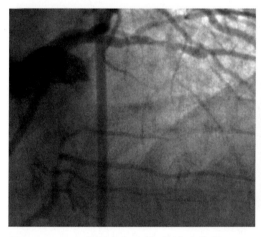 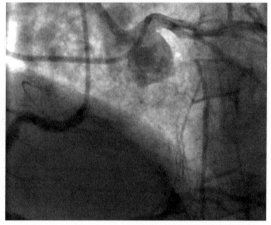

图35-5-1　右前斜头位造影，前降支中段CTO，由于重叠缘故，不好判断近端纤维帽是否有残端　　**图35-5-2**　左前斜头位造影，明确显示近端纤维帽无残端

该患者病变Syntax评分22分，建议行PCI治疗。有利于开通前降支CTO病变的因素为：病变较短、闭塞段没有明显成角、没有明显钙化、闭塞段以远血管没有明显萎缩。不利因素为：近端纤维帽无残端、近端纤维帽附近有一粗大分支。闭塞段的J-CTO评分为1分，难度中等，故先考虑前向介入治疗。患者有丰富的右冠至前降支的侧支循环，如导丝不能在30min透视时间内成功通过病变，则考虑启动逆向治疗。

【PCI过程】

左冠采用7F EBU 3.75指引导管，右冠采用JR4.0造影导管提供对侧造影。Runthrough导丝送至对角支远端，以Apex 2.0mm×15mm球囊对角支近段病变，撤出球囊；沿对角支Runthrough导丝送入靶向灌注微导管（乐普公司，北京），经该导管OTW腔送入Conquest-pro导丝穿刺近端纤维帽，并进入CTO体部（图35-5-3、图35-5-4）；撤出灌注微导管，沿Conquest-pro导丝送Finecross微导管进入CTO体部,更换Conquest-pro导丝为Pilot 50、Miracle导丝寻找远端真腔,后两者均进入假腔(图35-5-5、图35-5-6);换回Conquest-pro最终进入远端真腔,前送Finecross至前降支中段(图35-5-7 ～ 图35-5-9),微导管内造影证实在真腔(图35-5-10),送入工作导丝,撤出Finecross;送入Apex 2.0mm×15mm球囊扩张前降支中段;以mini-Culotte+主支深埋保护球囊术式完成前降支和对角支分叉病变;在对角支近段植入Firebird 2 2.75mm×18mm支架,在前降支近中段植入Firebird 2 3.0mm×33mm支架;以Quantum 2.75mm×12mm高压球囊、Quantum 3.0mm×12mm高压球囊完成对角支和前降支支架后扩张及最终对吻扩张(图35-5-11 ～ 图35-5-13)。

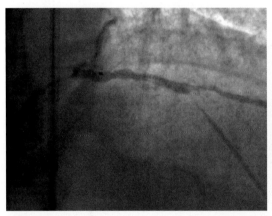

图35-5-3 右前斜头位,经灌注导管造影清楚地显示近端纤维帽

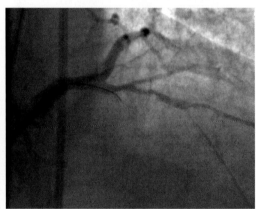

图35-5-4 Conquest-pro在灌注导管支撑下穿刺近端纤维帽

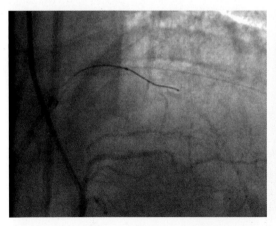

图35-5-5 更换灌注导管为Finecross微导管,更换Conquest-pro导丝为Pilot 50,Pilot 50在远端纤维帽附近进入假腔

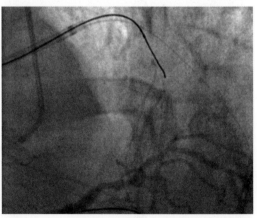

图35-5-6 更换Pilot 50为Miracle 3,Miracle 3同样在远端纤维帽附近进入假腔

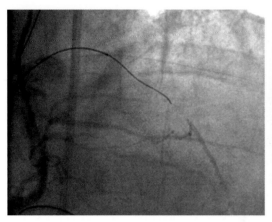

图35-5-7 换回Conquest-pro成功穿刺远端纤维帽,进入血管真腔

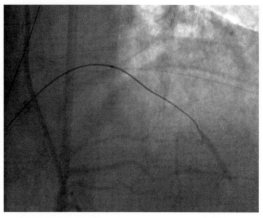

图35-5-8 多角度投照证实Conquest-pro位于真腔(一)

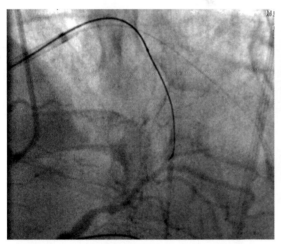

图35-5-9 多角度投照证实Conquest-pro位于真腔(二)

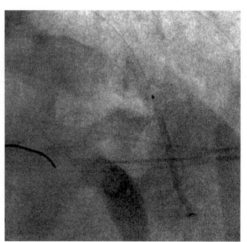

图35-5-10 微导管造影证实位于真腔

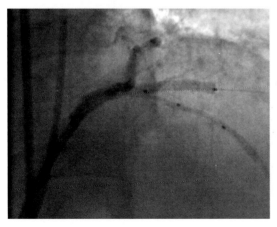

图35-5-11 mini-Culotte术中先释放边支支架,同时在主支预埋球囊保护,防止主支闭塞

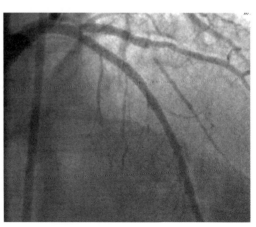

图35-5-12 最后结果(一)

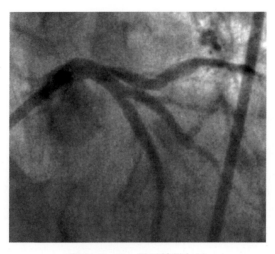

图35-5-13 最后结果(二)

【本病例的教学要点】

1. 是否采用IVUS指导穿刺纤维帽　使用IVUS可帮助确定近端纤维帽的位置、判断导丝穿刺位置是否理想,但是该方法学习曲线偏长,而且IVUS所能探及的CTO节段极为有限。本病例近端纤维帽显示极为清晰,造影即可指导穿刺导丝选择理想的穿刺位置。如图35-5-4所示,Conquest-pro导丝穿刺点极可能为纤维帽之中心。

2. 靶向灌注微导管的使用　研究显示,Crusade双腔微导管所提供的支撑力强于常规的OTW微导管。靶向灌注微导管结构类似于Crusade,在实际应用中,笔者发现灌注微导管还是能提供较为强力的支撑。

3. 导丝的选择　该病例的近端纤维帽明显倾斜向对角支,穿刺导丝容易滑向对角支,因此,穿刺导丝宜选择无亲水涂层的导丝,以增加摩擦力,准确定位穿刺点。

4. 导丝的更换及塑形　为了能够触及纤维帽之中心位置,我们对Conquest-pro塑了一个较长、较大的弯,但这种塑形在CTO阶段内容易造成较大损伤,又因其硬度较高,也容易进入假腔。因此,将微导管送入CTO体部,更换导丝、调整塑形,是一个合理的做法。

5. 远端纤维帽　在图35-5-5,我们看到Pilot 50的导丝末端处于假腔,而在离导丝末端10mm处有一间隔支发出,提示在此处导丝应当处于血管真腔。因此,可以判断Pilot 50及后续的Miracle 3应该是在远端纤维帽附近遇到阻力而进入假腔。最后,我们更换Conquest-pro成功地穿刺远端纤维帽。

6. 微导管造影　微导管造影原则上是不提倡的,一旦于假腔做微导管造影,手术基本以失败结束。

(陈良龙　陈昭阳)

病例6 克服导丝通过而球囊不能通过CTO病变的新方法——双球囊-导丝交错切割技术

【简要病史】

患者,男性,63岁,因"劳累后胸痛5个月"入院。

心血管危险因素: 高血压病史10年,糖尿病史7年。

心电图示: 窦性心律, $V_2 \sim V_6$导联ST段水平下移0.5mV。

心脏超声心动图: LVEDD 54mm, LVEF 55%。

双下肢动脉彩超示: 双侧股动脉多发动脉粥样硬化斑块形成伴管腔狭窄。

实验室检查: 血肌钙蛋白(-)。

入院后规范服用双联抗血小板药物(拜阿司匹林100mg, qd,替格瑞洛负荷剂量后90mg, bid),5天后行冠状动脉造影。

【冠状动脉造影结果】

选用右侧桡动脉径路,经6F桡动脉鞘管送入5F Tiger造影导管行冠状动脉造影,结果发现: 左主干正常,前降支(LAD)近端第二对角支分叉前99%狭窄伴钙化,略成角,间隔支向右冠状动脉远端侧支供血。回旋支(LCX)中远段弥漫病变,管腔较细、不规则,并向右冠状动脉远端形成侧支。右冠状动脉(RCA)近端闭塞,无明显残端,见细小桥侧支(图35-6-1～图35-6-3)。

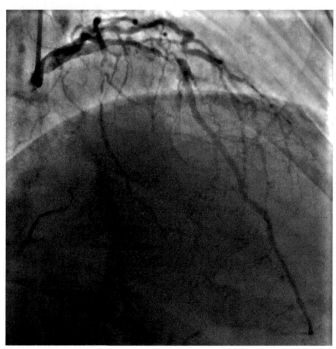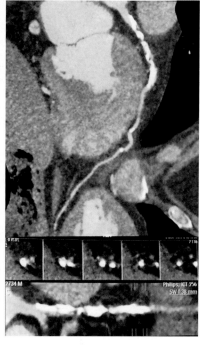

图35-6-1 LAD近端第二对角支分叉前99%狭窄伴钙化和严重成角,间隔支向右冠状动脉远端提供侧支。冠状动脉CTA示: LAD近段弥漫钙化,管腔重度狭窄

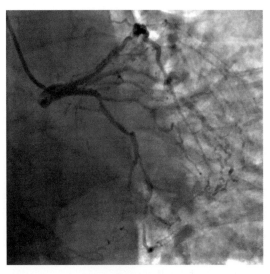

图35-6-2 LCX中远段弥漫病变,管腔较细、不规则,并向右冠状动脉远端形成侧支

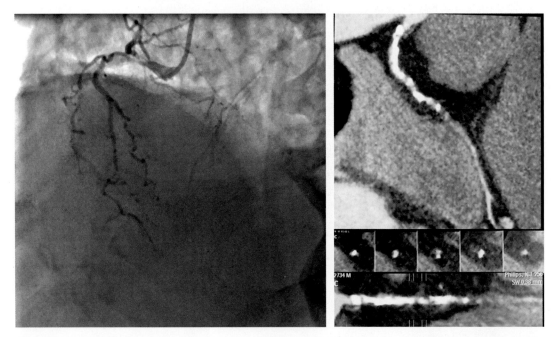

图35-6-3 RCA近端闭塞,无明显残端,见细小桥侧支。冠状动脉CTA示:RCA闭塞段较长伴钙化,闭塞段管腔负性重构

【病例分析及初始策略选择】

1. RCA为慢性闭塞病变,LAD和LCX均向RCA远端提供侧支血供。引起患者心绞痛症状的罪犯病变应为LAD近端病变。

2. LAD并非RCA唯一供血血管,可以先干预LAD病变。

3. RCA慢性闭塞病变无明显残端,且闭塞段较长伴钙化,正向PCI难度较大,先处理LAD近端病变后,可经LAD间隔侧支行逆向PCI。

4. LAD近段病变钙化较重、略成角,可能造成器械通过困难,必要时需行斑块旋磨,优选股动脉途径,但考虑到该患双侧股动脉严重动脉硬化伴管腔狭窄,遂选择右侧桡动脉径路。

【PCI过程】

6F BL指引导管至左冠状动脉开口,Runthrough导丝通过LAD病变后,Ryujin 1.25mm×15mm和Sapphire Ⅱ1.0mm×8mm球囊反复挤撬均不能通过病变(图35-6-4),直接交换旋磨导丝进行旋磨,但1.25mm磨头反复旋磨不能通过,更换新1.25mm磨头仍不能通过病变(图35-6-5),再尝试应用小球囊扩张仍不能通过,此时,造影见LAD前向血流TIMI 1级(图35-6-6),患者出现胸痛。考虑到LAD病变严重钙化且成角,可能是导致磨头通过困难的主要原因,我们利用Corsair微导管头端良好的通过性转过成角部位,再推送微导管扩张局部严重狭窄病变(图35-6-7),撤出Corsair微导管后,小球囊(Ryujin 1.5mm×15mm)顺利通过,再顺序应用Ryujin 2.0mm×15mm和Kongou 2.5mm×15mm球囊充分预扩张病变后,于LAD近段植入3.0mm×33mm Xience V药物支架(图35-6-8)。

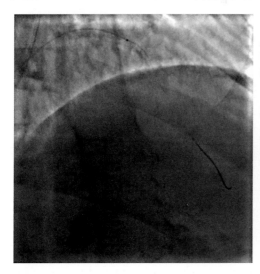

图35-6-4 Ryujin 1.25mm×15mm和Sapphire Ⅱ1.0mm×8mm球囊反复挤撬均不能通过病变

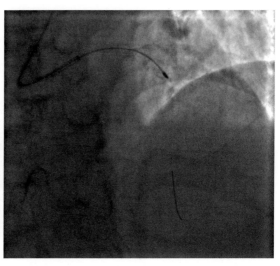

图35-6-5 1.25mm磨头反复旋磨不能通过病变

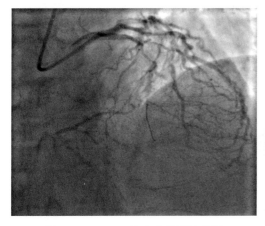

图35-6-6 LAD前向血流明显受限

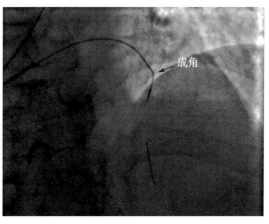

成角

图35-6-7 Corsair微导管通过病变

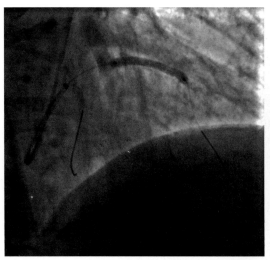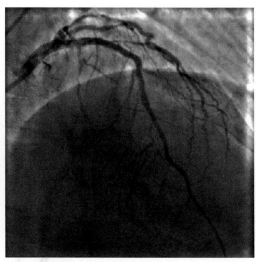

图35-6-8 于LAD近段植入3.0mm×33mm Xience V支架

3个月后处理RCA闭塞病变,经双侧桡动脉径路,6F BL3.0指引导管至左冠行对侧造影,6F AL0.75指引导管至RCA开口,微导管辅助下反复尝试Fielder XT、Pilot 150、Conquest pro导丝均不能通过病变,最终操控Progress 200T导丝通过闭塞病变至RCA远端真腔(对侧造影证实),但导丝通过后微导管及小球囊均不能通过病变(图35-6-9),应用边支锚定技术无效,由于RCA近开口处严重狭窄病变,限制了"子母导管"等增加指引导管支撑力技术的应用,又无法交换旋磨导丝,这种情况下,笔者采用笔者发明的双球囊-导丝交错切割技术(See-saw balloon-wire cutting technique),即沿原导丝在微导管辅助下操控第二根导丝(Conquest pro)通过病变进入RCA远端真腔,沿两根导丝分别送入两个小球囊(Ryujin 1.25mm×15mm、Sapphire Ⅱ 1.0mm×8mm)至闭塞病变近端,尽可能推送其中一个球囊使其头端紧紧顶住CTO病变近端纤维帽,高压力扩张,压迫并行导丝切割闭塞病变近端纤维帽。负压回吸该球囊,略微回撤至病变近端,再尽量推送另一球囊,高压力扩张,压迫另一根导丝产生切割斑块的作用。两球囊交错前进、反复扩张,压迫并行导丝在CTO病变近端纤维帽的不同部位进行聚力切割,直至其中一球囊通过病变(图35-6-10、图35-6-11)。后续应用非顺应性球囊(Hiryu 2.5mm×15mm、Hiryu 2.75mm×15mm)充分预扩张病变,由于RCA近段病变重度钙化,尽管已应用非顺应性球囊高压预扩张病变,并更换短支架仍不能通过病变,决定于RCA近端先植入支架(Firebird 3.0mm×29mm)禁锢伴行导丝行近端Buddy-in-jail技术(图35-6-12),增加指引导管同轴支撑力,再顺序由RCA远端至中段植入Firebird 2.75mm×23mm和3.0mm×18mm两枚支架(图35-6-13),选用Hiryu 3.25mm×15mm非顺应性球囊于近中段支架内高压后扩张(图35-6-14),最终造影结果见图35-6-15。

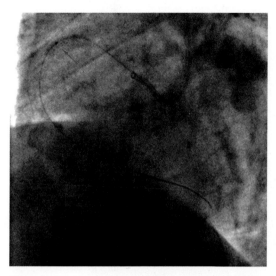

图35-6-9 导丝通过CTO病变后，Sapphire Ⅱ 1.0mm×10mm和Ryujin 1.25mm×15mm小球囊不能通过

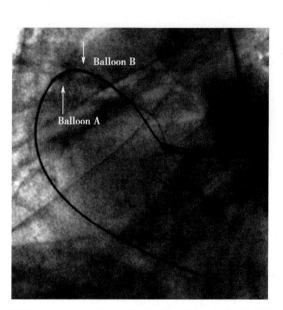
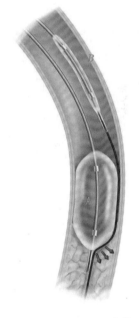

图35-6-10 沿两根导丝分别送入两个小球囊（球囊A：Ryujin 1.25mm×15mm，球囊B：Sapphire Ⅱ 1.0mm×8mm）至闭塞病变近端，尽可能推送球囊A使其头端紧紧顶住CTO病变近端纤维帽，高压力扩张，压迫并行导丝切割闭塞病变近端纤维帽

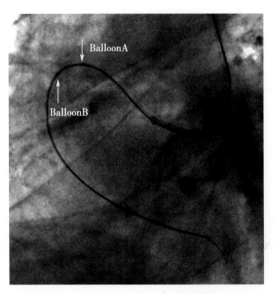
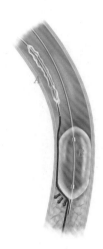

图35-6-11 负压回吸球囊A,略微回撤至病变近端,再尽量前送球囊B,高压力扩张,压迫另一根导丝产生切割斑块的作用

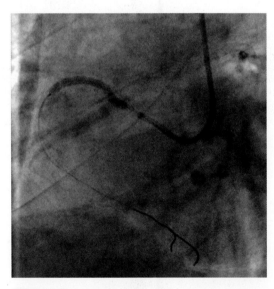

图35-6-12 RCA近端先植入Firebird 3.0mm×29mm支架

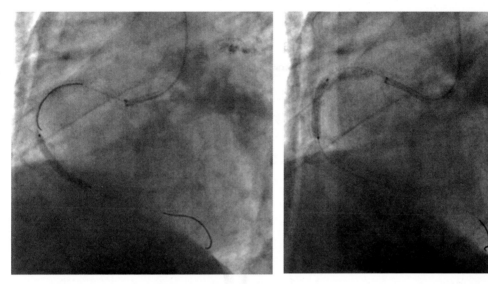

图35-6-13 RCA远端至中段串联植入Firebird 2.75mm×23mm、3.0mm×18mm两枚支架

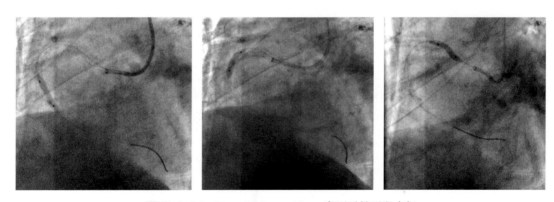

图35-6-14 Hiryu 3.25mm×15mm 高压后扩近段支架

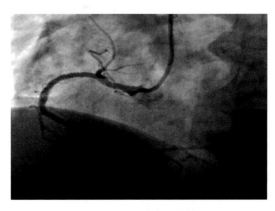

图35-6-15 最终造影结果

【该病例的教学要点】

1. Corsair微导管结构与Tornus类似，体部是由10根导丝螺旋而成，可使扭控力直接传送到远端体部。另外，其体部和尖端都是逐渐变细的设计，较小的尖端外径，更利于"钻过"重度狭窄伴严重成角的高阻力病变。Corsair微导管头端非常软，原则上不能用于通过严重钙化纤维帽，否则可能引起Corsair导管头端破损，甚至断裂、嵌顿，但该病变由于严重狭窄伴钙化成角，旋磨头不能通过，而Corsair导管锥形头端更容易通过该病变，且通过其锥形结构使病变被扩张，便于后续球囊通过病变。

2. 双球囊-导丝交错切割技术是解决CTO病变PCI术中导丝通过而球囊不能通过的有效方法之一。该技术只需额外增加一组导丝和球囊导管，操作相对简单，且可在6F指引导管内操作完成，尤其适用于经桡动脉CTO病变PCI或冠状动脉开口异常指引导管不能提供良好支撑力的患者。第二根导丝能够沿第一根导丝通过CTO病变进入远端血管真腔是该技术操作成功的关键。为提高第二根导丝通过率，需常规配合使用微导管。首选头端较硬的亲水涂层导丝，尽量保持第二根导丝与第一根导丝在同腔隙通过CTO病变，避免第二根导丝进入血管内膜下腔。如果第二根导丝与第一根导丝并非走行于同一通道，一定要确认第二根导丝确实进入远端血管真腔。此时两套导丝和球囊能够为彼此前行提供很好的同轴支撑力。在有些情况下，球囊沿第二根导丝能够顺利通过CTO病变，完成手术。如其中一个球囊走行较远进入CTO病变体部，但不能完全通过，而另一球囊前行阻力较大时，可将前送较远的球囊扩张，"禁锢"另一根导丝，再沿被"禁锢"的导丝推送另一球囊导管。前送较远的球囊扩张还能够通过改变CTO病变体部坚硬斑块的构型和分布，便于球囊沿第一根导丝通过CTO病变。

3. 在严重钙化迂曲CTO病变PCI术中，即便应用强支撑力的指引导管，仍经常发生支架通过困难，该病例应用近端Buddy-in-jail技术成功完成支架植入。但应注意以下操作细节：①尽量应用远端Buddy-in-jail技术，支架由远及近顺序植入，避免后续支架通过困难；②支架不能通过近端病变时，也可采用近端Buddy-in-jail技术，但再次送入支架前应使用后扩张球囊使近端支架充分膨胀贴壁，再次送入球囊或支架时尤其要避免导丝缠绕；③避免经近端支架再送入长支架，增加支架脱载发生风险；④第二枚支架释放之前需回撤被"禁锢"的伴行导丝至近端支架处，避免多枚支架压迫伴行导丝，使导丝回撤困难，甚至发生导丝断裂和支架变形等并发症。

（李　悦　薛竞宜）